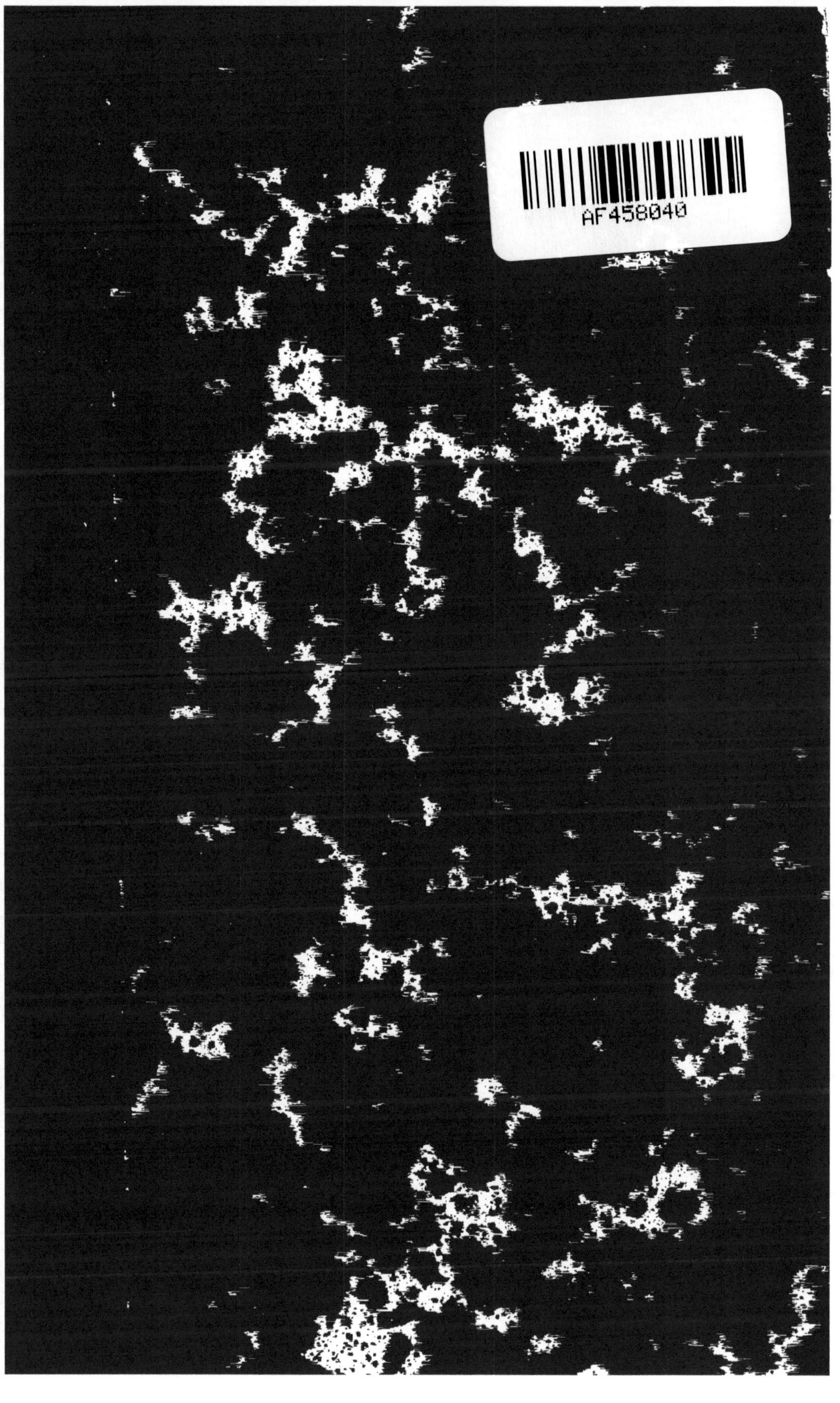
AF458040

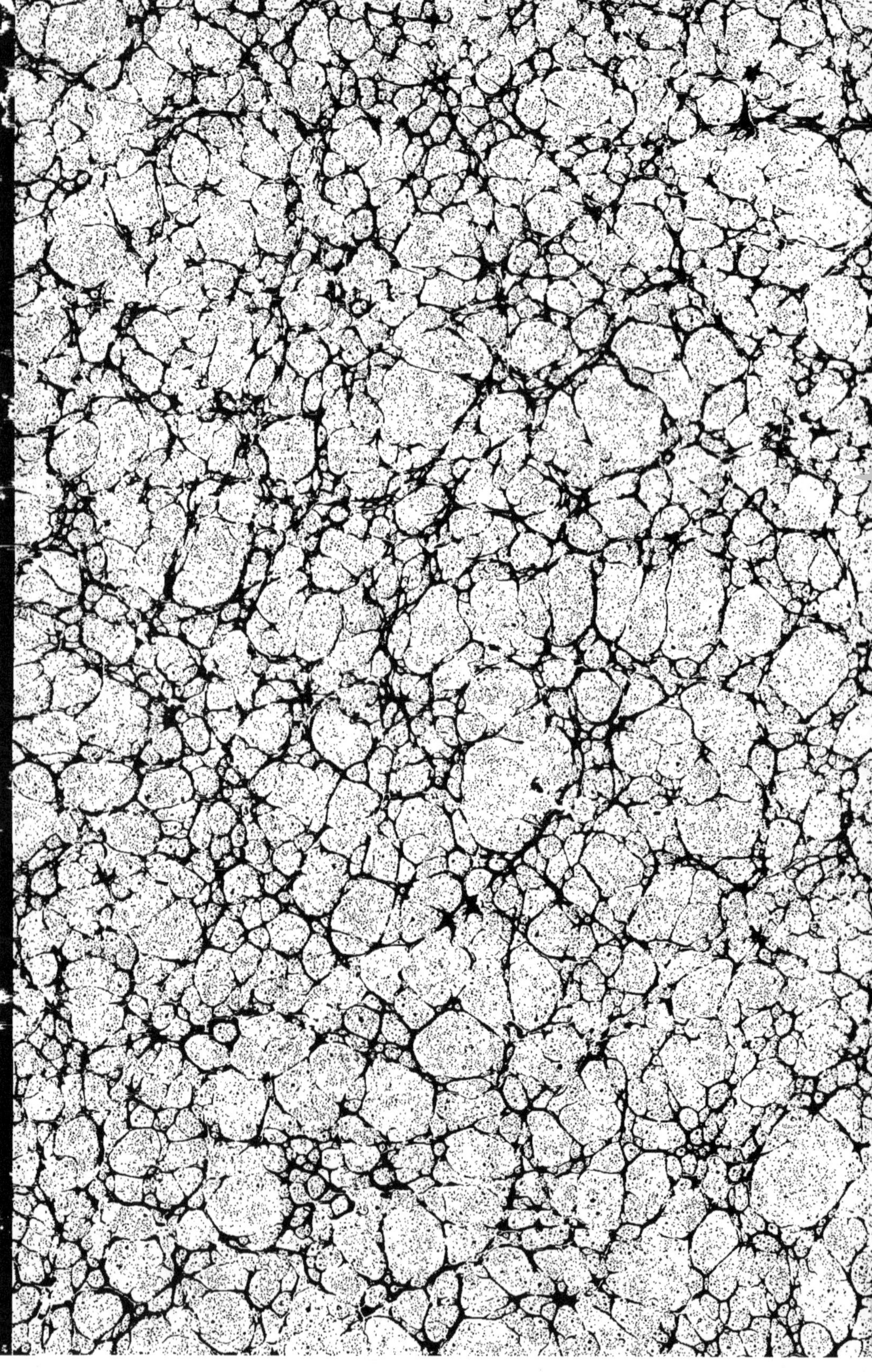

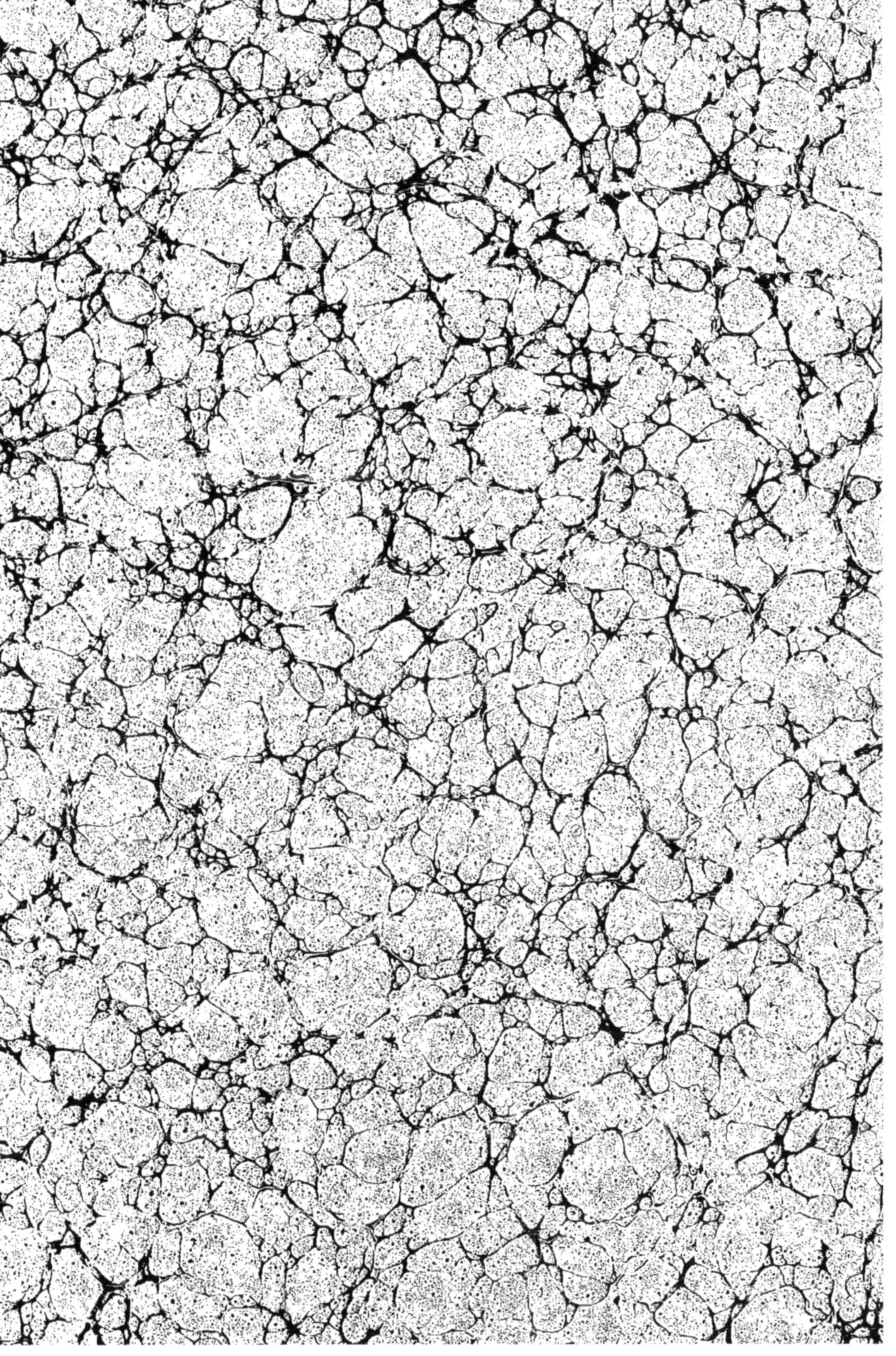

LEÇONS

SUR

LA PHYSIOLOGIE

ET

L'ANATOMIE COMPARÉE

DE L'HOMME ET DES ANIMAUX.

PARIS. — IMPRIMERIE DE E. MARTINET, RUE MIGNON, 2.

LEÇONS

SUR

LA PHYSIOLOGIE

ET

L'ANATOMIE COMPARÉE

DE L'HOMME ET DES ANIMAUX

FAITES A LA FACULTÉ DES SCIENCES DE PARIS

PAR

H. MILNE EDWARDS

C^{m}.L.H., C.O.M.P.; C.L.N., C.E.P., C.C.

Doyen de la Faculté des sciences de Paris, Professeur au Muséum d'Histoire naturelle

Membre de l'Institut (Académie des sciences);
des Sociétés royales de Londres et d'Édimbourg; des Académies de Stockholm,
de Saint-Pétersbourg, de Berlin, de Königsberg, de Copenhague, d'Amsterdam, de Bruxelles,
de Vienne, de Hongrie, de Bavière, de Turin, de Naples et de Madrid, des Curieux de la nature
de l'Allemagne; de la Société Hollandaise des sciences; de l'Institut de Venise;
de l'Académie Américaine;

de la Société des Naturalistes de Moscou;
des Sociétés des Sciences d'Upsal, de Gottingue, Munich, Göttenbourg,
Liége, Somerset, Montréal, l'île Maurice; des Sociétés Linnéenne et Zoologique de Londres;
des Académies des sciences naturelles de Philadelphie et de San-Francisco;
du Lycéum de New-York;
des Sociétés Entomologiques de France et de Londres; des Sociétés Anthropologique
de Londres, et Ethnologiques d'Angleterre et d'Amérique;
de l'Institut historique du Brésil;

de l'Académie de Médecine de Paris;
des Sociétés médicales d'Édimbourg, de Suède et de Bruges; de la Société des Pharmaciens
de l'Allemagne septentrionale;

des Sociétés d'Agriculture de France, de New-York, d'Albany, etc.

TOME DIXIÈME

PREMIÈRE PARTIE. — Système tégumentaire.

PARIS

G. MASSON, ÉDITEUR

LIBRAIRE DE L'ACADÉMIE DE MÉDECINE

PLACE DE L'ÉCOLE-DE-MÉDECINE

1872

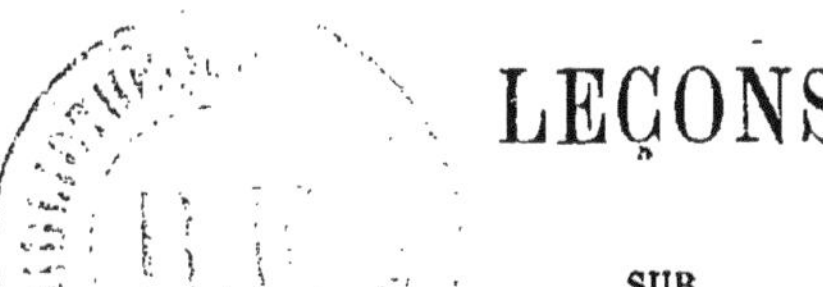

LEÇONS

SUR

LA PHYSIOLOGIE

ET

L'ANATOMIE COMPARÉE

DE L'HOMME ET DES ANIMAUX.

QUATRE-VINGT-CINQUIÈME LEÇON.

DES FONCTIONS DE LA VIE ANIMALE ET DE SES INSTRUMENTS. — Des parties protectrices de l'organisme. — Système cutané ; derme, épiderme ; appendices épidermiques chez les Vertébrés à sang chaud. — Peau des Mammifères ; poils, pigments, cornes, ongles, plaques osseuses du derme. — Glandes annexées au système cutané. — Muscles peauciers. — Système tégumentaire des Oiseaux ; plumes. — Système tégumentaire des Reptiles. — Peau des Batraciens. — Peau des Poissons. — Écailles ; écussons osseux du derme.

Fonctions de relation.

§ 1. — En abordant l'étude des fonctions de relation et des instruments physiologiques à l'aide desquels ces fonctions s'accomplissent, je crois devoir, en premier lieu, appeler l'attention sur les parties protectrices de l'organisme, parties dont le rôle, quoique passif, est d'une grande importance. En effet, ce sont elles qui contribuent le plus à déterminer la forme générale des différents Animaux, et qui fournissent les points d'appui ainsi que les leviers employés par la Nature dans la constitution de l'appareil de la locomotion.

Je traiterai donc maintenant du système tégumentaire et de

la charpente solide des Animaux ; mais pour le moment je ne m'occuperai pas de l'emploi physiologique de ces parties dans le mécanisme des mouvements, ni du rôle que l'une d'elles peut jouer comme organe du toucher, et je me bornerai à les considérer au point de vue anatomique et morphologique.

Système tégumentaire.

§ 2. — Chez les Animaux les plus inférieurs, et par conséquent les plus simples de structure, ainsi que dans l'embryon naissant chez les espèces zoologiques d'un rang plus élevé, on n'aperçoit aucune différence entre les parties superficielles de l'organisme et les parties sous-jacentes : les unes et les autres sont constituées par un tissu mou et en apparence amorphe, dont j'ai déjà parlé sous le nom de *sarcode* (1), ou par une substance comparable à ce sarcode, qu'on appelle *blastème* (2). Mais, pour peu que l'économie animale se perfectionne, cette homogénéité cesse, et la couche superficielle du corps, se condensant davantage, devient distincte des couches profondes, et constitue un revêtement particulier, ou tégument, auquel on donne d'une manière générale les noms de *peau* ou de *système cutané* (3).

Chez quelques Zoophytes, cette couche tégumentaire, quelle

(1) Voyez tome VIII, page 429.

(2) Voyez tome VIII, page 428.

(3) Ainsi, chez les Hydres ou Polypes à bras de Trembley, l'organisme se compose de deux couches de tissu utriculaire et de substance contractile (*a*), qui sont séparées entre elles par une couche de substance blastoïde que M. Huxley compare à la couche dite basilaire des membranes muqueuses chez les Animaux supérieurs, et qu'il appelle le *tissu indifférent*. La couche externe constitue le système cutané, et la couche interne forme le revêtement de la cavité digestive, correspondant à la tunique muqueuse intestinale dans les Animaux supérieurs ; mais ces deux couches, l'une externe, l'autre interne, ne diffèrent pas notablement entre elles, soit par leur structure, soit par leurs propriétés physiologiques (*b*).

(*a*) Voyez tome VIII, page 430.

(*b*) Huxley, article TEGUMENTARY ORGANS (Todd's *Cyclopædia of Anatomy and Physiology*, t. V, p. 475).

que soit la complication de sa structure, est de même nature dans toute son épaisseur ; mais, chez les Animaux supérieurs, elle se compose de deux parties principales superposées l'une à l'autre et dont les propriétés physiologiques ainsi que la constitution sont très-différentes ; savoir : une partie profonde, appelée *derme* ou *chorion*, et une partie superficielle qui, à raison de sa position, a reçu le nom d'*épiderme* (1).

Caractères généraux de la peau.

Le *derme* est un revêtement membraneux composé en majeure partie de filaments de substance conjonctive qui s'entrecroisent comme dans les tissus feutrés ; il est doué de sensibilité et la vie y est active : aussi, chez tous les Animaux dont l'appareil irrigatoire est bien constitué, le sang y circule-t-il en abondance, et l'on y trouve des vaisseaux aussi bien que des nerfs. L'*épiderme*, au contraire, n'a qu'une vitalité obscure ; il est insensible ; les vaisseaux sanguins n'y pénètrent pas, et sa substance est formée essentiellement par du tissu utriculaire ou par les produits que les cellules constitutives de ce tissu élaborent.

Le derme est uni aux organes sous-jacents par du tissu conjonctif, et d'ordinaire sa surface interne est en partie garnie de fibres musculaires qui souvent se logent aussi dans sa substance. Parfois il est renforcé par le développement de parties dures dans sa profondeur, et en général il est en quelque sorte complété par l'adjonction d'une multitude d'organites sécréteurs.

(1) Ces expressions, dont la valeur est parfaitement connue de tous les anatomistes lorsqu'on les emploie pour désigner les deux parties essentielles du système cutané des Animaux supérieurs, peuvent quelquefois faire naître des idées inexactes lorsqu'on les applique aux parties tégumentaires de certains Animaux inférieurs ; et, pour éviter cet inconvénient, M. Huxley a donné le nom d'*ecdéron* au système de tissu à développement endogène qui revêt la couche basilaire ou *protoplasmique*, et qui constitue tantôt l'épiderme ordinaire, tantôt des parties d'une structure très-différente. (*Op. cit.*, Todd's *Cyclopædia*, t. V.)

Le tissu épidermique constitue également à la surface extérieure du corps une expansion membraniforme continue, mais très-souvent il donne aussi naissance à des prolongements appendiculaires dont les formes et les usages varient beaucoup. Les poils, les ongles, les plumes, sont des produits de cet ordre, et, dans certains cas, les écailles ont une origine analogue. Enfin, par suite d'une sorte d'hypertrophie et de la fixation de matières particulières minérales ou organiques dans sa substance, l'épiderme peut se transformer en lames rigides, et constituer une armure extérieure, ainsi que cela se voit chez les Insectes et les Crustacés.

Le système tégumentaire peut donc atteindre un haut degré de complication et comprendre : 1° deux parties essentielles, le derme et l'épiderme; 2° des parties appendiculaires de nature épidermique, telles que les poils et les plumes ; 3° des parties complémentaires, telles que les plaques solides développées, soit dans le derme, soit dans les couches épidermiques; 4° des annexes, telles que des glandules sébacées, sudoripares, etc. ; et 5° des organes moteurs, par exemple les muscles peauciers, les muscles horripilateurs et les faisceaux contractiles dont j'ai déjà eu l'occasion d'indiquer l'existence dans le dartos ou derme du scrotum (1).

Il existe d'ailleurs, suivant les divers groupes zoologiques, des différences très-grandes dans les caractères anatomiques et la composition générale du système tégumentaire, ainsi que dans les fonctions physiologiques de cette partie de l'organisme. Il nous faudra donc l'examiner successivement dans chacun des principaux groupes zoologiques, et, afin de faciliter cette étude, nous la ferons d'abord chez les Animaux où elle a été le plus approfondie, c'est-à-dire chez les Mammifères.

(1) Voyez tome IX, page 11

Appareil tégumentaire des Mammifères.

§ 3. — Dans la première partie de ce cours, nous avons vu que les Animaux vertébrés diffèrent beaucoup entre eux sous le rapport de la puissance productrice de la chaleur, et de la faculté de vivre quand la température intérieure du corps s'abaisse. Chez les Poissons, les Batraciens et les Reptiles, qu'on désigne souvent sous le nom commun de *Vertébrés à sang froid*, la température de l'organisme varie avec celle du milieu ambiant, et ces variations peuvent être très-considérables, sans qu'il en résulte aucun trouble grave dans les fonctions physiologiques; tandis que chez les Animaux à sang chaud, c'est-à-dire les Mammifères et les Oiseaux, non-seulement le développement de chaleur libre est très-grand, mais la vie ne s'exerce d'une manière normale que si cette chaleur est retenue dans le corps en quantité suffisante pour maintenir la température propre de l'Animal à un certain degré. Or, il existe des différences correspondantes dans la constitution de l'appareil tégumentaire chez les Vertébrés à sang chaud et les Vertébrés à sang froid. Chez ces derniers, la peau est nue ou simplement cuirassée par des écailles ou des plaques osseuses qui n'exercent aucune influence notable sur la déperdition de la chaleur animale; tandis que chez les Vertébrés à sang chaud la peau est ordinairement couverte d'un système appendiculaire constitué, soit par des poils, soit par des plumes, ce qui est éminemment propre à empêcher cette déperdition et à maintenir la température de l'économie animale au degré voulu. En effet, le revêtement ainsi constitué est par lui-même un très-mauvais conducteur de la chaleur, et, à raison de sa disposition, sa faculté conservatrice est en général beaucoup accrue, car il emprisonne autour du corps une couche d'air, et l'air, comme chacun le sait, est aussi un très-mauvais conducteur de la chaleur. L'utilité physiologique de ces particularités de structure du système cutané des Vertébrés supérieurs est donc facile à comprendre, et la connaissance du rôle rempli par l'espèce de vêtement ainsi formé nous permettra de comprendre comment certains Mammifères peuvent faire exception à la règle commune, et ne pas mériter le nom de *Pilifères* que Blainville leur appliquait d'une manière générale (1). En effet, les Mammifères essentiellement aquatiques, tels que les Baleines et les Cachalots, sont les seuls Mammifères dont la peau soit complétement dépourvue de poils, et il est évident que dans l'eau ces appendices tégumentaires, ne pouvant plus retenir une couche d'air autour du corps, comme cela a lieu chez les Animaux terrestres, perdraient presque toute leur utilité (2). Du reste, les exceptions de ce genre sont en fort petit nombre, et l'existence de poils est un des caractères extérieurs les plus remarquables de la classe des Mammifères (3), de même que l'existence de plumes est caractéristique de la classe des Oiseaux.

L'histoire du système pileux doit donc occuper une place importante dans l'étude de l'appareil tégumentaire de ces Animaux, et dans quelques moments nous y reviendrons;

(1) Dans la classification du Règne animal proposée par Blainville, la classe des Vertébrés à mamelles est appelée classe des Pilifères par opposition aux Pennifères et aux Squamifères, noms que ce zoologiste emploie pour désigner les Oiseaux et les Reptiles (*a*).

(2) Il est aussi à noter que chez des Animaux nageurs, les poils opposent des obstacles à la progression, et que l'existence d'une peau nue est favorable à la rapidité des mouvements.

(3) Cette règle est plus générale qu'on ne le supposerait, si l'on ne prenait en considération que les Mammifères adultes, car les poils, qui manquent parfois complétement chez ceux-ci, peuvent exister chez les fœtus. Ainsi les Cétacés, dont la peau est nue quand le développement embryonnaire est terminé, ont parfois, avant la naissance, des vestiges de poils, soit aux lèvres, soit même sur toute la surface du corps, ainsi que M. Leydig l'a constaté chez le Marsouin (*b*).

(*a*) Blainville, *De l'organisation des Animaux*, t. I, tableau n° 4.
(*b*) Leydig, *Traité d'histologie*, p. 95, note.

mais il nous faut d'abord étudier les parties essentielles de la peau, savoir : le derme et l'épiderme.

§ 4. — De très-bonne heure, chez l'embryon, non-seulement le système cutané devient distinct des parties sous-jacentes, mais le tissu qui le constitue cesse d'être semblable dans toute son épaisseur, et se divise en deux couches, dont l'une est le *derme*, l'autre l'*épiderme* (1). Derme.

Le derme est d'ordinaire uni d'une manière lâche au tissu conjonctif par des brides plus ou moins nombreuses dépendant de celui-ci (2), et il constitue une membrane réticulaire fort résistante, dont l'épaisseur est parfois très-considérable, particulièrement chez les grands Mammifères qui, à raison de la disposition de leur peau, ont été désignés par Cuvier sous le nom de *Pachydermes* (3). Ainsi que je l'ai déjà dit,

(1) Chez l'embryon humain, la couche cutanée commence à devenir bien distincte des tissus sous-jacents dès le commencement du deuxième mois. Sa structure est d'abord uniformément cellulaire, mais bientôt l'épiderme cesse d'être confondu avec le derme, et celui-ci acquiert un mode d'organisation différent (*a*).

(2) Chez quelques Mammifères, notamment les Cétacés, la ligne de démarcation entre le derme et le tissu aréolaire sous-jacent qui renferme la graisse est peu marquée, et, dans diverses parties du corps, cette membrane tégumentaire feutrée se confond avec les couches aponévrotiques sous-cutanées, ainsi que cela se voit dans les nageoires de la Baleine.

Parfois aussi le derme adhère d'une manière très-intime au périoste : par exemple, sur la portion du front qui, chez le Rhinocéros, supporte la corne épidermique et au-dessus des apophyses épineuses des vertèbres dorsales (*b*). Mais, en général, l'union entre la peau et les parties sous-jacentes a lieu au moyen de tissu conjonctif lâche.

(3) Chez le Rhinocéros, où la peau acquiert une grande dureté, l'épaisseur du derme atteint plus de 6 centimètres (*c*). On trouve dans un travail spécial de M. Leydig beaucoup d'observations intéressantes sur la structure des diverses parties de l'appareil tégumentaire des Mammifères (*d*).

(*a*) Voyez Bischoff, *Traité du développement de l'Homme et des Mammifères*, p. 441.

(*b*) Owen, *On the Anatomy of the Indian Rhinoceros* (*Trans. of the Zool. Soc.*, 1862, t. IV, p. 35).

(*c*) Owen, *Anat. of Vertebrata*, t. III, p. 610.

(*d*) Leydig, *Ueber die äusseren Bedeckungen der Säugethiere* (Müller's *Archiv für Anat.*, 1859, p. 677).

il se compose principalement de filaments de tissu conjonctif (1) et de fibres élastiques entrecroisées de façon à former une membrane réticulaire (2). Par l'action prolongée de l'eau bouillante, il se transforme presque entièrement en gélatine ou colle forte (3), et par l'effet du tannage il devient imputrescible (4). Il loge dans son épaisseur des fibres musculaires en nombre variable (5), et les aréoles de son tissu sont

(1) Le tissu conjonctif (*a*) du derme affecte tantôt la forme de petits faisceaux cylindriques ou aplatis, d'autres fois celle de trabécules lamelleuses qui s'anastomosent entre elles ou s'entrecroisent. En général, il est plus abondant que le tissu élastique. Des corpuscules de tissu conjonctif se trouvent dans toutes les parties de la peau et y constituent ordinairement des cellules fusiformes ou étoilées, anastomosées entre elles et disséminées entre les faisceaux dont il vient d'être question (*b*). M. Langer a constaté que les mailles du réseau formé par les faisceaux du tissu conjonctif du derme sont rhomboïdales et arrangées avec beaucoup de régularité. Ce savant a étudié aussi très-attentivement les propriétés élastiques de la peau qui résultent de ce mode d'organisation (*c*).

(2) Il existe une différence notable dans la disposition et le mode de stratification des faisceaux du tissu conjonctif du derme chez les Mammifères et les Oiseaux d'une part, les Reptiles, les Batraciens et les Poissons d'autre part : chez les premiers, ces faisceaux se croisent dans différentes directions, de façon à former un lacis irrégulier ; tandis que, chez les seconds, ils ne suivent que deux directions principales, les uns étant horizontaux et les autres obliques (*d*).

(3) La gélatine est une substance azotée neutre, insoluble dans l'eau froide, soluble dans l'eau bouillante, et susceptible de se combiner avec divers sels minéraux ainsi qu'avec le tannin. Son histoire chimique laisse encore beaucoup à désirer.

(4) Le cuir est fabriqué à l'aide du derme de divers animaux, rendu ainsi imputrescible par l'action du tannin ou d'autres agents chimiques qui sont susceptibles de former avec la gélatine des composés insolubles dans l'eau.

(5) Les fibres musculaires lisses sont particulièrement abondantes dans la portion de la peau qui, chez les Mammifères, constitue le scrotum et a reçu le nom de dartos (*e*). Elles sont aussi très-développées dans le mamelon et

(*a*) Voyez tome IV, page 399, et tome VIII, page 435.

(*b*) Voyez Kölliker, *Traité d'histologie*, p. 166.

(*c*) Langer, *Zur Anatomie und Physiol. der Haut* (*Sitzungsber. der Wien. Akad.*, 1863, t. XLIV, p. 19 ; — 1863, t. XLV, p. 153).

(*d*) Rathke, *Ueber Beschaffenheit der Lederhaut bei Amphibien und Fischen* (Müller's *Archiv für Anat.*, 1847, p. 338).

— Leydig, *Traité d'histologie*, p. 82.

(*e*) Voyez tome IX, page 11.

occupées en majeure partie par des vésicules adipeuses ou par des glandules complémentaires. La graisse se trouve dans la couche profonde du derme disposée ou en petites pelotes, ou en lobules dans le tissu conjonctif sous-cutané, et les vésicules qui la contiennent sont en général rondes ou ovalaires (1). Souvent ces cellules sont mêlées à des utricules remplies d'un liquide séreux, et chez quelques Mammifères le derme est aussi plus ou moins chargé de pigment (2), mais d'ordinaire il est blanchâtre.

Les vaisseaux sanguins de la peau se résolvent en une multitude de capillaires très-fins, dont les uns se rendent aux glandules et aux follicules pileux, sur l'étude desquels nous aurons bientôt à nous arrêter ; dont d'autres forment autour des lobules graisseux un réseau à mailles assez régulières (3),

dans les parties du derme où se trouvent des poils, et où elles constituent des faisceaux sur la disposition desquels j'aurai bientôt à revenir.

Pour plus de détails à ce sujet, je renverrai aux publications citées ci-dessous (*a*).

(1) Les cellules adipeuses bien développées sont pourvues d'un noyau pariétal très-distinct (*b*). Les matières grasses contenues dans leur intérieur sont d'ordinaire liquides, et réunies en une seule ou en plusieurs gouttelettes ; mais quelquefois elles sont solides et elles paraissent affecter la forme de cristaux aciculaires.

(2) Chez les Mammifères dont la robe est tachetée de noir, on trouve en général du pigment dans le derme qui loge les follicules des poils colorés de la sorte, tandis qu'ailleurs cette membrane est blanchâtre.

(3) M. Bowman, qui a fait une étude particulière du mode de distribution des vaisseaux capillaires dans le tissu graisseux du système cutané, pense que les mailles de ce réseau entourent chaque vésicule adipeuse et occupent les espaces angulaires formés par les points de rencontre de trois de ces cellules (*c*).

(*a*) Henle, *Traité d'anatomie générale*, t. I, p. 403.
— Kölliker, *Traité d'histologie*, p. 107.
— Eylandt, *De musculis organicis in cute humana obviis*. Dorpat, 1850.
— Lister, *On the muscular Tissue of the Skin* (*Quarterly Journal of Microscopic Science*, 1853).
— Mercier, *Note sur les fibres musculaires du mamelon* (*Gazette médicale*, 1852, p. 7).
— Sappey, *Recherches sur les fibres musculaires lisses de la peau* (*Gazette médicale*, 1863, t. XVIII, p. 389).

(*b*) Voyez Kölliker, *Op. cit.*, p. 130, fig. 56 (2ᵉ édit., 1869).

(*c*) Bowman and Todd, *The physiological Anatomy and Physiology of Man*, 1856, t. I, p. 81, fig. 10.

ou bien se répandent à la surface externe du derme, où ils donnent naissance à une foule d'anses qui pénètrent dans de petites éminences appelées *papilles* (1). Le derme possède aussi un réseau très-riche de vaisseaux lymphatiques (2), et les nombreux nerfs qui s'y distribuent offrent une disposition très-remarquable. Parvenus près de la surface externe de cette membrane, ils y constituent un plexus à mailles plus ou moins serrées, et de ce réseau on voit partir des fibres nerveuses dont les unes se distribuent aux glandules, aux follicules pileux et aux faisceaux musculaires de la peau, tandis que d'autres vont se terminer dans des organites particuliers appelés *corpuscules de Pacini* (3),

(1) Pour plus de détails sur la disposition des vaisseaux capillaires du derme, je renverrai à l'ouvrage de Berres et aux traités récents d'histologie (*a*).

(2) Les vaisseaux lymphatiques de la peau, décrits d'abord par Hause, Lauth, Fohmann et plusieurs autres anatomistes, ont été étudiés plus récemment par MM. Krause et Teschmann (*b*). M. Sappey, de son côté, a remarqué que, chez l'Homme, l'abondance de ces vaisseaux est proportionnée à celle des nerfs et des papilles de la peau (*c*).

(3) Les corpuscules de Pacini, que quelques auteurs appellent *corpuscules de Vater* parce que l'anatomiste de ce nom paraît avoir été le premier à en entrevoir l'existence (*d*), n'ont été bien étudiés que de nos jours, d'abord par Pacini, puis par MM. Henle et Kölliker, ainsi que par un grand nombre d'autres micrographes, soit chez les Mammifères, soit chez les Oiseaux, etc. (*e*). J'en parlerai avec

(*a*) Berres, *Anatomia partium microscopicarum corporis humani.*

(*b*) Krause, *Haut* (Wagner's *Handb. der Physiol.*, t. II, p. 127).

(*c*) Sappey, *Traité d'anatomie descriptive*, t. III, p. 462.

(*d*) J. G. Lehmann, *Dissert. de consensu partium corpor. hum. exp. simul nerv. brach. et crur. coalitu pecul. atque papillarum nerv. in digitis dispositione*. Witembergæ, 1741.

(*e*) Pacini, *Nuovi organi scoperti in corpo umano*. Pistoja, 1840.

— Henle et Kölliker, *Ueber die Pacinischen Körperchen an den Nerven der Menschen und der Säugethiere*, 1844.

— Herbst, *Die Pacinischen Körp. und ihre Bedeutung*, 1847.

— Bowman, *Pacinam Bodies* (Todd's *Cyclop. of Anat. and Physiol.*, t. III, p. 876).

— Will, *Bemerkungen über die Vaterschen Körperchen der Vögel* (*Sitzungsber. der Wien. Akad.*, 1850).

— Leydig, *Ueber die Vater-Pacinischen Körperchen der Taube* (*Zeitschr. für wissensch. Zool.*, 1854, t. XV, p. 75, pl. 4).

— Kölliker, *Bemerk. über die Endigungen der Hautnerven* (*Zeitschr. für wissensch. Zool.*, 1857, t. VIII, p. 311).

— Engelmann, *Ueber die Endigungsweise der sensibeln Nervenfasern* (*Zeitschr. für wissensch. Zoologie*, 1863, t. XIII, p. 474, pl. 31).

— Heger, *Beitr. zur Histologie der Pacinischen Körperchen* (*Archiv für Anat.*, 1854, p. 213).

— Rauber, *Vaters'che Körper der Bänder-und Periostnerven und ihre Beziehung zum*

ou *corpuscules tactiles* (1) et *corpuscules de Krause* (2).

plus de détails lorsque je traiterai du système nerveux en général, et ici je me bornerai à dire que ce sont de petits organes elliptiques ou piriformes, composés d'une capsule membraneuse multilamellaire et d'un bulbe central, au milieu duquel vient se terminer une fibre nerveuse pâle. Ceux de la peau se trouvent dans le tissu conjonctif sous-cutané chez l'Homme. Ils sont le plus nombreux sur les nerfs de la paume de la main et de la plante des pieds. Ils mesurent de 1mm,12 à 4mm,5 de longueur, et l'on compte dans leurs parois de vingt à soixante capsules emboîtées les unes dans les autres. Chacune de ces tuniques se compose de deux couches de fibres de tissu conjonctif, et paraît être tapissée d'une couche de tissu épithélique (*a*) qui est très-distincte chez le Chat (*b*). Leur structure est à peu près la même chez tous les Mammifères.

(1) Les corpuscules tactiles, découverts en 1852 par MM. Meissner et Wagner (*c*), sont de petits organes ovoïdes composés, comme les corpuscules de Pacini, d'un bulbe entouré d'une enveloppe ou capsule, et d'un, deux, trois ou même quatre filets nerveux, qui s'enroulent autour du bulbe ou montent verticalement vers son sommet et s'y résolvent en fibres pâles dont les extrémités paraissent être libres à l'intérieur de la capsule. Ils occupent le centre de certaines papilles cutanées. Leur existence a été constatée sur les deux faces de la main et du pied de l'Homme, ainsi que sur quelques autres parties du corps. On les a retrouvées chez les Singes, mais ils paraissent manquer chez la plupart des autres Mammifères.

(2) On désigne sous ce nom des bulbes terminaux de certains nerfs qui ressemblent beaucoup aux corpuscules

sögenannten muskelsinne (inaug. dissert.). Munich, 1865. — *Untersuch. über die Vorkammen und die Bedeutung der Vater'schen Körpers*. Munich, 1867.

— Palladino, *Nuove Ricerche sul corpusculi de Pacini dell' Uomo et del Gallo* (*Rendiconto dell' Accad. di Napoli*, 1866).

— Michelson, *Zur Histologie der Vater-Pacinischen* (*Arch. für mikrosc. Anat.*, 1869, t. V, p. 145).

— Ciaccio, *Dell'anatomia sottile dei corpuscoli Pacinici dell' Uomo ed altri Mammiferi e degli Ucelli*. Turin, 1868.

— Rouget, *Mém. sur les corpuscules nerveux* (*Arch. de physiol.*, 1868, t. I, p. 591).

— Nepveu, *Observ. sur les corpuscules de Pacini chez le Singe* (*Ann. des sciences nat.*, 1869, t. XII, p. 526).

— Grandry, *Sur les corpuscules de Pacini* (*Journ. de l'anat.*, 1869, p. 370). — *Rech. sur la terminaison des nerfs cutanés chez l'Homme* (*loc. cit.*, p. 395).

(*a*) Hayer, *Ueber die Austritt von Nervenfasern in das Epithel. der Hornhaut* (*Archiv für Anat.*, 1866, p. 180).

(*b*) Eberth, voyez Kölliker, *Traité d'histologie*, p. 143, édit. de 1869.

— Kölliker, *Traité d'histologie*, 2e édit., 1869, p. 183, fig. 65.

(*c*) R. Wagner, *Ueber Tastkörperchen* (Müller's *Archiv für Anat.*, 1852, p. 193, pl. 12 et 13).

— Meissner, *Beiträge zur Anatomie und Physiologie der Haut*, 1853.

— Krause, *Die Terminalkörperchen der einfact. sensiblen Nerven*, 1860.

— Huxley, *On the Structure of the corpuscula tactus*, etc. (*Quart. Journ. of Microsc. Sc.*, 1854, t. II, p. 1).

— Tomsa, *Zur Kenntniss der Nervenenden in der Haut der menschlichen Hand* (*Wiener med. Wochenschr.*, 1865, n° 53).

— Szabalfaldi, *Beiträge zur Physiologie des Tastsinnes* (Moleschott's *Untersuchungen zur Naturlehre*, 1865, t. IX, p. 634).

Les papilles (1) qui garnissent souvent la surface externe du derme là où la peau est dépourvue de poils, ressemblent beaucoup à celles dont nous avons déjà vu le mode de conformation en étudiant la structure de la membrane muqueuse de la langue (2). Ce sont de petites éminences flexibles, quoique assez résistantes, dont la forme est ordinairement conique et dont le sommet est souvent divisé en deux ou plusieurs digitations. Chez l'Homme, leur hauteur varie entre 3 et 10 centièmes de millimètre, et leur nombre est presque incalculable. Ainsi, sur certaines parties de la peau, on en a compté jusqu'à quatre cents dans un carré d'une ligne de côté. En général elles sont rangées en séries sur de petites éminences linéaires ou crêtes du derme; d'autres fois elles sont disposées irrégulièrement, et les saillies qu'elles forment déterminent dans la couche épidermique qui les recouvre des élévations correspondantes dont la disposition varie suivant les régions du corps et suivant les Animaux; sur la pulpe des doigts, où elles sont très-développées, elles constituent des lignes saillantes sépa-

de Pacini, mais qui ont une structure plus simple (*a*). On les trouve principalement dans les membranes muqueuses, notamment dans la conjonctive; mais leur existence a été constatée aussi dans le système cutané chez le Lapin et plusieurs autres Rongeurs (*b*).

(1) La découverte des papilles de la peau date du milieu du XVIIe siècle, et appartient à Malpighi (*c*); ces organites furent ensuite étudiés par Ruysch, Albinus et par plusieurs autres anatomistes (*d*). On en trouve de bonnes figures dans la plupart des traités d'histologie récemment publiés (*e*).

(2) Voyez tome VI, page 403.

(*a*) Kölliker, *Éléments d'histologie humaine*, 2e édit., 1869, p. 134, fig. 59 et 60.

(*b*) Lüdden, *Nachuntersuchungen über die Krause'schen Endkolben im menschlichen und thierischen Organismus* (*Zeitschr. für wissensch. Zool.*, 1862, t. XII, p. 470).

— Krause, *Ueber die Nervenendegung in der Papillæ vallatæ der Mensch. Zunge* (*Gott. Nachr.*, 1863, n° 9). — *Sur l'anatomie de la conjonctive* (*Journ. de physiol.*, 1862, p. 302, pl. 10).

— Arnold, *Ueber die Krause'schen Endkolben* (*Arch. für pathol. Anat. und Physiol.*, 1863, t. XXVII, p. 399).

(*c*) Malpighi, *De externo tactus organo exercit. epist.* (*Opera omnia*, t. II, p. 21).

(*d*) Ruysch, *Thesaurus*, déc. n° CXXX, p. 50.

— Albinus, *Academicarum annotationum liber secundus*, cap. XIV, 1775.

(*e*) Voyez Kölliker, *Op. cit.*, p. 104, fig. 46.

rées entre elles par des sillons et rangées les unes à côté des autres de façon à représenter des dessins plus ou moins complexes (1). Chez quelques Mammifères, les papilles acquièrent des dimensions beaucoup plus considérables que chez l'Homme, notamment chez les grands Cétacés (2). Il est aussi à noter que les papilles du derme sont de deux sortes : les unes, dites *vasculaires*, sont particulièrement riches en vaisseaux sanguins; les autres ont reçu le nom de *papilles nerveuses*, parce que les nerfs de la peau jouent le principal rôle dans leur constitution.

J'ajouterai que d'après les observations récentes de quelques micrographes, la portion papillaire du derme serait revêtue extérieurement d'une couche mince de substance transparente et presque amorphe, bien que pourvue de noyaux (3); mais, quoi qu'il en soit à cet égard, elle est toujours protégée contre le contact direct des corps étrangers par le système épidermique, dont l'étude va maintenant nous occuper.

Épiderme.

§ 5. — L'*épiderme* est, dans l'appareil cutané ou tégumentaire externe, l'analogue de l'épithélium que nous avons trouvé

(1) Le tracé général de ces lignes papillaires ne varie que peu chez les divers individus d'une même espèce, mais diffère beaucoup suivant les espèces. Ainsi, chez les Singes, leur disposition n'est pas la même que chez l'Homme et varie de genre à genre (*a*).

(2) Chez la Baleine, par exemple, les papilles, dont le nombre est très-considérable et dont la disposition est sériale comme chez l'Homme, sont extrêmement longues et traversent l'épiderme dans presque toute son épaisseur (*b*). Ces prolongements dermiques sont longs et pointus sur le museau des Ruminants, le boutoir du Porc, le bec de l'Échidné, etc. (*c*).

(3) MM. Huxley et Busk ont fait connaître cette particularité (*d*).

(*a*) Alix, *Recherches sur la disposition des lignes papillaires de la main et du pied* (*Ann. des sciences nat.*, 5e série, 1867, t. VIII, p. 205).

(*b*) Hunter, *Observ. on the Structure and Economy of Whales* (*Philos. Trans.*, 1787, p. 325).

— Breschet et Roussel de Vauzème, *Recherches sur les appareils tégumentaires des Animaux* (*Ann. des sciences nat.*, 2e série, 1834, t. II, p. 178, pl. 9, fig. 9-12).

(*c*) Leydig, *Traité d'histologie*, p. 83.

(*d*) Voyez Kölliker, *Traité d'histologie*, édit. de 1869, p. 129.

précédemment à la surface libre des membranes muqueuses ou téguments internes. De même que celui-ci, il est constitué essentiellement par des utricules de dimensions microscopiques, ou par les produits de ces cellules élémentaires. Chez l'embryon, il résulte du développement du feuillet externe du blastoderme, et pendant toute la durée de la vie des Animaux il continue à croître par suite de la naissance de nouveaux éléments histologiques, au-dessous de ceux précédemment formés et dans le plan de jonction de sa surface interne avec la surface externe du derme. Dans le principe, ces éléments organiques sont de petits noyaux ou sphérules de substance vivante, libres et indépendants les uns des autres (1). En grandissant, ils deviennent, chez les Mammifères comme chez tous les autres Animaux supérieurs, autant d'utricules (2) qui sont le siége de phénomènes physiologiques semblables à ceux dont les cellules constitutives des glandes nous ont déjà offert des exemples (3) ; leur contenu se modifie de diverses manières, et, en se soudant entre eux plus ou moins intimement, ils constituent un revêtement membraniforme dont l'épaisseur augmenterait sans cesse si l'accroissement

(1) J'incline à penser que la multiplication des éléments organiques de l'épiderme se fait par la division spontanée ou par la gemmation des sphérules ou noyaux dont se compose la couche de substance, en apparence amorphe, qui repose directement sur le derme et qui peut être considérée comme la portion initiale du corps muqueux (*a*) ; mais ce point n'est pas encore suffisamment éclairci. Quelques auteurs ont attribué la production de la couche cornée de l'épiderme à des glandes cutanées spéciales (*b*). Mais cette opinion n'est pas fondée.

(2) Nous verrons bientôt que chez la plupart des Animaux inférieurs, ces protorganites épithéliques ne deviennent pas utriculaires.

(3) Voyez tome VII, page 198 et suivantes.

(*a*) A. Schneider, *Ueber die Vermehrung der Epithelzellen der Hornhaut* (*Wurzb. Naturw. Zeitschr.*, 1862, t. III, p. 105).

(*b*) Breschet et Roussel de Vauzème, *Op. cit.* (*Ann. des sciences nat.*, 2ᵉ série, 1834, t. II, p. 323).

— Schrön, *Contribuzioni alla anat. della cute umana*, 1865.

qui se fait à la base de cette couche tégumentaire n'était contre-balancé par une sorte d'usure qui s'opère à sa surface externe. En effet, les cellules épidermiques arrivées à maturité cessent bientôt de vivre, et se trouvent aplaties par l'effet de la poussée du jeune tissu sous-jacent, de façon à devenir plus ou moins lamelleuses (1). Chez les Mammifères qui vivent à l'air, cette transformation est complétée par l'effet de la dessiccation, et ces protorganes ne tardent pas à prendre la forme d'écailles microscopiques empilées les unes sur les autres et dirigées parallèlement à la surface générale du corps, de façon à constituer un grand nombre de couches superposées (2). Enfin,

(1) La structure écailleuse de l'épiderme fut constatée en 1686 par Leeuwenhoek (*a*), et en 1781 Fontana trouva que, chez l'Anguille, ce revêtement cutané était composé de cellules (*b*) ; mais il avait des idées très-erronées sur la structure de l'épiderme de l'Homme, et c'est de nos jours seulement que les micrographes sont arrivés à des connaissances exactes à ce sujet. La découverte de la structure cellulaire ou utriculaire de l'épiderme, chez l'Homme et les autres Mammifères, est due principalement à Purkinje et à ses élèves (*c*). Pour faciliter l'étude de ce revêtement tégumentaire, il est nécessaire de faire usage de divers réactifs (*d*).

(2) Les lamelles épidermiques ainsi constituées sont très-minces et ordinairement polygonales. Au premier abord, elles paraissent être simples ; mais, par l'action de divers réactifs chimiques, tels que la potasse, la soude et l'acide acétique, elles se gonflent et reprennent la forme de vésicules contenant un noyau réduit à l'état rudimentaire. Chez l'Homme, ces lamelles ont en général, en diamètre, 0mm,022 à 0mm,035. On en trouve des figures dans la plupart des ouvrages d'histologie (*e*).

(*a*) Leeuwenhoek, *Opera omnia*, t. I, p. 153, etc.

(*b*) Fontana, *Traité sur le venin de la Vipère, et observations sur la structure intime du corps humain*, t. II, p. 254.

(*c*) Raschkow, *Meletemata circa dent. evolut.* Breslau, 1835.
— Valentin, *Repertorium*, 1837, t. I, p. 143, pl. 1, fig. 24.
— Voyez aussi Henle, *Traité d'anatomie générale*, t. I, p. 276.
— Oehl, *Indagini de anat. microsc. per servire alle studio dell'epidermide e della cute palmare*. Milano, 1857.

(*d*) Voyez à ce sujet :
— Donders, *Mikroscopische und microchemische Untersuchungen thierischer Gewebe* (*Holländische Beiträge zu den anatomischen und physiologischen Wissenschaften*, 1846, t. I, p. 38).
— Todd and Bowman, *Physiological Anatomy*, t. I, 1856.
— Paulsen, *Observationes microchemicæ* (dissert. inaug.). Dorpat, 1848.
— Kölliker, *Mikroscopische Anat.*, t. II. — *Traité d'histologie*, p. 146, édit. de 1869.

(*e*) Voyez Kölliker, *Op. cit.*, p. 148, fig. 67-90.

parvenues à un certain degré de vétusté, ces lamelles microscopiques se dissocient et se détachent de la peau, soit individuellement, soit par couches, et cèdent la place aux éléments épidermiques sous-jacents. Chez quelques espèces, ce renouvellement du tégument superficiel se fait en même temps sur toute la surface du corps, et la vieille dépouille se sépare sans se désagréger, de sorte que l'Animal semble changer de peau et sort de son enveloppe épidermique sans la déformer. Les Serpents et les Insectes à l'état de larves nous offriront des exemples de ce genre de mue. Mais, chez les Mammifères, les choses ne se passent pas de même (1) : les lamelles constitutives de la couche superficielle de l'épiderme se séparent entre elles, et se détachent sous la forme d'une poussière blanchâtre, là où la peau est exposée à l'action desséchante de l'air, ou d'une matière grumeleuse ou glaireuse, quand les Animaux habitent dans l'eau (2).

D'après ce que je viens de dire du mode d'accroissement de l'épiderme, on voit que la partie la plus profonde de ce revêtement cutané est toujours la plus jeune et la moins bien conso-

(1) Chez l'Homme et les autres Mammifères, sous l'influence d'une brûlure légère ou des substances dites vésicantes, l'épiderme, soulevé par une accumulation de sérosité à la surface du derme, se sépare de celui-ci sans se désagréger de la sorte, et constitue une ampoule ou cloche qui, plus tard, se déchire et tombe. Ce phénomène pathologique a donc beaucoup d'analogie avec la mue générale des Animaux dont je viens de parler comme étant sujets à ce qu'on appelle communément des changements de peau.

(2) La desquamation de l'épiderme commence chez le fœtus et contribue beaucoup à la formation de l'enduit dit *caséeux*, qui, à l'époque de la naissance, est très-abondant sur diverses parties du corps. Chez quelques Mammifères, le fœtus se dépouille de son revêtement épidermique sans que celui-ci se désagrége, et se trouve ainsi renfermé dans un sac membraneux qui ressemble à l'amnios. Ce phénomène a été constaté chez le Paresseux ou Bradype (*a*).

(*a*) Welcher, *Ueber die Entwickelung und den Bau der Haut und der Haare bei* Bradypus (*Abhandl. naturf. Ges.*, Halle, 1864, t. IX, p. 17).

idée. Souvent même la différence de consistance et d'aspect entre cette couche inférieure et la couche plus avancée en âge qui la recouvre, est assez grande pour que les anciens anatomistes les aient considérées comme étant foncièrement distinctes et pour qu'il soit utile de les désigner par des noms particuliers. Ainsi, chez l'Homme et les autres Mammifères, l'épiderme est formé de deux couches bien caractérisées : l'une, superficielle, plus ou moins dure, sèche et pâle, qu'on appelle la *couche cornée ;* l'autre, profonde et molle, qui est connue sous les noms de *corps muqueux* ou de *couche de Malpighi* (1). Dans cette

(1) Malpighi fut le premier à signaler l'existence de cette couche intermédiaire au derme et à l'épiderme proprement dit ; il l'observa d'abord sur la membrane muqueuse de la langue du Bœuf, puis sur la peau d'un nègre. Mais, par suite d'un vice dans le mode de préparation employé pour l'isoler, ce grand anatomiste l'avait considérée comme étant une espèce de réseau (*a*). Albinus et Meckel (l'ancien) constatèrent la continuité de cette couche molle, et la considéraient avec raison comme étant formée par la partie inférieure de l'épiderme (*b*). Les observations plus récentes de Flourens montrèrent encore mieux l'absence du caractère réticulaire attribué à cette portion du système épidermique ; mais cet auteur pensa que, chez l'Homme, le corps muqueux ou couche de Malpighi n'existe que dans les parties colorées de la peau humaine, chez le nègre par exemple, et manque là où la peau est blanche ; aussi la désigne-t-il sous le nom de *membrane pigmentale* (*c*). Quant aux publications de Bichat et de Gauthier sur ce sujet, il me paraît inutile d'en parler ici. Les résultats fournis par les observations de Dutrochet s'éloignent moins de ce que nous savons aujourd'hui (*d*).

C'est chez le nègre que la distinction entre la couche cornée et la couche muqueuse ou malpighienne paraît, au premier abord, le mieux fondée ; car il y a, entre ces deux parties, une différence de couleur très-grande. Mais lorsqu'on examine attentivement sous le microscope une tranche verticale de la peau, on ne tarde pas à reconnaître que cette différence dépend seulement de la disparition graduelle du pigment, qui existe en grande abondance dans les cel-

(*a*) Malpighi, *Exercit. epist. de lingua.*

(*b*) Albinus, *Academicarum annotationum liber primus*, 1754.

— J. F. Meckel, *Rech. sur la nature de l'épiderme et du réseau qu'on appelle malpighien* (*Mém. de l'Acad. de Berlin*, 1753, p. 79).

(*c*) Flourens, *Anatomie générale de la peau et des membranes muqueuses* (*Arch. du Muséum*, 1843, t. III, p. 153).

(*d*) Dutrochet, *Mémoire pour servir à l'histoire anatomique des Végétaux et des Animaux*. t. II, p. 361.

dernière partie du système cutané, les cellules constitutives du tissu épidermique sont vésiculaires, plus ou moins turgides, et renferment dans leur intérieur un noyau bien distinct, ainsi que du pigment là où la peau est colorée : par exemple chez le nègre (1) et sur la face de quelques

lules épithéliales de formation récente, et se détruit peu à peu dans celles qui, en vieillissant, se trouvent repoussées vers l'extérieur. Pour plus de détails à ce sujet, je renverrai aux observations de G. Simon, de Bowman et des autres histologistes les plus récents (*a*).

(1) Chez le nègre, le derme ne diffère pas de celui des Hommes de race blanche, et le revêtement épithélique présente la structure ordinaire, mais les cellules situées le plus profondément sont remplies d'un pigment particulier, brun noirâtre. Ce pigment n'existe qu'en petite quantité au moment de la naissance, de sorte que la peau de l'enfant nègre est d'abord presque blanche, mais la matière colorante s'y développe rapidement et y donne bientôt une teinte ardoisée. Chez les nègres du Soudan, la coloration noire atteint son maximum d'intensité vers la fin de la première année ; mais, d'après les observations de M. Prunner-bey, il paraîtrait qu'en Égypte les progrès de la coloration sont beaucoup moins rapides (*b*). Quelquefois le pigment manque, et la peau du nègre reste blanche par places ou en totalité. On cite aussi des exemples de cette décoloration se produisant chez des adultes (*c*) ; mais, en général, l'affaiblissement de la teinte noire dépend de l'épaississement de la couche cornée et incolore de l'épiderme plutôt que du manque de pigment. A la suite d'une brûlure ou de l'application d'un vésicatoire, la couche colorée de l'épiderme disparaît comme la couche incolore, mais elle se reproduit au bout de quelques jours (*d*).

La coloration brune ou noire de la peau, chez des individus de race blanche, dépend en général de l'existence de cellules à pigment dans la couche muqueuse, ainsi que cela se voit souvent autour du mamelon chez la Femme (*e*). Parfois même cet état mélanique est général sans être permanent (*f*) ; mais, dans quelques cas, ces anomalies pathologiques paraissent dépendre d'un dépôt de ma-

(*a*) G. Simon, *Ueber die Structur der Warzen und über Pigmentbildung in der Haut* (Müller's *Archiv für Anat.*, 1840, p. 169, pl. 4).
— Todd and Bowman, *Physiological Anatomy*, t. I, p. 415.
— Krauss, *Op. cit.* (Wagner's *Handwörterbuch des Physiologie*, t. II, p. 108).
— Kölliker, *Traité d'histologie*, p. 123, fig. 57.

(*b*) Prunner-bey, *Mémoire sur les nègres* (*Mém. de la Soc. anthropologique de Paris*, 1863, t. I, p. 327).

(*c*) Voyez Prichard, *Researches into the physiol. History of Mankind*, vol. I, p. 224 et suiv. (1836).

(*d*) Hunter, *Disput. inaugurales quædam de Hominum varietatibus*, 1775.

(*e*) Flourens, *Op. cit.* (*Arch. du Muséum*, t. III, p. 173, pl. 25, fig. 1 et 2).

(*f*) Voyez Prichard, *Op. cit.*, t. I.

Singes (1). Dans la couche cornée, au contraire, les cellules sont transformées en petites lamelles squameuses, minces, ridées et disposées horizontalement les unes au-dessus des autres, de façon à donner à cette partie de la peau une apparence de stratification. Les matières colorantes ou autres qui étaient contenues dans ces corpuscules, lorsque ceux-ci étaient vésiculaires et faisaient partie de la couche muqueuse, en disparaissent peu à peu; ils deviennent blanchâtres et se durcissent, phénomène dû à l'épaississement de leurs parois, dont la substance constitutive est formée principalement de *kératine*, matière azotée ressemblant beaucoup à l'albumine coagulée, mais résistant davantage à l'action dissolvante de la plupart des

tière colorante provenant, soit des globules du sang, soit des matières biliaires (*a*).

L'influence de la lumière est très-considérable sur le développement des pigments de la peau, non-seulement chez l'Homme, où les taches de rousseur et le hâle général sont provoqués par l'action de cet agent, mais aussi chez les Animaux. Ainsi, les espèces qui vivent à l'obscurité, dans les cavernes ou dans l'intérieur du corps d'autres Animaux, sont généralement étiolées.

M. Bert a déterminé artificiellement l'avortement du pigment cutané chez des Axolotls, non-seulement en élevant ces Batraciens dans l'obscurité, mais aussi en les privant de l'action des rayons les plus réfrangibles du spectre solaire, au moyen d'un verre orangé, qui ne laissait passer que les rayons vert, jaune, orangé et rouge (*b*). Chez ces Animaux, ce serait donc sous l'influence de la région bleue et violette du spectre que le pigment se développerait.

(1) Contrairement à ce qui existe chez la plupart des Mammifères, la peau est colorée en bleu sur les joues et les cuisses du Mandrill (*c*), ainsi que sur le scrotum de la Guenon malbrouck (*d*), en vert sur le scrotum de la Guenon vervet (*e*), et en rouge violacé sur les fesses de plusieurs autres Singes de l'ancien continent. La peau du ventre est d'un blanc argenté chez les Cétacés, tandis que la partie supérieure du corps est noirâtre. Or, ces diverses teintes sont dues au pigment contenu dans la couche muqueuse de l'épiderme.

(*a*) Kölliker, *Op. cit.*, p. 128.

(*b*) Bert, *Influence des divers rayons lumineux sur l'étiolement des Animaux* (*Comptes rendus de la Société de biologie*, 1869).

(*c*) Voyez F. Cuvier, *Histoire naturelle des Mammifères*, t. I, pl. 60 et 61.

(*d*) Idem, *ibid.*, pl. 24.

(*e*) Idem, *ibid.*, pl. 22.

agents chimiques, et contenant du soufre en quantité considérable. En présence de l'eau, ce tissu épidermique se gonfle et il se laisse même désagréger par ce liquide, mais la substance constitutive de ses cellules élémentaires ne se dissout pas (1).

Il arrive parfois que, par suite d'une sorte d'hypertrophie des cellules épidermiques, la couche cornée de l'épiderme acquiert sur certains points beaucoup plus de dureté et d'épaisseur que d'ordinaire. Nous verrons bientôt que, chez beaucoup d'Animaux invertébrés, des modifications de cet ordre prennent une grande importance ; chez les Mammifères, elles sont toujours très-limitées, et dans l'état normal leur rôle est des plus minimes. Cependant il est à noter que chez quelques-uns de ces Animaux il en résulte la production de callosités ou même de plaques cornées qui cuirassent certaines parties (2). En effet, les excroissances dures qui se trouvent à la face interne des

(1) Les anciens chimistes considéraient cette substance comme étant de l'albumine coagulée. Hünefeld l'en distingua, et l'appela *kératine* (a). M. Scherer y a trouvé plus de 50/100 de carbone et environ 17 p. 100 d'azote, soit qu'elle provienne de l'épiderme, des ongles, des cheveux ou de la laine (b). D'après les analyses de van Laer, cette substance contient 2 équivalents de soufre pour 6 équivalents d'azote, et ce chimiste la considère comme étant constituée par 1 équivalent de protéine combinée avec 2 équivalents de soufre (c) ; mais, dans l'état actuel de nos connaissances, on ne saurait en déterminer la formule. Traitée par la potasse caustique, elle dégage de l'ammoniaque, et le résidu se dissout dans ce réactif. Enfin elle n'est attaquée ni par les alcalis faibles, ni par les acides étendus d'eau, et elle est insoluble dans l'alcool. Pour plus de détails sur l'histoire chimique de cette substance, on peut consulter les ouvrages de Mulder, de Lehmann, etc. (d).

(2) Par exemple, les callosités ischiatiques de certains Singes de l'ancien continent.

(a) Hünefeld, *Lehrb. der physiol. Chemie*, 1827, t. II, p. 139.
(b) Scherer, *Chemisch-physiologische Untersuchungen* (*Ann. der Chemie und Pharm.*, 1841, t. XL, p. 55).
(c) Voyez Berzelius, *Rapport annuel sur les progrès de la chimie*, 1844, p. 356.
(d) Mulder, *The Chemistry of Vegetable and Animal Physiology*, translated by Fromberg, 1849, p. 499 et suiv.
— Lehmann, *Physiological Chemistry*, translated by Day, t. III, p. 53.

jambes du cheval, et qui sont désignées sous le nom de *châtaignes*, sont des productions de ce genre (1), et l'on peut également y rapporter les plaques écailleuses qui garnissent la peau de la queue chez les Rats, les Castors et quelques autres Mammifères. Mais d'ordinaire l'espèce d'armure épidermique qui se développe à la surface de la peau est d'une structure plus complexe et appartient au système appendiculaire de l'appareil tégumentaire.

Il est aussi à noter que l'excitation mécanique de la peau active le développement des tissus épidermiques, et tend à augmenter l'épaisseur de la couche cornée dont l'étude nous occupe ici. Pour s'en assurer, il suffit de comparer la peau des mains chez les personnes qui font habituellement des travaux rudes et chez celles qui ne manient que rarement des objets durs et lourds. Nous verrons dans une prochaine Leçon quelle est l'influence de ces changements sur la finesse du toucher. L'exagération de ce phénomène dans certains points du système tégumentaire détermine la formation des produits pathologiques connus sous les noms de *durillons*, de *cors*, etc.

(1) Les vétérinaires désignent aussi ces excroissances sous les noms de *noix*, d'*ergots* et de *lichens*. Chez l'Ane, l'Hémione et les Zèbres, elles n'existent qu'aux membres antérieurs. Quelques auteurs ont cru y voir l'analogue du pouce (*a*); mais ni la position, ni les relations anatomiques des châtaignes avec les os des pattes ne légitiment ce rapprochement. D'autres plaques cornées analogues, mais moins développées et appelées ergots, sont placées plus bas, près des os sésamoïdes, situés derrière l'extrémité inférieure du canon. Toutes ces plaques ont la même structure que la corne, les ongles, etc., et reposent sur un lit très-vasculaire (*b*).

Des callosités épidermiques d'une nature analogue se développent aux genoux et sous la poitrine des Chameaux (*c*).

(*a*) Joly et Lavocat, *Études d'anatomie philosophique sur la main et le pied de l'Homme et sur les extrémités des Mammifères ramenées au type pentadactyle* (*Comptes rendus de l'Acad. des sciences*, 1852, t. XXXV, p. 390).

(*b*) Rousseau, *Des châtaignes et plaques épidermiques particulières aux Solipèdes* (*Revue zoologique*, 1852).

(*c*) Buffon, *Histoire naturelle* (*Œuvres*, édit. in-8, t. XXV, p. 172).

— Fr. Müller und Wedl, *Beiträge zur Anatomie des Zweibuckelegen Kameels* (*Denkschr. der Wien. Akad*, 1852, t. III).

Appendices tégumentaires.

§ 6. — Les parties appendiculaires de l'appareil tégumentaire dont nous avons à nous occuper maintenant, savoir, les cheveux, les poils, les ongles, les cornes, etc., sont toutes des produits épithéliques, comme l'épiderme, mais dont la formation, au lieu de s'effectuer à la surface libre et extérieure du derme, se fait dans des cavités dépendant de cette surface, et dont les éléments organiques, au lieu de s'aplatir en forme de squamules, sont étirés de façon à devenir linéaires.

Poils.

En étudiant dans une des précédentes Leçons la structure de la tunique muqueuse de la bouche, nous avons vu que souvent les papilles vasculaires dont cette membrane est garnie se recouvrent d'un cornet de tissu épithélique dont la consistance est plus grande que celle de l'épithélium circonvoisin, et donnant ainsi naissance à des épines ou à d'autres appendices désignés sous le nom d'*odontoïdes papillaires* (1). Les poils et les cheveux (2) naissent d'une manière analogue, si ce n'est que la papille qui les produit se trouve logée au fond d'une cavité creusée dans le derme, que leur croissance se fait essentiellement par leur bord inférieur, et qu'ils ne sont pas en continuité de substance avec l'épiderme (3).

Follicules pileux.

Les fossettes ou bourses dermiques spéciales dans lesquelles ces appendices tégumentaires se forment, sont désignées sous le nom de *follicules pileux* ou de *bulbes*. Leur sommet est ouvert à la surface du derme, et leur fond, terminé en cul-de-sac, s'enfonce plus ou moins profondément dans cette partie basi-

(1) Voyez tome VI, page 104.

(2) Les cheveux ne diffèrent des poils que par leurs dimensions.

(3) Malpighi fut le premier à avoir quelques notions justes relativement au mode d'implantation des poils dans les follicules où ces appendices prennent naissance. Ses observations datent de 1686 (*a*) ; mais la connaissance précise de l'appareil producteur des poils, des cheveux, etc., n'a été obtenue que beaucoup plus récemment et par les observations successives de beaucoup d'auteurs (*b*).

(*a*) Malpighi, *Opera posthuma*, p. 122, pl. 16.

(*b*) Voyez ci-après, page 25.

laire de la peau ou dans le tissu conjonctif sous-jacent. Dans le principe, le poil est logé tout entier dans la cavité ainsi constituée, où il surmonte la papille basilaire ; mais s'accroissant par sa partie inférieure et s'allongeant d'autant, sa pointe ne tarde pas à en sortir. En se développant, le poil devient de plus en plus saillant au dehors, mais sa portion basilaire, appelée racine, reste engagée dans son follicule et l'y maintient fixé. La direction et le mode de distribution des poils à la surface du corps sont donc déterminés par la position de ces papilles (1).

(1) L'implantation des poils dans la peau est presque toujours oblique par rapport à la surface de celle-ci, et ces appendices sont en général disposés par rangées parallèles ou concentriques, dont la direction varie suivant les espèces et suivant les parties du corps. Les dessins formés ainsi sont assez réguliers, même dans l'espèce humaine, où le système pileux est très-peu développé, si ce n'est chez le fœtus (*a*).

Sur le tronc des Mammifères, la direction générale des poils est oblique d'avant en arrière, et cette obliquité est surtout prononcée chez les espèces conformées pour la course. Sur les membres, les poils sont généralement dirigés en bas, mais on signale à cet égard quelques exceptions remarquables dont l'utilité est évidente. Ainsi, chez les Singes, les poils de l'avant-bras sont dirigés en sens contraire de ceux du bras, et il en résulte que, lorsque ces Animaux sont accroupis et portent leurs mains vers la bouche, position qui leur est très-ordinaire, la totalité du membre se trouve revêtue de façon à la protéger le mieux possible contre la pluie.

Il est aussi à noter que, chez quelques Mammifères, les poils du tronc sont disposés sur des lignes courbes concentriques, dont le foyer occupe un point déterminé. Chez le Cheval, par exemple, ces lignes d'insertion semblent décrire une spirale autour d'un point situé sur le flanc. Chez les Cerfs du genre *Elaphurus*, cette disposition est beaucoup plus prononcée sur l'épaule, où les poils dessinent de chaque côté une espèce de rosace, ainsi que des lignes saillantes qui simulent des crêtes (*b*).

Chez l'Aï, les poils paraissent être implantés en quinconce.

Les piquants du Porc-épic sont disposés par séries de sept à onze, sur

(*a*) Osiander, *De Homine, quomodo formetur continuatæ observationes, spectantes imprimis epidermiden, cutem et pilos fœtuum* (*Commentationes Soc. scient. Gottingensis recentiores*, ad ann. 1818, t. IV, p. 109).

— Eschricht, *Ueber die Richtung der Haare am menschlichen Körper* (Müller's *Archiv für Anat.*, 1837, p. 37, pl. 3, 4 et 5).

(*b*) Alphonse Milne Edwards, *Note sur l'*Elaphurus Davidianus (*Nouv. Arch. du Muséum*, 1866, t. II, *Bullet.*, pl. 4, fig. 1 et 2).

Les parois du follicule pileux sont formées principalement de tissu conjonctif, de cellules fusiformes et de fibres élastiques, comme le derme, dont cet organe est une dépendance. On y distingue trois tuniques, dont l'interne, très-mince, qui a une apparence vitrée et peut être considérée comme le représentant de la couche basilaire du système épidermique dont j'ai parlé précédemment (1). Les deux autres tuniques sont constituées par des tissus utriculaires, comme l'épiderme, et sont comparables à des prolongements de ce revêtement cutané externe qui, après avoir plongé jusqu'au fond de la fossette dont ils tapissent la surface interne, remonteraient sur le cylindre central formé par la papille et le poil dans lequel celle-ci se trouve engagée.

La papille, de forme conique et un peu renflée vers sa base, qui s'élève du fond de cette cavité cutanée, est composée principalement de vaisseaux sanguins, de tissu conjonctif et de tissu utriculaire. Elle est l'organe nourricier ou producteur du poil et occupe l'axe de la racine de cet appendice. Un petit muscle logé dans la substance du derme descend obliquement pour se fixer à la face externe du follicule, et par ses contractions redresse cet organe, de façon à hérisser le poil qui y est implanté (2). Enfin une glande en grappe est appendue au col de cette poche pilifère, et y verse, au moyen d'un canal excréteur, des matières grasses destinées à lubrifier les téguments (3).

Le poil (4) consiste ordinairement, chez l'Homme, par

des lignes un peu courbes et presque parallèles (*a*).

(1) Voyez ci-dessus, page 13.

(2) Ce petit faisceau charnu est appelé, à raison de ses fonctions, *muscle de l'horripilation*. On en doit la connaissance à M. Kölliker.

(3) Voyez ci-après, page 43.

(4) On trouve dans les écrits des anciens micrographes un grand nom-

(*a*) Fr. Cuvier, *Recherches sur la structure et le développement des épines du Porc-épic* (*Nouv. Annales du Muséum*, 1832, t. IV, p. 414).
— Leydig, *Op. cit.* (*Archiv für Anat. und Physiol.*, 1859, p. 20, fig. 12).

exemple, en un cylindre creux formé par une substance corticale, de consistance cornée, dont la surface extérieure est revêtue d'une lame mince, dite cuticule ou épidermicule, et dont l'axe est ordinairement occupé par une substance médullaire composée d'utricules et paraissant être un prolongement de la papille (1). Dans la racine du poil, ces cellules sont

Structure des poils chez l'Homme.

bre d'observations sur la structure intime des poils et des cheveux (*a*). Ce sujet occupa aussi plusieurs anatomistes du commencement du siècle actuel (*b*) ; mais ce sont seulement les publications récentes qui peuvent être consultées avec fruit, soit sur ce point, soit relativement à l'anatomie de l'appareil producteur de ces appendices tégumentaires et à leur mode de développement (*c*).

(1) Hook fut le premier à aperce-

(*a*) Hook, *Micrographia*, obs. 32, pl. 5, fig. 2 (1667).

(*b*) Leeuwenhoek, *Opera*, t. III, pars 2, p. 383, etc.

— Ledermüller, *Mikroskopische Ergœtzungen*, pl. 5 (1765).

— Gaultier, *Recherches anatomiques sur le système cutané*, 1809.

— Heusinger, *Ueber Pigmentabsonderung und Haarbildung* (Meckel's *Deutsches Archiv für der Physiol.*, 1822, t. VII, p. 403). — *Remarques sur la sécrétion du pigment noir et la formation des poils* (*Journal complém. du Dictionn. des sciences médicales*, 1822, t. XIV, p. 229).

— Weber, *Ueber die Oberhaut, die Hautbalge, und über die Haare des Menschen* (Meckel's *Archiv für Anat. und Physiol.*, 1827, p. 202).

(*c*) Eble, *Die Lehre von den Haaren*, 1831.

— Gurlt, *Vergleichende Untersuchungen über die Haut des Menschen und der Haussäugethiere*, 1844.

— Henle, *Ueber die Structur und Bildung der menschlichen Haare* (Froriep's *Neue Notizen*, 1840, n° 294, p. 113).

— G. Simon, *Zur Entwickelungsgeschichte der Haare* (Müller's *Archiv für Anat.*, 1841, p. 361, pl. 13).

— Erdl, *Vergleichende Darstellung des innern Baues der Haare* (*Abhandlungen der bayerischen Akademie der Wissenschaften*, 1843, t. III, p. 114, pl. 1, 2, 3).

— Kölliker, *Ueber den Bau der Haarbälge und Haare* (*Mitth. der Zürch. naturf. Ges.*, 1847, p. 177). — *Zur Entwickelungsgeschichte der äussern Haut* (*Zeitschr. für wissensch. Zool.*, 1850, t. II, p. 67).

— Gegenbauer, *Structur der Tasthaare* (*Verhandl. der phys. med. Gesellsch. in Wurzburg*, 1850, t. I, p. 58).

— Reissner, *Beiträge zur Kenntniss der Haare des Menschen und der Säugethiere*. Breslau, 1854.

— Leydig, *Ueber die äusseren Bedeckungen der Säugethiere* (*Archiv für Anat. und Physiol.*, 1859, p. 667, pl. 19 et 20).

— Chapuis und Moleschott, *Ueber einige Punkte, betreffend den Bau der Haarbalgs und Haare der menschlichen Kopfhaut* (*Untersuchungen zur Naturlehre*, 1860, t. VII, p. 325).

— Chapuis, *Recherches sur la structure des poils et des follicules pileux* (Berne, 1860, et *Ann. des sciences nat.*, 4e série, 1860, t. III).

— Vaillant, *Essai sur le système pileux dans l'espèce humaine*, thèse. Paris, 1861. — *Structure des poils du tact* (*l'Institut*, 1862, n° 1472).

— Schrön, *Ueber die Form der Haarpapille in der Haut der Säugethiere und der Menschen* (Moleschott's *Untersuchungen zur Naturlehre*, 1864, t. IX, p. 363).

— Wertheim, *Ueber den Bau des Haarbalges biem Menschen* (*Sitzungsber. die Wien. Akad.*, 1864, t. L, p. 302).

— Nathusius, *Das Wollhaar des Schafs im histologischer und technischer Beziehung mit vergl. Berücksichtigung anderer Haare und der Haut*, 1866.

— Pfaff, *Die Menschlichen Haar*, 1866.

— Goette, *Zur Morphologie der Haare* (*Archiv für mikroscop. Anat*, 1768, p. 273, pl. 19 et 20).

rondes, molles et remplies de liquides ; mais dans la tige elles sont desséchées, plus ou moins déformées, de façon à être d'ordinaire polygonales, et de l'air en occupe l'intérieur, circonstance qui leur donne l'aspect de points brillants entourés d'un cercle opaque (1). La substance corticale est finement striée en long et paraît être de structure fibreuse, mais elle se compose en réalité d'une multitude de cellules fusiformes, très-allongées et intimement soudées entre elles (2). Enfin, la cuticule est irrégulièrement ridée en travers, et consiste en une couche mince de cellules lamellaires qui adhèrent fortement à la substance corticale, mais qu'on parvient à isoler au moyen de divers réactifs chimiques.

Poils de divers Mammifères.

La constitution essentielle des poils est en général la même chez les autres Mammifères (3), mais on y observe des variations considérables dans le développement relatif de la moelle et de l'écorce, circonstance dont résultent des différences

voir le cylindre central des poils, en observant ces appendices tégumentaires chez le Cheval et chez le Chat, mais il le considéra comme un canal (a). Au sujet des rapports qui existent entre la substance médullaire et la papille, je renverrai aux observations de M. Nathusius (b).

(1) Pendant longtemps les micrographes attribuèrent cette apparence à l'existence de graisse dans la substance médullaire des poils ; mais la présence de l'air dans ce tissu cellulaire, annoncée par Withoff, fut démontrée en 1840 par M. Griffith. En chauffant des poils dans de l'eau aussi bien que dans de l'alcool, il les vit devenir transparents, parce que l'air en était chassé et remplacé par le liquide.

(2) Pour mettre en évidence la structure fibreuse de la substance corticale et les cellules filiformes ou fusiformes dont la réunion détermine ce mode d'organisation, il est utile de traiter le poil par l'acide sulfurique à chaud. Chez l'Homme, ces cellules fibrillaires ont de 0mm,054 à 0mm,068 de longueur sur 0mm,005 à 0mm,009 de large. On voit aussi, dans la substance corticale, des pigments grenus et d'autres taches dues à l'existence de petites cavités remplies d'air.

(3) La distinction entre les poils de l'Homme et ceux de quelques Animaux est même fort difficile (c).

(a) Kölliker, *Traité d'histologie*, p. 147, fig. 66.

(b) Nathusius, *Ueber die Marksubstanz* (*Archiv für Anat.*, 1869, p. 69).

(c) Morin, *Note relative aux appareils microscopiques des cheveux de l'Homme et des poils d'Animaux* (*Journal de pharmacie*, 3e série, 1852, t. XXII, p. 251).

très-grandes dans les qualités de ces appendices tégumentaires (1).

Ainsi, la substance médullaire manque dans les poils de quelques-uns de ces Animaux : le Porc, par exemple ; tandis que chez d'autres elle conserve les caractères de jeunesse que l'on y remarque généralement dans la racine de ces appendices tégumentaires, et ses cellules constitutives restent remplies d'un liquide coloré (2) ou de granules pigmentaires (3). Parfois, au contraire, l'atrophie et la dessiccation de ce tissu déterminent çà et là la formation de grandes lacunes qui se remplissent d'air. Il est aussi à noter que ce tissu spongieux est extrêmement abondant dans les poils grossiers des Cerfs, des Muscs et surtout des Bradypes.

La substance corticale est très-mince dans les poils de la plupart des Rongeurs, et chez quelques Mammifères elle peut même être réduite à un état rudimentaire, ainsi que cela se voit dans les poils des Cerfs et dans les poils blancs des Chèvres. Chez le Porte-musc elle paraît même manquer presque complétement (4).

La cuticule des poils varie beaucoup dans son aspect par suite de la manière dont les cellules squamiformes de cette enveloppe sont disposées. Ainsi, chez les Chauves-Souris, elles

(1) Les différences qui existent dans les caractères microscopiques des poils, chez les divers Mammifères, ont été particulièrement étudiées par Erdl (*a*).

(2) M. Gegenbauer a constaté cette disposition dans les moustaches du Chat (*b*).

(3) Par exemple chez le Rat et chez la Taupe.

Les dessins formés par les lignes de rencontre des cellules de la substance médullaire sont parfois très-délicats, mais ces particularités n'ont que peu d'importance.

(4) Quelquefois la substance corticale des poils renferme des espaces aérifères bien caractérisés : par exemple dans les moustaches tactiles des Phoques.

(*a*) Erdl, *Op. cit.* (*Mém. de l'Acad. de Bavière*, t. III).

(*b*) Gegenbauer, *Untersuchungen über die Tasthaare einiger Säugethiere* (*Zeitschr. für wissensch. Zool.*, 1851, t. III, p. 13, pl. 1, fig. 1, 2).

simulent une série de cornets emboîtés les uns dans les autres (1), et chez le singulier Rongeur connu sous le nom de *Lophiomys*, le revêtement cortical affecte pour certains poils la forme d'un réseau fibreux à mailles irrégulières (2). Quelquefois ces cellules renferment du pigment (3).

Les poils diffèrent beaucoup entre eux par leur grosseur, leur longueur, leur degré de rigidité ou de souplesse et leur forme générale (4). Les cheveux de l'Homme sont des poils très-allongés (5), et les crins du Cheval sont comparables à des

(1) La conformation verticillée de ces poils a été représentée par plusieurs micrographes (*a*). Une disposition analogue existe chez les Musaraignes, les Souris et quelques autres petits Rongeurs.

(2) L'espèce de treillage spinuleux cortical dont il est ici question n'existe pas sur tous les poils de cet Animal, mais seulement sur les gros poils qui forment sur les flancs une zone horizontale (*b*).

(3) Par exemple chez le *Bradypus cuculliger*, dont M. Welcher a étudié récemment le système tégumentaire (*c*).

(4) Ainsi les poils, au lieu d'être à peu près cylindriques, comme chez l'Homme et les Singes, sont souvent plus ou moins comprimés.

Parfois leur section transversale est ovalaire, ainsi que cela se voit chez les Agoutis (*d*) et le Castor (*e*).

Chez la Girafe elle est uniforme (*f*), et chez quelques Rongeurs elle est relevée vers le milieu, de façon que les deux faces opposées du poil sont concaves (*g*).

Chez le Paresseux didactyle, les poils sont aplatis et cannelés (*h*).

Chez les Ornithorhynques, il y a, outre des poils laineux, des poils roides dont la portion basilaire est cylindrique et la portion terminale renflée et aplatie (*i*).

Chez l'Athérure, les gros poils du bout de la queue sont étranglés d'espace en espace.

(5) Les qualités des cheveux varient beaucoup suivant les races : tantôt ils sont fins et droits, d'autres fois grossiers et crépus. Ce dernier caractère

(*a*) Dujardin, *Nouveau Manuel de l'observateur au microscope*, pl. 9, fig. 2.
— Erdl, *Op. cit.*, pl. 1, fig. 13 et 14 (*Mém. de l'Acad. de Bavière*, t. III).
— Kock, *Das Wesentlich der Chiropteren* (*Jahrb. der nassaueschen Vereins für Naturkunde*, 1865, t. XVII).
— Quekett, *On the Struct. of Bat's Hair* (*Tr. microsc. Soc.*, 1844, t. I, p. 58, pl. 7, fig. 7-18).

(*b*) Alphonse Milne Edwards, *Mém. sur le type d'une nouvelle famille de l'ordre des Rongeurs* (*Nouv. Arch. du Muséum*, t. III, pl. 10, fig. 7).

(*c*) Welcher, *Ueber die Entwickelung und den Bau der Haut und der Haare bei* Bradypus (*Abhandl. der Naturforsch. Geseltsch.* Halle, 1864).

(*d*) Erdl, *Op. cit.*, pl. 3, fig. 71.

(*e*) Idem, *ibid.*, pl. 3, fig. 74.

(*f*) Idem, *ibid.*, pl. 2, fig. 55.

(*g*) Exemple : *Loncheris leptosoma* ; voy. Erdl, *Op. cit.*, pl. 3, fig. 76.
— *Hydromys chrysogaster* ; voy. Erdl, *Op. cit.*, pl. 3, fig. 83.

(*h*) Erdl, *Op. cit.*, pl. 3, fig. 89.

(*i*) L. Vaillant, *Système pileux des Monotrêmes* (*l'Institut*, 1862, n° 1483).

cheveux qui seraient fort grossiers. Le plus ordinairement les Mammifères sont fournis de deux sortes de poils, les uns soyeux, plus ou moins roides, plus longs que leurs congénères et appelés *jarres;* les autres très-fins, doux au toucher, courts, cachés sous les précédents, et nommés *duvet* ou *bourre* (1).

La température a beaucoup d'influence sur le développement relatif du duvet et de la jarre. Chez la plupart des Animaux qui habitent les pays chauds, le pelage se compose uniquement, ou du moins principalement de poils soyeux, courts et roides, tandis que chez les espèces qui habitent les régions boréales, la jarre est en général, pour ainsi dire, doublée d'une couche épaisse de duvet (2). Il est aussi à noter que dans les pays froids ou même

se lie à la forme plus ou moins aplatie de ces filaments cornés. En effet, M. Prunner-bey, en les comparant, chez les nègres et les autres variétés de l'espèce humaine, a constaté que plus le cheveu est aplati, plus il s'enroule, et plus il s'arrondit, plus il devient lisse et roide. Sous ce rapport, l'un des extrêmes est représenté par les Papous, les Boschimans et les nègres d'Afrique, l'autre par les Polynésiens, les Malais, les Japonais, etc. (*a*).

(1) Chez le Lapin, par exemple, ces deux sortes de poils sont faciles à distinguer : les jarres, roides, droites et brillantes, cachent complétement le duvet, qui est très-doux et se trouve en abondance entre les précédents.

(2) Un exemple très-remarquable de cette différence, suivant les latitudes, chez des Animaux du même genre, nous est fourni par les Éléphants, dont les deux espèces actuelles sont propres à la région torride du globe et n'ont que des poils courts, rares et secs, tandis que l'une des espèces anciennes qui existait pendant la période quaternaire, et qui vivait dans des pays très-froids, le Mammouth (ou *Elephas primigenius*), avait une toison épaisse et laineuse.

Des animaux de même espèce, mais appartenant à des races propres, les unes aux pays chauds, les autres aux régions circompolaires, présentent aussi des différences très-grandes quant au développement du système pileux. Pour s'en convaincre, il suffit de comparer entre eux les Chevaux arabes à poil court et brillant, et les Chevaux baskirs (*b*), les Chevaux de Norvége et les Ponies d'Islande, dont la toison est longue et touffue.

Presque tous les Mammifères dont la dépouille est recherchée comme

(*a*) Prunner-bey, *De la chevelure comme caractéristique des races humaines* (*Mém. de la Soc. d'anthropologie de Paris*, 1865, t. II, p. 1).

(*b*) Voyez F. Cuvier, *Histoire naturelle des Mammifères*, pl. 318.

tempérés, quand les hivers sont rigoureux, le pelage change de caractère avec les saisons, et qu'en été il n'y a entre la jarre et la peau que peu de duvet, tandis qu'en hiver, non-seulement le duvet devient abondant, mais le revêtement pileux tout entier prend un grand développement (1).

La *laine* consiste en poils longs, très-élastiques et contournés en tous sens, qui, chez le Mouton, ne sont pas mêlés à de la jarre en quantité notable et qui correspondent au duvet des Mammifères ordinaires. Les *soies* sont au contraire des jarres longues, très-grosses et fort roides. Les crins peuvent être assimilés à des soies très-longues et très-flexibles et ressemblant à des cheveux grossiers. Les épines qui garnissent la peau de divers Mammifères ne diffèrent que peu des poils, si ce n'est par leur grosseur et leur rigidité (2). Mais chez quelques espèces elles présentent des particularités remarquables : ainsi, chez le Hérisson, elles se terminent par une sorte de bouton qui rend leur implantation dans la peau très-solide (3).

fourrure habitent les régions les plus froides du globe, notamment la Sibérie et l'Amérique septentrionale.

Chez quelques Mammifères qui habitent des régions très-froides, le Renne et le Porte-musc, par exemple, le duvet manque; mais la jarre, d'une texture très-spongieuse, emprisonne dans son tissu beaucoup d'air, et constitue de la sorte un revêtement très-mauvais conducteur de la chaleur.

(1) C'est pour cette raison que les pelleteries ne sont estimées que lorsque les Animaux dont elles proviennent ont été tués en hiver.

(2) Chez plusieurs Rongeurs il existe des épines mêlées aux poils ordinaires : par exemple chez les Echimys.

(3) Ces épines présentent à leur base un rétrécissement en forme de col, qui surmonte un renflement terminal arrondi. Cette espèce de tête est profondément enfoncée dans le derme, et celui-ci embrasse fortement le col de l'épine, de façon que ces appendices ne peuvent être arrachés que très-difficilement, bien qu'ils jouissent d'une grande mobilité (*a*). Un faisceau musculaire, analogue au muscle de l'horripilation, mais beaucoup plus gros, s'insère aux parois du follicule, sous le bouton vasculaire de l'épine, et sert à le redresser (*b*).

(*a*) Hunter; voyez *Descriptive and illustrated Catalogue of the physiol. Series of comp. Anat. contained on the Museum of the Coll. of Surgeons*, vol. III, part. 2, pl. 44, fig. 1 et 2.
(*b*) Leydig, *Op. cit.* (*Arch. für Anat. und Physiol.*, 1859, pl. 20, fig. 11).

Les *piquants* du Porc-épic diffèrent des poils ordinaires, et à certains égards ressemblent un peu à la tige d'une plume (1).

D'ordinaire les follicules pileux sont des poches terminées par un seul cul-de-sac et ne renfermant qu'une papille unique, ainsi qu'un seul poil; mais, chez quelques Mammifères, cet organe se garnit de culs-de-sac secondaires dans chacun desquels naît un petit poil, en sorte que le même bulbe porte à côté du poil principal un ou plusieurs poils accessoires.

Enfin, lorsqu'un grand nombre de papilles pilifères se trouvent serrées les unes contre les autres dans une fosse dermique, les poils qui en naissent peuvent se souder entre eux avant leur consolidation complète, et constituer ainsi un faisceau

(1) Ces grands appendices tégumentaires (*a*) sont cylindriques dans leur portion moyenne et cylindro-coniques vers chaque bout. Leur axe est occupé par une petite cavité dont la section est cylindrique à son extrémité supérieure, mais devient bientôt polygonale, et présente plus bas une forme rayonnée, par suite du prolongement de ses angles, qui, vers le milieu de sa longueur, se bifurquent même de façon à représenter une étoile à huit branches, puis à vingt-quatre branches; plus bas, les angles se raccourcissent et se simplifient de nouveau, et le canal finit par redevenir cylindrique. Les parois de cette cavité longitudinale sont constituées par le tissu spongieux ou médullaire, et celui-ci, très-abondant, est renfermé dans une gaîne de tissu cortical fort dense, qui est sillonnée longitudinalement, de façon à s'enfoncer légèrement dans les espaces interradiaires de la moelle (*b*). Dans l'état parfait, le canal central est occupé par un dépôt corné irrégulier, que quelques anatomistes considèrent comme étant la pulpe desséchée, mais qui ne serait, suivant d'autres auteurs, que le produit de celle-ci. Pour plus de détails à ce sujet, je renverrai aux travaux récents de M. Nathusius, que j'ai déjà eu l'occasion de citer (*c*).

(*a*) Gaultier, *Description anatomique du système cutané du Porc-épic* (*Journal de physique*, 1820, t. XC, fig. 24).

— F. Cuvier, *Recherches sur la structure et le développement des épines du Porc-épic* (*Nouv. Ann. du Muséum*, 1832, t. I, p. 409, pl. 15).

— Bröcker, *De textura et formatione spinarum et partium similium* (dissert. inaug.). Dorpat, 1848. — Voyez Reichert, *Bericht über die Fortschritte in der mikroskopischen Anatomie* (Müller's *Archiv für Anat.*, 1849, p. 41).

(*b*) Hunter, *loc. cit.*, pl. 44, fig. 5 et 6.

— Bœkh, *De spinis Hystricum*. Berlin, 1834.

— Erdl, *Op. cit.*, pl. 2, fig. 63 (*Mém. de l'Acad. de Bavière*, t. III).

(*c*) Nathusius, *Das Wollhaar des Schafs*, 1866. — *Ueber die Marksubstanz* (*Archiv für Anat.*, 1869, p. 69).

de fibres cornées creuses, réunies en une seule masse. Les cornes nasales des Rhinocéros sont des produits épidermiques de ce genre (1), et par leur structure, ainsi que par leur mode d'origine, elles ressemblent beaucoup aux lames cornées palatines que nous avons vues précédemment constituer les fanons de la Baleine (2). Or cette disposition doit être considérée en quelque sorte comme une transition naturelle entre les poils proprement dits et les ongles, dont l'étude nous occupera bientôt (3).

La couleur des poils varie en général dans les différentes parties du corps, et chez presque tous les Mammifères elle est plus intense sur la face dorsale qu'à la face inférieure du corps, qui est souvent blanche (4). Elle tire presque toujours sur le roux, le brun ou le noir, et elle dépend en partie de la présence d'huiles diversement colorées (5). On connaît cependant

(1) Pour plus de détails à ce sujet, voyez les observations de Daubenton. Le mode de croissance de cette protubérance a été étudié par M. Owen (*a*). La composition chimique de la substance constitutive des cornes du Rhinocéros est aussi à peu près la même que celle des sabots de la Vache. Il paraîtrait cependant, par l'analyse de M. Diez, que la proportion de soufre y est un peu moins grande (*b*).

(2) Voyez tome VI, page 119.

(3) Les gros poils de la queue de l'Éléphant ont une structure qui est intermédiaire à celle des poils simples et à celle de la corne du Rhinocéros (*c*).

(4) Quelques Mammifères, tels que le Blaireau et le Ratel, sont au contraire grisâtres en dessus et noirs en dessous (*d*). Le Hamster, gris roussâtre en dessus, est noir en dessous (*e*), et le Panda éclatant (*Ailurus fulgens*), des montagnes du Tibet, est d'un roux brillant en dessus et également noir en dessous (*f*) ; mais les exceptions de ce genre sont en très-petit nombre.

(5) Les cheveux rouges contiennent une huile d'un rouge jaunâtre qu'on en peut extraire au moyen de l'alcool. Ce liquide enlève aussi aux cheveux

(*a*) Daubenton, *Description du Rhinocéros* (*Histoire naturelle* de Buffon, édit. in-8, t. XXIV, p. 269, pl. 318, fig. 3-7).
— Owen, *On the Anatomy of the Indian Rhinoceros* (*Trans. of the Zool. Soc. of London*, 1862, t. IV, p. 34).

(*b*) Voyez Pelouze et Fremy, *Traité de chimie*, t. VIII, p. 677.

(*c*) Naunyn, *Die Hornborsten am Schwanze der Elephanten* (*Arch. für Anat.*, 1861, p. 670).

(*d*) Voyez l'*Atlas du Règne animal* de Cuvier, MAMMIFÈRES, pl. 33, fig. 2.

(*e*) Idem, *ibid.*, pl. 31, fig. 2.

(*f*) Idem, *ibid.*, pl. 59, fig. 3.

quelques exemples de pelage à reflets métalliques dont les teintes sont mêlées de vert (1).

C'est principalement dans les régions chaudes du globe que se trouvent les Mammifères dont la robe est peinte de couleurs vives, ainsi que cela se voit chez la plupart des grands Félins; et c'est surtout dans les régions circompolaires que l'albinisme est fréquent. Dans les pays froids, la teinte du pelage varie souvent beaucoup, suivant les saisons, et les parties du corps qui sont d'un brun roux en été deviennent souvent grises ou même blanches en hiver ; mais les parties noires ne changent pas (2).

L'influence des conditions biologiques, déterminées par la domestication, a aussi beaucoup d'influence, non-seulement sur la couleur des Mammifères, mais aussi sur le mode de distribution des taches que la robe peut offrir. Chez les Animaux

noirs une huile colorée qui est d'un gris verdâtre, tandis qu'en agissant sur des cheveux blancs on n'obtient de la sorte qu'une huile incolore (*a*). Il est aussi à noter que les cheveux contiennent du soufre en proportion considérable (5 pour 100); et c'est à raison de cette circonstance que si on les frotte avec du plomb, on les noircit, car il se forme alors dans leur substance du sulfure de plomb, qui est noir ; les sels d'argent produisent des effets analogues. Il est moins facile de se rendre compte du mode d'action de plusieurs autres substances qui ont aussi la propriété de teindre les cheveux. Les alcalis dissolvent les cheveux, et c'est sur un fait analogue qu'est basée la méthode épilatoire employée en Orient, où l'on fait tomber les poils en appliquant sur la peau une pâte composée de chaux vive et d'orpiment.

(1) Le Chrysochlore du cap de Bonne-Espérance, petit Insectivore de la famille des Taupes, est très-remarquable sous ce rapport (*b*). Ses poils doivent leurs couleurs irisées et leur éclat métallique à des granules d'une petitesse extrême logés dans les cellules de la substance médullaire (*c*).

(2) Ainsi l'Hermine, qui, en été, est rousse avec le bout de la queue noire, devient, en hiver, entièrement blanche, à l'exception de l'extrémité de la queue, qui reste noire.

L'Écureuil commun, qui est également roux en été, devient d'un gris ardoisé en hiver, et contribue alors à fournir les pelleteries connues sous le nom de *petit-gris*.

(*a*) Voyez Pelouze et Fremy, *Traité de chimie*, t. VIII, p. 673.
— Van Laer; voyez Mulder, *The Chemistry of Vegetable and Animal Physiology*, p. 519.

(*b*) Voyez l'*Atlas du Règne animal* de Cuvier, MAMMIFÈRES, pl. 29, fig. 1.

(*c*) Leydig, *Op. cit.* (*Archiv für Anat. und Physiol.*, 1859, p. 686).

à l'état sauvage, les taches sont presque toujours distribuées d'une manière symétrique des deux côtés du corps (1), tandis que chez les Animaux domestiques elles sont réparties d'une façon très-irrégulière : chez les Chats, par exemple.

Les poils, je l'ai déjà dit, s'accroissent par leur racine, et parfois ils acquièrent ainsi une très-grande longueur (2), comme cela se voit pour les cheveux de l'Homme et les crins du Cheval ; mais cette croissance est limitée, et à une certaine période, variable suivant les espèces et même les individus, ces appendices épidermiques s'atrophient à leur base (3), et ils finissent par tomber ; mais en général leur chute est suivie du développement de jeunes poils de remplacement, qui prennent naissance dans les mêmes follicules, et qui acquièrent une certaine longueur avant de se substituer complétement à leurs prédécesseurs (4).

Cette mue se fait d'une manière périodique chez beaucoup de

(1) La seule exception notable à cette règle, dans la classe des Mammifères, nous est offerte par un Carnassier du sud de l'Afrique, appelé *Hyæna venatica* ou *Cynhyæna picta* (a).

(2) Ainsi que chacun le sait, la croissance des poils et des cheveux est activée par l'ablation de la portion terminale de ces appendices.

(3) Chez beaucoup de Mammifères, les poils deviennent extrêmement grêles à leur base et s'y brisent avec une très-grande facilité, chez les Cerfs par exemple, et surtout chez le Porte-musc.

(4) Pendant le dernier demi-siècle, ce phénomène a été étudié par un grand nombre d'observateurs (b). Lors de la mue, la chute de l'an-

(a) Voyez l'*Atlas du Règne animal* de Cuvier, MAMMIFÈRES, pl. 37, fig. 2.

(b) Voyez, à ce sujet :

— Heussinger, *Ueber das Hären oder die Regeneration der Haare* (Meckel's *Deutsches Archiv für die Physiologie*, 1822, t. VII, p. 555).

— Kohlrausch, *Ueber innere Wurzelscheide und Epithelium des Haares* (Müller's *Archiv für Anat.*, 1846, p. 300).

— Hessling, *Vom Haare und seinen Scheiden* (Froriep's *Notizen*, 1848, n° 113, p. 34).

— Langer, *Ueber den Haarwechsel bei Thiere und beim Menschen* (*Denkschr. der Wien. Akad.*, 1850, t. I, 2e partie, p. 1, pl. 1 et 2).

— Moll, *Ueber den Haarwechsel* (*Archiv für die Holländischen Beiträge zur Natur- und Heilkunde*, 1858, t. II, p. 149).

— Steinlin, *Zur Lehre von dem Bau und der Entwick. der Haare* (*Zeitschr. für rat. Medicin*, 1850, t. IX, p. 288, pl. 8).

— Kölliker, *Ueber den Haarwechsel und der Bau der Haare* (*Zeitschr. für wissensch. Zool.*, t. II, p. 291).

Mammifères qui, en automne, acquièrent des poils longs et touffus, mais les perdent au commencement de l'été. Les changements de couleur dont j'ai déjà eu l'occasion de parler, sont déterminés aussi par ces renouvellements du poil.

§ 7. — Les ongles ressemblent beaucoup aux poils agglutinés dont j'ai parlé il y a quelques instants (1), si ce n'est qu'au lieu de naître dans des follicules du derme, ils se forment dans un repli de cette membrane tégumentaire et adhèrent par leur surface inférieure, dans une étendue plus ou moins considérable, à une portion de la peau qui leur constitue une sorte de lit (2). Cette similitude est évidente, même chez les Mammifères, où ces organes ne se développent que peu, chez l'Homme par exemple; mais elle devient encore plus grande chez les Ani- Ongles.

cien poil est provoquée par l'hypertrophie des cellules molles du bulbe sous-jacent et de la partie voisine de la gaîne externe de la racine qui soutient cet appendice au-dessus de la papille et le pousse au dehors. Le jeune tissu épithélique ainsi formé constitue au fond du follicule un revêtement nouveau, au-dessus duquel le jeune poil prend naissance dans le follicule préexistant.

(1) Voyez ci-dessus, page 31.

(2) Les ongles sont des lames cornées qui garnissent en dessus la dernière phalange des doigts chez la plupart des Mammifères. La portion du derme, à peu près quadrilatère, sur laquelle ils reposent, est appelée *lit de l'ongle*, et présente une multitude de petites crêtes linéaires ou de lamelles parallèles ou divergentes et ordinairement garnies de papilles. De chaque côté et en arrière ce lit est limité par un repli du derme qui se recourbe en dedans, de façon à constituer une rainure marginale plus ou moins profonde, dans laquelle l'ongle se trouve enchâssé de trois côtés, tandis que du quatrième côté il est libre et s'avance au-dessus de la portion adjacente de la peau. On appelle *racine de l'ongle*, le bord opposé à celui qui est libre, et *corps de l'ongle*, toute la portion intermédiaire de cet organe. Enfin on distingue dans l'épaisseur de l'ongle deux couches : l'une, profonde, molle et blanchâtre, dite *couche muqueuse*, qui s'enfonce dans les sillons compris entre les crêtes du lit et les recouvre; l'autre, superficielle et rigide, appelée la *couche cornée*. La couche muqueuse est entièrement composée de

— Götte, *Ueber die Neubildung der Haare* (*Medicin. Centralbl.*, 1867, n° 49).
— Wertheim, *Op. cit.* (*Sitzungsbericht der Wiener Akad.*, 1865, t. L, 1re partie, p. 302, pl.).
— Stieda, *Ueber die Haarwechsel* (*Archiv für Anat.*, 1867, p. 517, pl. 15).
— Kusnetzoff, *Beitr. zur Entwickelungsgesch. der Cutis* (*Sitzungsber. der Wiener Akad.*, 1867, t. LVI).

maux, où ces parties protectrices des doigts se perfectionnent davantage et constituent des gaînes d'une structure plus complète, ainsi que cela a lieu pour le sabot du Cheval et des autres Mammifères dits *ongulés*. En effet, dans ces organes, le tissu corné présente une structure tubulaire, comme dans la corne frontale du Rhinocéros, organe qui ne semble être que le ré-

cellules à noyau, dont les plus inférieures sont verticales et les autres obliques ou horizontales. La couche cornée, ou substance unguéale proprement dite, qui recouvre la précédente et la dépasse en avant, se compose de cellules aplaties de façon à constituer des lamelles très-fortement unies entre elles et difficiles à distinguer sans l'action préalable de certains réactifs, tels qu'une solution de potasse bouillante. Cette couche cornée résulte de la transformation des cellules superficielles de la couche muqueuse sous-jacente et de leur soudure à la face inférieure et au bord postérieur ou radiculaire de la lame unguéale précédemment formée, phénomène qui a pour effet d'augmenter l'épaisseur de l'ongle et de le pousser sans cesse en avant à mesure que sa racine, engagée dans le sillon postérieur, s'accroît. Mais l'augmentation en épaisseur est peu considérable comparativement à l'allongement, à raison de la manière dont les cellules s'aplatissent et s'allongent en se cornifiant. Les noyaux de ces cellules ne disparaissent pas complétement, mais deviennent presque linéaires. La couche muqueuse ne participe pas à ce mouvement et se renouvelle comme la couche malpighienne de l'épiderme, par le développement de nouvelles cellules à la surface du lit dermique. Chez le nègre, elle contient du pigment noirâtre comme sur les autres parties de la peau, mais cette matière colorante disparaît peu à peu et ne se retrouve plus dans la substance cornée.

Il est aussi à noter que l'accroissement est beaucoup plus rapide le long du bord radiculaire de l'ongle que partout ailleurs ; de sorte que le corps de l'ongle se trouve sans cesse poussé en avant et déborde de plus en plus son lit par son bord libre.

Pour plus de détails sur l'histoire anatomique et physiologique des ongles, je renverrai aux ouvrages et aux mémoires spéciaux (*a*).

(*a*) Lauth, *Sur la disposition des ongles et des poils* (*Mém. de la Soc. d'hist. nat. de Strasbourg*, 1830, t. I).

— Gurlt, *Untersuchungen über die hornigen Gebilde des Menschen und der Haussäugethiere* (Müller's *Archiv für Anat.*, 1835, p. 262, pl. 12).

— Henle, *Anatomie générale*, t. I, p. 281.

— Rainey, *On the Structure and Formation of the Nails of the Fingers and Toes* (*Trans. of the Microscop. Soc.*, 1849).

— Kölliker, *Traité d'histologie*, 1869, p. 157.

— Virchow, *Zur normal und patholog. Anat. der Nägel und der Oberhaut* (*Würzburg Verh.*, t. V, p. 86).

sultat de la soudure primordiale d'une multitude de petits cylindres épidermiques creux, analogues à des poils (1).

Des ongles peuvent naître sur d'autres parties du corps : ainsi l'extrémité de la queue du Lion est pourvue d'une arme

(1) Le sabot du cheval est très-remarquable par son grand développement et le haut degré de son perfectionnement comme appareil protecteur du pied. On y distingue trois parties principales, appelées la *muraille*, la *sole* et la *fourchette*. La *muraille*, ou paroi, est une lame cornée fort épaisse, disposée de façon à constituer autour de la phalangette une sorte de manchon à peu près cylindrique, à base tronquée obliquement, dont la portion postérieure est reployée brusquement en dedans, de façon à représenter un V ouvert en arrière. On donne le nom de *barres* aux côtés de cette portion rentrante, et l'on appelle *talons* les angles formés par la jonction de ces barres avec les parties latérales de la muraille (dites *quartiers*) ; enfin, on appelle *pince* la portion antérieure de l'espèce de grand croissant représenté par le bord inférieur de la muraille. La *sole* occupe l'espace compris entre la muraille extérieure et les barres. Enfin la *fourchette*, de forme pyramidale et à base échancrée, est engagée dans l'espace triangulaire compris entre les barres ou portion rentrante de la muraille.

Il est aussi à noter qu'un prolongement de la fourchette embrasse les talons et garnit en dehors le bord supérieur de la muraille en y constituant une sorte de bordure appelée *périople*.

Les trois parties constitutives du sabot sont intimement soudées entre elles, mais par la macération on peut les séparer. Leur structure paraît fibreuse lorsqu'on l'examine à l'œil nu, mais le microscope fait voir que cette apparence est due à l'existence d'une multitude de petits tubes cornés disposés parallèlement et naissant chacun sur une papille de la couche kératogène pour aller aboutir à la face plantaire du sabot. Ces tubes sont constitués par des cellules épithéliales squamiformes, superposées par couches concentriques autour du canal qui en occupe l'axe et que l'on pourrait appeler le canal médullaire. Vers le haut, ces canaux sont occupés par une matière blanchâtre et opaque. La substance cornée intermédiaire qui réunit entre eux ces tubes fibriformes est également composée de cellules épithéliales pavimenteuses, mais la disposition de ces squamules n'est pas la même que dans les parois des canalicules dont je viens de parler. Le tissu corné du sabot contient aussi des cellules pigmentaires, à moins d'être blanc, ce qui est rare.

La portion du derme qui tapisse la face interne du sabot, et qui forme autour du bord supérieur de la muraille une rainure analogue à celle qui loge la racine de l'ongle, est désignée sous le nom de *membrane kératogène*. Dans la région plantaire correspondante à la sole et à la fourchette, elle est mince et garnie d'une multitude de papilles qui lui donnent un aspect velouté ; dans la partie correspondante au bord supérieur de la muraille, elle

de ce genre (1), et les étuis qui garnissent les cornes du Bœuf, du Mouton et de beaucoup d'autres Ruminants, sont en tous points semblables à des ongles dont la forme serait celle d'un cône creux (2). Sous le rapport chimique aussi bien que par sa structure, son origine et son mode d'accroissement, la substance constitutive de ces étuis développés chacun autour d'une protubérance osseuse du front ne diffère pas de la substance, soit des ongles, soit des poils ou des cheveux (3).

Enfin les écailles imbriquées qui garnissent en dessus le corps

est également villeuse et constitue un *bourrelet* (ou *entidure*). Enfin, dans la partie correspondante à la face interne de la muraille, elle est garnie d'une multitude de petites crêtes parallèles et perpendiculaires, entre lesquelles se trouvent des sillons linéaires qui logent des crêtes du tissu corné adjacent. A raison de ce mode de conformation, on a donné à cette portion du lit du sabot le nom de *tissu feuilleté* ou de *tissu podophylleux*.

J'ajouterai qu'en arrière et en dessous, le lit du sabot est protégé contre la pression de la phalange par des fibro-cartilages latéro-postérieurs et par un *coussinet plantaire* très-élastique.

L'accroissement du sabot se fait à peu près comme celui de l'ongle, par la racine ou bord supérieur de la muraille, et par la face supérieure ou dermique de la sole et de la fourchette.

Pour plus de détails à ce sujet, je renverrai aux ouvrages spéciaux de plusieurs vétérinaires distingués (*a*).

(1) La corne de Vache et de Buffle est très-riche en azote; mais sa composition chimique ne diffère pas notablement de celle des ongles (*b*).

(2) L'existence de cet ongle caudal était connue des anciens. Une disposition analogue se rencontre chez plusieurs autres Mammifères (*c*).

(3) Les cellules de la couche cornée de ces étuis sont disposées de façon à y donner une structure fibreuse, et il est à noter que le derme sous-jacent correspondant au lit de l'ongle ne présente ni papilles ni crêtes feuilletées régulières (*d*). En vieillissant, la lame épidermique qui constitue l'étui s'épaissit en même temps qu'elle s'allonge, parce que de nouvelles couches cornées de plus en plus grandes se développent au-dessous de celles précédemment formées et en dépassent le bord inférieur.

(*a*) Bracy Clarke, *Recherches sur la construction du sabot du Cheval*, trad. de l'anglais, 1817. — Girard, *Anat. des Animaux domestiques*, t. II, p. 532. — Chauveau, *Traité d'anatomie comparée des Animaux domestiques*, p. 734 et suiv. — Nathusius, *Ueber die Marksubstanz verschiedener Horngebilde, die Entwickelung der Knorpels im Rehgehörn und das sich daraus für das Schema der Zelle ergebende* (*Archiv für Anat.*, 1869, p. 69).

(*b*) Scherer, *Op. cit.* (*Ann. der Chemie und Pharm.*, t. XL).

(*c*) Gurlt, *Op. cit.* (Müller's *Archiv für Anat.*, 1835, p. 270).

(*d*) Bekker, *Des Stachel des Löwen an dessen Schwief-ende.* Darmstadt, 1855, pl. 3.

des Pangolins sont aussi des produits épidermiques de même ordre que les ongles et les cornes dont je viens de parler (1).

Écussons osseux de la peau des Tatous, etc.

§ 8. — Les plaques solides qui constituent l'armure tégumentaire des Tatous ne sont pas de même nature; elles sont des dépendances du derme, et résultent de l'ossification partielle de cette partie de l'appareil tégumentaire. Elles sont recouvertes par l'épiderme; des vaisseaux sanguins s'y distribuent, et l'on trouve des corpuscules osseux pourvus de canaux ramifiés (2). Les Chlamydophores sont pourvus d'une carapace analogue; mais la peau ossifiée de la sorte, au lieu d'enserrer le corps de l'animal, forme de chaque côté un grand repli, et le bouclier dorsal, fixé à la région dorsale seulement, est libre de chaque côté et y présente en dessous un revêtement tégumentaire ordinaire (3).

(1) Les écailles des Pangolins (*a*) sont très-grandes et profondément implantées dans des rainures du derme par leur bord antérieur ou radiculaire; d'ordinaire elles sont couchées à plat sur la peau, mais l'animal peut les redresser un peu en contractant les fibres musculaires très-abondantes qui se trouvent logées dans le derme sous-jacent et le pannicule charnu sous-cutané (*b*).

Des écailles plus ou moins semblables se trouvent en petit nombre sur diverses parties du corps chez d'autres Mammifères. Ainsi il en existe une série à la face inférieure de la portion basilaire de la queue chez l'*Anomalurus*, Rongeur voisin des Écureuils volants (*c*).

(2) Les plaques osseuses du Tatou (après dessiccation) donnent 57 centièmes de cendres, dont la composition est à peu près la même que celle des cendres fournies par les os ordinaires; la proportion de phosphate de chaux est cependant un peu moins élevée et celle du carbonate calcaire un peu plus grande (*d*).

(3) La peau des flancs est même couverte de poils sous la carapace, comme ailleurs (*e*).

(*a*) Voyez l'*Atlas du Règne animal* de Cuvier, MAMMIFÈRES, pl. 74, fig. 1.

(*b*) Voyez à ce sujet :

— Hermann Meyer, *Ueber der Bau der Kant des Gürtelthiers* (Müller's *Archiv für Anat.*, 1848, p. 226, pl. 6).

— Alessandrini, *Structura integumentorum Armadilli* (*Novi Comment. Acad. Bonon.*, 1849, t. IX, p. 393).

(*c*) Voyez Gervais, *Histoire naturelle des Mammifères*, t. I, pl. 27.

(*d*) Fremy et Pelouze, *Traité de chimie*, t. VI, p. 679.

— Mulder, *The Chemistry of Vegetable and Animal Physiology*, 1849, p. 508.

(*e*) Hyrtl, *Chlamidophori truncati* (*Mém. de l'Acad. de Vienne*, t. IX, pl. 1, fig. 2).

Quelques naturalistes attribuent aussi à un travail d'ossification dépendant du derme la formation des bois de Cerfs et des protubérances frontales de la Girafe (1). Nous reviendrons sur ce sujet lorsque nous étudierons le squelette des Vertébrés.

Muscles de l'horripilation.

§ 9. — On peut considérer comme des annexes de l'appareil pileux les petits faisceaux de fibres musculaires lisses qui, logés dans l'épaisseur de la peau (2), s'insèrent à la partie subbasilaire des follicules pilifères, et qui, en tirant sur ces organes, déterminent le redressement du poil contenu dans chacun d'eux. On les désigne sous le nom de *muscles horripilateurs*, et leurs contractions, qui sont indépendantes de la volonté, produisent le phénomène connu sous le nom de *chair de poule* (3).

Glandules.

§ 10. — Les parties complémentaires de l'appareil tégumentaire des Mammifères consistent principalement en glandules, dont les conduits excréteurs vont déboucher à la surface libre de la peau. Les unes sécrètent la sueur; les autres versent au dehors des matières sébacées, et ce sont leurs ori-

(1) La protubérance médiane du front de la Girafe est formée par un épaississement de la table externe de l'os coronal; mais les deux cornes latérales sont constituées par des pièces épiphysaires dont la base repose sur la suture fronto-pariétale (*a*).

(2) Voyez ci-dessus, page 8.

(3) En général, il n'y a qu'un seul faisceau pour chaque follicule pilifère, mais quelquefois il y en a deux. Ces petits muscles naissent vers la partie superficielle du derme, et s'enfoncent obliquement pour passer sous les glandules sébacées et aller se fixer sur le côté de la partie inférieure de la capsule (*b*). M. Moleschott pense qu'ils servent à comprimer les glandules et à déterminer ainsi l'écoulement de la matière sébacée aussi bien que le redressement des poils (*c*).

(*a*) Owen, *On the Anat. of the Nubian Giraffa* (*Trans. of the Zool. Soc. of London*, t. II, p. 235).
— Leydig, *Traité d'histologie*, p. 95.

(*b*) Kölliker, *Traité d'histologie*, p. 128, édit. de 1869.

(*c*) Moleschott, *Note sur le follicule pileux du cuir chevelu de l'Homme* (*Ann. des sciences nat.*, 4ᵉ série, 1860, t. XIII, p. 351).

fices qui constituent les pores dont la surface de l'épiderme est parsemée (1).

Glandes sudoripares.

Les glandes sudoripares ont une structure très-simple ; elles consistent en un tube étroit, fort long et terminé en cul-de-sac, dont la portion basilaire, pelotonnée sur elle-même, de façon à former un glomérule en paquet arrondi, est logée profondément dans le derme, et dont la portion externe constitue un canal excréteur qui traverse l'épiderme en y décrivant une spirale (2).

(1) Le nombre de ces ouvertures est très-considérable. M. Sappey a calculé que chez l'Homme il doit y avoir sur la totalité du corps plus de 600 000 pores sudorifères (*a*).

(2) La découverte de glandes sudoripares a été faite à peu près en même temps en France par Breschet et Roussel de Vauzème, et en Allemagne par Purkinje. Leeuwenhoeck avait aperçu des pores à la surface de la peau (*b*), et Eichhorn avait constaté que ces orifices appartiennent à des tubes (*c*); mais la disposition des glandules en question était inconnue avant les recherches des anatomistes dont je viens de citer les observations (*d*). L'étude anatomique des glandes sudoripares a été ensuite plus approfondie par Gurlt et par plusieurs autres histologistes (*e*).

Dans l'espèce humaine, ces glandes commencent à se former vers le cinquième mois de la vie embryonnaire, et ne semblent être dans le principe que des prolongements de la couche muqueuse de l'épiderme, qui s'enfoncent dans le derme et s'y terminent par un renflement. Vers le septième mois, ces excroissances centripètes de la couche épithélique de la peau se creusent d'un canal central qui, d'abord très-court, s'avance de plus en plus vers l'extrémité interne de l'organe, se recourbe dans le renflement terminal de celui-ci, et finit par y décrire une multitude de circonvolutions. Il en résulte que l'excroissance de la couche muqueuse se trouve transformée en un tube dont les parois sont revêtues de tissu utriculaire et dont le bout, terminé en cul-de-sac, est pelotonné sur lui-même (*f*).

Les glandes sudoripares sont très-développées chez le Cheval et chez le

(*a*) Sappey, *Traité d'anatomie descriptive*, t. III, p. 472.

(*b*) Leeuwenhoeck, *Epist. sup. compt. naturæ arcan.*, epist. XLIII, 1719.

(*c*) Eichhorn, *Ueber die Aussonderungen durch die Haut und über die Wege durch welche sie geschehen* (Meckel's *Archiv für Anatomie und Physiol.*, 1826, p. 405).

(*d*) Breschet et Roussel de Vauzème, *Recherches anatomiques et physiologiques sur les appareils tégumentaires des Animaux* (*Ann. des sciences nat.*, 2e série, 1834, t. II, p. 192 et suiv., pl. 10).

— Wende, *Ueber des menschliche Epidermis* (Müller's *Archiv für Anat.*, 1834, p. 284 et suiv.).

(*e*) Gurlt, *Vergleich. Untersuchungen über die Haut des Menschen und der Haussäugethiere* (Müller's *Archiv für Anat.*, 1835, p. 399, pl. 9 et 10).

— Krause, *Haut* (Wagner's *Handwörterbuch der Physiologie*, t. II, p. 127).

— Tobein, *De glandularum ductib. efferent.* Dorpat, 1853.

— Todd and Bowman, *Physiological Anatomy*, 1856, t. I, p. 422, fig. 83, 90 et 91.

(*f*) Kölliker, *Traité d'histologie*, p. 178, fig. 83 et 84.

Ces organes sécréteurs ne se rencontrent que dans la classe des Mammifères (1), et la sueur qu'ils versent à la surface de

Mouton; chez le Chien, au contraire, elles sont très-petites relativement (*a*).

Les glandules cutanées que Breschet et Roussel de Vauzème ont décrites sous le nom de glandes blennogènes, et que ces auteurs considèrent comme les organes sécréteurs de l'épiderme (*b*), ne sont que des glandes sudoripares incomplètes.

(1) La sueur est un liquide aqueux qui est peu chargé de matières organiques et salines; en général, elle est faiblement acide. D'après Berzelius, elle devrait cette propriété à la présence d'un peu d'acide lactique libre (*c*); mais, d'après Anselmino et Fr. Simon, elle contiendrait de l'acide acétique (*d*). On y trouve du chlorure de sodium, des phosphates terreux, de la matière grasse et des sels ammoniacaux; quelquefois aussi des sulfates. Dans les analyses faites par Anselmino, la proportion d'eau a varié entre 987 et 995 sur 1000.

Quelquefois la sueur humaine contient de l'urée (*e*), de l'acide urique (*f*), du sucre (*g*), des matières colorantes, etc. (*h*).

D'après les expériences de Fourcroy, la sueur du Cheval paraît contenir aussi de l'urée (*i*); mais Anselmino n'a pu y découvrir aucune trace de cette substance (*j*).

Des matières introduites accidentellement dans le torrent de la circulation paraissent pouvoir être excrétées aussi par cette voie. Ainsi M. Landerer a trouvé que la sueur avait une saveur amère chez un malade qui avait pris une forte dose de sulfate de quinine (*k*).

La sueur des aisselles est souvent très-alcaline, et les glandes qui la sécrètent diffèrent un peu des autres glandes sudoripares; aussi quelques auteurs les considèrent comme devant en être distinguées anatomiquement (*l*).

(*a*) Duvernoy, *Anatomie comparée* de Cuvier, 2e édit., t. VIII, p. 649.

(*b*) Breschet et Roussel de Vauzème, *Recherches sur les appareils tégumentaires des Animaux* (*Ann. des sciences nat.*, 2e série, 1834, t. II, p. 322, pl. 10, fig. 36).

(*c*) Berzelius, *Traité de chimie*.

(*d*) Anselmino, *Chemische Untersuchungen des Schweisses* (*Zeitschrift für Physiologie* von Treviranus, 1821, t. II, p. 321).

— Fr. Simon, *Animal Chemistry*, t. II, p. 102.

(*e*) Landerer, *Pathol. und physiol.-chemische Untersuchungen* (*Archiv für Chemie und Mikrosc.*, 1847, t. IV, p. 196).

— Schottin; voy. Schmidt's *Jahrb.*, t. LXXIV, p. 9.

— Favre, *Recherches sur la composition chimique de la sueur chez l'Homme* (*Arch. gén. de méd.*, 1853).

(*f*) Wolf et Stork; voyez Simon's *Animal Chemistry*, t. II, p. 110.

(*g*) Nasse; voyez Simon, *Animal Chemistry*, t. I, p. 66, note.

— Landerer, *Archiv. der Pharm.*, 1846, t. XCV, p. 69.

(*h*) Les pathologistes citent plusieurs cas de sueurs bleues, etc. — Voyez Rees, article SWEAT (Todd's *Cyclop. of Anat.*, t. IV, p. 844).

(*i*) Fourcroy, *Système des connaissances chimiques*, t. IX, p. 210.

(*j*) Anselmino, *loc. cit.*, p. 332.

(*k*) Voyez Simon, *Animal Chemistry*, t. II, p. 110.

(*l*) Robin, *Note sur une espèce particulière de glande de la peau de l'Homme* (*Ann. des sciences nat.*, série 3e, 1845; t. IV, p. 380).

la peau sert principalement à modérer la température des corps en déterminant une évaporation, d'autant plus active, que l'air ambiant est plus chaud, phénomène dont il a été question dans une précédente Leçon (1).

Glandes sébacées.

Les glandes sébacées de la peau sont de plusieurs sortes; celles qui sont le plus généralement répandues sont des annexes des follicules pileux. Elles sont suspendues au col de ces organes et y versent une matière grasse destinée à lubrifier les poils. Leur structure est plus complexe que celle des glandes sudoripares; elles sont disposées en grappes, composées tantôt d'un très-petit nombre de cæcums, d'autres fois d'une touffe de vésicules assez volumineuses (2). Le suint qui enduit la toison des Moutons est le produit de glandes de cet ordre (3).

Chez beaucoup de Mammifères, il existe dans certaines parties du corps, variables suivant les espèces, d'autres glandes sébacées qui concourent au même but en versant des matières grasses sur les téguments. Ainsi, chez le Bœuf, le Mouton et la plupart des autres Mammifères à pieds fourchus, les sabots sont lubrifiés par une humeur onctueuse provenant

(1) Ces petites glandes en grappe, dont la forme varie beaucoup, semblent être des appendices latéraux des follicules pileux, et débouchent au-dessous par l'orifice de ces organes. Quelquefois elles s'ouvrent directement à la surface de la peau, ainsi que cela se voit pour les glandes sébacées du prépuce appelées *glandes de Tyson* (a). Pour plus de détails sur la structure intime de ces petits organes sécréteurs, je renverrai aux ouvrages spéciaux d'histologie (b).

Les *glandes de Meibomius*, qui sont logées dans les paupières, dont il sera question dans une autre Leçon, appartiennent aussi à cette catégorie des parties complémentaires de l'appareil tégumentaire.

(2) Voyez tome VIII, page 43.

(3) Le suint se compose principalement d'oléine et de stéarine, mais M. Chevreul y a trouvé un grand nombre d'autres substances (c).

(a) Voyez tome IX, page 53.
(b) Voyez Kölliker, *Traité d'histologie*, édit. de 1869, p. 193 et suiv.
(c) Chevreul, *Note sur la nature du suint du Mouton* (*Comptes rendus de l'Acad. des sciences*, 1856, t. XLIII, p. 130).

d'organes de ce genre situés au-dessus de lagran de fente interdigitale (1).

Des glandes sous-cutanées très-remarquables sont logées près du bord antérieur de l'aile chez quelques Chauves-Souris (2). Chez d'autres Animaux du même ordre, un appareil analogue

(1) Chez le Mouton, par exemple, cette glande, de forme allongée et brusquement recourbée sur elle-même, débouche à l'extrémité antérieure de la grande fente médiane située entre les sabots (*a*). Sa disposition est à peu près la même chez la Vache (*b*), le Chevreuil (*c*), la Gazelle (*d*), le Chevrotain (*e*).

Suivant Gené, ces glandes manqueraient chez la Chèvre (*f*); mais d'autres anatomistes les y ont trouvées (*g*).

M. Brandt ainsi que Klein ont constaté l'existence des glandes pédieuses chez le Lama ; mais ce dernier auteur ne les a pas aperçues chez le Chameau.

Chez les Rhinocéros, il existe à la partie postérieure de chaque pied une poche sous-cutanée, de forme ovalaire, dont les parois sont glandulaires et dont l'orifice excréteur est logé dans un repli transversal des téguments, situé au niveau de l'articulation carpo-métacarpienne (*h*).

On ignore les usages d'un appareil sécréteur sous-cutané qui, chez l'Ornithorhynque mâle, va aboutir à un éperon dont les pattes postérieures sont armées (*i*). Cet appareil consiste en une glande assez volumineuse, située à la partie postérieure de la cuisse, en un long canal excréteur et en une espèce d'ongle conique et tubulaire fixé à un osselet du talon. Les pattes postérieures de l'Échidné mâle sont armées de la même manière, mais l'éperon est plus petit. On en aperçoit aussi des vestiges chez la femelle (*j*).

(2) Chez les Emballonures, une

(*a*) Bonn, *Bijdragen tot de Kennis en genezing van hit Rotkreupel der Schapen* (*Verhandlungen der Niederländische Institut*, 1829, t. V, p. 125, pl. 1, fig. 1-5).

— Gené, *Observations sur quelques particularités organiques du Chameau et du Mouton* (*Mém. de l'Acad. de Turin*, 1834, t. XXXVII, p. 202).

— Klein, *De sinu cutaneo ungularum Ovis et Capræ*. Berlin, 1830.

— Owen, *Anatomy of Vertebrata*, t. III, p. 628, fig. 499.

(*b*) Bonn, *Op. cit.*, pl. 2, fig. 1-4.

(*c*) Idem, *ibid.*, pl. 3, fig. 1-4.

(*d*) Daubenton, *Description de la Gazelle* (Buffon, *Œuvres*, édit. in-8, t. XXVI, p. 292).

(*e*) Idem, *Description du Chevrotain* (*Op. cit.*, t. XXVI, p. 19 (orifice), pl. 356, fig. 3).

(*f*) Gené, *Op. cit.* (*Mém. de l'Acad. de Turin*, 1834, t. XXXVII).

(*g*) Klein, *Op. cit.*

— Gurlt, *Op. cit.*

(*h*) Owen, *On the Anatomy of the Indian Rhinoceros* (*Trans. of the Zool. Soc.*, 1852, t. IV, p. 34, pl. 9, fig. 1 et 2).

(*i*) Blainville, *Observations sur l'organe appelé ergot dans l'Ornithorhynque* (*Bullet. de la Soc. philomat.*, 1817, p. 82).

— Rudolphi, *Ueber den sogenannten Giftsporn des männlichen Ornithorhynchus* (*Abhandl. der Berlin Akad.*, 1821, p. 233).

— Meckel, *Ornithorhynchi paradoxi descriptio anatomica*, 1826, pl. 8, fig. 8.

(*j*) Knox, *Notice respecting the presence of a rudimentary Spur in the female Echidna* (*Edinburgh new Philos. Journ.*, 1826, t. I, p. 130).

débouche sous le cou (1). Chez les Musaraignes, une grosse glande sébacée débouche au dehors de chaque côté du corps, vers le milieu du flanc (2), et chez le Pécari une poche glandulaire s'ouvre sur la ligne médiane du dos, près de la croupe (3).

Des organes du même genre sont beaucoup plus communs sur diverses parties de la tête. Ainsi, les poches cutanées qui, chez les Cerfs et la plupart des Antilopes, débouchent au dehors par une longue fente en avant des yeux, et que l'on appelle *larmiers*, sont des appareils glandulaires sous-cutanés qui ne

poche cutanée contenant une matière puante de couleur rougeâtre s'ouvre sur le bord antérieur de l'aile, près de la tête de l'humérus (*a*) ; et chez le Saccoptéryx, une boutonnière située sur la face supérieure du radius donne dans une cavité analogue, dont les parois sont plissées (*b*).

(1) Temminck a trouvé chez le Chéiroptère auquel il donne le nom de Pédimane caudataire (genre *Chiriomeles* ou *Molossus*), une grosse glande sous-cutanée qui débouche au dehors sur le devant du cou et qui recouvre la majeure partie de la poitrine. La matière onctueuse qu'elle sécrète est extrêmement fétide (*c*).

(2) Ces glandes, de forme ovalaire, tapissent la plus grande partie de la peau des flancs et sécrètent une liqueur onctueuse dont l'odeur est fortement musquée (*d*).

(3) C'est à raison de la ressemblance qui existe entre cet orifice dorsal et l'ombilic ventral, que Linné donna à ces animaux le nom générique de *Dicotyles*. L'humeur qui en sort a une odeur très-désagréable. La conformation de ces glandes sous-cutanées a été étudiée par Tyson, Daubenton et plusieurs autres naturalistes (*e*). Leur structure est caverneuse, et les follicules qui en constituent la partie fondamentale sont des vésicules ovalaires, réunies par groupes autour d'un grand nombre de petits canaux excréteurs qui débouchent dans des sinus (*f*).

(*a*) Reinhardt, *Descript. of a bag-shaped glandular Apparatus in a Brazilian Bat* (*Ann. of Nat. Hist.*, 2e série, 1849, t. III, p. 386).

(*b*) Krauss, *Ueber die Beutelfledermaus aus Surinam* (*Arch. für Naturgesch.*, 1846, p. 178, pl. 16, fig. 2 et 3).

(*c*) Temminck, *Monographies de mammalogie*, t. II, p. 249, pl. 66, fig. 4 et 5.

(*d*) Geoffroy Saint-Hilaire, *Mém. sur les glandes odoriférantes des Musaraignes* (*Mém. du Muséum d'hist. nat.*, 1815, t. I, p. 299, pl. 15, fig. 1 à 6).

(*e*) Tyson, *The Anatomy of the Mexican Musk-Hog* (*Philos. Trans.*, XIII, p. 153.

— Daubenton, *Description du Pécari* (Buffon, *Œuvres*, édition in-8, t. XXIII, p. 336 et 341, pl. 225, fig. 2, et 296).

— Seiffert, *Spicilegia adenologica* (dissert. inaug.). Berolini, 1838, pl. 2.

(*f*) Müller, *De glandularum secernentium structura penitiori*, 1830, p. 41, pl. 2, fig. 2, 1830.

contribuent en rien à la production des larmes, mais qui laissent suinter un liquide onctueux (1).

Chez les Antilopes, on trouve aussi près de la base des cornes des glandes sébacées (2).

L'Éléphant est pourvu d'une paire de glandes temporales qui versent leurs produits à la surface de la peau par une ouverture située de chaque côté de la tête, entre l'oreille et l'œil (3).

Chez le Chameau, il existe quatre glandes sous-cutanées dans la région occipitale (4).

(1) Ces sacs sont logés dans une dépression ou fosse de l'os lacrymal, et leur fond est garni de follicules qui y débouchent et y versent une matière grasse et odorante. Leur ouverture est garnie d'un muscle sphincter et de fibres musculaires sous-cutanées radiaires (*a*). Chez quelques espèces, l'*Antilope cervicapra* par exemple, ils sont susceptibles de se renverser au dehors. C'est surtout à l'époque du rut que la sécrétion dont ils sont le siége devient abondante, mais ils sont peu développés chez les jeunes individus ainsi que chez les adultes qui ont été châtrés (*b*) ; de sorte que leurs usages paraissent se rattacher aux fonctions de la reproduction. Chez la plupart des espèces de la famille des Antilopes, il y a à la fois des larmiers et des sinus cutanés maxillaires, par exemple chez l'*A. dorcas*, l'*A. kevel*, l'*A. Sœmmeringii*, etc., qui possèdent aussi des glandes inguinales ; et chez l'*A. bubalus*, l'*A. gnu*, etc., chez lesquels ces dernières glandes manquent. Les larmiers ou sinus suborbitaires manquent chez l'*A. grimmia*, l'*A. addax*, etc., et l'on n'a pu saisir aucune relation entre le mode de distribution de ces organes sécréteurs et les habitudes particulières des diverses espèces (*c*).

(2) Voyez Gené, *Op. cit.* (*Mém. de l'Acad. de Turin*, 1834).

(3) Cet orifice, dont l'existence n'avait pas échappé à l'attention des anciens et a été signalée par Strabon (*d*), est l'embouchure du conduit excréteur d'une grosse glande sous-cutanée multifoliée et de forme arrondie (*e*).

(4) Elles sont placées près des oreilles, et se composent des follicules (*f*).

(*a*) Owen, *Anat. of Vertebrata*, t. III, p. 632.

(*b*) Bennet, *Remarks upon a Series of the Indian Antilope* (*Proceedings of the Zool. Soc.*, 1836, p. 35).

(*c*) Owen, *Op. cit.* et *Proceed. of the Zool. Soc.*, 1836, p. 37.

(*d*) Strabon, *Geogr.*, lib. XV, p. 1031.

(*e*) Perrault, *Mém. pour servir à l'histoire naturelle des Animaux*, 3ᵉ partie, p. 138, pl. 23, fig. Y (*Acad. des sciences*, t. III).

— Camper, *Description anatomique d'un Éléphant mâle*, p. 44, pl. 1, fig. 1, et pl. 11, fig. 1 et 2).

(*f*) Mayer, *Zur Anat. des Dromädar's* (*Analecten zur vergleich. Anatomie*, t. II, p. 47).

Chez le Lemming, on trouve une glande sébacée dans le voisinage de l'oreille (1).

Chez divers Chéiroptères, de nombreuses glandules sébacées sont logées sur la mâchoire supérieure, entre le nez et l'œil (2).

Le Chevrotain de Java est pourvu d'un amas de glandules sébacées situées sous la peau de la mâchoire inférieure (3).

Enfin, je citerai également ici, parmi les organes sécréteurs de matières grasses dépendants du système tégumentaire, les glandules qui produisent le cérumen dont l'entrée du conduit auditif est enduit (4).

Les glandes préputiales et les glandes anales, dont j'ai parlé

(1) Cette glande a une structure caverneuse que Rathke compare à celle de la prostate de l'Homme (*a*).

(2) Ces glandes sous-cutanées labiales sécrètent une matière grasse, qui paraît être particulièrement destinée à lubrifier les moustaches de ces Animaux. Elles ont été étudiées par Tiedemann chez le *Vespertilio murinus* et le *V. noctula* (*b*).

Le même anatomiste a trouvé des glandes analogues, mais plus petites, dans la région buccale chez l'Unau et chez la Marmotte (*c*).

(3) Ce sont de petits canaux disposés perpendiculairement sous le derme (*d*).

(4) Les *glandes cérumineuses* qui sont logées dans la peau de certaines parties du corps, celle du conduit auditif externe par exemple, diffèrent considérablement des glandes sébacées et ressemblent beaucoup aux glandes sudoripares. Elles consistent en un tube étroit, très-long et terminé en cul-de-sac, dont la portion profonde est pelotonnée de façon à former un glomérule et dont la portion externe traverse directement l'épiderme pour déboucher au dehors. On y distingue une gaîne fibreuse, un revêtement épithélique et, entre ces deux tuniques, une membrane propre (*e*). Le *cérumen* sécrété par ces glandules est un liquide de couleur jaune, chargé de graisse et de cellules épithéliques. L'analyse chimique en a été faite par Berzelius (*f*).

(*a*) Rathke, *Beiträge zur vergl. Anatomie*, 1842, p. 3.

(*b*) Tiedemann, *Beschreibung der Hautdrüschen einiger Thiere* (Meckel's *Deutsches Archiv für die Physiologie*, 1816, t. II, p. 112, pl. 2, fig. 8 et 9).

(*c*) Idem, *Hautdrüse der Wangen beim kleinen oder zweizehigen Ameissenfresser* (Meckel's *Deutsches Archiv.*, 1818, t. IV, p. 221.

(*d*) Rapp, *Anatomische Untersuch. über das Javanische Moschusthier* (*Archiv für Naturgesch.*, 1843, p. 50).

— Kinberg, *Monographiæ zootomicæ*, t. I, p. 80.

(*e*) Voyez Kölliker, *Traité d'histologie*, p. 181, fig. 85.

(*f*) Berzelius, *Traité de chimie*, t. VII, p. 465.

dans une précédente Leçon (1), sont des organes sécréteurs de même ordre.

Muscles sous-cutanés.

§ 11. — Les fibres musculaires, dont j'ai déjà indiqué l'existence dans l'épaisseur de la peau, ne sont pas les seules qui entrent dans la composition de l'appareil tégumentaire des Mammifères. Sur certaines parties du corps la face interne du derme est garnie d'une couche mince de tissu musculaire que les anatomistes désignent quelquefois sous le nom de *pannicule charnu*, et les mouvements déterminés par cette tunique contractile ont pour effet, tantôt de froncer la peau, tantôt de la tendre, et parfois aussi d'aider aux muscles propres des poils ou des épines, quand ces appendices doivent être dressés pour la défense de l'Animal. Les muscles orbiculaires des lèvres (2), les muscles frontaux (3) et les muscles peauciers du cou de l'Homme sont des organes de ce genre (4). Chez la plupart des Mammifères, ils s'étendent sur toutes les parties du tronc (5)

(1) Voyez tome VIII, page 53 et suivantes.

(2) Voyez tome VI, page 19.

(3) Les muscles moteurs du cuir chevelu de l'Homme sont placés, les uns dans la région occipitale, les autres dans la région frontale; ils sont minces et se fixent supérieurement à l'aponévrose épicrânienne et inférieurement à la peau. Les muscles frontaux, de même que les muscles occipitaux, sont au nombre de deux, mais ils se confondent sur la ligne médiane de façon à paraître impairs (*a*).

Chez les Singes anthropomorphes, la disposition de ces muscles sous-cutanés est à peu près la même que chez l'Homme (*b*).

(4) Chez l'Homme, les muscles peauciers du cou s'étendent obliquement depuis les coins de la bouche et le menton jusque sur le haut de la poitrine (*c*), mais il n'y a pas de muscles sous-cutanés sur le reste du tronc.

(5) Chez le Cheval, par exemple, le pannicule charnu ou muscle peaucier du tronc est extrêmement grand. Il tapisse la face interne de la peau sur les côtés du thorax et de l'abdomen. La plupart de ses fibres sont fixées à la face interne du derme ou aux apo-

(*a*) Voyez Sappey, *Traité d'anatomie descriptive*, t. II, p. 92, fig. 234.

(*b*) Gratiolet et Alix, *Rech. sur l'anatomie des* Troglodytes Aubryi (*Nouv. Arch. du Muséum*, 1866, t. II, pl. 9, fig. 1).

(*c*) Voyez Sappey, *Op. cit.*, p. 150, fig. 247.

et ils acquièrent même une certaine importance chez les espèces qui sont susceptibles de se rouler en boule, ainsi que le font les Hérissons, les Tatous et les Échidnés (1).

névroses sous-jacentes, mais quelques-unes d'entre elles s'insèrent à l'humérus (a). On peut y distinguer deux portions, l'une scapulaire, l'autre thoraco-abdominale; il y a aussi un peaucier cervical (b).

Pour plus de détails au sujet des muscles peauciers des différents Mammifères, je renverrai à l'*Anatomie comparée* de Cuvier, et à l'ouvrage iconographique publié par Laurillard et Mercier sous le titre suivant : *Anatomie comparée. Recueil de planches de myologie dessinées par G. Cuvier ou exécutées sous ses yeux par Laurillard.*

(1) Les muscles moteurs de la peau du Hérisson ont été étudiés par plusieurs anatomistes (c), et présentent une disposition très-remarquable. Le plus important de ces organes contractiles est un muscle orbiculaire, de forme ovalaire, qui recouvre tout le dos et descend fort bas sur les côtés du corps, où son épaisseur est plus grande que supérieurement. D'autres faisceaux charnus partent du pourtour de ce grand muscle sous-cutané dorsal pour se fixer : une paire sur le dessus de la tête, une paire postérieure sur les côtés de la queue, et d'autres latéraux sur le sternum; enfin un pannicule analogue occupe la face inférieure de l'abdomen (d). Lorsque le Hérisson a le corps étendu, le muscle orbiculaire fait remonter la peau des flancs et du dos; mais lorsqu'il se roule en boule, et que, par l'action des divers muscles tenseurs dont je viens de parler en dernier lieu, le bord de ce même muscle dorsal a été tiré en bas et a dépassé la ligne équatoriale de la sphère constituée par l'animal contracté de la sorte, sa portion périphérique contribue comme ceux-ci à tendre la peau du dos et à fermer l'espèce de bourse formée par cette portion des téguments. Il est aussi à noter que les fibres du muscle orbiculaire s'insèrent en partie à la base des épines, et contribuent à les redresser et à les maintenir immobiles quand l'animal les emploie comme des armes défensives.

Les Tatous, qui ont également la faculté de se rouler en boule, ont aussi des muscles peauciers très-développés, mais pas à beaucoup près autant que chez les Hérissons (e).

(a) Cuvier, *muscle dermo-humérien* (*Anatomie comparée*, 2e édit., t. III, p. 597).
(b) Gurlt, *Die Anatomie des Pferdes*, pl. 6.
(c) Cuvier, *Leçons d'anatomie comparée*, 2e édit., t. III, p. 601.
— Himly, *Ueber das Zusammenkugeln des Igels*, 1801.
— Weller, *Erinacei europæi anatome*. Göttingen, 1818.
— Seubert, *Symbole ad Erinacei europæi anatomen*. Bonn, 1831, pl. 1, fig. 1 et 2.
— Carus, *Tab. Anat. compar. illustr.*, pars 1, pl. 6, fig. 1 et 2.
— Cuvier et Laurillard, *Recueil de planches de myologie*, pl. 74 et 75.
— Owen, *The Anatomy of the Vertebrata*, t. III, p. 18, fig. 7 et 8.
(d) Tous ces faisceaux ont été particulièrement bien représentés dans l'ouvrage sur la myologie préparé par Cuvier et publié par Laurillard (*Op. cit.*, pl. 74, fig. 2, et pl. 75, fig. 1).
(e) Cuvier et Laurillard, *Op. cit.*, pl. 259, fig. 1.

Système tégumentaire des Oiseaux.

§ 12. — L'appareil tégumentaire des OISEAUX ressemble beaucoup à celui des Mammifères. La peau est constituée, à peu de chose près, de la même manière. Le chorion est très-mince et n'adhère que lâchement à la plupart des organes sous-jacents, dont il est souvent séparé par de grandes cellules aériennes (1). L'épiderme ne présente rien de remarquable, si ce n'est dans les parties où la peau est nue et où le corps muqueux est souvent coloré d'une manière vive par des pigments particuliers (2). Ainsi que nous l'avons vu précé-

(1) Depuis la publication du 2e volume de cet ouvrage, l'existence de communications entre les poches pneumatiques et les cavités du tissu conjonctif sous-cutané, dont j'ai déjà eu l'occasion de dire quelques mots (*a*), a été mise hors de doute chez plusieurs Oiseaux, notamment chez le Pélican, le Fou de Bassan et le Kamichi (*b*).

Chez d'autres Oiseaux, il existe au contraire sous la peau une couche dense de tissu graisseux, et d'ordinaire elle est remarquablement adhérente à certaines parties du squelette, notamment aux os des mandibules et des pattes.

(2) Le système pigmentaire est extrêmement développé dans quelques parties de la peau de certains Oiseaux, par exemple sur la tête et le cou du Casoar à casque, où la couche muqueuse est fortement colorée en bleu et en rouge ; chez d'autres Oiseaux, les parties nues sont colorées en jaune orangé, en vert, etc.

Il est à noter que le système papillaire est fort complet sur quelques parties du corps de divers Oiseaux, non-seulement dans les régions dénudées autour des yeux, mais aussi sur la peau qui recouvre les os du bec (*c*) : chez les Oies et les Canards par exemple. Les corpuscules de Pacini sont aussi très-bien développés dans cette classe d'Animaux, et présentent quelques particularités de structure (*d*). Enfin le derme est très-riche en fibres musculaires, dont les unes sont lisses et les autres faiblement striées (*e*).

(*a*) Voyez tome II, page 361.

(*b*) Alph. Milne Edwards, *Observ. sur l'appareil respiratoire de quelques Oiseaux* (*Ann. des sciences nat.*, 5e série, 1865, t. III, p. 137). — *Note additionnelle* (*Ann. des sc. nat.*, 5e série, t. VII, p. 12).

— Bert, *Sur quelques points de l'anatomie du Fou de Bassan* (*Bull. de la Soc. philomatique*, 1865, t. II, p. 149).

(*c*) Leydig, *Traité d'histologie*, p. 48.

(*d*) Herbst, *Ueber die Pacinischen Körperchen* (*Göttingische gelehrte Anzeigen*, n° 164).

— Ossen, *Bemerkungen über die Verbreitung die Pacinischen Körper*. Göttingen, 1848. — Voyez Kölliker, *Bericht von der zootom. Anstalt zu Würzburg*, 1847-1848, p. 92.

— Will, *Op. cit.* (*Sitzungsber. der Akad. in Wien*, 1850, t. IV, p. 213).

— Leydig, *Traité d'histologie*, p. 223.

(*e*) Leydig, *Op. cit.*, p. 87, fig. 44.

demment, la couche cornée du système épidermique acquiert en général sur les mandibules une grande épaisseur, beaucoup de dureté, et constitue de la sorte pour le bec un étui solide (1), dont la nature est analogue à celle des ongles qui, de même que chez les Mammifères, garnissent l'extrémité des doigts (2).

Les plaques cornées qui revêtent les pieds ne diffèrent que peu des écailles dont la peau des Reptiles est garnie, et dont nous aurons bientôt à nous occuper. Ici il ne me paraît pas nécessaire de m'y arrêter ; mais les plumes, organes qui appartiennent exclusivement à la classe des Oiseaux (3), ont une importance trop grande pour ne pas être l'objet d'une étude attentive.

Plumes.

Ces appendices tégumentaires sont très-analogues aux poils (4), mais ils offrent dans leur conformation plus de com-

(1) Voyez tome VI, page 112.

(2) La forme des ongles varie et fournit des caractères dont les zoologistes se servent pour la classification des Oiseaux : ainsi les Rapaces sont reconnaissables à leurs ongles crochus et robustes.

Quelques Oiseaux présentent, sous ce rapport, des particularités remarquables : ainsi, chez l'Effraie commune (*Strix flammea*), l'Engoulevent et le Héron, l'ongle du doigt médian est denticulé sur le bord (*a*), et l'espèce de peigne ainsi constitué sert à l'animal pour se débarrasser des poux dont il est souvent infesté.

(3) L'*Archæopteryx*, animal fossile très-remarquable de la période oolithique, était pourvu de plumes parfaitement caractérisées, et quelques paléontologistes l'ont considéré comme appartenant à la classe des Reptiles ; mais il y a tout lieu de croire que c'était un Oiseau ayant la queue très-développée (*b*), et par conséquent la règle générale indiquée ci-dessus n'a souffert jusqu'ici aucune exception.

(4) Ainsi, chez les Dindons, le mâle porte à la base du cou un bouquet de crin. Le duvet des Oiseaux nouvellement éclos est souvent composé de poils souples et très-fins. Enfin, chez quelques Animaux de cette classe, il existe aussi quelques poils roides ou soies chez certains Oiseaux : par exemple, chez les Engoulevents et les Gobe-mouches, où ces appendices constituent des moustaches plus ou moins développées.

(*a*) Voyez l'*Atlas du Règne animal* de Cuvier, OISEAUX, pl. 31, fig. 5 *c*.
(*b*) Owen, *On the Archæopteryx* (*Philosophical Transactions*, 1863, pl. 1).

plication, et leur mode de développement présente des particularités remarquables (1).

Une plume se compose de deux parties principales : un axe primaire, ou hampe, et une lame multifide, constituée par un système de branches latérales appelées *barbes* et *barbules*. L'axe primaire de la plume se compose du tuyau ou tube corné qui forme la portion basilaire de la tige ou rachis qui fait suite au tuyau dont je viens de parler. Celui-ci renferme une sorte de chaîne formée d'une série de cornets emboîtés, et appelée vulgairement l'*âme de la plume;* sa substance, dure, élastique, et d'aspect corné, est en général plus ou moins transparente. Enfin, il existe à chacune de ses extrémités un orifice nommé *ombilic*, qui fait communiquer au dehors la cavité cylindroïde dont il est muni. L'ombilic inférieur en occupe la base; l'ombilic supérieur est rejeté à la face interne de l'axe, là où commence la tige. Celle-ci est en général de forme quadrangulaire, et se rétrécit progressivement jusqu'à son extrémité libre. Elle n'est pas creuse comme le tuyau ; le tissu corné, en continuité avec les parois de celui-ci, en occupe la périphérie et présente à sa face dorsale une épaisseur assez grande; mais à l'intérieur elle est constituée par un tissu spongieux particulier. Il est aussi à remarquer que la face interne de la tige (c'est-à-dire la face qui est dirigée du côté du corps de l'animal) est divisée en

(1) La structure des plumes et de leur appareil producteur a été l'objet de plusieurs travaux spéciaux dont les titres sont indiqués ci-dessous (*a*).

(*a*) Poupart, *Sur les plumes* (*Hist. de l'Acad. des sciences*, 1699, p. 43).

— Dutrochet, *De la structure et de la régénération des plumes* (*Journal de physique*, 1819, t. LXXXVIII, p. 333).

— Fréd. Cuvier, *Observations sur la structure et le développement des plumes* (*Mém. du Muséum*, 1825, t. XIII, p. 327, pl. 9).

— Reclam, *De plumarum pennarumque evolutione disquisitio microscopica*. Lipsiæ, 1846.

— Schrenck, *De formatione pennæ*, 1849.

— Quekett, *On certain peculiarities of the Feathers of the Owl tribe* (*Trans. of the microsc. Soc.*, 1849, t. II, p. 25).

— Engel, *Ueber Stellung und Entwickelung der Federn* (*Sitzungsbericht der Wiener Akad.*, 1856-57, t. XXII, p. 376).

— Fatio, *Des diverses modifications dans les formes et la coloration des plumes*, 1866 (*Mém. de la Soc. de physique et d'hist. nat. de Genève*, t. XVIII).

deux parties par un sillon longitudinal, et que ses faces latérales donnent insertion aux barbes. Celles-ci, placées côte à côte sur un même plan transversal, se dirigent plus ou moins obliquement en avant et en dehors, et constituent autant d'axes secondaires portant latéralement une nouvelle série d'appendices appelés *barbules*, qui à leur tour sont barbelées d'une façon analogue. En général, la tigelle des barbes a la forme d'une lame très-allongée dont l'extrémité basilaire est fixée transversalement sur la tige ou axe primaire de la plume, et dont le bord dorsal est notablement plus épais que le bord opposé, de façon à offrir beaucoup plus de résistance de bas en haut que dans toute autre direction. Enfin, dans la plupart des cas, les barbules, courtes et rigides, sont crochues vers le bout, mais en sens inverse, suivant qu'elles appartiennent au bord antérieur ou au bord postérieur des axes secondaires de la plume, de façon qu'elles s'accrochent mutuellement et maintiennent tous ces appendices fortement reliés entre eux.

J'ajouterai que sur la plupart des plumes on aperçoit à la base de la tige principale, près de l'ombilic supérieur, une petite houppe de barbes plus ou moins semblables à du duvet, et qu'on donne à cet appendice le nom d'*hyporachis*. En général, il n'acquiert aucune importance; mais parfois il se développe de façon à constituer une tige accessoire garnie de barbes comme la tige principale. Il en résulte que la plume, simple, comme d'ordinaire, dans sa portion basilaire, peut devenir double ou même triple à partir du tuyau (1). Dans d'autres cas, l'axe primaire s'hypertrophie, tandis que les axes secondaires avortent; la plume se trouve transformée en un stylet fort analogue aux piquants du Porc-épic (2). Enfin, lorsque les barbes se

(1) Cette disposition a été très-bien représentée par plusieurs auteurs (*a*).

(2) Chez le Casoar à casque, les plumes sont géminées de la sorte (*b*),

(*a*) Perrault, *Mém. pour servir à l'hist. nat. des Animaux*, 2ᵉ partie, pl. 54, fig. G. — Owen, art. AVES (Todd's *Cyclop. of Anat. and Physiol.*, t. I, p. 350, fig. 178).

(*b*) Perrault, *Op. cit.*, 2ᵉ partie, pl. 57, fig. A.

constituent, bien que la tige commune dont celles-ci partent d'ordinaire fasse défaut, la plume se trouve remplacée par une houppe de filaments fins et très-élastiques, et il en résulte ce qu'on appelle le *duvet* (1). J'ajouterai qu'il existe des différences considérables dans la forme des plumes, suivant le développement relatif des barbes et de la tige; mais le temps me manquerait pour entrer ici dans des détails de cet ordre (2).

Mode de développement des plumes.

L'appareil producteur de la plume ressemble beaucoup à celui où nous avons déjà vu se former le poil, si ce n'est que la capsule épidermique qui recouvre la papille nourricière, ou matrice chétogène, au lieu de rester comme enfoncée au fond

et, chez le Casoar de la Nouvelle-Hollande, une troisième tige naît à l'extrémité du tuyau commun, qui est très-court (a).

Chez beaucoup d'Oiseaux, il y a sur quelques parties du corps des plumes bifurquées dont l'une des tiges est développée de la manière ordinaire, tandis que l'autre (dite plume *accessoire*) est notablement moins grande, par exemple chez les Aigles. Mais d'ordinaire la plume accessoire n'est représentée que par un petit pinceau de duvet (b).

La plume accessoire n'a aucun représentant chez les Autruches et les Aptéryx.

(1) Le duvet existe presque seul sur le corps de beaucoup d'Oiseaux nouveau-nés, et chez les individus adultes il forme entre la base des plumes une couche qui acquiert parfois une épaisseur considérable : chez le Cygne par exemple. La substance connue sous le nom d'*édredon* est le duvet provenant d'un Canard des mers du Nord, appelé *Eider*, qui s'en sert pour tapisser son nid.

(2) Les ornithologistes donnent des noms particuliers à certaines plumes, soit d'après la forme de ces appendices tégumentaires, soit à raison de la région sur laquelle elles naissent. Ainsi, on appelle *pennes*, les grosses plumes de l'aile et de la queue, et l'on donne le nom de *rémiges* aux pennes de l'aile, et celui de *rectrices* aux pennes de la queue. Les *rémiges* dites *primaires*, au nombre de dix, sont celles qui naissent de la main et du doigt principal; les *rémiges bâtardes* sont celles du pouce, les *rémiges secondaires* sont celles de l'avant-bras, et les *rémiges scapulaires* sont celles qui s'insèrent sur l'humérus. Les *couvertures*, ou *tectrices*, sont les plumes qui couvrent la base des pennes (c).

(a) Guérin, *Iconographie du Règne animal*, OISEAUX, pl. 48, fig. 2 b.
(b) Perrault, *Op. cit.*, 2e partie, pl. 50, fig. E.
(c) Voyez l'*Atlas du Règne animal* de Cuvier, OISEAUX, pl. 2, fig. 1.

du follicule cutané, où elle se constitue, et de laisser échapper l'appendice tégumentaire en voie de développement, aussitôt arrivée à la surface extérieure du corps, se prolonge très-loin au dehors, ainsi que la papille logée dans son intérieur. Il en résulte qu'au lieu d'arriver toute formée à l'orifice du follicule et de ne s'accroître que par l'effet du travail histogénique qui a son siége dans la profondeur de la peau pour les poils, la plume naît en majeure partie dans une sorte d'étui cylindrique saillant au loin à l'extérieur du corps, et s'allongeant par sa base à mesure que sa partie terminale s'ouvre et se détruit pour mettre en liberté la portion correspondante de l'appendice tégumentaire logé dans son intérieur. Cette gaîne ou capsule, dont la base, engagée dans le follicule, est en continuité avec le revêtement épidermique de cette poche cutanée, a des parois épaisses dans lesquelles on peut distinguer deux couches, l'une dure, extérieure, semi-cornée, et correspondant à l'épiderme, l'autre molle, flexible, et analogue au corps muqueux de la peau (1). Le bulbe ou papille productrice de la plume, comparable au lit de l'ongle, mais de forme à peu près cylindrique, occupe l'axe de la capsule, et reçoit des vaisseaux sanguins par le pédoncule basilaire qui le fait adhérer au fond du follicule dermique; sur sa face dorsale il existe un sillon longitudinal principal, qui s'élargit progressivement de la pointe à la base de l'organe, et qui se continue latéralement avec une multitude de stries secondaires rangées parallèlement entre elles, denticulées latéralement, et allant rejoindre très-obliquement une

(1) Ces deux couches sont formées l'une et l'autre par le tissu épidermique. Mais la surface interne de la couche profonde, en se moulant pour ainsi dire sur les barbes de la plume en voie de développement, offre des stries longitudinales, et a été d'abord décrite comme une tunique particulière sous le nom de *membrane striée externe* (a).

(a) Fréd. Cuvier, *Op. cit.*, p. 343, pl. 9, fig. 3, *b*.

ligne longitudinale située à la face opposée et appelée le *raphe*. Les cloisons saillantes qui séparent entre eux ces sillons, et qui sont à leur tour crénelées par des sillons du troisième ordre, vont rejoindre les saillies correspondantes de la couche striée de la capsule, et la substance constitutive de la plume se développe dans l'espèce de moule organisé de la sorte (1). Le tissu corné occupant le sillon dorsal devient la tige ; celui qui est logé dans les sillons secondaires ou tertiaires constitue les barbes et les barbules.

Toutes ces parties se forment progressivement du sommet à la base de la plume, et, tant qu'elles sont contenues dans la capsule, les barbes réunies en faisceau engaînent le bulbe; mais lorsque la portion terminale de ce faisceau s'est ouverte pour les laisser sortir et qu'elles s'avancent au dehors, elles s'écartent entre elles le long du raphé et s'étalent pour former la lame de la plume. La portion du bulbe correspondante à celle de la plume dont le développement est achevé se flétrit et meurt aussitôt; mais, pendant un certain temps, cet organe continue à croître par sa base, et à fonctionner comme l'avait fait précédemment la portion terminale, en sorte que la plume s'allonge de la même façon et dépasse de plus en plus l'extrémité ouverte de la gaîne. Cependant, à une certaine époque, le sillon dorsal du bulbe, devenu de plus en plus large, prend la totalité de la place occupée auparavant par les sillons secondaires : alors les barbes cessent de naître, et le tissu corné de la tige, se développant tout autour du bulbe, constitue le tuyau dans l'intérieur duquel celui-ci se trouve renfermé (2); puis cette portion basilaire du bulbe meurt à son tour, et la plupart

(1) On a donné à la couche superficielle du bulbe, ou lit de la plume, le nom de *membrane striée interne*; elle paraît être de nature épidermique, et elle affecte la disposition d'une série de cornets emboîtés.

(2) L'ombilic supérieur est le point par lequel la portion du bulbe qui se trouve à la face inférieure de la tige, ou rachis, se continue avec celle qui est entourée de la sorte par le tuyau.

des naturalistes considèrent l'*âme de la plume* comme étant constituée par ses débris desséchés. Enfin, les vaisseaux nourriciers du bulbe, serrés par les bords de l'ombilic inférieur ou orifice basilaire du tuyau, se flétrissant à leur tour, le travail producteur de la plume s'arrête, et la portion de la capsule qui correspond au tuyau et qui y adhère se dessèche, se désagrége et tombe en majeure partie; mais elle embrasse encore la partie inférieure de cet appendice tégumentaire, et contribue à fortifier son insertion dans le follicule où celui-ci doit rester solidement implanté.

Les plumes ne sont pas uniformément répandues sur toute la surface du corps : elles se forment d'abord sur certaines régions déterminées, et constituent ainsi des groupes qui s'étendent plus ou moins par les progrès du développement, mais qui restent souvent assez distincts (1).

Coloration des plumes.

Lorsque les plumes ont achevé leur croissance, elles semblent cesser de vivre ; mais elles peuvent cependant conserver une sorte de vitalité obscure et être le siége de modifications fort notables (2). Ainsi, dans certains cas, elles changent de couleur ; et ce phénomène ne dépend pas seulement de la disparition lente de la matière colorante logée dans leur substance, il est quelquefois la conséquence d'un travail intérieur par suite

(1) Le mode de distribution des plumes naissantes a été étudié et figuré avec soin, chez l'embryon, par Hunter, et plus récemment par M. Engel. On doit aussi à Nitzsch un travail spécial sur leur groupement chez l'individu adulte (*a*).

(2) Quelques ornithologistes pensent qu'à l'époque de la reproduction, les plumes reprennent pour ainsi dire une nouvelle vie (*b*) ; mais si, à certains moments, elles acquièrent plus de lustre et changent de teinte, cela paraît tenir principalement à la nature et à la quantité du liquide graisseux qui les imbibe extérieurement.

(*a*) Hunter ; voyez *Descript. and illustr. Catal. of the Phys. Series contained in the Mus. of the College of Surgeons*, t. III, pl. 45 et 46.

— Engel, *Op. cit.* (*Sitzungsbericht der Akademie der Wissenschaften*, 1857, t. XXII, p. 376, pl. 1-4).

— Nitzsch, *Pterylographia Avium*, 1833. — *System der Pterylographie*, p. 640.

(*b*) Schlegel, *über das Entstehen des vollkommenen Kleides der Vögel durch Verfärben und Wachsen der Federn unabhängig von der Mauser* (*Naumannia*, 1852, t. II). — *Verfärbung des Gefieders* (*Journal für Ornithologie*, 1853, t. I, p. 67).

duquel les cellules pigmentaires laissent échapper leur contenu, qui se répand à l'entour et détermine une sorte de teinture des tissus circonvoisins (1). Les variations qu'on remarque dans la coloration, soit générale, soit partielle, des Oiseaux peuvent dépendre aussi de causes mécaniques, telles que l'usure de certaines parties de la plume et la mise à découvert d'autres parties primitivement cachées. Mais dans l'immense majorité des cas, ces changements coïncident avec la chute des anciennes plumes et la production de plumes nouvelles. Cette mue a lieu d'ordinaire chaque année, vers la fin de l'été ou en automne; mais, chez beaucoup d'espèces, elle est plus fréquente, et il y a aussi au printemps une nouvelle pousse de plumes, principalement sur certaines parties du corps. Il est aussi à noter que, pendant le jeune âge, les nouvelles plumes diffèrent des anciennes par leur mode de coloration, surtout chez le mâle, et qu'il en résulte des livrées successives qui changent complétement l'aspect de l'Oiseau; mais en général, chez les individus

(1) Les variations de couleur qui ne sont pas dépendantes de la mue, et qui résultent de changements opérés dans la coloration de la plume elle-même, ont été constatées par plusieurs ornithologistes (a).

M. Victor Fatio a fait des observations très-intéressantes sur diverses causes qui peuvent déterminer les modifications de cet ordre, et plus particulièrement sur la dissolution et la dissémination des pigments qui, primitivement, sont renfermés dans certaines cellules de la substance constitutive de la plume (b).

(a) Whitear Rennmak, *On the Changes of the Plumage of Birds* (*Trans. of the Linn. Soc.*, 1818, t. XII, p. 524).

— Fleming, *On the Changes of Colour in the Feathers of Birds independant of moulting* (*Edinb. Phil. Journ.*, 1820, t. II, p. 271).

— Yarrell, *Observ. on the laws which appear to influence the Assumption and Changes of Colour in Birds* (*Trans. of the Zool. Soc. of London*, 1835, t. I, p. 13).

— Blyth, *On the Reconciliation of certain apparent Discrepancies observed in the Mode in which seasonal and progressive Changes of Colour are effected in the Fur of Mammalia and Feathers of Birds* (*Mag. of Nat. Hist.*, 1837, new series, t. I, p. 259).

— Homeyer, *Ueber den Federwechsel der Vögel* (*Naumannia*, 1853, p. 6).

— Hesler, *Federwechsel und Farbenänderungen* (*Journ. für Ornithol.*, 1855, t. II, p. 185).

— Gaetke, *Einige Beobachtungen über Farbenwechsel durch Umfärbung ohne Mauser* (*Journ. für Ornithologie*, 1854, t. II, p. 321).

— Weinlang, *Zur Verfärbung der Vögelfeder ohne Mauserung* (*Journ. für Ornith.*, 1856, t. IV, p. 125).

(b) V. Fatio, *Op. cit.* (*Mém. de la Soc. de physique et d'hist. nat. de Genève*, t. XVIII).

adultes, la coloration devient constante pour les plumes correspondantes.

La coloration des plumes peut dépendre de deux causes très-différentes : l'une de nature chimique, l'autre toute physique. En effet, elle est due tantôt à l'existence de pigments ou de matières tinctoriales dans le tissu constitutif de ces appendices tégumentaires ; tantôt à des phénomènes d'optique résultant de la manière dont la lumière joue en tombant sur des stries très-fines pratiquées à la surface de la substance cornée ou en traversant les lames minces dont cette substance se compose. Dans le premier cas, la couleur de la plume reste constante, quelle que soit la manière dont on l'éclaire ; dans le second, la teinte varie suivant qu'on l'observe par transparence ou par réflexion, et suivant la direction des rayons lumineux qui la frappent (1).

(1) M. Bogdanow, à qui l'on doit des observations très-intéressantes sur ce sujet, appelle *plumes ordinaires*, celles qui ont la même couleur lorsqu'on les voit par transparence ou par réflexion, et *plumes optiques*, celles qui présentent des teintes différentes, suivant qu'on les observe de l'une ou de l'autre manière (*a*). M. Fatio a fait remarquer avec raison qu'il y a aussi des plumes qui ressemblent aux plumes ordinaires par l'absence de reflets métalliques, mais qui sont douées d'un certain éclat et qui le doivent à une disposition particulière des barbules.

Cet auteur les appelle des *plumes mixtes*. Enfin, il désigne sous le nom de *plumes émaillées* des plumes sans reflets métalliques, mais dont la teinte du pigment profond est modifiée par la présence d'une couche épidermique superficielle transparente et autrement colorée (*b*).

La différence de structure en rapport avec les différences de couleur est parfois assez grande pour être sensible au toucher (*c*).

La nature chimique des pigments varie. Quelquefois, mais cela est très-rare, la matière colorante rouge est assez soluble dans l'eau pour que la plume se décolore rapidement en présence de ce liquide : par exemple, chez les Trogons de l'Amérique centrale.

(*a*) Bogdanow, *Études sur les causes de la coloration des Oiseaux* (*Comptes rendus de l'Acad. des sciences*, 1858, t. XLVI, p. 780). — *Note sur le pigment des plumes des Oiseaux* (*Bulletin de la Soc. des nat. de Moscou*, 1856, t. I, p. 459).

(*b*) Fatio, *Des diverses modifications dans la forme et la coloration des plumes*, p. 35.

(*c*) Altum, *Ueber den Bau der Federn als Grund ihrer Färbung* (*Journal für Ornithologie*, 1854, t. II, p. XIX).

— Fremineau, *Nouvelles Recherches sur les causes qui déterminent la coloration des plumes*, thèse de l'École de pharmacie de Paris, 1868.

Il est probable que l'état physiologique de la peau, au moment de la naissance des plumes, influe sur leur mode de coloration ; mais les assertions de quelques voyageurs, au sujet de procédés à l'aide desquels les indigènes de l'Amérique feraient varier les teintes du plumage des Perroquets, ne paraissent reposer sur aucune base solide (1).

En général, la coloration du plumage est plus brillante et plus variée chez le mâle que chez la femelle, et dans la plupart des cas celle-ci ressemble davantage aux jeunes individus de son espèce (2).

Glandes sous-cutanées.

§ 13. — Les organes sécréteurs qui dépendent de l'appareil tégumentaire sont moins nombreux et moins variés chez les Oiseaux que chez les Mammifères ; mais ils ont une importance

(1) Les naturalistes du siècle dernier disaient que, pour obtenir les maculatures qui se font remarquer sur la poitrine des individus dits *tapirés* du *Psittacus violaceus*, les sauvages de l'Amérique méridionale arrachaient par places les plumes, et appliquaient sur les parties de la peau ainsi dénudée le sang d'une espèce de Rainette (*a*). Mais aucun des voyageurs récents qui ont visité ce pays n'a pu constater *de visu* l'existence de cette pratique (*b*).

(2) Quelques espèces font exception à cette règle (*c*), et il est aussi à noter qu'assez souvent la femelle prend dans la vieillesse le plumage du mâle (*d*). Pour plus de détails sur les changements successifs qui s'opèrent dans le plumage des Oiseaux, on peut consulter avec fruit plusieurs mémoires spéciaux (*e*).

(*a*) Voyez Buffon, OISEAUX (édit. in-8. t. VII, p. 265).

(*b*) Voyez Finsch, *Die Papageien, monographisch bearbeitet*, 1867, t. I, p. 167.

(*c*) Gerbe, *Obs. zool. sur le plumage des Oiseaux* (*Ann. franç. et étrang. d'anat.*, 1838, t. II, p. 61).

(*d*) Hunter, *Account of an extraordinary Pheasant* (*Philos. Trans.*, 1780, p. 527).

— Is. Geoffroy Saint-Hilaire, *Sur des femelles de Faisans à plumage de mâle* (*Mém. du Muséum*, 1825, t. XII, p. 220).

— Mitchell, *On female Pheasants assuming the male plumage* (*Ann. of. Phil.*, 1826, new ser., XII, p. 466).

— Butler, *An Account of the Change of Plumage exhibited by many species of female Birds in an advanced period of life* (*Mem. of the Wernerian nat. Hist. Soc.*, 1831, t. III, p. 183).

(*e*) Hellenius, *De variationibus Avium quoad ipsarum colorem*, 1798.

— Schlegel, *Ueber die Entstehen des vollkommenen Kleides der Vögel durch Verfarben und Wachsen der Federn unabhangig von der Mauser* (*Naumannia*, 1852, t. II, p. 19). — *Ueber meine Verfärbungsthorie* (*Naumannia*, 1855, p. 219).

— Behm, *Gegen Schlegel's Meinung* (*Journ. f. Ornith.*, 1853, p. 347).

— W. von Müller, *Des changements qui s'opèrent dans la coloration des Oiseaux* (*Mag. de zool.*, 1855, p. 113).

considérable, particulièrement chez les espèces aquatiques, où les plumes doivent être souvent enduites de matières grasses pour être préservées de l'action de l'eau. Cette humeur huileuse provient principalement d'une glande sous-cutanée placée sous le croupion et composée de petits cæcums tubuliformes (1).

Téguments des Vertébrés à sang froid.

§ 14. — Chez les Vertébrés à sang froid, la peau n'est jamais revêtue d'appendices épidermiques semblables aux poils et aux plumes des Vertébrés à sang chaud. Quelquefois elle est complétement nue; mais le plus ordinairement elle est garnie de plaques dures appelées, tantôt *écailles*, tantôt *scutelles*, qui constituent par leur ensemble une sorte d'armure extérieure comparable à celle que nous avons déjà vue chez les Pangolins et les Tatous, dans la classe des Mammifères.

Peau des Reptiles.

Dans la classe des REPTILES, le revêtement épithélique acquiert en général un développement considérable; sa croissance est rapide, et, chez quelques-uns de ces Animaux, il se renouvelle périodiquement d'une manière très-remarquable : ainsi, les Serpents se dépouillent de leur vieil épiderme sans le déformer, et en sortent comme d'une gaîne (2). D'ordinaire, cette

Écailles.

(1) Cette *glande uropygienne* est divisée symétriquement en deux lobes, et communique au dehors par l'intermédiaire d'une cavité médiane dont les parois sont caverneuses. Chez le Cygne, cet organe est très-développé, et chacun de ses lobes est piriforme (*a*).

(2) La mue des Serpents se renouvelle jusqu'à huit ou dix fois dans l'espace d'une année, et l'animal se débarrasse de son fourreau épidermique en le retournant de la tête à la queue. La gaîne cutanée dont il se dépouille ainsi est mince, transparente, et semble avoir été moulée sur la surface du corps, dont elle reproduit toutes les inégalités aussi bien que la forme générale (*b*).

Les grelots qui garnissent l'extrémité de la queue des Crotales, et qui ont valu à ces Reptiles le nom de *Serpents à sonnettes*, consistent en anneaux cornés développés autour d'un renflement circulaire du derme placé à l'extrémité de la colonne vertébrale

(*a*) Müller, *De glandularum secernentium structura penitiori*, p. 41, pl. 2, fig. 1.

(*b*) Voyez Duméril et Bibron, *Erpétologie générale*, t. VI, p. 109.
— Owen, *The Anatomy of the Vertebrata*, t. I, p. 553.

partie du système tégumentaire s'épaissit sur une multitude de points, de façon à constituer des plaques cornées qui forment à la surface du corps une armure complète. Chez la plupart des Chéloniens, ces plaques ressemblent beaucoup aux ongles des Mammifères, si ce n'est qu'elles adhèrent au derme dans toute leur étendue, et que leur accroissement se fait à la fois dans toute l'étendue de leurs bords; mais, chez la Tortue caret, où leur tissu constitue la substance appelée communément l'*écaille* (1), elles chevauchent les unes sur les autres par leur bord postérieur, et elles s'imbriquent comme les tuiles d'un toit.

Je rappellerai que, chez la plupart des Chéloniens, le tissu épidermique constitue sur les bords de la bouche un bec corné très-analogue à celui des Oiseaux (2), et il est aussi à noter que des produits du même ordre forment à l'extrémité des doigts des ongles bien caractérisés. Mais l'armure cutanée des Reptiles n'est pas toujours composée de tissu épidermique seulement, et souvent le chorion lui-même prend part à sa formation

Écussons osseux.

et creusé transversalement de deux sillons annulaires (*a*). Lors de la mue, le capuchon épidermique qui revêt ce bourrelet se sépare de la peau, mais reste attaché à la queue par le bourrelet transversal, et retient de la même façon l'anneau auquel il succède, de façon qu'il se produit aussi une série de pièces cornées engagées les unes dans les autres, mais assez libres pour se mouvoir et pour résonner en se heurtant mutuellement, lorsque le Serpent fait vibrer l'extrémité de son corps, genre de mouvement qu'il exécute dès qu'il est irrité.

(1) Les propriétés chimiques de l'écaille sont à peu près les mêmes que celles de la corne. Elle se ramollit dans l'eau de façon à pouvoir être moulée, et elle fond à une température un peu supérieure à 100 degrés. Par la combustion, elle laisse environ un centième de cendres composées principalement de phosphate de chaux. Soumise à l'action prolongée d'une dissolution concentrée de potasse, elle laisse apercevoir les contours des cellules épidermiques qui la constituent (*b*).

(2) Voyez tome VI, page 112.

(*a*) Czermack, *Ueber die Schællerzeugenden Apparat von* Crotalus (*Zeitschr. für wissensch. Zool.*, 1856, t. VIII, p. 294, pl. 12).

(*b*) Mulder, *The Chemistry of vegetable and animal Physiology*, p. 529.

en s'ossifiant par places. Ainsi, chez les Scinques, les Orvets et les Scheltopusiks, le derme est revêtu de petites écailles osseuses dont le mode d'organisation est très-remarquable (1), et chez lès Crocodiles il existe sur la nuque, la région dorsale et le dessus de la queue, des séries d'écussons très-épais, dont la nature est la même (2). Parfois aussi le derme du dessus de la tête s'ossifie d'une façon analogue et s'unit intimement aux os sous-jacents. Enfin, dans l'ordre des Chéloniens, des pièces osseuses qui dépendent également du système cutané acquièrent une importance beaucoup plus grande et jouent un rôle considérable dans la constitution de la carapace ou bouclier dorsal dont le corps de ces animaux est revêtu. Lorsque nous nous occuperons du squelette des Reptiles et des Poissons, nous aurons à étudier plus attentivement ces os dermiques, et ici je me bornerai à en signaler l'existence.

Coloration de la peau.

Les pigments de la peau ne sont pas limités à la couche profonde de l'épiderme, comme chez la plupart des Animaux supé-

(1) M. Blanchard a découvert dans l'épaisseur des écailles des Scinques un système de lacunes canaliculaires, qui constitue dans chacune de ces petites lames un réseau en communication avec l'extérieur par l'intermédiaire des trous principaux et rempli d'air atmosphérique. Ce mode d'organisation est évidemment en rapport avec les fonctions de la peau comme appareil respiratoire.

Chez les Orvets, il existe aussi des canaux aérifères dans l'épaisseur des écailles, mais ils sont moins développés et plus simples (*a*).

(2) Chez certains Sauriens fossiles de la période jurassique, cette ossification du derme avait beaucoup plus d'importance que chez les Crocodiliens de l'époque actuelle. Ainsi, chez les Téléosaures, les écussons formés de la sorte constituaient une armure presque complète (*b*). Chez quelques espèces récentes d'Alligators, ces pièces forment un bouclier ventral aussi bien qu'un bouclier dorsal (*c*).

(*a*) Blanchard, *Rech. anat. et physiol. sur le système tégumentaire des Reptiles* (*Ann. des sciences nat.*, 4e série, t. XV, p. 375). — *Organisation du Règne animal*, REPTILES, pl. 37, fig. 9 et suiv.).

(*b*) Owen, *On British fossil Reptiles* (*Trans. of the British Associat. for the advanc. of Sc.* for 1839, p. 79).

— Eug. Deslongchamps, *Notes paléontologiques*, pl. 13, fig. 1, 2, 3.

(*c*) Natterer, *Beitr. zur näheren Kenntniss des sudamerikanischen Alligatoren* (*Ann. der Wiener Mus.*, 1840, t. II, p. 313, pl. 28).

rieurs ; ils sont en majeure partie logés dans le derme, et, chez le Caméléon, les organites qui les renferment présentent une disposition très-singulière dont paraît dépendre principalement la faculté qu'ont ces Reptiles de changer de couleur (1).

Glandes de la peau.

Les glandes cutanées des Reptiles sont limitées à certaines régions et ne sont en général que peu développées. Chez les Lézards, elles forment une série linéaire à la face inférieure des cuisses (2), et chez les Crocodiles elles constituent sous la

(1) Aristote signale l'existence de ces phénomènes. Ils ont souvent fixé l'attention des naturalistes (*a*) ; mais les auteurs sont partagés d'opinion au sujet des causes qui les produisent. En 1834, j'ai constaté que les téguments de ces Animaux sont pourvus de deux couches de pigment, l'une sous-épidermique et distribuée uniformément, l'autre profonde et logée dans de petites poches particulières, disposées de façon à pouvoir la cacher sous le derme ou la pousser vers l'extérieur, et la faire paraître au milieu du pigment superficiel, ou même au-dessus de celui-ci, et à déterminer ainsi, tantôt des taches locales, d'autres fois des variations considérables dans la teinte générale (*b*). Plus récemment, M. Brücke a fait des expériences intéressantes relatives à l'influence du système nerveux sur ces changements, qu'il attribue en partie à des phénomènes d'interférence (*c*).

(2) Ces glandules sous-cutanées fémorales constituent une série de petits tubercules percés d'un pore assez grand (*d*).

(*a*) On trouve dans l'*Erpétologie générale* de Duméril une liste des anciens auteurs qui ont parlé de ce phénomène (t. III, p. 198 et suiv.).

Voyez aussi :

— Hussem, *Waarneemingen aangaaende de veranderingen der couleuren in den Chameleon* (*Verhandl. de Maatsch. te Harlem*, 1767, t. IX).

— Murray, *Sur la couleur du Caméléon et ses changements* (*Bulletin de Férussac*, 1826, t. XIV, p. 263).

— Vrolik, *Natuur en ontleedkundige opmerkingen over den Chameleon*, 1827.

— Van der Hoeven, *Icones ad illustrandas coloris mutationes in Cameleonte*, 1831.

— Turner, *On the Changes of Colour in a Chameleon* (*Procced. Zool. Soc. of London*, 1831, p. 203).

— Ranzani, *De Camæleontibus*. Bononiæ, 1837.

— Gervais, *Sur les variations de couleur qu'éprouvent les Caméléons* (*Comptes rendus de l'Acad. des sciences*, 1848, t. XXVII, p. 234).

(*b*) Milne Edwards, *Note sur le changement de couleur du Caméléon* (*Ann. des sciences nat.*, 2ᵉ série, 1834, t. I, p. 42).

— Voyez aussi, à ce sujet : Weissenborn, *On the peculiar insulation of the nervous currents in the Chameleon; with some observations on the Change of Colour in that Creature* (*Charlesworth's Magazine of Nat. Hist.*, 1838, t. II, p. 532).

(*c*) Brücke, *Ueber den Farbenwechsel der Chamæleonen* (*Sitzungsberichte der Akad. der Wissenschaften*, Wien, 1851).

(*d*) Meissner, *De Amphibiorum quorumdam papillis, glandulisque femoralibus*. Basle, 1832, pl. 1.

— Müller, *De glandularum secernentium structura penitiori*, p. 43, pl. 1, fig. 22.

gorge une paire de paquets assez remarquables (1) ; mais leur histoire n'offre pas assez d'intérêt pour que nous nous y arrêtions ici.

Système tégumentaire des Batraciens.

§ 15. — L'étude de l'appareil tégumentaire des BATRACIENS ne nous occupera que peu. Chez ces Animaux amphibies, la peau remplit un rôle important dans le travail de la respiration (2) : aussi le revêtement épidermique, qui est toujours un obstacle considérable au passage des fluides entre l'organisme et le milieu ambiant, est-il peu développé et peu consistant (3). En

(1) Ces paquets de glandules sous-cutanés débouchent au dehors par une fente située entre les écailles, de chaque côté du cou, entre les branches de la mâchoire inférieure. La matière sébacée sécrétée par cet appareil est très-odorante (*a*).

Des glandes analogues se trouvent aussi chez certaines Tortues, telles que le *Chelonia Midas* (*b*), et M. Peters a découvert chez plusieurs Reptiles du même ordre deux paires de glandes à musc qui débouchent au dehors sur les côtés du corps, entre la carapace et le plastron sternal. Ces organes sont cloisonnés intérieurement (*c*).

Les fossettes cutanées qui, chez les Serpents à sonnettes et quelques autres Ophidiens, se trouvent sur les côtés de la face, dans la même position que les larmiers des Ruminants, paraissent ne pas être des organes sécréteurs (*d*).

(2) Voyez tome I, page 502.

(3) En général, les Batraciens sont même dépourvus d'ongles ; mais chez quelques-uns de ces Animaux l'épiderme constitue sur certaines parties du corps des tubercules plus ou moins spiniformes : par exemple chez le *Bufo aspera*.

Chez les Dactylèthres, l'épiderme s'épaissit à l'extrémité de quelques-uns des doigts, de façon à y former des éperons.

Chez la plupart des Batraciens, a mue ne présente rien de remarquable, et le vieil épiderme se détache par lambeaux ; mais chez les Crapauds, ce phénomène s'accomplit d'une manière singulière. La couche épidermique, près de se détacher, se fend longitudinalement le long de la ligne médiane, en dessus aussi bien qu'en dessous, et les deux moitiés de cette enveloppe cutanée sont rejetées sur les côtés ; puis, à l'aide de mouvements de contorsions, l'Animal dégage ses membres, et, avec ses pattes de devant, il

(*a*) Ch. Bell, *On the Structure and use of the Submaxillary Glands in the genus* Crocodilus (*Philos. Trans.*, 1827, pl. 11).

(*b*) *Hunter's Museum, Catalogue*, t. III, p. 273.

(*c*) W. Peters, *Ueber eigenthümliche Moschdrüsen bei Schildkröten* (Müller's *Archiv für Anat.*, 1848, p. 492, pl. 17).— Nachtrag, *Op. cit.*, 1849, p. 272. — *Ueber Moschusdrüsen Flussschildkröten* (*Berlin. Monatsbericht*, 1854, p. 284).

(*d*) Home, *Remarks on the Structure of the orifices found in certain Poisonous Snakes between the nostrils and the eye, and Description of a bag connected with the eye met with in the same Snakes* (*Philos. Trans.*, 1804, p. 72).

général, la peau est complétement nue, fine et très-flexible; quelquefois cependant elle est pourvue d'écailles rudimentaires, ainsi que cela se voit chez les Cécilies (1), et dans d'autres cas quelques portions du derme s'ossifient : mais les parties dures constituées de la sorte n'ont que peu d'importance; on connaît cependant un Batracien chez lequel les plaques osseuses du derme forment sur le dos une espèce de petite carapace (2). Le derme ne présente d'ailleurs que peu

repousse sa dépouille jusque dans sa bouche; enfin il l'avale tout à coup (*a*).

Chez le Triton, l'épiderme se sépare tout d'une pièce, à peu près comme chez les Serpents (*b*).

Chez les Têtards, le système épidermique est muni de cils vibratiles (*c*). Il est aussi à noter que chez la Grenouille cette partie de l'appareil tégumentaire présente dans les espaces compris entre les cellules des corpuscules dont la nature n'est pas encore bien connue (*d*).

(1) Chez les Cécilies, qui, par leur forme générale, ressemblent aux Reptiles sauriens, mais qui, à raison de leur mode d'organisation et de développement, doivent être rangées dans la classe des Batraciens, la peau est parsemée d'écailles rudimentaires logées dans des replis transversaux (*e*). Il est aussi à noter que le derme de ces Animaux contient un très-grand nombre de glandules qui, dans la région caudale, y donnent une épaisseur considérable, et sont de deux sortes : les unes, petites et logées dans le derme, sont des sacs arrondis à orifice étroit et à parois simples revêtues de tissu utriculaire; les autres, très-grosses et de formes ovalaires, s'enfoncent dans le tissu conjonctif sous-cutané; leurs parois sont situées verticalement, et les cellules qui tapissent leur face externe sont de dimensions énormes (*f*).

(2) Chez quelques Batraciens anoures, tels que le *Ceratophys dorsata*, non-seulement le derme de la face supérieure du crâne est ossifié et soudé aux os sous-jacents, mais il y a aussi dans l'épaisseur de la peau du dos quatre plaques osseuses disposées en croix (*g*). Chez le *Brachycephalus ephippium* (*h*), la peau présente une structure analogue, et les pièces os-

(*a*) Th. Bell, art. AMPHIBIA (Todd's *Cyclop. of Anat. and Physiol.*, t. I, p. 202).

(*b*) Baker, *On the property of Waterefts of slipping off their skin as Serpents do* (*Philos. Trans.*, 1746, t. XLIV, p. 529).

(*c*) Corti, *Flimmerbewegung bei Frosch - und Krötenlarven* (*Verhandl. der phys. med. Ges. in Würzburg*, 1850, t. I, p. 191).

(*d*) Budneff, *Ueber die epidermoidale Schichte der Froschhaut* (*Archiv für mikrosc. Anat.*, 1865, t. I, p. 295).

(*e*) Voyez l'*Atlas du Règne animal* de Cuvier, REPTILES, pl. 36 *ter*.

(*f*) Voyez l'*Atlas du Règne animal* de Cuvier, REPTILES, pl. 36 *ter*.

(*g*) Leydig, *Traité d'histologie*, p. 90, fig. 46 et 47.

(*h*) Voyez Maximilian v. Wied, *Abhandl. zur Naturgeschich. Brasiliens*, 1824, pl.
— Cocteau, *Notice sur un genre peu connu de Crapaud à bouclier* (Guérin, *Mag. de zool.*, 1855, cl. 3, pl. 8).

de particularités de structure intéressantes à noter (1), si ce n'est le grand développement des glandules logées dans son épaisseur (2).

seuses du dos forment, même dans cette région, une sorte de petite carapace soudée aux apophyses épineuses des vertèbres correspondantes (*a*). Les corpuscules osseux ont une forme allongée et rappellent les canalicules de la dentine (*b*).

(1) Le derme des Batraciens manque généralement de papilles ; mais il en existe beaucoup dans la pelote qui garnit en dedans la peau du mâle chez les Grenouilles et les Crapauds, et qui sert à ces Animaux pour se cramponner sur le dos des femelles pendant l'accouplement. On y trouve aussi des corpuscules tactiles (*c*).

Les nerfs du chorion sont nombreux, et leurs filaments, d'une grande ténuité, forment un plexus remarquable dans la couche profonde aussi bien que dans la couche superficielle de cette membrane (*d*).

(2) En général, les glandes cutanées des Batraciens sont de deux sortes : les unes, très-petites, sont disséminées uniformément dans le derme ; les autres, plus grosses, sont réunies en paquets.

Chez la Grenouille, par exemple, il existe sur toute la surface du corps une multitude de petits follicules de forme sphéroïdale ou comprimée, qui sont logés dans la couche superficielle du derme et communiquent au dehors par un col étroit dont l'ouverture se trouve à la surface de l'épiderme et affecte la forme d'un pore arrondi ou étoilé (*e*). D'autres glandules plus grandes, agglomérées dans la région post auriculaire, y déterminent un épaississement de la peau en forme de bande.

Chez les Crapauds, les analogues de ces dernières glandes offrent un développement considérable : elles sont contractiles (*f*) et forment les tumeurs appelées parotides, ainsi que les éminences verruqueuses dont la peau est parsemée. L'humeur lactescente que ces follicules sécrètent possède des

(*a*) *Bufo ephippium*, Spix, *Animalia nova, sive species novæ Testudinum et Ranarum quas in itinere per Brasiliam collegit*, 1824, p. 48, pl. 20, fig. 1.

— *Ephippifer Spixii*, Cocteau, *Op. cit.* (*Magazin de zoologie* de Guérin, 1835, cl. 3, pl. 7 et 8).

— *Brachycephalus ephippium*, Fitzinger ; voyez Duméril et Bibron, *Erpétologie*, t. VIII, p. 728.

(*b*) Leydig, *Traité d'histologie*, p. 96.

(*c*) Leydig, *Traité d'histologie*, p. 84. — *Ueber Tastkörperchen* (Müller's *Archiv für Anat.*, 1856, p. 159).

(*d*) Ciaccio, *On the Distribution of Nerves on the Skin of the Frog, with physiolog. Remarks on the Ganglia connected with the cerebro-spinal Nerves* (*Trans. of the Microsc. Soc.*, 1864, p. 15).

(*e*) Acherson, *Ueber die Hautdrüsen der Frösche* (Müller's *Archiv für Anat.*, 1840, p. 15, pl. 2).

— Owen, *The Anatomy of Vertebrates*, t. 1, p. 552, fig. 368.

— Heusche, *Ueber die Drüsen und glatten Muskeln in der äussern Haut von* Rana temporaria (*Zeitschr. für wissensch. Zool.*, 1856, t. VII, p. 273).

(*f*) Eckhard, *Ueber den Bau der Hautdrüsen der Kröten* (Müller's *Archiv für Anat.*, 1849, p. 425).

— Rainey, *On the Structure of the cutaneous Follicules of the Toad*, etc. (*Quarterly Journ. of the Microsc. Soc.*, 1855, t. III, p. 257).

Les pigments de la peau de ces Animaux ressemblent à ceux des Reptiles (1).

propriétés vénéneuses très-remarquables (*a*).

Chez la Salamandre terrestre, des glandes cutanées très-développées se trouvent sur la tête aussi bien que sur le tronc et la queue, où elles forment des bandes verruqueuses annulaires et deux rangées longitudinales médio-dorsales (*b*). Il s'en écoule un suc d'apparence laiteuse, qui devient très-abondant quand la peau de l'animal est excitée par la chaleur ou mécaniquement, et l'on attribue à cette circonstance la fable de l'incombustibilité de ces Animaux qui avait cours jadis (*c*). Les propriétés vénéneuses attribuées à cette humeur avaient été beaucoup exagérées par les anciens ; mais c'est à tort que quelques auteurs les ont révoquées en doute : des expériences récentes en ont bien démontré l'existence (*d*). M. Leydig considère comme des follicules hypertrophiés les cavités alvéolaires dont j'ai parlé précédemment comme servant à l'incubation des œufs chez le Pipa (*e*). En effet, cet auteur a trouvé ces glandes dorsales peu développées chez une femelle qui n'avait pas encore pondu (*f*).

(1) Les Rainettes présentent des changements de couleur comparables à ceux que nous offrent les Caméléons, mais moins marqués (*g*) ; et, d'après les observations de M. Pouchet, ce phénomène paraît être dû à une cause analogue, savoir, l'existence de deux couches de matières colorantes, l'une superficielle, d'un vert jaunâtre, et l'autre noirâtre, logée dans des espèces de chromatophores rameux et contractiles, disposés de façon à pouvoir faire avancer leur contenu près de la surface de la peau ou à la refouler vers l'intérieur (*h*). Plus récemment (*i*) ce sujet a été traité de nouveau par plu-

(*a*) J. Davy, *Obs. on the Poison of the common Toad* (*Philos. Trans.*, 1826, p. 127).

— Cloëz et Gratiolet, *Note sur les propriétés vénéneuses de l'humeur lactescente que sécrètent les parotides cutanées de la Salamandre terrestre et le Crapaud commun* (*Comptes rendus de l'Acad. des sciences*, 1831, t. XXXII, p. 592). — *Nouvelles observations sur le venin contenu dans les pustules cutanées des Batraciens* (même recueil, t. XXXIV, p. 729).

(*b*) Funk, *De Salamandris terrestr. tractatus*, p. 23, pl 2, fig. 11, etc.

— J. Müller, *Op. cit*, p. 35, pl. 1, fig. 1.

(*c*) Sténon, *Letter rectifying the relation of Salamandra living in fire* (*Philos. Trans.*, 1866, t. II, p. 377).

— Maupertuis, *Sur une espèce de Salamandre* (*Mém. de l'Acad. des sciences*, 1727, p. 27).

(*d*) Cloëz et Gratiolet, *Op. cit.*

— Albani, *Ricerche sul veneno della* Salamandra maculata (*Sitzungsber. der Wiener Akad.*, 1853, t. XI, p. 1048).

(*e*) Voyez tome VIII, page 497.

(*f*) Leydig, *Traité d'histologie*, p. 91.

(*g*) Wittich, *Die grüne Farbe der Haut unserer Frösche* (Müller's *Archiv*, 1854, p. 41).

(*h*) Pouchet, *Sur la mutabilité de la coloration des Rainettes et sur la structure de leur peau* (*Comptes rendus de l'Acad. des sciences*, 1848, t. XXVI, p. 574).

— Brücke, *Untersuch. über den Farbenwechsel des afrikanischen Camäliens* (*Denkschr. der Wiener Akad.*, 1852, t. I, p. 179 ; t. IV, pl. 40).

(*i*) Virchow, *Chromatophoren beim Frosch.* (*Archiv für pathol. Anat.*, 1853, t. VI, p. 266).

— Harless, *Ueber die Chromatophoren des Frosches* (*Zeitschr. f. w. Zool.*, 1854, t. V, p. 372).

— Wittich, *Entgegnung auf H. Harless's über Chromatophoren des Frosches* (Müller's *Archiv*, 1854, p. 257).

Système tégumentaire des Poissons.

§ 16. — La peau des POISSONS (1) est d'ordinaire très-intimement unie aux organes sous-jacents, et parfois, dans certaines parties du corps, le derme se confond presque avec le périoste, situé immédiatement au-dessous. Souvent son épaisseur est très-considérable : par exemple chez les Moles ou Poissons-lunes (2).

L'épiderme n'offre que peu de cohésion, et, de même que chez beaucoup d'autres Animaux aquatiques, ses éléments organiques, en se désagrégeant et en se gonflant d'eau, constituent en grande partie l'enduit glaireux dont le corps est couvert. En général, ce revêtement de tissu utriculaire ne présente rien d'important à noter (3), et c'est dans la couche sous-jacente que se trouve le système squameux.

sieurs observateurs. Je dois ajouter que l'explication donnée ici est repoussée par quelques histologistes (*a*).

D'après M. Busch, les cellules pigmentaires des Têtards seraient susceptibles de se multiplier par une sorte de bourgeonnement (*b*).

(1) L'anatomie de la peau des Poissons a été étudiée par Cuvier, M. Agassiz, M. Owen, et plusieurs autres naturalistes dont les travaux seront cités dans le cours de cette Leçon ; je signalerai aussi, à ce sujet, un mémoire spécial de M. Leydig (*c*).

(2) Chez les Moles (ou *Orthragoriscus*) de grande taille, la peau a quelquefois plus de 15 centimètres d'épaisseur (*d*).

(3) Chez quelques Poissons, il existe dans l'épiderme des cellules épithéliques particulières, d'un volume considérable, qui paraissent contribuer plus que les autres à la production de cette matière glaireuse, et qui, pour cette raison, ont été désignées sous le nom de *cellules muqueuses* par M. Leydig. Cet histologiste les a découvertes dans la peau du *Polypterus bichir*, et a constaté que souvent elles se prolongent du côté externe en forme de col, disposition qui les fait ressembler à de petites glandes. Elles sont remplies d'un liquide muqueux et granuleux, qui paraît s'en échapper par rupture de leurs parois. Ces vésicules existent aussi chez d'autres Poissons

(*a*) Leydig, *Traité d'histologie*, p. 113.

(*b*) Busch, *Phänomene aus dem Leben der Pigmentzellen* (*Müller's Arch. f. Anat. u. Physiol.*, 1856, pl. 16, p. 415).

(*c*) Leydig, *Ueber die Haut einiger Süsswasserfische* (*Zeitschr. für wissensch. Zool.*, 1851, t. III, p. 1).

(*d*) Goodsir, *On certain Peculiarities in the Structure of the short Sun-Fish* (*Edinb. new Philos. Journal*, 1841, t. XXX, p. 188).
— Turner, *On the Structure and Composition of the Integument of the* Orthragoriscus mola (*Nat. Hist. Review*, 1862, t. II, p. 185).

Les pigments de la peau sont très-remarquables, non-seulement par leur éclat et leur variété, mais aussi par leur mode de conformation.

En général, les cellules épidermiques ordinaires sont incolores; quelquefois, au contraire, elles conservent pendant toutes les périodes de leur existence une coloration plus ou moins intense qui peut dépendre, soit d'une sorte de teinture diffuse (1), soit de la présence d'un pigment granuleux dans leur intérieur. L'éclat argenté ou doré qu'on remarque chez beaucoup de Poissons est dû à d'innombrables paillettes d'un aspect cristallin qui se trouvent dans le derme, ainsi que dans quelques autres parties du corps de ces Animaux : la vessie natatoire, par exemple (2). Les variations parfois subites qu'on remarque dans la coloration de certains Poissons n'ont pas encore été expliquées d'une manière satisfaisante (3).

Chez quelques Poissons, la peau est complétement dépourvue d'écailles, chez les Lamproies par exemple, et très-souvent

osseux, tels que l'Anguille, la Tanche, la Lotte, etc. Mais M. Leydig n'a pu en découvrir chez les Plagiostomes (*a*).

(1) Chez le *Cobitis fossilis*, les cellules épidermiques sont colorées de la sorte en jaune (*b*). Chez beaucoup de Poissons, la coloration de la peau est au contraire due à des amas de groupes de cellules pigmentaires plus ou moins étoilées (*c*).

(2) La matière employée dans l'industrie pour la fabrication des perles artificielles, et désignée sous les noms d'*argentine* ou d'*essence d'Orient*, s'obtient en traitant ces paillettes par l'ammoniaque (*d*).

(3) Pour plus de détails à ce sujet, je renverrai aux observations de M. Stark, M. Agassiz, Nardo, etc. (*e*).

(*a*) Leydig, *Histologische Bemerkungen über den* Polypterus bichir (*Zeitschr. für wissensch. Zool.*, 1854, t. V, p. 42, pl. 3, fig. 17). — *Traité d'histologie*, p. 103, fig. 54).

(*b*) Par exemple chez la Lamproie; voy. Quekett, *Descript. and illustr. Catal. of the Histological Series contained in the Mus. of the College of Surg.*, t. I, pl. 9, fig. 15.

(*c*) Leydig, *Traité d'histologie*, p. 103.

(*d*) Réaumur, *Obs. sur la matière qui colore les perles fausses, etc.* (*Mém. de l'Acad. des sciences*, 1716, p. 222).

(*e*) Stark, *On Changes observed in the Colour of Fishes* (*Edinb. new Philos. Journ.*, 1830, t. IX, p. 501).

— Agassiz, *Recherches sur les Poissons fossiles*, t. I, p. 65.

— Nardo, *Osserv. anat. sull'interna structura delle cute dei Pesci compusiveminte considerata, e sulle cause fisiologiche e fisico-chemiche della loro colorazione e decolorazione*, Torino, 1841 (*Istituto Veneto delle sc.*, t. V).

elle est nue sur quelques parties de la tête, ainsi que sur les nageoires. Mais d'ordinaire le corps de ces Animaux est revêtu partout d'une sorte de cuirasse formée par l'assemblage d'une multitude de pièces solides logées dans des cavités dépendantes du derme ou en continuité de substance avec cette couche fondamentale de l'appareil tégumentaire. La forme et le mode d'arrangement de ces pièces solides varient beaucoup; on remarque aussi des différences considérables dans leur structure intime, et, à raison de ces particularités, les ichthyologistes les distinguent entre elles sous les noms d'*écailles*, de *scutelles*, de *boucles*, d'*épines*, etc.; mais leurs caractères essentiels sont toujours les mêmes, et elles ont beaucoup d'analogie avec les dents qui garnissent diverses parties de la tunique muqueuse de la bouche chez la plupart des Vertébrés (1). Ecailles.

(1) La structure des écailles des Poissons a fixé l'attention des anciens micrographes (*a*); mais c'est depuis une trentaine d'années seulement qu'elle a été l'objet d'études approfondies, et M. Agassiz fut l'un des premiers à s'en occuper avec succès (*b*). Les opinions qu'il avait d'abord émises à ce sujet ont été modifiées à plusieurs égards, soit par les recherches subséquentes de ce zoologiste éminent, soit par les observations de M. Mandl, de M. Peters et de quelques autres naturalistes; mais principalement par les travaux de M. Williamson, à qui l'on doit deux mémoires très-importants sur la structure interne et le mode d'accroissement de ces organes tégumentaires. Plus récemment de nouveaux faits ont été constatés par MM. Leydig, Huxley, Salbey, etc. (*c*).

(*a*) Borellus, *Observationum microscopicarum centuria*, 1656, obs. 37.
— Hooke, *Micrographia*, 1667, p. 162.
— Leeuwenhoek, *Opera omnia*, t. III.
— Baster, *Opuscula subseciva*, 1761, lib. III, p. 127.
(*b*) Agassiz, *Genera et sp. Spix*. Munich, 1829.
— Kuntzmann, *Bemerk. über die Schuppen der Fische* (*Verhandl. d. Ges. nat. Fr. zu Berlin*, 1829, t. I, p. 269). — *Bulletin de Férussac*, *Sciences nat.*, 1826, t. VII, p. 118, et t. XVIII, p. 289.
— *Recherches sur les Poissons fossiles*, t. I, chap. IV : *Dermatologie, et en particulier des écailles des Poissons* (834). — *Observ. sur la structure et le mode d'accroissement des écailles des Poissons* (*Ann. des sciences nat.*, 2ᵉ série, 1840, t. XIV, p. 97).
(*c*) Mandl, *Rech. sur la structure intime des écailles des Poissons* (*Ann. des sciences nat.*, 2ᵉ série, 1839, t. XI, p. 337).
— Peters, *Bericht* (Müller's *Archiv für Anat.*, 1841, p. 209).
— Quekett, voyez *Descript. and illustr. Catalogue of the Histological Series contained in the Museum of the College of Surgeons*, vol. II, 1856.
— Alessandrini, *De intima squamarum textura Piscium, deque scutulis super corio scatentibus Crocodili atque Armadili* (*Novi Comment. Acad. Bonon.*, 1849, t. IX, p. 371).
— Williamson, *On the Microscopic Structure of the Scales and Dermal Teeth of some Ganoid*

La substance constitutive des écailles ressemble beaucoup à la dentine (1). L'analyse chimique y fait reconnaître la présence d'une matière organique azotée qui paraît ne pas différer de la chondrine, et qui est unie à des sels terreux consistant principalement en phosphate de chaux et en carbonate de la même base. La proportion de ces matières minérales varie; mais elle est toujours très-forte et représente en général les cinq ou même les six dixièmes du poids du tissu privé d'eau (2). Dans la suite de ces Leçons, nous verrons que le tissu osseux présente à peu près la même composition chimique.

Les écailles et les autres dépendances analogues du système cutané peuvent être classées en trois groupes principaux : les écailles *ordinaires*, les écailles *ganoïdes*, qui le plus souvent

(1) Voyez tome VI, page 127.

(2) M. Chevreul a analysé comparativement les écailles du Bar (*Perca labrax*), du Lépisostée et du Chétodon. Chez le premier de ces Poissons, elles ont donné, pour 100 parties privées d'eau : 55 de matière organique azotée; 37 de phosphate de chaux; 3 de carbonate de chaux et de petites quantités de phosphate de magnésie, etc.

Dans les écailles des Chétodons, la proportion de phosphate calcaire était de 42 pour 100, et dans les écailles du Lépisostée elle s'est élevée à 46 pour 100; dans ces derniers, il y avait aussi 10 pour 100 de carbonate de chaux, et la proportion de matière azotée était réduite à 41, tandis que chez les Bars elle s'élève à 55 pour 100 (*a*). M. Wähler considère la substance azotée dont il vient d'être question, comme étant de la chondrine.

M. Fremy a trouvé dans les écailles du Brochet 43,4 de matières minérales, dont 42, 5 de phosphate de chaux; les écailles de la Carpe ne lui ont fourni que 33,7 pour 100 du même sel terreux (*b*).

and Placoid Fishes (*Philos. Trans.*, 1849, p. 435, pl. 40-43). — *Investigations into the Structure and Development of the Scales and Bones of Fishes* (*Philos. Trans.*, 1851, p. 643, fig. 28 et 29).

— Huxley, art. TEGUMENTARY ORGANS (Todd's *Cyclop. of Anat. and Physiol.*, Supplém., t. V, 1859, p. 480 et suiv.).

— Steeg, *De anatomia et morphologia squamarum Piscium* (dissert. inaug.). Bonn, 1857.

— Hannover, *Om Bygningen og Udviklingen af skjæl og Pigge hos Bruskfisk : — Sur la structure et le développement des écailles et des épines dans les Poissons cartilagineux* (*Acad. de Copenhague*, 1867, t. VII).

— Salbey, *Ueber die Structure und die Wachsthum der Fischschuppen* (*Archiv für Anat. und Physiol.*, 1868, p. 729, pl. 18 B).

(*a*) Voyez Cuvier et Valenciennes, *Hist. des Poissons*, t. I, p. 479.

(*b*) Fremy et Pelouze, *Traité de chimie*, t. VI, p. 679.

affectent la forme de scutelles ou d'écussons osseux, et les écailles *placoïdes*, qui, au lieu d'être des organes permanents comme les précédents, sont caduques et se renouvellent. Celles des deux premiers types se trouvent chez les Poissons osseux ; les dernières sont propres aux Siluriens (1).

Les *écailles ordinaires* sont des disques minces, en général flexibles et dont le tissu est peu chargé de sels calcaires. Elles sont logées sous l'épiderme, dans des cavités du derme qui sont disposées en manière de bourses ou de capsules, et qui ont beaucoup de ressemblance avec les sacs dans lesquels se forment d'une part les poils et les plumes, d'autre part les dents. Parfois ces lames solides sont couchées à plat dans les fossettes ainsi constituées et ne chevauchent pas les unes sur les autres; mais généralement elles sont placées un peu obliquement, et leur bord postérieur passe sur la portion antérieure de l'écaille suivante, de façon à la recouvrir dans une étendue plus ou moins considérable. Il est aussi à noter qu'en général ces écailles sont disposées en séries longitudinales, de façon à alterner entre elles et à affecter une disposition analogue à celle des tuiles dont on recouvre la toiture de nos maisons (2).

On distingue deux sortes d'écailles ordinaires : les écailles *cycloïdes* et les écailles *cténoïdes*.

Les *écailles cycloïdes* sont de petits disques plus ou moins

(1) M. Steenstrup a constaté que chez les Squales les écailles ne croissent pas à mesure que le corps de l'animal grandit, ainsi que cela a lieu chez les Poissons osseux, mais que leur taille ne dépasse jamais une certaine limite, et qu'elles n'ont qu'une existence temporaire ; parvenues à un certain degré de développement, elles tombent et sont remplacées par des écailles nouvelles. Ces changements n'ont lieu que d'une manière lente et graduelle, mais paraissent se renouveler plusieurs fois pendant le jeune âge (*a*).

(2) C'est e que l'on désigne en disant que les écailles sont *imbriquées*.

(*a*) Steenstrup, *Sur la différence entre les Poissons osseux et les Poissons cartilagineux au point de vue de la formation des écailles* (*Ann. des sciences nat.*, 4ᵉ série, 1861, t. XV, p. 368).

minces dont les bords ne présentent ni crénelures ni épines (1). Dans le très-jeune âge, elles ne présentent à leur surface externe que quelques dessins irréguliers; mais en général, par les progrès de leur développement, elles acquièrent un nombre de plus en plus considérable de bandes concentriques qui naissent successivement autour de cette portion initiale et qui sont séparées entre elles par des sillons linéaires (2). Il en résulte que les écailles cycloïdes, bien caractérisées et parvenues à leur forme définitive, présentent vers le milieu une région focale dont l'aspect diffère beaucoup de celui de la région périphérique, et presque toujours les sillons concentriques dont cette dernière partie est creusée sont interrompus d'espace en espace par des sillons rayonnants (3). Il est aussi à noter que ces sculptures n'occupent pas toute l'épaisseur de l'écaille, et, à l'aide de coupes convenablement pratiquées, on reconnaît au microscope que ces lames tégumentaires sont composées de deux parties principales, l'une profonde, membraneuse, et de structure fibreuse, qui est constituée par un nombre plus ou moins considérable de feuillets superposés; l'autre, dure et calcigère, qui, à son tour, se divise en deux couches bien distinctes : une couche intermédiaire, dont le tissu est un peu granuleux, et

(1) Comme exemples des Poissons à écailles cycloïdes, je citerai la Carpe (*a*).

(2) Chez quelques Poissons à écailles cycloïdes, ces disques tégumentaires restent dans un état presque rudimentaire et ne consistent qu'en une petite lame criblée de trous et profondément enchâssée dans une fossette du derme, ainsi que cela se voit chez les Anguilles (*b*).

(3) La région focale ou initiale n'occupe pas le centre de l'écaille ; elle se trouve plus près du bord postérieur que du bord antérieur, parce que les bandes concentriques qui l'entourent acquièrent plus de largeur en avant qu'en arrière.

(*a*) Mandl, *Op. cit.* (*Ann. des sciences nat.*, 2e série, t. XI, pl. 9, fig. 2).
— Agassiz, *Op. cit.* (*Ann. des sciences nat.*, 2e série, t. XIV, pl. 3, fig. 6).
— Quekett, *Op. cit.* (*Cat. Mus. College of Surgeons, Histological Series*, t. II, pl. 7, fig. 14).
(*b*) Owen, *Anat. of Vertebrates*, t. I, p. 546, fig. 361.
— Quekett, *loc. cit.*, t. II, pl. 6, fig. 3.

une couche superficielle, à structure lamellaire. Ce sont les éminences formées par cette dernière couche qui déterminent les dessins dont la surface de l'écaille est ornée. Par les progrès du développement, de nouvelles lames fibreuses se constituent à la face interne de l'écaille, et chacune de ces lames, étant plus grande que la précédente, la déborde tout autour (1). Le tissu intermédiaire se produit à la surface externe de ce système de membranes basilaires, et en augmentant se place au-dessus de la portion intermédiaire précédemment formée; par conséquent, ce tissu stratifié est endogène comme la couche fibreuse, et, sous ce rapport, ressemble à la dentine; mais la substance calcifère superficielle est au contraire exogène, et les couches nouvellement formées recouvrent leurs prédécesseurs en les dépassant périphériquement. Par son mode de développement, ce tissu superficiel rappelle donc l'émail ou le cément des dents (2).

Les *écailles cténoïdes* sont de même nature que les écailles cycloïdes, et elles n'en diffèrent que peu, soit par leur structure intime, soit par leur conformation générale; mais on remarque sur la portion postérieure de leur surface externe un nombre considérable de prolongements dentiformes ou spiniformes, qui paraissent être formés par le développement considérable du tissu de la couche superficielle.

Les *écailles ganoïdes* ressemblent aux différentes écailles dont je viens de parler par la disposition générale de leurs parties constitutives; mais elles en diffèrent par les caractères his-

(1) Ce mode d'accroissement marginal paraît ne pas être constant, car M. Blanchard a vu chez certains Poissons les petites écailles des jeunes individus offrir autant de lignes concentriques que les grandes écailles des individus avancés en âge (*a*).

(2) Pour plus de détails à ce sujet, je renverrai aux travaux déjà cités de M. Williamson et de M. Huxley (*b*).

(*a*) Blanchard, *Poissons des eaux douces de la France*, p. 55.
(*b*) Voyez pages 71 et 72.

tologiques de ces parties. Les couches basilaires, au lieu d'être membraniformes et fibreuses, sont en général constituées par du tissu osseux, et la couche superficielle est représentée par une sorte d'émail très-dur et translucide que quelques auteurs désignent sous le nom de *ganoïne*. La substance fondamentale de ces écailles renferme des cellules rameuses analogues à celles qui caractérisent le tissu osseux, des canalicules comparables à ceux de la dentine vasculaire et des canaux transversaux renfermant des vaisseaux nourriciers. Dans la faune actuelle, on ne les rencontre que chez un petit nombre de Poissons, tels que les Lépisostées, les Esturgeons et les Coffres; mais elles sont au contraire très-communes chez les espèces fossiles. Leur conformation générale varie beaucoup. Ainsi, chez les Lépisostées, elles sont minces et ressemblent beaucoup aux écailles ordinaires, tandis que chez les Esturgeons elles constituent plusieurs rangées de grands écussons osseux. Chez les Coffres, leur disposition est encore plus remarquable, car elles affectent la forme de plaques polygonales qui s'unissent entre elles par leurs bords, et qui constituent ainsi tout autour du corps une armure osseuse inflexible (1).

Les *écailles placoïdes* ressemblent beaucoup aux écailles ganoïdes, tant par le caractère osseux de leur tissu que par leur structure générale; mais elles forment d'ordinaire des épines ou des tubercules, et sont comparables à des papilles dermiques qui se seraient revêtues de couches superposées de substance osseuse. Elles sont propres aux Poissons à

(1) Cette cuirasse recouvre la presque totalité de l'Animal et n'est percée que d'un petit nombre d'ouvertures pour le passage des nageoires, de la queue, etc. Les plaques osseuses qui la constituent s'engrènent par leurs bords de façon à être complétement immobiles; leur structure est radiaire (*a*), et elles sont recouvertes par une couche épidermique mince qui renferme des cellules pigmentaires.

(*a*) Quekett, *Op. cit.* (*Catal. Mus. College of Surg.*, *Histol. Series*, t. II, pl. 4, fig. 1).

squelette cartilagineux qui constituent l'ordre des Sélaciens, et elles affectent des formes très-variées. Ainsi, tantôt elles consistent en granules miliaires, ainsi que cela se voit chez les Squales (1); tandis que d'autres fois elles s'allongent de façon à constituer des aiguillons d'une puissance remarquable : l'espèce de dard dont la queue de certaines Raies est armée en dessus est un organe de cet ordre (2).

Glandes sous-cutanées

§ 17. — Dans la classe des Poissons, le système glandulaire sous-cutané prend parfois un grand développement et présente des particularités fort remarquables; mais son histoire offre encore beaucoup d'obscurité, due en partie à notre ignorance relative aux fonctions de la plupart des dépendances de la peau de ces Animaux, en partie à ce que les anatomistes ont souvent confondu sous une même désignation des organes fort dissemblables entre eux (3).

Outre les follicules producteurs de la viscosité qui sont dis-

(1) La peau des Squales, appelés vulgairement Chiens de mer, doit à la présence de ces petits corps osseux sa rudesse, qui la rend propre au polissage des bois. Elle constitue ce que, dans le commerce, on appelle le *chagrin*, et préparée d'une certaine manière par le polissage, elle produit le *galuchat*, employé dans la gaînerie.

(2) Pour plus de détails au sujet de la conformation des écailles placoïdes chez les divers Sélaciens ou *Plagiostomes*, je renverrai à l'Ichthyologie de M. A. Duméril. La structure intime de ces dépendances de la peau a été particulièrement étudiée par MM. Williamson, Brackel et Leydig (*a*).

(3) M. Leydig pense que les glandes cutanées manquent complétement chez les Poissons, et que le mucus dont le corps de ces Animaux est recouvert provient uniquement du tissu épidermique maintenu dans un état de mollesse par l'eau dont il est imbibé (*b*). Mais cette opinion me paraît exagérée, et une partie du moins des canaux sous-cutanés dont ces Animaux sont pourvus me semble constituer un appareil sécréteur dont les produits lubrifient la surface extérieure (*c*).

(*a*) Aug. Duméril, *Hist. nat. des Poissons*, t. I, p. 87 et suiv.
— Williamson, *Op. cit.*
— Leydig, *Beiträge zur mikrosc. Anat. d. Rochen und Hayen*, 1852.
— Brackel, *De cutis organo quorumdam Animalium ordinis Plagiostomorum disquisitiones microscopicæ* (dissert. inaug.). Dorpat, 1858.

(*b*) Leydig, *Traité d'histologie*, p. 88.

(*c*) Clarke, *Observ. on the Anatomy of the Skin of a Species of Muræna* (*Trans. of the Microscop. Soc. of London*, 1848, t. II, p. 141).

séminés en grand nombre sur diverses parties de la surface du corps de quelques Poissons, tels que les Myxines et les Lamproies (1), il y a un vaste système de tubes sous-cutanés débouchant au dehors par des orifices particuliers, et la plupart des ichthyologistes considèrent ces canaux comme étant des organes sécréteurs, bien que quelques-uns d'entre eux soient en relation avec des dépendances du système nerveux dont les fonctions doivent être d'un autre ordre.

Un des principaux troncs de cet appareil tubulaire sous-cutané occupe les côtés du corps et correspond ordinairement à la ligne latérale dont les flancs des Poissons sont presque toujours marqués (2). D'autres canaux analogues débouchent au dehors dans la région céphalique et présentent une disposition plus compliquée, ainsi que cela est facile à constater chez

(1) Les Myxines ont la faculté d'émettre à volonté une multitude de longs filaments très-agglutinatifs, qui me paraissent avoir de l'analogie avec les filaments urticants des Zoophytes, et qui sont formés par une matière visqueuse sécrétée dans de petits sacs cutanés disposés en série longitudinale de chaque côté du corps (*a*). J. Müller, qui a fait une étude attentive de ces organes, assigne à chacun d'eux une tunique musculaire, et il décrit leur contenu comme constituant des corps ovalaires formés par un filament pelotonné d'une manière inextricable. Il est aussi à noter qu'ils sont pourvus d'un nerf qui pénètre dans leur intérieur. Chez les Lamproies, il existe à la tête des follicules analogues, et chez les Esturgeons, où l'on en trouve dans la même région, ils sont réunis en groupes (*b*).

(2) Chez la plupart des Poissons, il existe de chaque côté du corps, depuis les ouïes jusqu'à la base de la nageoire caudale, une ou plusieurs rangées d'écailles d'une forme particulière, constituant ce que les zoologistes appellent la ligne latérale de ces Animaux, et offrant les orifices d'une série de petits canaux en communication avec un tube longitudinal désigné communément sous le nom de *canal latéral* (*c*). Ce tube fait partie d'un vaste système de canaux sous-cutanés dont la portion la plus remarquable se trouve dans la tête, et dont l'étude, commencée par Sténon il y a deux

(*a*) J. Müller, *Vergleichende Anatomie der Mixinoiden*, erste Theil, 1835, pl. 1 et pl. 6, fig. 3. — *Untersuchungen über die Eingeweide der Fische*, 1845, pl. 2, fig. 9.

(*b*) Leydig, *Traité d'histologie*, p. 224, fig. 103.

(*c*) Exemple : la *Carpe* ; voyez Petit, *Histoire de la Carpe* (*Mém. de l'Acad. des sciences*, 1733, p. 201, pl. 12).

la Morue et beaucoup d'autres Poissons des plus communs (1). Parfois le canal sous-cutané latéral est remplacé par une série

siècles, a occupé successivement un grand nombre d'anatomistes (a). En général, on désigne cet appareil sous le nom de système des *canaux muqueux* ou de *canaux mucipares* (b); mais, dans ces derniers temps, on a révoqué en doute son rôle dans la production de la matière glaireuse dont la peau des Poissons est en général revêtue.

M. Hyrtl (c) distingue soigneusement le canal latéral dont je viens de parler, des vaisseaux lymphatiques qui suivent le même trajet, et qui communiquent, d'une part avec le sinus caudal, d'autre part avec les grosses veines céphaliques (d). Mais MM. Agassiz et Vogt les considèrent comme étant identiques, bien que ces naturalistes n'aient pu constater aucune communication entre les pores latéraux et le vaisseau lymphatique en question (e).

(1) Chez la Morue, le canal latéral se dirige d'arrière en avant, en suivant la ligne latérale, et fournit, chemin faisant, un grand nombre de petites branches qui débouchent directement au dehors par autant de pores. Il se réunit à son congénère au-dessus du crâne, et forme en cet endroit un sinus où s'ouvre un tronc médian dont la direction est également d'arrière en avant. A peu de distance de leur point de jonction, ces deux canaux latéraux se séparent de nouveau et vont se terminer dans le museau. Dans la région temporale, un tronc jugal part de chaque canal latéral, longe la mâchoire supérieure, et donne naissance à une série de branches descendantes qui débouchent à la surface extérieure de la peau. Enfin, de chaque côté de la tête, un autre canal analogue contourne le bord de la mâchoire inférieure ainsi que le bord de l'opercule, et fournit également une série de branches qui s'en séparent presque à angle droit, pour aller déboucher au dehors de façon à donner naissance à une rangée d'orifices (f).

Chez les Raies et les Torpilles, le

(a) N. Sténon, *De musculis et glandulis observationum specimen*, 1664, p. 54. — *Element. myologiæ specimen, cui accedunt Canis Carchariæ dissectum caput*, etc, 1669, p. 9 et 139).

— Monro, *The Structure and Physiology of Fishes*.

— Blainville, *De l'organisation des Animaux*, t. I, p. 152.

Agassiz et Vogt, *Anatomie des Salmones*, p. 154 (extrait des *Mém. de la Soc. des sciences nat. de Neuchâtel*, 1845, t. III).

— Stannius und Siebold, *Handbuch der Zootomie*, zweite Auflage, 1854, t. I, p. 103.

— Vogt, *Ueber die Schleimkanäle der Fische* (*Zeitschr. für wissensch. Zool.*, 1856, t. VII, p. 328.

— M'Donnell, *On the Structure of the lateral line in Fishes* (*Trans. of the Royal Irish Acad.*, 1862).

(b) Blainville l'appelle *système lacunaire* (*Op. cit.*, t. I, p. 152).

(c) Hyrtl, *Sur les sinus caudal et céphalique des Poissons, et sur le système de vaisseaux latéraux avec lesquels ils sont en connexion* (*Ann. des sciences nat.*, 2e série, 1853, t. XX, p. 215).

(d) Voyez tome IV, page 472 et suiv.

(e) Agassiz et Vogt, *Anatomie des Salmones*, p. 154.

(f) Monro, *Op. cit.*, pl. 5.

de tubes indépendants les uns des autres, et dans certains cas il est multiple (1). En général, les parois de ces tubes sous-cutanés sont minces et flexibles ; mais chez quelques Poissons, tels que les Chimères, leur portion terminale est revêtue d'une sorte de charpente solide, qui est tantôt cartilagineuse, d'autres fois en partie osseuse (2). Enfin, il est aussi à noter que le canal latéral est en connexion avec une multitude

système des tubes latéraux et de leurs annexes est plus compliqué que chez les Poissons dont je viens de parler ; ses principaux troncs ont été représentés par Monro, et étudiés d'une manière plus complète par M. M'Donnell (*a*).

Ce dernier auteur a donné aussi beaucoup de détails sur ce système de canaux sous-cutanés chez les Squales, les Pleuronectes et quelques autres Poissons.

J'ajouterai que, chez beaucoup de Poissons osseux, les embouchures des canaux sous-cutanés, particulièrement de ceux de la tête, s'entourent aussi de substance osseuse : par exemple, chez la Gremille commune ou Perche goujonnière (*Acerina cernua*), qui habite nos eaux douces (*b*).

M. Agassiz a constaté que, chez divers Poissons, il existe un nombre considérable de petits tubes qui s'ouvrent au dehors à la surface extérieure du corps, et qui, d'après ce naturaliste, communiqueraient directement avec le système circulatoire (*c*).

(1) Chez le *Mugil cephalus*, par exemple, il y a de chaque côté du corps plusieurs canaux latéraux (*d*).

(2) Chez les Chimères, où le trajet suivi par les canaux latéraux et les canaux sous-cutanés de la tête est à peu près le même que chez la Morue, ces tubes sont renforcés par un système de pièces osseuses ou cartilagineuses dont la disposition rappelle un peu celle des anneaux de la trachée-artère. La charpente ainsi constituée se retrouve dans toutes les parties de ce système de canaux, mais elle est peu développée autour des canaux latéraux, tandis que dans la tête elle acquiert des dimensions considérables (*e*).

Chez les Esturgeons, une partie des parois de ces canau s'ossifient de façon à donner naissance à des tubes complets, et chez quelques Squales elles sont enveloppées par une couche épaisse de fibro-cartilage (*f*).

(*a*) Monro, *The Structure and Physiol. of Fishes*, pl. 6 et 7.
— M'Donnell, *Op. cit.*

(*b*) Agassiz, *On numerous minute Tubes in Fishes opening externally* (*Proceed. of the Boston Soc. of Nat. Hist.*, 1848, t. III, p. 27).

(*c*) Owen, *Op. cit.*, t. I, p. 550.

(*d*) Leydig, *Traité d'histologie*, p. 227, fig. 105.

(*e*) Leydig, *Anatomisch-histologische Untersuchungen über Fische und Reptilien*, 1853, p. 11, pl. 1, fig. 2.

(*f*) Leydig, *Traité d'histologie*, p. 228, fig. 106.

de petits organes d'une structure très-remarquable, qui paraissent être affectés au service de la sensibilité, et ont quelque ressemblance avec les organes tactiles que nous étudierons lorsque nous nous occuperons du système nerveux. Ce sont de petits sacs membraneux tapissés par un épithélium d'un caractère particulier, et recevant un nerf qui s'y termine par un renflement en forme de bouton (1). On ne peut que former des conjectures assez vagues relativement aux fonctions de ces poches, mais on ne peut être que frappé de leur ressemblance avec les follicules nerveux découverts par M. Savi chez la Torpille (2) et avec les corpuscules de Pacini, organes dont j'aurai à parler dans une autre partie de ce cours.

Chez les Torpilles et la plupart des autres Poissons cartilagineux, il y a aussi, sous la peau, des tubes qui s'ouvrent au dehors à peu près de la même façon, mais qui sont très-longs, isolés et renflés en forme d'ampoule à leur extrémité interne; quelques anatomistes les désignent sous le nom de *tubes de Lorenzini*, afin de ne rien préjuger quant à leurs fonctions et de rappeler l'auteur qui le premier en a signalé l'existence (3).

(1) Pour plus de détails relatifs à ces organes singuliers, je renverrai aux publications récentes de MM. Leydig et Schultze (a).

(2) Ces follicules sont de petits sacs ou cellules membraneuses, recouvrant un nerf et renfermant un glomérule de substance nerveuse, qui sont disposées en séries linéaires autour de la bouche et à la base des nageoires pectorales, près du cadre scapulaire de l'appareil électrique (b).

(3) Les observations de Lorenzini à ce sujet portent sur la Torpille, et datent de 1678. Plus récemment M. Savi a décrit avec soin, chez le même Poisson, la disposition générale de l'appareil tubulaire dont il est ici question, et dans ces dernières années la structure intime des ampoules

(a) Leydig, *Ueber die Schleimkanäle der Knochenfische* (Müller's *Archiv für Anat.*, 1850, p. 170, pl. 4). — *Beiträge zur Kenntniss des feineren Baues der Haut bei Amphibien und Reptilien*. Dresden, 1868.
— F. E. Schultze, *Ueber die Nervenendigung in den sogenannten Schleimkanälen der Fische* (*Archiv für physiol. Anat. und wissensch. Med.*, 1861, p. 759, pl. 20). — *Ueber die Sinnesorgane der Seitenlinie bei Fischen und Amphibien* (*Archiv für mikrosk. Anat.*, 1870, t. VI, p. 64, pl. 4-6).

(b) Savi, *Études anatomiques sur la Torpille*, pl. 3, fig. 10-13 (Matteucci, *Traité des phénomènes électro-physiologiques des Animaux*).

La peau des Poissons présente souvent sur certaines parties (particulièrement dans le voisinage de la bouche) des papilles d'un volume considérable, et il est à noter que parfois l'extré-

initiales de ces canaux a été étudiée par plusieurs ichthyologistes (*a*).

Chez la Torpille, chacun de ces organes consiste : 1° en une grosse ampoule renfermant un petit groupe de vésicules ovoïdes, dans chacune desquelles va se terminer un nerf particulier ; 2° en un long tube cylindrique constitué par le col de l'ampoule dont je viens de parler et débouchant au dehors à la surface de la peau. De chaque côté du corps, il existe deux groupes de ces ampoules, situés, l'un dans le museau, au devant des narines, l'autre sur le côté de l'organe électrique, vers le tiers antérieur de l'arcade cartilagineuse formée par la base de la nageoire pectorale. Les tubes qui partent de chacun de ces groupes d'ampoules sont d'abord réunis en faisceaux, mais ils s'éloignent ensuite les uns des autres pour aller déboucher au dehors par une série d'ouvertures placées à l'une et à l'autre surface du corps, entre son bord externe et le cadre cartilagineux de l'appareil électrique, ou plus loin en arrière (*b*).

On trouve un système de tubes de Lorenzini disposé à peu près de la même manière chez les Raies et les Squales (*c*); mais la forme des ampoules varie : ainsi, chez le Squale griset, ou *Hexanthus griseus*, chacun de ces renflements est divisé en une série de loges disposées en rosace (*d*).

Les ampoules de Lorenzini contiennent une substance gélatineuse, et pendant la vie de l'animal les tubes qui les terminent versent au dehors une humeur transparente ; aussi M. Savi les considère-t-il comme étant des organes mucipares. Mais les observations microscopiques récentes faites sur la structure intime de ces ampoules ont fait rejeter cette opinion par les ichthyologistes. Ces auteurs se fondent sur la manière dont se comportent les nerfs qui pénètrent dans ces organes, et plusieurs auteurs les considèrent comme étant le siége d'un sixième sens (*e*), hypothèse qu'il me paraîtrait inutile de discuter ici.

(*a*) Lorenzini, *Osservazioni intorno alle Torpedini*. Firenze, 1678. — *De anatomia Torpedinis* (*Ephem. Acad. nat. curios.*, 1678, dec. 1, ann. IX-X, p. 339).
— Matteucci, *Traité des phénomènes électro-physiologiques des Animaux, suivi d'une Étude anatomique de la Torpille*, par P. Savi, 1844, p. 329, pl. 1, fig. 1 ; pl. 2 et pl. 3, fig. 10-15.
— Boll, *Die Lorenzini'schen Ampullen der Selachier* (*Arch. f. mikrosk. Anat.*, 1868, t. IV, p. 375, pl. 23).
(*b*) Savi, *Op. cit.*, pl. 1 et 2.
(*c*) Exemple : la *Raie* ; voyez Monro, *Op. cit.*, pl. 7, fig. 3.
(*d*) Leydig, *Traité d'histologie*, p. 232, fig. 112.
(*e*) Jacobson, *Sur un organe particulier des sens chez les Raies et les Squales* (*Nouv. Bulletin de la Soc. philomathique*, 1813, t. III, p. 332).
— Treviranus, *Ueber die Nerven des fünften Paars* (*Vermischte Schriften*, 1820, t. III, p. 141).
— Leydig, *Op. cit.*
— Boll, *Op. cit.*

mité de ces appendices est garnie d'un petit organe cyathiforme dans l'intérieur duquel un nerf pénètre (1).

En résumé, nous voyons donc que chez les Poissons, les Batraciens, les Reptiles et même les Mammifères, la peau est susceptible de s'ossifier partiellement, et de constituer ainsi une sorte d'armure extérieure très-résistante. Dans une prochaine Leçon, nous verrons aussi que les peaux solides produites ainsi peuvent concourir à la formation de la charpente générale du corps; mais, sous ce rapport, le rôle du système tégumentaire est toujours très-accessoire, et il est destiné essentiellement à constituer un appareil protecteur.

(1) Ces organes cyathiformes, dont la connaissance est due à M. Leydig, sont logés dans l'épiderme et composés de cellules allongées qui ressemblent beaucoup à des fibres-cellules musculaires. Un nerf est logé dans la papille qui leur sert de support, et pénètre jusqu'à leur base (*a*).

(*a*) Exemple : les papilles labiales des Ables (*Leuciscus dobula*) ; voyez Leydig, *Traité d'histologie*, p. 223, fig. 102.

QUATRE-VINGT-SIXIÈME LEÇON.

Appareil tégumentaire des Animaux invertébrés. — Infusoires. — Polypier des Coralliaires. — Téguments des Acalèphes. — Charpente solide des Spongiaires et des Rhizopodes. — Squelette extérieur des Échinodermes. — Téguments des Mollusques, Coquilles, etc. — Téguments des Vers.

Importance de l'appareil tégumentaire chez les Invertébrés.

§ 1. — Quel que soit le développement que prend le système tégumentaire des Vertébrés, cette partie de l'organisme, ainsi que je l'ai déjà dit en terminant cette dernière Leçon, ne remplit jamais, chez ces Animaux, un rôle important dans la constitution de la charpente solide du corps, et, comme nous le verrons bientôt, cette charpente est toujours formée par un squelette intérieur dont la première ébauche se montre à une période très-peu avancée du travail embryogénique. Mais, chez les Animaux invertébrés, il en est autrement; la peau et ses dépendances forment à elles seules la totalité ou la presque totalité de cette charpente, et le système musculaire affecté au service de la locomotion est constitué en entier par les muscles sous-cutanés.

Les caractères anatomiques et physiologiques de ce revêtement extérieur varient beaucoup chez ces Animaux, et, pour s'en former une idée, il est nécessaire de les étudier dans chacun des principaux groupes zoologiques constitués par ces êtres; mais, en faisant cette revue, il me paraît préférable de ne pas adopter la marche qui serait indiquée par les affinités naturelles de ces groupes, et, au lieu de traiter d'abord des Mollusques ou des Articulés, qui, dans les classifications méthodiques, prennent place à la suite des Vertébrés, je passerai immédiatement à l'extrémité opposée du Règne animal, et je ne parlerai des Invertébrés supérieurs qu'après avoir exposé ce qui est relatif aux Zoophytes, car, en procédant ainsi, il me sera possible d'être plus bref et de faire mieux saisir l'enchaînement des faits.

Téguments des Infusoires.

§ 2. — Chez les Zoophytes les plus inférieurs, le système tégumentaire, ainsi que je l'ai déjà dit au commencement de la Leçon précédente (1), n'est pas distinct des parties sous-jacentes, et la surface extérieure du corps est ordinairement garnie de cils vibratiles qui jouent un rôle important dans le mécanisme de la respiration et de la nutrition, tout en étant les principaux organes de la locomotion. Il en a été question plus d'une fois dans les Leçons précédentes, et j'aurai bientôt à en parler plus longuement, lorsque je traiterai du mécanisme de la natation chez les Animaux inférieurs.

Chez la plupart des Infusoires, le corps est entièrement couvert de petits appendices filiformes de ce genre. En général, ces cils vibratiles sont plus développés autour de la région buccale que partout ailleurs (2), et parfois ils sont disposés avec régularité par rangées longitudinales (3). Le système tégumentaire de ces Animalcules peut donner aussi naissance à des prolongements flabelliformes qui ne vibrent pas (4), et à des soies rigides (5).

(1) Voyez ci-dessus, page 2.

(2) Chez les Stentors et les Vorticelles, qui, sous beaucoup de rapports, semblent se rattacher au type des Molluscoïdes plutôt qu'à l'embranchement des Zoophytes, la couronne circumbuccale ainsi constituée est très-remarquable (a).

(3) Cette disposition costulée est très-marquée chez quelques *Amphileptus* (b).

(4) Ces filaments flabelliformes que M. Ehrenberg a pris pour une trompe, se trouvent chez les Monas et les autres Infusoires du même groupe (c). Ils sont tantôt simples, tantôt doubles ou même multiples.

(5) Ces appendices sétiformes, tan-

(a) Ehrenberg, *Infusionsthierchen*, pl. 24 à 29.

(b) Idem, *ibid.*, pl. 38, fig. 2-4.

(c) Dujardin, *Recherches sur les organismes inférieurs* (*Ann. des sciences nat.*, 2e série, 1836, t. V, p. 193, pl. 9). — *Hist. nat. des Zoophytes Infusoires*, p. 275.

Téguments des Acalèphes.

§ 3. — Dans le jeune âge, le système tégumentaire présente les mêmes caractères généraux chez tous les Radiaires : il est mou, flexible et garni de cils vibratiles ; mais, par les progrès du développement organique, il se modifie plus ou moins. Chez les espèces nageuses, telles que les Méduses et les autres Acalèphes, il conserve sa flexibilité, mais il perd en totalité ou en grande partie son revêtement ciliaire, et sa structure ne présente rien d'important à noter, si ce n'est l'existence d'organites urticants qui souvent se développent dans son épaisseur, et qui ont été désignés sous le nom de *nématocystes*, à raison de leur forme utriculaire et du filament contenu dans leur intérieur (1). Mais, chez les Zoophytes qui s'attachent à des corps étrangers et qui y vivent fixés par leur base,

tôt droits, d'autres fois crochus, sont en général situés à la face inférieure du corps, ainsi que cela se remarque chez les *Oxytricha* (a), les *Stylonychia* (b), etc.

J'ajouterai que chez les *Bursaria* on a observé des filaments qui paraissent être analogues à ceux des nématocystes (c).

(1) Les *nématocystes*, ou capsules filifères, existent chez beaucoup de Zoophytes, tantôt dans le système tégumentaire, tantôt dans certaines parties des parois de la cavité digestive, et paraissent donner à ces Animaux la propriété urticante qu'on leur connaît depuis longtemps (d). Corda et M. Ehrenberg furent les premiers à les étudier attentivement chez les Hydres ou Polypes à bras, où ils sont très-abondants ; mais ces auteurs ne les avaient fait connaître qu'imparfaitement, et Laurent avait cru pouvoir même en nier l'existence, lorsque les observations de Doyère sont venues rectifier les idées à ce sujet (e). Plusieurs natura-

(a) Ehrenberg, *Op. cit.*, pl. 40, fig. 9.

(b) Idem, *ibid.*, pl. 42.

(c) Allman, *On the Occurrence in the Infusoria of peculiar Organs resembling Threadcells* (*Report of the* 24th *Meeting of the Brit. Assoc. in* 1854, *Tr. of the sections*, p. 105).

(d) Milne Edwards, *Hist. nat. des Coralliaires*, t. I, p. 19.

(e) Corda, *Anatome Hydræ fuscæ*, 1835 (*Nova Acta Acad. nat. curios.*, t. XVIII, p. 300, pl. 15, fig. 5-10).

— Ehrenberg, *Ueber* Hydra viridis (*Mém. de l'Acad. de Berlin*, 1836).

— Laurent, voy. Blainville, *Rapport* (*Comptes rendus de l'Acad. des sciences*, 1842, t. XV, p. 381).

— Milne Edwards, *Sur l'organisation des Hydres* (*Comptes rendus*, 1842, t. XV, p. 399).

— Doyère, *Note sur quelques points de l'anatomie des Hydres d'eau douce* (*Comptes rendus*, t. XV, p. 419).

— Leidy, *On the Nettling Organs of the Hydra* (*Proceed. of the Acad. of Nat. Sciences of Philadelphia*, 1850, t. V, p. 119).

les Madrépores par exemple, ce système s'épaissit beaucoup et forme souvent un revêtement solide très-remarquable, auquel on a donné le nom de *polypier*. C'est en général une sorte de gaîne ou de loge dont la consistance est ordinairement pierreuse et dans l'intérieur de laquelle l'Animal, en se contractant, peut se cacher tout entier.

Madrépores, etc. Polypier.

Pendant longtemps les zoologistes ont pensé que le polypier d'un Madrépore ou de tout autre Zoophyte de la classe des Coralliaires, appelés communément des *Polypes*, était une habitation construite par ces Animaux, ne faisant pas partie de leur organisme et formée de matières inertes, à peu près comme le sont les cellules de l'Abeille. Il en est cependant tout autrement : le polypier est une partie organisée qui est douée d'une vitalité active dans le jeune âge, et qui résulte

listes ont étudié la structure de ces organites chez les Acalèphes et les Coralliaires (*a*). Ils consistent ordinairement en une capsule ou coque oblongue assez résistante, et renfermant un fil pelotonné sur lui-même, qui est susceptible de se dérouler au dehors. Tantôt ce fil est simple, tantôt il est garni de pinnules latéralement, comme une petite plume, et d'autres fois il est porté sur une base hastiforme. Les cordons pelotonnés des Actinies et des autres Coralliaires sont essentiellement composés de nématocystes réunis en nombre incalculable. La peau des Synaptes est aussi armée de capsules urticantes de même nature (*b*).

La gaîne membraniforme qui entoure le corps des Zoanthaires du genre Cérianthe est constituée par une couche feutrée de ces filaments expulsés de l'organisme et arrêtés sur la surface externe des téguments (*c*).

(*a*) Milne Edwards, *Observ. sur la structure de quelques Zoophytes Stéphanomies* (*Ann. des sciences nat.*, 2ᵉ série, 1841, t. XVI, p. 222 ; pl. 8, fig. 6-9).
— Wagner, *Ueber muthmassliche Nesselorgane der Medusen* (*Archiv für Naturgeschichte*, 1841, t. I, p. 38, et *Journal l'Institut*, 1842, t. X, p. 147).
— Quatrefages, *Mémoire sur les Edwardsies* (*Ann. des sciences nat.*, 2ᵉ série, 1842, t. XVIII, p. 81, pl. 2, fig. 2-6).
— Hollard, *Monogr. anat. du genre* Actinia (*Ann. des sciences nat.*, 3ᵉ série, 1851, t. XV, p. 281, pl. 6, fig. 11).
— Allman, *Anat. of Cordylophora* (*Philos. Trans.*, 1853, p. 368, pl. 26, fig. 5-7).
— J. Haime, *Mém. sur le Cérianthe* (*Ann. des sciences nat.*, 4ᵉ série, 1854, t. I, p. 374, pl. 7, fig. 13 à 24).
— Vogt, *Siphonophores de la mer de Nice* (*Rech. sur les Animaux inférieurs de la Méditerranée*, t. I, p. 50, pl. 5, etc.).
(*b*) Quatrefages, *Mém. sur la Synapte de Duvernoy* (*Ann. des sciences nat.*, 2ᵉ série, 1842, t. XVII, p. 36, pl. 3, fig. 15).
(*c*) Haime, *Op. cit.* (*Ann. des sciences nat.*, 4ᵉ série, 1854, t. I, p. 354).

de l'hypertrophie d'une portion du système cutané, qui tantôt se transforme en un tissu d'apparence cornée, et d'autres fois, par une sorte d'ossification, acquiert une dureté pierreuse (1).

Pour bien saisir le caractère essentiel de ce revêtement solide, il est bon d'examiner en premier lieu le mode d'organisation des Alcyonaires, où la calcification de la peau n'est pas assez complète pour en masquer la nature. Chez ces Zoophytes, de même que chez les Actinies et les autres Coralliaires, le corps, de forme cylindrique ou conique, se fixe par sa partie basilaire, et se termine à l'extrémité opposée par une couronne de tentacules au centre de laquelle se trouve la bouche. Chez les Actinies et quelques autres Coralliaires, la peau, quoique d'une structure assez complexe, est molle et flexible dans toute son étendue (2); mais, chez les Alcyons et la plupart des autres

(1) Réaumur, Lamarck et les autres naturalistes anciens, considéraient le polypier d'un Zoophyte comme étant le produit d'une sorte d'industrie particulière à ces Animaux, et comme résultant de l'agrégation de matières inertes moulées sur la surface extérieure du corps. J'ai montré que cela n'est pas, et que ces prétendues constructions ne sont en réalité que le résultat de la consolidation de la portion basilaire du système cutané du Zoophyte (*a*).

(2) On peut y distinguer quatre couches, savoir : 1° un épiderme superficiel, transparent, et composé de cellules arrondies ou subpolyédriques faiblement unies entre elles ; 2° une couche épidermique profonde, également composée de cellules, mais chargée de pigment granulaire ; 3° une couche glandulaire qui loge les nématocystes ; 4° une couche membraniforme dans laquelle on ne distingue que de petites granulations et des stries irrégulières (*b*). Souvent la structure de la peau de ces Zoophytes se simplifie beaucoup, soit par la confusion des diverses strates dont je viens de parler, soit par l'atrophie ou la disposition complète des couches intermédiaires.

(*a*) Milne Edwards, *Observations sur la nature et le mode de développement des polypiers* (*Ann. des sciences nat.*, 2ᵉ série, 1838, t. X, p. 321).

(*b*) Par exemple chez les *Edwardsies ;* voyez Quatrefages (*Ann. des sciences nat.*, 2ᵉ série, 1842, t. XVIII, p. 76).

— Les *Actinies ;* voyez Hollard (*Ann. des sciences nat.*, 3ᵉ série, 1851).

— Les *Cérianthes ;* voyez Haime, *Mém. sur le Cérianthe* (*Ann. des sciences nat.*, 4ᵉ série, 1854, t. I, p. 341).

Animaux de la même classe, elle ne reste mince et contractile que dans la région qui avoisine la bouche (1), et dans la portion basilaire du corps elle acquiert beaucoup d'épaisseur, des prolongements vasculaires de la cavité digestive s'y ramifient, et sa substance se charge d'innombrables corpuscules durs, qui sont ordinairement très-riches en carbonate de chaux, et offrent une consistance pierreuse.

Le tissu de la peau ainsi modifiée a été désigné sous le nom de *sclérenchyme*, et l'on a appelé *sclérodermites*, ou *sclérites*, les petits corps solides qui s'y développent et y donnent de la dureté. Souvent ce revêtement est de même nature dans toute son épaisseur ; mais d'autres fois il se compose de deux parties très-différentes par leur mode d'accroissement et leur position : l'une profonde, le *sclérenchyme dermique ;* l'autre superficielle, le *sclérenchyme épidermique* (2).

Les sclérodermites sont de deux sortes : les uns ont la forme de fuseaux à surface mamelonnée, et sont de consis-

(1) C'est cette portion orale du corps des Madréporaires et des autres Coralliaires, avec les parties molles intérieures qui y font suite, et qui descendent plus ou moins bas dans la portion durcie du système tégumentaire, que les anciens zoologistes considéraient comme constituant l'Animal tout entier, et désignaient sous le nom de *Polype*. Dans leur opinion, le Polype était donc un habitant du polypier, et sa demeure ne faisait pas partie intégrante de son organisme. Cette manière de voir était appliquée aussi aux Molluscoïdes de l'ordre des Bryozoaires et aux Sertulariens, de sorte que pendant longtemps tous ces Animaux étaient désignés sous le nom commun de *Polypes*.

(2) Cette distinction, que j'ai indiquée brièvement en 1836 (*a*), est en accord avec les observations nombreuses de M. Dana sur le mode d'accroissement des polypiers (*b*). Pour plus de détails à ce sujet, je renverrai à un travail spécial sur la structure des polypiers que j'ai publié en commun avec J. Haime (*c*).

(*a*) Annotations de l'*Histoire des Animaux sans vertèbres*, par Lamarck, 2e édit., t. II, p. 81, 401, etc.

(*b*) J. Dana, ZOOPHYTES, p. 51, 1846 (*United States exploring Expedition under the command of capt. Wilkes*, vol. VII).

(*c*) Milne Edwards et J. Haime, *Observations sur la structure et le développement des polypiers en général* (*Ann. des sciences nat.*, 3e série, 1848, t. IX, p. 37).

tance cartilagineuse (1); les autres sont des polyèdres irréguliers dont les différentes faces portent chacune un tubercule plus ou moins saillant, qui souvent s'allonge en forme d'épine et se garnit latéralement de tubercules secondaires; leur consistance est lithoïde, et ils sont presque entièrement formés de carbonate de chaux (2). Le sclérenchyme épidermique est parfois constitué de la même manière (3), mais le plus ordinairement il se compose de lamelles superposées dont le tissu paraît amorphe et dont la consistance est tantôt cornée, d'autres fois pierreuse (4). Lorsque les sclérites empâtés dans la peau y

(1) Chez les Alcyonaires du genre *Paralcyonium* (ou *Alcionidium*), le polypiéroïde est constitué principalement par ces sclérites fusiformes (*a*).

(2) La conformation de ces sclérites est facile à étudier chez les Alcyons (*b*), et dans la portion dite corticale du polypier des Gorgones (*c*), du Corail rouge (*d*), etc. M. Kölliker en a publié récemment une description fort détaillée (*e*).

(3) Par exemple, dans le genre *Alcyonidium* ou *Paralcyonium* (*f*).

(4) Souvent le sclérenchyme épidermique est membraniforme ou pelliculaire et adhère intimement au sclérenchyme dermique sous-jacent (*g*); mais d'autres fois il constitue un revêtement feuilleté et d'apparence cellulaire, dont l'épaisseur peut être très-considérable et dont le rôle a quelquefois beaucoup d'importance pour le remplissage des espaces compris entre les différents individus d'un polypier composé (*h*).

(*a*) Milne Edwards, *Recherches anatomiques, physiologiques et zoologiques sur les Polypes* (*Ann. des sciences nat.*, 2ᵉ série, 1835, t. IV, p. 326, pl. 12, fig. 1 et 3; pl. 13, fig. 8 et 9).
— Quekett, *Lectures on Histology*, 1855, t. II, p. 146, fig. 74.
— G. Pouchet et Myèvre, *Contrib. à l'anatomie des Alcyonaires* (*Journal de l'anat. et de la physiol.*, 1870, p. 285, pl. 4).

(*b*) Milne Edwards, *Op. cit.* (*Ann. des sciences nat.*, 2ᵉ série, t. IV, pl. 15, fig. 10 et 11, et *Hist. nat. des Coralliaires*, t. I).

(*c*) Milne Edwards, *Atlas du Règne animal* de Cuvier, ZOOPHYTES, pl. 79, fig. 1 c. — *Hist. nat. des Coralliaires*, t. I, p. 135.
— Kent, *On the Calcareous Spicula of Gorgonacea* (*Microscopical Journal*, 1870, p. 76, pl. 41 et 42).

(*d*) Quekett, *Lectures on Histology*, 1854, vol. II, p. 129, fig. 67 et 75.
— Lacaze-Duthiers, *Hist. nat. du Corail*, p. 70, pl. 4 et 6.

(*e*) Kölliker, *Icones histologicæ*, zweite Abtheil., 1866.

(*f*) Milne Edwards, *Mém. sur un nouveau genre de la famille des Alcyoniens* (*Ann. des sciences nat.*, 2ᵉ série, t. IV, p. 323, pl. 12, fig. 1, 5; pl. 13, fig. 8 et 9).

(*g*) Exemples : les *Montlivaltia*; voyez Milne Edwards et J. Haime, *Monographie des Astréides* (*Ann. des sciences nat.*, 3ᵉ série, 1848, t. X, pl. 6, fig 3).
— Les *Flabellines*; voyez Milne Edwards et J. Haime, *Monographie des Turbinolides* (*Ann. des sciences nat.*, 3ᵉ série, 1848, t. IX, p. 220, pl. 8).

(*h*) Exemple : la *Galaxea Lamarckii*, ou *Sarcinula organum*; voyez l'*Atlas du Règne animal*, ZOOPH., pl. 85, fig. 1.

restent séparés entre eux, ils ne donnent aux téguments qu'une apparence granuleuse et une consistance coriace; mais le plus ordinairement ils se multiplient par une sorte de bourgeonnement, se rencontrent par des prolongements latéraux, et se soudent entre eux dans leur point de contact de façon à former un tout continu, et lorsqu'ils sont de nature lithoïde, ils donnent ainsi naissance à un tissu d'apparence pierreuse. Cette espèce d'ossification du système tégumentaire commence à la base du Zoophyte et en envahit progressivement les parties latérales, de façon à constituer autour de la portion inférieure de son corps une sorte de coupe dont les bords, s'élevant de plus en plus par les progrès de l'âge, forment bientôt une loge plus ou moins tubulaire, dans l'intérieur de laquelle la portion supérieure ou orale du corps, restée molle et flexible, peut, en se contractant, rentrer comme dans une gaîne.

C'est cette loge tégumentaire et ses annexes ou dépendances qui constituent le polypier des Coralliaires. Celui-ci est de consistance coriace quand les sclérites sont indépendants, et on le désigne alors sous le nom de *polypiéroïde* (1). Il est pierreux

(1) Chez les Cornulaires par exemple (a), le polypier constitué de la sorte par du scléroderme dont les sclérites sont épars est d'une forme très-simple, et sa consistance est seulement coriace. Ces Zoophytes naissent, par bourgeonnement, d'une souche commune, et forment ainsi des colonies plus ou moins nombreuses dont tous les membres restent en continuité organique, mais le sclérenchyme commun qui les réunit affecte la forme de stolons traçants, et les différents polypes ou individus trop écartés entre eux pour se toucher, restent parfaitement distincts. Leur forme est cylindroconique, et par conséquent leur polypier ressemble à un cornet dont le bord, dirigé en haut, se continue avec la portion mince et flexible de la peau appartenant à la région supérieure du corps.

Lorsque les individus dépendants d'une même colonie sont réunis en faisceau de façon à se toucher dans presque toute leur longueur, et à se souder entre eux, il arrive parfois que leur système tégumentaire reste

(a) Voyez Milne Edwards, *Atlas du Règne animal* de Cuvier, ZOOPHYTES, pl. 65, fig. 3.

quand les sclérites sont lithoïdes et soudés entre eux, ainsi que cela se voit chez les Madréporaires. Enfin, le tissu calcifié de la sorte ressemble à un treillage quand les sclérites sont garnis de prolongements très-développés et ne se rencontrent que par l'extrémité de leurs branches (1) ; il est criblé de petits trous quand les espaces intermédiaires sont très-resserrés sans être tout à fait comblés (2), et il est compacte quand ces corpuscules s'unissent encore plus intimement de façon à ne laisser entre eux aucun vide (3).

La partie du polypier qui en général se constitue d'abord, et qui a presque toujours le plus d'importance, est la muraille ou portion pariétale ; elle commence à se former au centre du pied ou face basilaire du corps, et tantôt s'y étale en forme de disque ; d'autres fois elle s'élève à mesure que l'Animal grandit, et acquiert ainsi la forme d'une coupe plus ou moins évasée ou

mince et flexible dans les parties réunies de la sorte et ne se transforme en sclérenchyme que sur le pourtour de la masse commune. Cette disposition se voit chez les Alcyons ou Lobulaires (*a*) ; mais, en général, chaque individu est pourvu d'un polypier qui lui est propre et qui s'unit plus ou moins complétement à ses voisins, soit par soudure directe, soit par l'intermédiaire d'un tissu commun appelé cœnenchyme (*b*).

(1) Chez les Porites, par exemple, les sclérodermites ne se rencontrent que par les extrémités de leurs branches, qui sont courtes et dirigées, les unes longitudinalement, les autres transversalement, et il en résulte un polypier dont la substance est criblée dans tous les sens (*c*).

(2) Ce mode d'organisation est constant dans la famille des Eupsammides (*d*), et se rencontre chez divers Astréens, tels que les Coscinastrées (*e*).

(3) Par exemple chez les Turbinolides (*f*), les Oculines (*g*), etc.

(*a*) Milne Edwards, *Observ. sur les Alcyons* (*Ann. des sciences nat.*, 2e série, 1835, t. IV, pl. 15 et 16.

(*b*) Exemple : le *Tubipora musica* ; voyez l'*Atlas du Règne animal*, ZOOPHYTES, pl. 65 *bis*, fig. 1.

(*c*) Voyez l'*Atlas du Règne animal*, ZOOPH., pl. 84 *bis*.

(*d*) Milne Edwards et J. Haime, *Monogr. des Eupsammides* (*Ann. des sciences nat.*, 3e série, 1848, t. X, p. 65, pl. 1).

(*e*) Milne Edwards et Haime, *Structure des Polypiers* (*Ann. des sciences nat.*, 3e série, t. IX, pl. 5, fig. 2 *b*).

(*f*) Milne Edwards et Haime, *Monogr. des Turbinolides* (*Op. cit.*, t. IX, pl. 4, fig. 1).

(*g*) Milne Edwards et J. Haime, *Monogr. des Oculinides* (*Ann. des sciences nat.*, 3e série, t. XIII, pl. 3).

d'un tube, suivant que la croissance se fait en largeur aussi bien qu'en hauteur, ou que le Zoophyte s'allonge sans augmenter beaucoup en diamètre. Chez les Madréporaires, le sclérenchyme pariétal donne ensuite naissance à des prolongements centripètes qui s'avancent entre les replis verticaux de la tunique stomacale de façon à y constituer des cloisons lamelleuses, et qui envahissent de plus en plus le fond de la cavité générale du corps. L'axe du polypier est souvent occupé par un prolongement analogue qui s'élève verticalement du fond de la chambre viscérale commune, et qui est désigné sous le nom de *columelle*. Parfois des prolongements analogues, appelés *palis*, entourent cette columelle. Des granulations ou des prolongements styliformes peuvent aussi naître sur les faces latérales des cloisons et les réunir d'espace en espace par de petites traverses appelées *synapticules;* quelquefois ces prolongements horizontaux sont lamelliformes, et constituent ainsi au fond du polypier une série de planchers partiels ou même complets, dont le nombre augmente avec la hauteur de l'Animal. Enfin, des espèces de contre-forts correspondants aux cloisons et constituant comme elles des stries verticales ou même des lames, naissent souvent à la surface externe de la muraille, et y forment des côtes. Il est aussi à noter que les cloisons se multiplient avec les progrès de l'âge : dans les premiers temps de la vie elles ne sont qu'au nombre de quatre ou de six, disposées radiairement; mais d'ordinaire une nouvelle série de ces lames rayonnantes naît entre celles précédemment formées, de façon à en doubler le nombre, et souvent une troisième, une quatrième, une cinquième et même une sixième série de cloisons, toujours de plus en plus nombreuses, se développent de la même manière (1). Toutes les cloisons tendent à gagner la

(1) La disposition des cloisons du polypier est en rapport avec celle des tentacules circumbuccaux et des lames mésentéroïdes qui descendent de la

columelle ou à se rencontrer sur l'axe du polypier, et s'élèvent à mesure que celui-ci grandit; mais dans leur partie supérieure, qui est la plus nouvellement formée, leur largeur est proportionnée à leurs âges respectifs, de sorte que les rayons des différents cycles sont d'autant plus courts qu'ils sont plus jeunes.

base de chacun de ces appendices, le long de la surface interne de la cavité stomacale, et circonscrivent, dans la portion périphérique de cette cavité, une série de loges dites périgastriques. Les cloisons se développent dans ces loges, et se multiplient par intercalation radiaire à mesure que celles-ci augmentent de nombre à la suite de l'apparition de nouveaux tentacules. Les premières cloisons qui apparaissent dans un jeune polypier sont toujours en petit nombre, et situées à des distances égales, de manière à diviser la cavité viscérale de celui-ci en autant de loges similaires disposées circulairement. En général, le premier cycle est constitué par six cloisons, mais dans quelques familles on n'y compte que quatre de ces prolongements centripètes, et dans quelques cas très-rares il ne paraît y en avoir que trois ou même deux seulement. Quoi qu'il en soit à cet égard, le nombre total des cloisons du polypier complet est toujours, à moins d'avortement, un multiple du nombre fondamental représenté par le premier cycle (*a*).

Certaines espèces ne présentent à tous les âges que les six cloisons primordiales (*b*) ; mais presque toujours il se développe bientôt entre celles-ci une série de cloisons secondaires, de façon que dans les polypiers du type hexaméral, le nombre des cloisons est alors porté à douze (*c*), et souvent cette évolution est suivie de la production d'un troisième cycle de cloisons qui occupent les douze loges précédemment formées: l'étoile cloisonnaire est alors composée de vingt-quatre rayons (*d*). Chez certaines espèces, la production des cloisons ne s'arrête pas là, et il se forme un quatrième cycle de cloisons ou même davantage; mais le développement de ces cycles ne se fait pas avec la même régularité que dans les périodes précédentes, et le nombre des rayons, au lieu de s'élever directement de 24 à 48, puis de 48 à 96, passe par des degrés intermédiaires: ainsi, d'ordinaire, une moitié du troisième cycle se développe d'abord, ce qui porte le nombre des rayons à 36. Pour exprimer par des formules brèves les lois qui semblent régir cette

(*a*) Voyez la série de ces Fongies à différents âges représentée dans les *Annales des sciences naturelles*, 1848, t. IX, pl. 6.

(*b*) Exemple : l'*Heterocœnia exigua*; voyez Milne Edwards et J. Haime (*Ann. des sciences nat.*, 3e série, t. X, pl. 5, fig. 13).

— L'*Allopora oculina*; voy. *Ann. des sciences nat.*, 3e série, t. XIII, pl. 4, fig. 4.

(*c*) Exemple : les *Pocillopores*; voyez Milne Edwards, *Hist. nat. des Coralliaires*, t. III, pl. F 4, fig. 2.

(*d*) Exemples : diverses *Turbinolies* (*Atlas du Règne animal*, ZOOPH., pl. 82, fig. 4 *a*), certains *Astréens* (*Op. cit.*, pl. 84 *ter*, fig. 1 *a*), etc.

Il est aussi à noter que leur disposition est symétrique autour de l'axe, et que, par conséquent, elles constituent une série de systèmes similaires disposés circulairement et formés chacun d'un nombre déterminé de rayons dont la longueur varie suivant l'âge du cycle dont ces rayons dépendent. Enfin, presque toujours la muraille s'élève davantage, et il en résulte que le polypier se termine en forme de coupe ou de calice rayonné (1).

multiplication des cloisons, il est nécessaire de distinguer entre elles les différentes loges d'après l'âge relatif des deux cloisons qui limitent chacune d'elles, et d'employer à cet effet des numéros. Ainsi, une loge limitée par deux cloisons primaires est représentée par $1+1$, et une loge comprise entre une cloison primaire et une cloison du second cycle par $1+2$; les loges du troisième cycle auront pour expression $1+3$, $3+2$, $2+3$ et $3+1$. Cela posé, on peut dire que d'ordinaire :

1° La formation des cloisons nouvelles a lieu simultanément dans toutes les loges ou chambres intercloisonnaires qui ont une même expression.

2° La formation des cloisons a lieu successivement dans les loges qui ont une expression différente.

3° L'ordre de succession des cloisons est déterminé en premier lieu par l'âge du cycle dont les cloisons font partie, et les membres d'un nouveau cycle ne commencent à se former qu'après l'achèvement du cycle précédent.

4° Parmi les loges qui appartiennent à un même cycle, mais qui ont des expressions différentes, la précession dans l'acte du dédoublement est déterminée par l'infériorité de la somme des deux termes de cette expression.

5° Parmi les loges qui appartiennent à un même cycle et qui ont des expressions différentes, mais qui donnent la même somme par l'addition des deux termes de cette expression, l'ordre d'apparition des cloisons est déterminé par les relations qui existent entre les termes les plus faibles de ces expressions, et les cloisons se constituent d'abord là où existe le terme le moins élevé.

On rencontre parfois des exceptions à ces règles ; mais, dans l'immense majorité des cas, elles rendent bien compte de tous les faits que l'on peut observer dans la disposition normale de l'appareil radiaire, soit chez les différentes espèces, soit chez la même espèce à différents âges. Pour plus de détails à ce sujet, je renverrai aux recherches *sur la structure des polypiers*, que j'ai faites en commun avec J. Haime (*a*).

(1) Comme exemple de ces polypiers cyathiformes, je citerai les Tur-

(*a*) Milne Edwards et J. Haime, *Observations sur la structure et le développement des Polypiers en général* (*Ann. des sciences nat.*, 3ᵉ série, 1848, t. IX). — Milne Edwards, *Hist. nat. des Coralliaires*, t. I, p. 40.

Les Coralliaires qui ne se multiplient pas par bourgeonnement, ou dont les gemmes reproductrices naissent de loin en loin sur des stolons ou prolongements radiciformes, vivent isolés, et leur polypier conserve la forme de la portion basilaire de leur corps; mais lorsque ces Zoophytes bourgeonnent, et que les jeunes individus sont situés près les uns des autres, ou qu'ils sont fissipares, leurs téguments se confondent à leur base, ainsi que dans une étendue plus ou moins considérable vers le haut, et leurs polypiers, s'unissant de la même manière, constituent un agrégat dont la forme générale varie beaucoup, suivant le mode de groupement de ces petits êtres. Le polypier est donc tantôt simple ou individuel; d'autres fois composé, c'est-à-dire appartenant en commun à plusieurs individus. Dans ce dernier cas, il est formé d'autant de polypiérites ou loges analogues à des polypiers simples qu'il y a d'Animaux réunis dans une même colonie, et en général chaque polypiérite y représente une branche terminée par une cellule, un tube ou une fossette évasée en manière de coupe.

Le sclérenchyme épidermique ne forme en général, à la surface externe de la muraille du polypier, qu'une couche très-mince et comparable à un vernis lamelleux, mais quelquefois il se développe davantage, et constitue, entre les différents polypiérites d'une même colonie, un tissu intermédiaire qui les unit entre eux et qui se compose de lamelles superposées. Dans ce dernier cas, c'est la surface inférieure du revêtement tégumentaire qui engendre ces lames solides, à mesure qu'en s'accroissant, elle s'élève au-dessus des parties déjà consolidées, de façon que les lames de sclérenchyme épidermique les plus jeunes

binolies (*a*). D'autres fois la muraille reste discoïde et les cloisons s'élèvent à sa surface supérieure, ainsi que cela se voit chez les Fongies (*b*).

(*a*) *Ann. des sciences nat.*, 3ᵉ série, t. IX, pl. 4.
(*b*) *Atlas du Règne animal*, ZOOPHYTES, pl. 82, fig. 2.

sont les plus élevées et les plus près de la surface extérieure du corps de ces Animaux. Ce mode d'organisation est très-facile à étudier dans le polypier de quelques Madréporaires, tels que la Sarcinule, et il nous permet de bien comprendre la structure de la charpente solide de divers Alcyonaires qui possèdent en commun une tige intérieure en forme de stylet ou d'arbuscule : les Gorgones, le Corail et les Pennatules, par exemple.

Les Gorgones sont des Coralliaires de l'ordre des Alcyonaires qui se multiplient par gemmation, et qui ont un polypier composé de deux parties bien distinctes : savoir, une portion superficielle ou corticale, et une portion profonde ou axe vertical, tantôt corné, tantôt lithoïde, auquel j'ai donné le nom de *sclérobase*. La portion corticale est un sclérenchyme dermique épais et farci de sclérites calcaires, comme le polypiéroïde d'un Alcyon ou d'une Cornulaire, mais s'étendant en forme de lame. Lorsqu'une colonie de Gorgones commence à se former, ce sclérenchyme s'étale sur quelques corps étranger ; le Polype, encore solitaire, occupe une loge creusée à sa surface supérieure, et un tissu corné se développe à sa face opposée, de façon à la soulever et à se fixer au corps étranger sur lequel elle repose. Pendant quelque temps la plaque sclérobasique ou portion centrale de la Gorgone s'élargit à mesure que de nouveaux individus se développent dans sa substance ; mais bientôt l'accroissement du cœnenchyme ou tissu dermique commence, et le bourgeonnement qui amène la formation de nouveaux individus se faisant au milieu de cette expansion, au lieu de se faire par la périphérie, comme d'ordinaire, il en résulte un mamelon central qui s'élève de plus en plus. Le sclérenchyme épidermique situé au-dessous s'accroît de la même manière par le développement de nouvelles couches entre celles déjà formées et le cœnenchyme ou écorce ; il constitue ainsi, au centre du mamelon formé par la colonie naissante, une sorte d'axe solide fixé par sa base au corps étranger auquel cette colonie adhère, et revêtu par cette écorce polypifère dans tout le reste de son étendue. A mesure que le bourgeonnement continue au sommet de l'éminence ainsi formée, cet axe s'élève et se transforme en une tige cylindroïde dont le diamètre augmente progressivement; mais lorsque la gemmation a lieu sur un autre point situé sur les côtés de la tige, des mamelons latéraux s'y développent, et ces éminences, en s'allongeant à la manière de la tige, deviennent des branches qui, à leur tour, donnent naissance à des ramuscules. L'axe corné, ou sclérobase, composé de couches superposées de tissu épidermique, se développe d'une manière correspondante, et constitue ainsi une sorte d'arbuscule plus ou moins rameux, couvert par le polypiéroïde dermique ou cortical, et portant de nombreux Polypes dont la portion orale, en s'épanouissant, ressemble à une fleur (1).

Le Corail est constitué à peu près de la même manière, si ce n'est que la sclérobase, au lieu d'être de nature cornée, comme chez les Gorgones, est lithoïde (2).

(1) Lorsqu'on examine au microscope une section transversale de la sclérobase de la plupart des Gorgones, on y distingue une multitude de cercles concentriques dus au mode d'accroissement dont je viens de parler, et parfois son tissu est farci de sclérites (*a*). Dans quelques genres de Gorgoniens, les branches de la sclérobase, étalées sur un plan vertical, se soudent entre elles dans leurs points de rencontre, de façon à constituer une charpente réticulée à mailles plus ou moins serrées (*b*).

(2) On doit à Cavolini des expériences très-intéressantes sur la manière dont se produit le tissu de la sclérobase (*c*), et, pour plus de détails à ce sujet, je renverrai à la belle monographie publiée récemment par M. Lacaze-Duthiers, et accompagnée de nombreuses planches (*d*).

(*a*) Quekett, *Lectures on Histology*, t. II, p. 124, fig. 63.

(*b*) Exemple : le *Rhipidigongia flabellum*; voyez Ellis, *Essai sur l'hist. nat. des Coralliaires*, pl 26, fig. A.

(*c*) Cavolini, *Mem. per servire alla storia de' Polipi marini*, 1785, p. 39 et suiv.

(*d*) Lacaze-Duthiers, *Hist. nat. du Corail*, 1864.

La charpente solide des Pennatulides est fort semblable à celle des Gorgones et du Corail ; mais ces Zoophytes ne se fixant ni aux rochers, ni à d'autres corps étrangers, leur axe ne s'élargit pas à sa partie basilaire et se trouve entièrement engagé dans le sclérenchyme cortical comme dans une bourse fermée (1). Chez les Isis, Zoophytes dont le mode d'organisation ne diffère que peu de celui des Gorgones, la sclérobase est alternativement lithoïde et cornée d'espace en espace (2).

Je dois ajouter ici que l'existence de spicules de silice a été signalée chez quelques Coralliaires de la famille des Antipathaires (3).

Gaîne des Sertulariens.

§ 4. — Le polypier flexible des Sertulariens ressemble beaucoup au revêtement corné constitué par le sclérenchyme épidermique de quelques Coralliaires. Il affecte la forme d'une gaîne, généralement cylindrique, dont la portion terminale se dilate le plus ordinairement en manière de coupe (4).

(1) M. Kölliker vient de publier sur l'organisation de ces Zoophytes un travail important (*a*).

(2) La tige sclérobasique des Isis se compose d'une série de rondelles lithoïdes séparées entre elles par des rondelles cornées. Des sections horizontales montrent qu'elle est formée de couches concentriques et qu'elle présente aussi des lignes rayonnantes dont les extrémités externes correspondent à des côtes saillantes (*b*).

Chez les Mélithes, la sclérobase a un aspect subéreux et se compose essentiellement de sclérites spiculaires calcaires (*c*).

(3) J. Haime a trouvé que l'axe solide de l'*Antipathes glaberrima* est formé de longs fils hyalins composés principalement de silice (*d*). Dans le genre *Cirripathes*, qui appartient aussi à la famille des Antipathaires, la sclérobase présente non-seulement des cercles concentriques, mais aussi des lignes rayonnantes (*e*).

(4) En général, ce tégument tubiforme paraît être composé d'une substance amorphe (*f*).

(*a*) Kölliker, *Anatomisch-systematische Beschreibung der Alcyonaren*, in-4, 1867 (extrait des *Mém. de l'Acad. Senkenbergienne de Francfort*, t. VII).
— Voyez aussi Quekett, *Op. cit.*, t. II, p. 433, fig. 69, 70, 71.

(*b*) Quekett, *Op. cit.*, t. II, p. 126, fig. 64.

(*c*) Idem, *ibid.*, p. 127, fig. 66.

(*d*) Haime, *Note sur le polypiéroïde d'un* Leiopathes glaberrima (*Ann. des sciences nat.*, 3e série, t. XII, p. 224).

(*e*) Quekett, *Op. cit.*, t. II, p. 126, fig. 65.

(*f*) Idem, *Op. cit.*, t. II, p. 121.

Acalèphes.

§ 5. — Chez les Zoophytes qui naissent des Sertulariens, sans en avoir la forme, et qui constituent des Médusaires, le système tégumentaire reste à l'état membraneux et ne présente rien d'important à noter; mais chez les Acalèphes connus sous les noms de Porpites et de Vélelles, le corps est soutenu par un disque intérieur qui, à certains égards, ressemble à la tige des Pennatuliens (1).

Téguments des Ciliogrades.

§ 6. — Chez les Béroés et les autres Acalèphes ciliogrades, les téguments sont minces, transparents et flexibles comme chez les Médusaires, mais ils sont garnis d'une multitude de petites lanières pointues et fixées par leur base, qui sont susceptibles de battre l'eau à la façon des cils vibratiles, et qui con-

(1) Cette espèce de squelette enchâssé librement dans une cavité sous-cutanée est composée d'une substance hyaline qui a l'aspect du cartilage, mais qui ne montre aucune trace de structure utriculaire, et paraît être amorphe. Chez les Vélelles (a), on y distingue deux parties : un bouclier horizontal, et une crête verticale qui s'élève de la surface de celui-ci et qui est en continuité de substance avec lui par son bord inférieur. Le bouclier est divisé en deux moitiés égales par une ligne perpendiculaire à la base de la crête, et présente, en outre, des lignes concentriques parallèles à ses bords. Intérieurement il est creusé d'un canal enroulé en spirale, et ce sont les parois de ce canal situées entre les tours de spire qui produisent les lignes concentriques dont je viens de parler. Les canaux sont remplis d'air; ils communiquent entre eux par une série de pores (b), et ils communiquent aussi avec l'extérieur au moyen de petites ouvertures situées à la face supérieure du bouclier, près de la base de la crête (c), et en relation avec un système de canaux aérifères logés dans les tissus mous de l'Animal et disposés radiairement.

Le test intérieur des Porpites (d) consiste en un disque seulement, et présente une multitude de lignes radiaires ainsi que des lignes concentriques. Ces dernières sont des stries d'accroissement ; les autres sont dues à des crêtes à bords spinuleux qui séparent entre eux autant de sillons radiaires.

(a) Forskal, *Descriptiones Animalium quæ in itinere orientali observavit*, 1775, p. 105.
— Vogt, *Recherches sur les Animaux inférieurs de la Méditerranée*, 1er mém., p. 9, pl. 1, fig. 1 et 2.

(b) Delle Chiaje, *Animali senza vertebre della Sicilia citeriore*, t. IV, p. 106.
— Krohn, *Notiz über die Anwesenheit eigenthümlicher Luftkanäle bei* Velella *und* Porpita (*Archiv für Naturgesch.*, 1848, t. I, p. 30).

(c) Kölliker, *Bericht* (*Zeitschr. für wissensch. Zool.*, 1853, t. IV, p. 368).

(d) Voyez l'*Atlas du Règne animal* de Cuvier, Zoophytes, pl. 58, fig. 1 *a*.
— Quekett, *Lectures on Histology*, t. II, p. 192, fig. 96 D.

stituent un appareil natatoire très-remarquable. Ces appendices, dont les mouvements sont soumis à l'influence de la volonté de l'Animal, sont disposés par rangées transversales placées pareillement entre elles le long d'un certain nombre de côtes ou bandes longitudinales qui partent radiairement du pôle apical, et s'étendent plus ou moins loin vers le bord inférieur ou buccal du corps (1). Tantôt les côtes frangées ainsi constituées sont au nombre de huit, d'autres fois il n'en existe que quatre (2). Souvent on rencontre également, sur certaines parties du corps de ces Acalèphes, des appendices filiformes et très-contractiles, qui sont aussi des dépendances de la peau, mais dont les fonctions ne sont pas connues (3).

Charpente solide des Spongiaires.

§ 7. — La charpente solide des SPONGIAIRES (4) a de l'analogie avec celle des Gorgones quant à la nature de ses éléments

(1) La plupart des zoologistes confondent ces franges avec les cils vibratiles du système épithélial, mais elles en diffèrent beaucoup par leur grandeur, leur mode de conformation et leurs propriétés physiologiques.

Elles sont divisées en filaments vers le bout, et, ainsi que je l'ai fait voir il y a environ trente ans, ces petits organes paraissent être en relation avec un système nerveux ganglionnaire (*a*). Pour plus de détails sur la structure intime de ces appendices, je renverrai aux recherches de MM. Agassiz et Clarke (*b*). Dans d'autres parties du corps, il peut y avoir aussi des cils vibratiles ordinaires.

(2) Par exemple chez les Cestes et les Ocyroés (*c*).

(3) Ainsi, dans le *Lesueuria vitrea*, le bord inférieur des lobes est garni de filaments de ce genre (*d*).

(4) La structure de cette partie de l'organisme des Spongiaires a été l'objet de plusieurs travaux importants, parmi lesquels je citerai principalement ceux de Donati, Grant, Bowerbank, Lieberkühn et Kölliker (*e*).

(*a*) Milne Edwards, *Observations sur la structure et les fonctions de quelques Zoophytes* (*Ann. des sciences nat.*, 2ᵉ série, 1841, t. XVI, p. 201, pl. 2, fig. 1 ; pl. 4, fig. 2 et 3).

(*b*) Agassiz, *Contributions to the natural History of the United States of America*, 1860, t. III, p. 217 et suiv.

(*c*) Voyez l'*Atlas du Règne animal*, ZOOPH., pl. 57.

(*d*) Milne Edwards, *Ann. des sciences nat.*, 2ᵉ série, 1841 ; t. XVI, p. 202, pl. 3.

(*e*) Donati, *Essai sur l'hist. nat. de la mer Adriatique*, 1758.

— Grant, *Obs. and Exper. on the structure and functions of Sponges* (*Edinb. Philos. Journal*, 1825, t. XIII et XIV), traduct. franç. dans les *Annales des sciences nat.*, 1827, t. XI.

— Bowerbank, *On the Keratose or Horny Sponges of commerce* (*Trans. of the Micros. Soc.*, 1841, t. I, pl. 3). — *On three Species of Sponges containing some new forms of Organisation* (*loc. cit.*, t. I, pl. 6 et 7). — *A Monograph of the siliceo-fibrous Sponges* (*Proceed. Zool. Soc.*,

organiques, mais en diffère beaucoup par la forme et le mode de groupement de ces parties. En général, elle se compose principalement : soit de sclérites spiculiformes qui sont empâtés dans le tissu sarcodique du Zoophyte (1), et qui sont comparables aux sclérites nodulaires de la substance corticale des Gorgones ; soit de filaments élastiques, d'apparence cornée (2), qui représentent les fibres constitutives de l'axe solide de ces Alcyonaires, mais qui, au lieu d'être soudés entre eux côte à côte comme celles-ci, et de former ainsi une tige centrale compacte, sont écartés les uns des autres et réunis seulement de loin en loin par leurs extrémités, de façon à former une sorte de réseau. Ces fibres peuvent être renforcées par des aiguilles ou des granules de matières minérales, et l'on trouve aussi des sclérites nodulaires empâtés dans la substance animale de certains Spongiaires (3). Enfin, il est

(1) La structure de ce tissu a été récemment l'objet d'observations importantes, et aujourd'hui on s'accorde assez généralement à le considérer comme constitué par une agrégation de cellules monociliées (*a*).

(2) Par sa nature chimique, cette substance paraît avoir beaucoup d'analogie avec la matière constitutive de la soie (*b*). Elle ne diffère que peu de la fibrine, et elle est associée à du phosphore et à de l'iode (*c*).

(3) M. Bowerbank, qui a fait une longue série d'observations microscopiques sur la structure des Spongiaires, distingue dans la constitution de ces êtres six sortes de tissus élémentaires, savoir : 1° les spicules, 2° la substance cornée ou *kératode*, 3° le tissu membraneux, 4° le tissu fibreux, 5° le tissu cellulaire, et 6° le sarcode. Mais ici nous n'avons à nous occuper que des spicules et des fibres.

Les spicules, quel que soit le degré de leur rapprochement, conservent toujours leur individualité et ne s'anastomosent pas entre elles comme le font les fibres. Dans le jeune âge, elles paraissent être constituées par une

1869, p. 66, pl. 3 à 6). — *On the Anatomy and Physiology of the* Spongidæ (*Philos. Trans.*, 1858, p. 279, pl. 23 à 26, et 1862, p. 747, pl. 31 à 36).

— Lieberkühn, *Beitr. zur Anat. der Spongien* (*Archiv für Anat.*, 1857, p. 376, pl. 15).

— Kölliker, *Icones histologicæ*, Abtheil. I, p. 14 et suiv., pl. 8 et 9.

(*a*) Carter, *On the ultimate Structure of marine Sponges* (*Ann. of nat. Hist.*, 4e série, 1870, t. VI, p. 329).

(*b*) Schlossberger ; voyez Pelouze et Fremy, *Traité de chimie*, t. V, p. 670 (1865).

(*c*) Mulder, *Natuur en Scheik. Archief*, t. III, p. 93, et t. V, p. 281 (d'après Lehmann, *Lehrb. d. physiol. Chemie*, t. I, p. 380).

— Crookewit, *Scheik. Onderz*, t. II, p. 1 (d'après Lehmann).

— Buckton ; voyez Bowerbank, *Op. cit.* (*Philos. Trans.*, 1862, p. 748).

également à noter que ces parties dures sont composées, tantôt de carbonate de chaux, tantôt de silice presque pure, et c'est à raison de ces différences dans la composition chimique des

double membrane entre les feuillets de laquelle la matière minérale se dépose en couches concentriques, de façon à circonscrire une cavité centrale qui, par la suite, peut se remplir plus ou moins complétement. Leurs formes varient beaucoup, mais sont toujours organiques et non cristallines. Dans la même Éponge on trouve en général plusieurs sortes de spicules, et chacune de celles-ci appartient à une partie spéciale de l'organisme. Dans le *Tethya craniun* on en distingue sept variétés. Les spicules du squelette chez les Éponges siliceuses sont en général des aiguilles légèrement courbées et parfois garnies d'épines; dans les Éponges calcaires, elles sont plus souvent triradiées. On désigne sous le nom de spicules *connectives*, des spicules qui ressemblent un peu à des grappins, ayant une tige principale ou manche, et, à l'une des extrémités, trois branches disposées en rayons: on ne les trouve que dans quelques genres, tels que les *Geodia* et les *Pachygmatisma*, où elles soutiennent la croûte tégumentaire. Les spicules dites *préhensiles* sont des stylets longs et grêles garnis de crochets latéralement, aussi bien qu'à leur extrémité libre, et servant à fixer le Zoophyte aux corps étrangers; on n'a signalé leur présence que chez les Euplectelles. M. Bowerbank appelle spicules *défensives*, celles qui hérissent la surface externe de certaines Éponges, ou qui font saillie dans la cavité des canaux aquifères : ce sont tantôt des aiguilles simples, tantôt des bâtonnets spinuleux ou des grappins. D'autres spicules servent à renforcer les parties membraniformes, et ressemblent beaucoup aux précédentes, sans être aussi longues. Parfois il existe aussi des spicules dites *peltées*, dont la tige est extrêmement courte et la tête élargie en manière de disque irrégulier. Enfin, M. Bowerbank distingue aussi sous les noms de spicules *rétentives*, de spicules *ancreuses*, de spicules *étoilées*, etc., d'autres organites de même nature, dont les formes et les positions varient plus ou moins.

Les fibres sont de deux sortes : 1° celles qui entrent dans la composition des parties membraneuses, et qui affectent la forme de filaments cylindriques très-longs, extrêmement grêles, élastiques, et disposés par faisceaux ou entremêlés d'une manière presque inextricable, mais ne s'anastomosant pas entre eux en forme de réseau ou de treillage ; 2° celles qui entrent dans la composition du squelette et qui sont tantôt kératoïdes, tantôt siliceuses. Les fibres kératoïdes du squelette sont des cylindres composés essentiellement de tissu élastique semi-transparent, de couleur jaunâtre ou brune. Leur axe est généralement creusé d'un canal longitudinal; on distingue dans leur épaisseur des couches concentriques, et elles se confondent entre elles dans leurs points de contact. Quelquefois elles sont simples, mais le plus souvent elles sont associées à des spicules qui en occupent tantôt le centre, d'autres fois la surface. Il est aussi à noter que leur cavité

matériaux constitutifs de la charpente intérieure ainsi constituée que quelques zoologistes divisent les Spongiaires en trois groupes principaux : les Éponges cornées, les Éponges calcaires et les Éponges siliceuses.

La conformation et le mode d'arrangement de ces parties solides varient beaucoup, comme on peut le voir par les exemples suivants.

Chez la Spongille d'eau douce (1), la charpente solide est composée essentiellement de spicules siliceuses ayant la forme d'aiguilles, et disposées en faisceaux qui se rencontrent sous des angles variés, et entourent ainsi les canaux aquifères dont j'ai déjà eu l'occasion de parler dans une autre partie de ce cours (2). Ces aiguilles commencent à se montrer dans la substance sarcodique de très-bonne heure (3), et sont en nombre presque incalculable.

Chez le *Spongia panicea* (4), qui est très-commun sur nos

centrale, au lieu d'être simple comme d'ordinaire, peut offrir des prolongements latéraux, et que cette cavité peut être occupée par des substances dont l'aspect varie.

Les fibres siliceuses sont des filaments cylindriques composés essentiellement de silice déposée régulièrement en couches concentriques ; elles ressemblent à du verre effilé.

Pour plus de détails à ce sujet, je renverrai aux publications de M. Bowerbank (*Phil. Trans.*, 1858 et 1862).

(1) Voyez à ce sujet les observations de MM. Grant, Raspail, etc. (*a*). Dans le genre *Isodycta* de M. Bowerbank, la charpente est également dépourvue de fibres, et composée seulement de spicules disposées de façon à représenter un réseau symétrique (*b*).

(2) Voyez tome II, page 2.

(3) Elles commencent à se développer lorsque la Spongille est encore à l'état de larve ciliée, et ne s'est encore ni fixée ni creusée d'une cavité aquifère (*c*). M. Carter pense qu'elles se forment dans l'intérieur d'autant de cellules membraneuses (*d*).

(4) Cette Éponge appartient au genre *Halichondria*. Dans les parties profon-

(*a*) Grant, *On the Structure and Nature of* Spongila friabilis (*Edinb. philos. Journ.*, t. XIV, p. 270).

— Raspail, *Expériences de chimie microscopique* (*Mém. de la Soc. d'hist. nat. de Paris*, 1828, t. IV, p. 205).

(*b*) Bowerbank, *Monogr. of British Sponges*, t. I, pl. 36, p. 376.

(*c*) Laurent, *Rech. sur la Spongille* (*Voyage de la Bonite*, ZOOPHYT., 1844, pl. 2).

— Lieberkühn, *Entwickel. der* Spongillus (*Müller's Archiv*, 1856, p. 1). — *Spicules of* Spongilla (*Quarterly Journal of Microscop. Science*, 1857, t. V, p. 213).

(*d*) Carter, *On the ultimate Structure of* Spongilla (*Ann. of Nat. Hist.*, 2ᵉ série, 1857, t. XX, p. 23, pl. 1).

côtes, la charpente est également spiculaire et dépourvue de fibres élastiques, mais les aiguilles siliceuses sont réunies entre elles, à leurs extrémités, par de la substance kératoïde.

Chez d'autres Spongiaires, la charpente solide est composée uniquement de spicules calcaires à quatre branches : chez le *Grantia compressa* de nos mers, par exemple (1).

Comme exemple de Spongiaires dont la charpente est composée uniquement de tissu kératoïde, je citerai l'Éponge usuelle (*Spongia officinalis*), que le commerce nous apporte des mers du Levant. Les sclérites y sont représentés par des filaments cylindriques de substance élastique, qui s'entrecroisent dans tous les sens, se ramifient plus ou moins, et se soudent entre eux dans tous leurs points de contact, de façon à constituer dans toutes les directions un réseau à mailles irrégulières (2).

Chez beaucoup de Spongiaires, il existe à la fois des fibres kératoïdes et des spicules siliceuses. Parfois, comme chez les *Halispongia*, ces aiguilles sont logées dans l'axe des filaments kératoïdes, et ne jouent qu'un rôle très-secondaire dans la con-

des, les spicules sont pour la plupart réunies entre elles par leurs extrémités seulement, de façon à ne former qu'un treillage irrégulier et très-faible ; mais près de la surface où elles adhèrent à une couche membraniforme tégumentaire, elles sont disposées en faisceaux entrecroisés (*a*).

(1) Ces spicules, dont l'une des branches est beaucoup plus longue que les autres, et porte à l'une de ses extrémités une sorte d'étoile à trois rayons, sont disposées en faisceaux et empâtées dans la substance parenchymateuse de l'Éponge, autour des canaux aquifères (*b*). M. Grant fut le premier à constater l'existence d'Éponges dont les spicules sont composées de carbonate de chaux (*c*).

(2) La structure de ces Éponges a été très-bien étudiée par M. Bowerbank (*d*). Dans le genre *Spongionella* de cet auteur, le réseau est constitué à peu près de la même manière, mais présente certains caractères de régularité et même de symétrie (*e*).

(*a*) Bowerbank, *Op. cit.*, t. I, pl. 19, fig. 300 et 303.
(*b*) Idem, *Monogr.*, t. I, pl. 21, fig. 312, 313 ; pl. 28, fig. 335, 346.
(*c*) Grant, *Obs. et expér. sur la struct. et les fonct. des Éponges* (*Ann. des sciences nat.*, 1827, t. XI, p. 184).
(*d*) Bowerbank, *On the Keratose or Horny Sponges of commerce* (*Trans. of the Microscop. Soc. of London*, t. I, p. 32, pl. 3).
(*e*) Idem, *Monogr.*, t. I, pl. 37, fig. 80 (*Ray Society*).

stitution de la charpente du Zoophyte (1). Dans le genre *Diplodemia*, il y a aussi un réseau kératoïde, mais les mailles en sont occupées par des spicules en nombre considérable (2).

Les divers matériaux organiques dont je viens de parler, ou d'autres parties analogues, s'associent de manières très-variées pour constituer la charpente solide d'une multitude d'autres Spongiaires. Ici l'étude de toutes ces modifications de structure serait fastidieuse, et je me bornerai à signaler un petit nombre de formes remarquables.

La Téthye orange, qui est commune sur les côtes rocheuses de la Manche, et qui, par sa forme sphérique ainsi que par sa couleur, rappelle le fruit dont elle porte le nom, présente : 1° une sorte de noyau central très-consistant et composé principalement de spicules aciculaires entrecroisées; 2° une portion parenchymateuse comparable au mésocarpe des fruits charnus, et traversée par un grand nombre de rayons divergents, formés chacun d'un faisceau de spicules très-allongées; 3° d'une couche corticale dans laquelle les faisceaux radiaires vont se terminer en gerbe et se trouvent mêlés à une multitude de sclérites étoilés (3).

(1) Dans le genre *Halispongia* proprement dit, les spicules n'existent que dans les fibres primaires ou principales (*a*); mais dans le genre *Chælina*, elles se trouvent aussi dans les fibres secondaires, et y sont disposées régulièrement sur une ou plusieurs séries longitudinales occupant l'axe de ces cylindres (*b*).

(2) Dans les *Diplodemia*, l'axe des fibres cornées est occupé par des spicules, et d'autres aiguilles analogues hérissent souvent la surface de ces filaments (*c*). M. Bowerbank a publié récemment un travail spécial *sur la structure des Éponges fibro-scléreuses* (*d*).

(3) Pour plus de détails sur la structure des *Tethya*, je renverrai aux publications spéciales (*e*).

(*a*) Bowerbank, *ibid.*, pl. 36, fig. 378.

(*b*) Idem, *ibid.*, pl. 13, fig. 362.

(*c*) Idem, *ibid.*, pl. 11, fig. 273; pl. 36, fig. 377.

(*d*) Idem, *A Monogr. of the silicco-fibrous Sponges* (*Proceed. of the Zool. Soc.*, 1869, p. 66).

(*e*) Voyez Donati, *Op. cit.*, pl. 9, fig. 1-8.

— Milne Edwards, *Atlas du Règne animal* de Cuvier, ZOOPHYTES, pl. 95, fig. 2, 3 *a*, 3 *c*, 5 *d*.

— Huxley, *On the Anatomy of the genus* Tethya (*Ann. of Nat. Hist.*, 2ᵉ série, 1851, t. VII, p. 370, pl. 14, fig. 4-8).

Les Géodies présentent, à leur surface, une sorte de croûte dure et épaisse qui est formée principalement de corpuscules ovoïdes composés de silice (1).

La charpente solide des Alcyoncelles, ou Euplectelles, est un des produits les plus singuliers du travail organogénique des Spongiaires. Elle a la forme d'une corbeille, dont les parois seraient constituées par un treillage élégant de cristal étiré en fils minces (2).

J'ajouterai que, chez d'autres Spongiaires, la surface est garnie d'une couche tégumentaire membraniforme, soutenue par un réseau à mailles hexagonales dont les fibres sont kératoïdes, et ce mode d'organisation, de même que celui qui est propre aux Alcyoncelles, paraît avoir beaucoup d'analogie

(1) Lamarck, ayant établi ce genre d'après des échantillons desséchés dont la partie centrale avait été détruite et était remplacée par une grande cavité, considérait cette disposition comme étant caractéristique de ces Spongiaires, qu'il nomma en conséquence des *Géodies* (a). Mais, dans l'état frais, on y trouve, comme chez les autres Spongiaires de la même famille, un parenchyme caverneux soutenu par des spicules siliceuses dont les unes sont grandes et libres, les autres très-petites et réunies par de la matière kératoïde, de façon à constituer des étoiles dont le nombre de branches varie de trois à six. En traitant ces sclérites stelliformes par de la potasse, on en désassocie les branches (b).

Chez le *Geodia Barretti*, les grandes spicules du parenchyme portent à leur extrémité externe trois branches divergentes (c). M. Bowerbank pense que les corpuscules ovoïdes de la croûte tégumentaire sont des ovaires.

(2) Ces Spongiaires à réseau siliceux se trouvent dans les mers de l'Inde (d).

Un mode d'organisation analogue se rencontre chez les Spongiaires du genre *Holtenia*, qui vivent dans les grandes profondeurs de la mer, près des côtes de l'Écosse (e).

(a) Lamarck, *Histoire des Animaux sans vertèbres*, 2ᵉ édit., t. II, p. 593.
(b) Milne Edwards, *Atlas du Règne animal* de Cuvier, ZOOPH., pl. 95, fig. 3, 4 *a*, 4 *c*.
(c) Bowerbank, *Monogr. of British Sponges*, t. I, pl. 28, fig. 334 (*Ray Soc.*).
(d) Quoy et Gaimard, *Voyage de l'Astrolabe*, ZOOL., t. IV, p. 302, pl. 26, fig. 3.
— Owen, *Descript. of a new genus and species of Sponge* (*Trans. of the Zool. Soc.*, vol. III, p. 203, pl. 13). — *Descript. of a new species of* Euplectella (*Trans. of the Linn. Soc.*, 1857, t. XXII, p. 117).
(e) Wyville Thomson, *On* Holtenia, *a genus of vitreous Sponges* (*Philos. Trans.*, 1869, p. 701, pl 67-71).

avec ce que nous allons rencontrer chez divers Rhizopodes. Enfin, c'est aussi à un Spongiaire que paraissent appartenir les longs faisceaux de baguettes siliceuses, tordus à la façon d'une corde, qu'on trouve dans les mers du Japon, et que les zoologistes désignent sous le nom d'*hyalonèmes* (1).

Rhizopodes. § 8. — Dans la classe des RHIZOPODES, l'organisme est en général consolidé par des parties dures qui, le plus ordinairement, affectent la forme d'une coque perforée de diverses manières pour livrer passage aux expansions sarcodiques dont l'animal se sert comme d'instruments locomoteurs ou préhenseurs. Quelquefois cet appareil protecteur n'est constitué que par une couche tégumentaire, membraniforme, molle (2) ou rendue rigide par des corpuscules étrangers, tels que des grains de sable, empâtés dans sa substance, dont la production paraît être due à un phénomène sécrétoire analogue à celui qu'offrent certains Infusoires, lorsque ceux-ci s'enkystent (3).

(1) Ces corps singuliers, qui se trouvent dans les mers du Japon, furent considérés d'abord comme appartenant à des Coralliaires voisins des Gorgones ou des Antipathes (*a*); mais, aujourd'hui qu'on les connaît mieux, on s'accorde assez généralement à les regarder comme étant une portion de la charpente solide d'un Spongiaire, dont on voit les restes autour de leur portion basilaire (*b*). Cette opinion est corroborée par les observations faites sur une espèce voisine, trouvée dans les mers du Nord (*c*).

(2) Comme exemple de Rhizopodes nus, je citerai les Amibes et les *Actinophrys*.

(3) L'enkystement des Infusoires

(*a*) Gray, *On the Coral known as the Glass-plant* (*Proceed. Zool. Soc.*, 1835, pl. 63). — *Notes on the Glass-rope* (*Ann. of Nat. Hist.*, 3e série, 1866, t. XVIII, p. 287).
— Barboza du Bocage, *Sur la découverte d'un Zoophyte de la famille des Hyalonémides sur la côte du Portugal* (*Proceed. Zool. Soc.*, 1864, p. 265, pl. 22). — *Sur l'habitat de* l'Hyalonema lusitanicum (*Op. cit.*, 1865, p. 662).

(*b*) Valenciennes; voyez Milne Edwards, *Hist. nat. des Coralliaires*, t. I, p. 324.
— Max Schultze, *Die Hyalonemen, ein Beitrag zur Naturgeschichte der Spongeen*, 1860. — *On* Hyalonema (*Ann. of Nat. Hist.*, 3e série, 1867, t. XIX, p. 153).
— Claus, *Ueber* Euplectella, 1868.
— Wyville Thomson, *On vitreous Sponges* (*Ann. of Nat. Hist.*, 4e série, 1868, t. I, p. 114, pl. 4).

(*c*) Bowerbank, *Obs. on a Keratose Sponge from Australia* (*Ann. of Nat. Hist.*, 1841, t. VII, p. 129, pl. 3).
— Lovén, *On a remarkable Sponge from the North Sea* (*Ann. of Nat. Hist.*, 4e série, 1868, t. II, p. 81, pl. 6).
— Barboza du Bocage, *On* Hyalonema boreale (*Ann. of Nat. Hist.*, 4e série, 1868, t. II, p. 36).

Mais, chez la plupart des Rhizopodes, la charpente solide a une structure plus complexe ; parfois elle ressemble beaucoup au squelette intérieur des Spongiaires, et ailleurs elle se perfectionne davantage, de façon à avoir de l'analogie avec les coquilles de certains Mollusques.

observés d'abord par O. F. Müller et par Granzati, puis par M. Ehrenberg et plusieurs autres micrographes (*a*), paraît être déterminé par l'excrétion et la consolidation d'une matière organique amorphe, plutôt qu'un phénomène analogue à celui qui détermine la mue chez un Serpent ou une larve d'Insecte. Mais la ligne de démarcation entre une excrétion de ce genre dont les produits ne s'organisent pas ou ne s'organisent qu'imparfaitement, et la production d'une couche de substance blastémique susceptible de constituer, en se développant, un tissu épidermique, n'est pas toujours bien tranchée. Ainsi, la coque incrustante des Difflugies (*b*) et de divers Foraminifères à enveloppe arénacée, qui ne semble être que le résultat de l'excrétion d'une matière gluante dans laquelle s'empâtent des grains de sable ou d'autres corpuscules étrangers, ne diffère que très-peu de la coque solide des Arcelles dont le mode de production et de renouvellement ressemble extrêmement au travail physiologique à l'aide duquel certains Mollusques se revêtent successivement d'une série de coques dont la réunion constitue une coquille chambrée telle que la coquille des Nautiles ou des Ammonites. Les Arcelles changent plusieurs fois de coque pendant le cours de leur vie (*c*).

Comme exemple de Foraminifères à test arénacé, je citerai diverses espèces du genre *Textularia*. La coque de ces Rhizopodes est constituée par une substance hyaline, et creusée de pores dans lesquels s'incrustent des particules de sable dont la couleur varie suivant les localités (*d*). Il est probable que l'empâtement de ces corpuscules solides s'effectue par un procédé analogue à celui que MM. Claparède et Lachmann ont vu employer par les Podostomes pour introduire dans leur organisme des corpuscules alimentaires, c'est-à-dire à l'aide d'expansions filiformes de sarcode qui s'emparent de ces corpuscules, puis, en se contractant, les ramènent à la surface du corps, et enfin les y enfouissent (*e*).

(*a*) O. F. Müller, *Animalcula infusoria*, 1786, p. 104.
— Granzati, *Osservazioni e sperienze intorno ad un prodigioso Animalculo delle infusioni Opusculi scelti*, Milano, 1796, t. XIX, p. 3).
— Ehrenberg, *Ueber die Formbeständigkeit und die Entwicklungskreis der organischen Formen* (*Monatsber. der Berlin. Akad.*, 1852).
— Stein, *Ueber die Entwicklung der Vorticellen* (*Zeitschr. für wissensch. Zool.*, 1851). — *Infusionsth.*, p. 94.
— Cohn. *Beitr. zur Entwicklungsgeschichte der Infusorien* (*Zeitschr. für wissensch. Zool.*, 1853, t. IV, p. 253).
— Claparède et Lachmann, *Études sur les Infusoires et les Rhizopodes*, t. II, p. 213.
(*b*) Voyez Ehrenberg, *Infusionsthierchen*, pl. 9, fig. 1-3.
(*c*) Claparède et Lachmann, *Op. cit.*, t. I, p. 445.
(*d*) Carpenter, *Introduction to the Study of Foraminifera*, p. 191.
(*e*) Claparède et Lachmann, *Op. cit.*, t. I, p. 441, pl. 21, fig. 6.

De même que chez les Spongiaires, les parties dures des Rhizopodes peuvent être constituées par une matière kératoïde, par du carbonate de chaux ou par de la silice, et il est à remarquer que ce dernier mode de composition domine dans l'ordre des Radiolaires, tandis que la charpente solide des Foraminifères est presque toujours calcaire.

Radiolaires. § 9. — La charpente solide fait complétement défaut chez quelques Radiolaires, tels que certains Thalassicoliens (1); d'autres fois elle se compose seulement de spicules siliceuses isolées entre elles et disposées de diverses manières autour de la capsule sphérique qui occupe le centre de chacun de ces Zoophytes lorsque ceux-ci sont monozoaires, ou de parties analogues qui sont réunies en plus ou moins grand nombre chez les espèces agrégées ou polycystiennes. Mais le plus ordinairement ces pièces rigides sont unies entre elles de façon à former une charpente continue dont la disposition varie beaucoup et dont l'aspect est souvent d'une grande élégance (2).

Chez les Radiolaires à spicules libres, ces pièces solides sont disposées de deux manières très-différentes. Tantôt elles sont couchées tangentiellement à la surface de la sphère constituée par le Zoophyte (3); d'autres fois elles sont dirigées normalement à cette surface, et la hérissent de tous côtés comme des

(1) C'est aux Radiolaires monozoïques nus (*a*) que M. Hæckel a restreint le genre *Thalassicola* établi par M. Huxley d'une manière plus large (*b*).

(2) J'ajouterai que les spicules des Radiolaires sont en général solides, mais que dans l'un des groupes zoologiques formés par ces Animaux, le genre *Cœlodendrum*, il en existe qui sont tubulaires (*c*).

(3) Ce mode d'organisation existe dans les genres *Physmatium*, *Thalassosphæra* et *Thalassoplancta*, parmi les Radiolaires simples ou mono-

(*a*) Exemple : *Thalassicola pelagica*, Hæckel, *Radiolarien*, pl. 1, fig. 1.

(*b*) Huxley, *Upon* Thalassicola, *a new Zoophyte* (*Ann. of Nat. Hist.*, 2ᵉ série, 1851, t. VIII, p. 433).

(*c*) Hæckel, *Op. cit.*, p. 360, pl. 13, fig. 1-4.

rayons (1). Lorsqu'elles occupent la première de ces positions et qu'elles ont la forme d'aiguilles, elles s'entrecroisent souvent d'une manière irrégulière, à peu près comme le font les spicules des Spongilles (2), et chez d'autres espèces elles sont branchues, et représentent une étoile, une croix ou un bâtonnet dont chaque extrémité serait armée d'une fourche à trois bras très-divergents (3).

cystiens (a), et dans les genres *Sphærozoum* et *Raphidozoum*, parmi les espèces agrégées ou polycystiennes (b).

(1) Ce mode d'arrangement des spicules libres se voit chez les Aulacanthes (c).

(2) Par exemple, chez le *Sphærozoum italicum*, dont les spicules ont la forme d'aiguilles simples (d).

(3) Des spicules de cette dernière forme et ayant la surface lisse se rencontrent chez le *Sphærozoum ovodimare* (e). Chez le *Sphærozoum punctatum*, elles sont multispinulées (f).

On trouve des spicules en forme de croix à longues branches échinulées chez le *Raphidozoum acuferum* (g).

Les bâtonnets échinulés simples se rencontrent chez le *Sphærozoum spinulosum* (h).

Comme exemple de sclérites étoilés à branches courtes, je citerai ceux du *Thalassosphæra morum* (i).

Le squelette de quelques autres Radiolaires semble ne résulter que de la réunion des rayons siliceux disposés comme dans les espèces dont je viens de parler, mais pénétrant dans la substance de la capsule centrale, où ils sont confondus entre eux par leur extrémité interne. Ce mode d'organisation se rencontre chez les *Acanthostaures* dont les rayons sont simples (j), et chez les *Acanthomètres*, où ces grandes spicules radiaires sont armées d'épines latérales dont la direction est tangentielle à la surface du Zoophyte (k). L'extension et la réunion de ces branches tangentielles paraissent être souvent l'origine des capsules concentriques chez les Doratapses (l), ainsi que chez d'autres espèces dont j'aurai bientôt à parler.

(a) Exemple : *Thalassoplancta cavispecula*, Hæckel, *Die Radiolarien*, pl. 3, fig. 10.

(b) Exemple : *Thalassicola punctata*, Huxley, *loc. cit.*, pl. 16, fig. 1-3. — *Spæhrozoum punctatum*, Müller, *Op. cit.* (*Mém. de l'Acad. de Berlin*, 1858, pl. 8, fig. 1 et 2).

(c) Exemple : *Aulacantha Scolymantha*, Hæckel, *Op. cit.*, pl. 2, fig. 1.

(d) Hæckel, *Op. cit.*, pl. 33, fig. 1 et 2.

(e) Idem, *ibid.*, pl. 33, fig. 3 et 6.

(f) Idem, *ibid.*, pl. 33, fig. 7.

(g) Idem, *ibid.*, pl. 32, fig. 9-11.

(h) Idem, *ibid.*, pl. 32, fig. 3 et 4.

(i) *Thalassicola morus*, Müller, *loc. cit.*, pl. 7, fig. 1 et 2.

(j) Hæckel, *Op. cit.*, pl. 19, fig. 1-5.

(k) Idem, *ibid.*, pl. 17.

(l) Idem, *ibid.*, pl. 23, etc.

Chez quelques Radiolaires où la charpente solide est moins imparfaite, il existe une sorte de squelette continu formé de plusieurs bandes siliceuses ou bâtonnets, réunis irrégulièrement de façon à constituer un réseau lâche au milieu duquel se trouve la capsule centrale (1). Mais le plus ordinairement cet appareil protecteur affecte la forme d'une coque fenestrée ou treillagée, qui, tantôt, plus ou moins conique et largement ouverte en dessous, ressemble à une Patelle, à une Nasse ou à un bonnet chinois (2), d'autres fois s'étend tout autour de la capsule centrale, et représente une sphère creuse à parois réticulées et criblées de trous (3). Chez certaines espèces, cette enveloppe est simple ; chez d'autres, elle donne naissance à une multitude

(1) Ainsi, chez les *Acanthodesmia*, la charpente solide représente une sorte de cage dont les barreaux, souvent armés d'épines, seraient en petit nombre et réunis entre eux sous différents angles, de façon à circonscrire plusieurs larges fenêtres (*a*).

(2) Les formes affectées par ces coques varient beaucoup, ainsi que l'aspect du treillage dont elles se composent. Ainsi, chez le *Litharachnium tentorium*, la charpente solide du Radiolaire consiste en un disque circulaire dont le centre s'élève en décrivant une courbe régulière pour constituer un cône sous le sommet duquel se trouve la capsule centrale, et dont la structure ressemble à un treillage très-fin à mailles quadrilatères (*b*).

Chez l'*Encystidium lagena*, le grillage est plus robuste, les mailles sont hexagonales, et le tout a la forme d'une Nasse dont le sommet serait armé d'une pique (*c*). Chez le *Carpocanium diadema*, la coque est ovoïde et les bords de son orifice inférieur sont garnis de larges dents (*d*). Chez d'autres espèces, la portion centrale de la charpente est une coque très-fine, globuleuse, hérissée de longues épines, et le bord de son ouverture inférieure donne naissance à une série de branches rayonnantes reliées entre elles par un treillage : par exemple chez les *Actinocorys* (*e*).

(3) Une coque sphérique simple, à réseau fin et à mailles hexagonales régulières, se voit chez les *Héliosphères*, et tantôt cette enveloppe est lisse (*f*),

(*a*) Exemple : *Acanthodesmia vesiculata*, Müller, *Op. cit.*, pl. 1, fig. 4-7 (*Mém. de l'Acad. de Berlin*, 1858).
(*b*) Hæckel, *Die Radiolarien*, pl. 4, fig. 7-9 (1862).
(*c*) Idem, *ibid.*, pl. 4, fig. 11.
(*d*) Idem, *ibid.*, pl. 5, fig. 1.
(*e*) Idem, *ibid.*, pl. 6, fig. 9-12.
(*f*) Idem, *ibid.*, pl. 9, fig. 1.

de prolongements radiaires dont les principales branches se réunissent parfois entre elles au moyen d'épines ou traverses latérales (1), et ce mode d'organisation établit une transition naturelle entre les Radiolaires à coque unique et ceux qui sont pourvus de deux ou de plusieurs coques sphériques emboîtées les unes dans les autres (2).

Je citerai également ici des Radiolaires dont la coque, au lieu d'être sphérique, affecte la forme d'un disque biconvexe composé de deux boucliers fenestrés et réunis par des traverses, de façon à circonscrire imparfaitement des loges rangées en spirale autour du point central (3). Ailleurs une disposition analogue existe seulement sur un certain nombre de bandes radiaires (4), et ce mode d'organisation a beaucoup de ressemblance avec celui que les Foraminifères vont nous offrir.

tandis que d'autres fois elle est échinulée, et de plus hérissée d'épines rayonnantes (a).

(1) Chez les Arachnosphères, la coque principale est sphérique et à réseau hexagonal, mais il part de sa surface un grand nombre d'aiguilles radiaires dont les principales donnent naissance de distance en distance à des filaments branchus latéraux, qui, en se rencontrant, s'enchevêtrent entre eux et constituent une série de couches sphériques emboîtées les unes dans les autres (b). Chez quelques espèces, le *Spongiosphæra streptacantha* par exemple (c), la capsule centrale est logée dans une coque sphérique à parois fenestrées comme les enveloppes dont je viens de parler, et les prolongements latéraux des grandes épines radiaires constituent une couche épaisse de tissu spongiforme léger à mailles polygonales.

(2) Dans la division des Halciommatides de M. Hæckel, il y a deux coques sphéroïdales treillagées concentriques (d). Dans les Actinommaties, on en compte 3, 4, ou même davantage (e).

(3) La coque treillagée présente cette disposition dans le genre *Discospora* (f), etc.

(4) Ainsi, chez l'*Euchitonia Virchowii*, on voit autour d'une coque

(a) Hæckel, *Radiolarien*, pl. 9, fig. 3-5.
(b) Idem, *ibid.*, pl. 10, fig. 2 et 3.
(c) Idem, *ibid.*, pl. 26, fig. 1-3.
(d) Idem, *Op. cit.*, pl. 13, fig. 10-13.
(e) Exemple : *Actinomma*; Hæckel, *Op. cit.*, pl. 24, fig. 5-9.
(f) Hæckel, *Op. cit.*, pl. 29, fig. 6-9.

Enfin, il y a aussi des Radiolaires dont la coque cesse d'être perforée, si ce n'est sur deux points où se trouvent de larges ouvertures pour le passage des pseudopodes ou prolongements du sarcode (1).

Foraminifères, etc.

§ 10. — Dans le groupe naturel désigné par M. Carpenter sous le nom de RHIZOPODES RÉTICULAIRES (2), et comprenant les Gromiens ainsi que les Foraminifères (3), les parties molles

centrale trois séries de loges constituées de la sorte et représentant une croix à trois branches (*a*).

(1) Le squelette de ces Radiolaires, désignés sous le nom de Diplocomes, se compose principalement d'une longue spicule très-robuste qui traverse de part en part la capsule centrale, et qui est logée dans une sorte de gaîne formée de cônes creux réunis à leur sommet autour de cette capsule, et composés de spicules aciculaires rangées parallèlement entre elles et soudées les unes aux autres. Les ouvertures sus-mentionnées occupent les bases des cônes, c'est-à-dire les deux pôles de l'appareil, dont la grande spicule centrale représente l'axe (*b*).

(2) Chez ces Rhizopodes, les expansions sarcodiques ont des formes variées, et se soudent intimement entre elles dans leurs points de contact, de façon à constituer une sorte de réseau, au lieu de rester toujours filiformes, comme chez les Radiolaires, ou lobiformes, tels que les pseudopodes des Amibes; et je rappellerai aussi que chez les Animalcules de cette division, il n'y a pas de capsule centrale comme chez les Radiolaires.

(3) Pendant longtemps les zoologistes, trompés par l'aspect du test de ces Animaux, les considérèrent comme appartenant au groupe des Mollusques, et rangèrent même la plupart de ces petits êtres dans le genre *Nautilus* (*c*). D'Orbigny en forma un groupe particulier sous le nom de *Foraminifera*, mais il continua à les rapporter à la classe des Céphalopodes (*d*). La découverte de leur véritable nature appartient à Dujardin et date de 1835 (*e*). Les travaux les plus approfondis sur la structure de leurs parties solides sont dus à M. Carpenter (*f*).

(*a*) Hæckel, *Radiolarien*, pl. 30, fig. 1 et 2.

(*b*) Idem, *ibid.*, pl 20, fig 7.

(*c*) Linné, *Syst. nat.*, édit. XII, t. I, 1162.
— Soldani, *Saggio orittographico*, 1780. — *Testacceographia ac Zoophytographia parva et microscopica*, 1789 1798.

(*d*) A. d'Orbigny, *Tableau méthodique de la classe des Céphalopodes* (*Ann. des sciences nat.*, 1826, t. VII).

(*e*) Dujardin, *Obs. sur les Rhizopodes et les Infusoires* (*Comptes rendus de l'Acad. des sciences*, sér. 2, 1835, t. IV, p. 338). — *Obs. nouvelles sur les prétendus Céphalopodes microscopiques* (*Ann. des sciences nat.*, 2ᵉ sér., 1835, t. III, p 108, 912). — *Rech. sur les organismes inférieurs* (*Ann. des sciences nat.*, 2ᵉ série, 1835, t. IV, p 543). — *Hist. nat. des Zoophytes infusoires*, 1841.

(*f*) Carpenter, *On the Microscopic Structure of Nummulites*, etc. (*Quarterly Journ. of the Geol. Soc.*, 1850, t. VI, p. 22). — *Researches on the Foraminifera* (*Philos. Trans.*, 1856, p. 181, pl. 98-547; 1859, p. 1; 1860, p. 535). — *Introduction to the Study of Foraminifera*, 1862 (*Ray Society*).

sont presque toujours protégées par un test plus ou moins solide, dont la structure intime a beaucoup d'analogie avec celle de la coque fenestrée de certains Radiolaires. Cette enveloppe n'est représentée, chez quelques Animalcules de cet ordre, que par une cuticule molle, d'une délicatesse extrême (1), et chez les Gromies elle reste à l'état membraneux (2). Dans la famille des Lituolides, elle est consolidée par des corpuscules arénacés que l'animal prend autour de lui (3). Mais, dans la grande majorité des cas, elle est calcaire et ressemble singulièrement à la coquille d'un Mollusque. Chez les Milioles, les Orbitolites et les autres genres de la même famille, elle est munie d'une sorte de bouche pour le passage des pseudopodes, et, dans le reste de son étendue, elle n'offre aucune perfora-

(1) Ainsi, chez les Rhizopodes dont MM. Claparède et Lachmann ont formé le genre *Lieberkuhnia*, le corps ovoïde de l'Animal est recouvert d'une couche membraniforme qui se prolonge même en tube autour du pseudopode (*a*).

(2) Le test des Gromies est une coque ovoïde de couleur brunâtre, qui présente une ouverture arrondie pour le passage des prolongements sarcodiques (*b*). Elle se compose d'une substance kératoïde qui ressemble beaucoup à la cellulose, mais qui ne se dissout pas dans l'acide sulfurique, et qui, à certains égards, paraît se rapprocher de la chitine ; mais elle n'a été encore que très-imparfaitement étudiée (*c*).

(3) Voyez ci-dessus la note de la page 109.

Les corpuscules étrangers à l'organisme que ces Rhizopodes s'approprient ainsi sont tantôt calcaires, d'autres fois siliceux. Chez les Lituoles, ils sont grossièrement accolés aux téguments. Mais, dans le genre *Trochammina*, ils sont empâtés dans la substance du test, de façon que la surface de celui-ci est lisse, au lieu d'être rugueuse comme chez les précédents (*d*).

(*a*) Claparède et Lachmann, *Études sur les Infusoires et les Rhizopodes*, p. 465, pl. 24.
— Carpenter, *Introd. to the Study of Foraminifera*, pl. 2.

(*b*) Dujardin, *Recherches sur les organismes inférieurs* (*Ann. des sciences nat.*, 2ᵉ série, 1835, t. IV, p. 345, pl. 9, fig. 1).
— Carpenter, *Op. cit.*, pl 3, fig. 2.

(*c*) Schultze, *Ueber den Organismus der Polythalamien* (*Foraminifera*) *nebst Bemerkungen über die Rhizopoda in Allgemeinen*, 1854, p. 21.

(*d*) Parker and Rupert-Jones, *On the Nomenclature of Foraminifera* (*Ann. of Nat. Hist.*, 3ᵉ série, 1859, t. IV, p. 347).
— Williamson, *On the recent Foraminifera of Great-Britain*, fig. 93 et 94 (*Ray Society*, 1858).
— Carpenter, *Op. cit.*, p. 111, pl. 11, fig. 1-10.

tion (1). Chez la plupart des Foraminifères, au contraire, il n'y a pas toujours une ouverture de ce genre, et elle est remplacée fonctionnellement, en tout ou en partie, par une multitude de pores ou de canalicules qui traversent de part en part le test, lequel est partout percé à jour comme un crible ; mode d'organisation dont les Rhizopodes de ce groupe tirent leur nom. Il est aussi à noter que, chez les premiers, la substance du test offre l'aspect de la porcelaine (2), tandis que, chez les derniers, elle est ordinairement hyaline et vitreuse (3).

En général, la coque ainsi constituée n'est pas susceptible de s'agrandir à mesure que l'animal s'accroît (4), et, chez quelques-uns de ces Animalcules, elle reste simple et conserve toujours sa forme primitive. Elle ne forme alors qu'une seule loge comparable à une coquille de Colimaçon, dont la bouche

(1) Parfois les coques du type porcellanacé présentent des ponctuations qu'au premier abord on pourrait prendre pour des pores, mais qui ne dépendent que des dessins dont la surface est ornée.

(2) Lorsqu'on examine le test à la lumière réfléchie, il semble être opaque et blanchâtre ; mais, vu par transparence, il paraît ambré, brun ou même rougeâtre, couleurs qui sont dues à la matière organique qui s'y trouve associée au carbonate de chaux. La substance constitutive de ce test est en apparence homogène et amorphe ; traitée par un acide faible, elle laisse une couche mince et très-délicate de matière animale granuleuse (a).

(3) La substance vitreuse de ces coques perd quelquefois sa transparence par l'emprisonnement de l'air ou d'autres matières étrangères dans ses pores tubulaires.

(4) La coque des Cornuspires est au contraire à croissance continue, et ressemble beaucoup à la gaîne calcaire de quelques Annélides. Elle a la forme d'un cornet (ou tube conique) enroulé en spirale, de façon à constituer un disque, et elle n'offre à son intérieur aucune trace de divisions loculaires ; son ouverture, circulaire dans le jeune âge, se transforme peu à peu en une fissure transversale à mesure que le tube, en s'allongeant, s'aplatit de plus en plus. Le mode de croissance paraît être à peu près le même chez quelques *Trochammina*, où la division de la coque tubulaire en une série de chambres n'est qu'imparfaitement indiquée par des rétrécissements ou des renflements.

(a) Dujardin, *Op. cit.* (*Ann. des sciences nat.*, 2e série, 1835, t. IV, p. 340).
— Carpenter, *Op. cit.*, p. 41.
— Williamson, *Recent Foraminifera of Great-Britain*, p. XI.

serait extrêmement rétrécie ou complétement oblitérée (1); mais chez d'autres espèces qui, à raison de cette circonstance, ont reçu le nom de Foraminifères polythalames, elle se complique davantage; par suite d'une sorte de bourgeonnement qui s'effectue sur un point déterminé de sa surface, elle donne naissance à une seconde coque de même forme qui y reste adhérente, et qui à son tour en produit une autre. Le même phénomène se répète plusieurs fois, et il en résulte une serie de loges plus ou moins nombreuses dont l'assemblage constitue une coquille multiloculaire. Cette série, dont les dimensions deviennent en général de plus en plus considérables, est tantôt simple, d'autres fois double, et d'ordinaire elle s'enroule sur elle-même de façon à donner à l'ensemble la forme d'un disque, d'un cône ou d'une boule (2).

Chez quelques espèces multiloculaires, les coques unies de la sorte sont simplement soudées les unes aux autres par leur surface extérieure, et leurs cavités ne communiquent pas entre elles (3); mais d'ordinaire chaque chambre communique directement avec la chambre dont elle provient, soit par l'intermédiaire de l'ouverture buccale de cette dernière qui y pé-

(1) Comme exemple de Miliolidien monothalames, je citerai : 1° les *Squamulines*, dont la coque opaque, calcaire et dépourvue de pores, a une forme irrégulièrement lenticulaire, et présente une large ouverture buccale pour le passage des pseudopodes (*a*); 2° les Orbulines, dont la coque, de forme sphérique, est criblée de pores et pourvue parfois d'une ouverture buccale arrondie (*b*); 3° les Ovulites, qui sont ovoïdes et ont une ouverture à chaque extrémité, ainsi que des pores (*c*).

(2) Pour plus de détails à ce sujet je renverrai à l'ouvrage spécial de M. Carpenter (*Ray Soc.*, 1862, p. 48 et suiv.)

(3) Par exemple chez les Dactylopores (*d*) et les Aciculaires, parmi les espèces à coque non perforée, et chez les Globigérines (*e*), parmi les Foraminifères à coque criblée.

(*a*) Schultze, *Ueber den Organismus der Polythalamien*, p. 59, pl. 12.
(*b*) Carpenter, *Op. cit.*, pl. 12, fig. 8.
(*c*) Idem, *ibid.*, pl. 12, fig. 20-29.
(*d*) Idem, *ibid.*, pl. 10, fig. 2
(*e*) Idem, *ibid.*, pl. 12, fig. 13

nètre (1), soit par les pores multiples dont les parois de ces loges sont criblées (2).

Il est aussi à noter que souvent il existe un squelette supplémentaire ou intermédiaire constitué par un tissu développé à l'extérieur des parois de la coque, bouchant et remplissant les interstices que les loges laissent entre elles, ou s'étendant sur leur surface de façon à les empâter dans une couche commune (3). Ce tissu, toutes les fois qu'il acquiert une certaine épaisseur, se trouve creusé d'un système de canaux lacunaires dont la disposition est souvent fort remarquable. Il joue un rôle considérable dans la constitution des Nummulites (4).

(1) Cette disposition est réalisée de la manière la plus simple chez les *Nodosaria*, où les loges, en forme de gaînes, sont placées les unes au-dessus des autres, le col de la première pénétrant dans la base de la seconde, et ainsi de suite (*a*).

(2) Par exemple chez les Orbitolites (*b*).

(3) Chez les *Calcarina*, ce tissu complémentaire se prolonge même davantage, et constitue autour de la coque multiloculaire un certain nombre de rayons (*c*).

(4) Nos connaissances relatives au système canaliculaire des Nummulites sont dues principalement aux observations de MM. de Keyserling, Joly et Leymerie, Carpenter, Williamson, d'Archiac et Haime, Carter, etc. (*d*). C'est à raison de la présence de canaux de ce genre dans certaines masses rocheuses du terrain laurentien, qu'on a pu y reconnaître l'existence du fossile désigné sous le nom d'*Eozoon*, être organisé le plus ancien que les paléontologistes connaissent (*e*).

(*a*) Carpenter, *Introduction to the Study of Foraminifera*, pl. 12, fig. 2.

(*b*) Idem, *Op. cit.*, pl. 9.

(*c*) Idem, *Op. cit.*, pl. 14, fig. 1, 4, 8.

(*d*) Keyserling, *Remarques sur quelques points de la structure des Nummulites* (*Verhandl. der Russisch. Kaiserl. miner. Gesellsch. zu Sanct-Petersburg*, 1847, p. 17).

— Joly et Leymerie, *Mém. sur les Nummulites* (*Mém. de l'Acad. des sciences de Toulouse*, 3ᵉ série, 1848, t. IV, p. 149).

— Carpenter, *On the Microscop. Structure of Nummulites* (*Journ. of the Geol. Soc.*, 1850, t. VI, p. 22). — *Research. on Foraminifera* (*Philos. Trans.*, 1856).

— Williamson, *On the Structure of the Shell and soft Animal of Polystomella*, etc. (*Trans. of the Microsc. Soc.*, t. II, p. 159).

— D'Archiac et J. Haime, *Description des Animaux fossiles du groupe nummulitique de l'Inde*, 1853.

— Carter, *On the Form and Structure of the Shell of* Operculina arabica (*Ann. of Nat. Hist.*, 2ᵉ série, 1852, t. X, p. 161).

(*e*) Dawson, *On the Structure of certain Organic Remains in the Limestones of Canada* (*Quart. Journ. of the Geol. Soc.*, 1865).

— Carpenter, *On the Structure of* Eozoon canadense (*the Intellectual Observer*, 1865, n° 40, p. 278, avec fig.). — *Supplementary Notes on the Struct. of* Eozoon (*Journ. of the Geol. Soc.*, 1866, p. 219).

Enfin, les loges, au lieu d'avoir comme d'ordinaire une cavité unique et simple, sont parfois incomplétement divisées en plusieurs compartiments par des cloisons intérieures (1). Il existe d'ailleurs des variations extrêmement nombreuses, soit dans la forme du test, ainsi que dans le mode de groupement des loges chez les espèces Polythalames, soit dans la structure des parties accessoires du revêtement constitué de la sorte ; mais les détails de cet ordre n'offrent pas, aux yeux de l'anatomiste et du physiologiste, assez d'intérêt pour que nous nous y arrêtions ici (2), et pour plus de renseignements à ce sujet, je me contenterai de renvoyer aux ouvrages spéciaux, particulièrement à ceux de M. Carpenter.

Système tégumentaire des Échinodermes.

§ 11. — Dans la classe des ÉCHYNODERMES, le système tégumentaire se modifie de diverses manières, et en général se perfectionne beaucoup comme appareil protecteur. Dans l'ordre des Holothuriens, la peau, presque toujours très-épaisse, coriace et intimement unie à des couches musculaires sous-jacentes, n'est qu'incomplétement renforcée par le développement de pièces solides dans son intérieur (3); mais autour de la bouche elle est soutenue par une charpente annulaire de consistance cartilagineuse (4).

(1). Ces cloisons secondaires existent dans les principales loges, chez les *Peneroplis* (a).

(2) Je rappellerai seulement que les Foraminifères abondent dans les grandes profondeurs des mers actuelles et ont joué un rôle géologique très-considérable. On les trouve en nombre immense à l'état fossile, et leur description a été l'objet de beaucoup de publications.

(3) Les sclérodermites calcaires qui garnissent la peau des Holothuries sont ordinairement petits, et leur forme varie beaucoup, tant chez le même individu que d'espèce à espèce. En général, ce sont des spicules nodulifères ou des plaques criblées; quelquefois ils affectent la forme de rosaces (b).

(4) Chez les Holothuriens, cet anneau entoure la partie antérieure du

(a) Carpenter, *Foraminifera*, pl. 7, fig. 1, etc. (*Ray Soc.*).

(b) Jæger, *De Holothuriis* (dissert. inaug.). Turici, 1833, pl. 2, fig. 2 *b*.

— Quekett, *Lectures on Histology*, t. II, p 240, fig. 130, 131.

— Selenka, *Beiträge zur Anatomie und Systematik der Holothurien* (*Zeitschr. für wissensch. Zool.*, 1867, pl. 17-20). — *Nachtrag.* (*Op. cit.*, 1868, t. XVIII, pl. 8).

Chez les Synaptes, elle est hérissée de petits appendices en forme d'ancres qui sont portés sur autant de plaques solides (1);

tube digestif; il se compose de dix pièces, et il donne attache aux muscles longitudinaux sous-cutanés (*a*). La forme de ces pièces varie suivant les espèces (*b*).

Chez les Synaptes, cet anneau circumbuccal est composé de douze pièces solides réunies entre elles de façon à constituer un dodécagone. Chacune de ces pièces a la forme d'une plaque épaisse renflée à ses extrémités, et cinq d'entre elles sont percées d'une ouverture ovalaire, pour livrer passage à autant de petits canaux aquifères (*c*).

(1) M. de Quatrefages distingue, dans l'enveloppe externe du corps des Synaptes : 1° une couche superficielle en apparence anhiste, qu'il désigne sous le nom d'épiderme externe; 2° une couche également diaphane, mais granuleuse, qui renferme le pigment dans les parties colorées, et qui fait corps avec la cuticule dont je viens de parler. Ce naturaliste la considère comme étant le derme; mais cette dénomination me paraît devoir être donnée plutôt à une troisième couche, qui est composée principalement de fibres élastiques entremêlées de substance granuleuse et qui repose directement sur les muscles sous-cutanés (*d*).

Lorsqu'on examine au microscope la surface de ces téguments là où ils sont colorés, on y remarque une multitude de petites élévations framboisées, dont les unes sont garnies de capsules réticulées, et les autres portent une petite plaque calcaire criblée de trous, sur laquelle est articulé un appendice en forme d'hameçon ou d'ancre, et composé principalement de carbonate de chaux (*e*).

M. Ehrenberg, ayant trouvé de ces pièces isolées dans de la vase marine, en a méconnu la nature, et a décrit les unes comme des spicules d'une espèce particulière de Spongiaire (*f*), les autres comme étant des carapaces d'un Infusoire, qu'il appela *Dictyocha splendens* (*g*).

La peau des tentacules circumbuccaux est renforcée par des pièces solides irrégulières, qui sont également calcaires (*h*).

(*a*) Tiedemann, *Anatomie der Röhren-Holothurie*, etc., pl. 2, fig. 4 et 5.

(*b*) Delle Chiaje, *Descr. e notomia degli Animali invertebrati della Sicilia citeriore*, t. III, pl. 112-117.

— Selenka, *Op. cit.* (*Zeitschr. für wissensch. Zool.*, 1867, t. XVII, pl. 17-20).

(*c*) Quatrefages, *Mém. sur la Synapte de Duvernoy* (*Ann. des sciences nat.*, 2e série, 1842, t. XVII, pl. 4, fig 1, 5).

(*d*) Idem, *Op. cit.* (*Ann. des sciences nat.*, 2e série, t. XVII, p. 31, pl. 3, fig. 8).

(*e*) Eschscholtz, *Zoologischer Atlas*, 1829, p. 12.

— Jæger, *De Holothuriis dissertatio*, 1833, pl. 1, fig. 3.

— Quatrefages, *loc. cit.*, pl. 3, fig. 2-14.

— Müller, *Ueber* Synapta digitata, 1852, pl. 1, fig. 1-3.

— Herapath, *On the genus Synapta* (*Quart. Journ. of Microscop. Sc.*, 1865, n° 17, p. 1, pl. 1).

(*f*) Ehrenberg, *Spongiolithis anchora* (*Mém. de l'Acad. de Berlin pour* 1841, pl. 3, n° 7, fig. 36).

(*g*) Idem, *ibid.*, fig. 35.

(*h*) Quatrefages, *loc. cit.*, pl. 4, fig. 7-12.

et chez les Holothuries, où ces hameçons manquent, ainsi que chez les Oursins et les Étoiles de mer, elle est percée d'un grand nombre de petits orifices qui livrent passage à des appendices protractiles, terminés par une ventouse et remplissant les fonctions de pieds adhésifs (1). Chez quelques Holothuries, ces tentacules ambulatoires sont disséminés sur toute la surface du corps (2), mais d'ordinaire ils constituent cinq groupes ou systèmes qui partent radiairement de la bouche pour se porter vers le pôle opposé du corps, et qui se composent chacun de deux séries, en relation par leur base avec un des grands vaisseaux dont j'ai déjà eu l'occasion de parler (3).

Ils sont de forme cylindrique ; leur extrémité est élargie en manière de disque, leur axe est parcouru par un canal, et leurs parois, quoique membraneuses et très-flexibles, sont renforcées par de petites pièces calcaires, dont la disposition est

(1) Cuvier rangeait dans la classe des Échinodermes, non-seulement les Astéries, les Oursins et les Holothuries, qui sont tous pédicellés, c'est-à-dire pourvus des espèces de tentacules ambulatoires dont il est ici question, mais aussi les Siponcles, les Échiures, et quelques autres Animaux qui ont à peu près la même forme générale que les Holothuries, mais qui sont dépourvus de ces appendices cutanés. Aujourd'hui tous les zoologistes les en séparent, et forment avec la plupart d'entre eux une classe particulière, que M. de Quatrefages a désignée sous le nom de *Géphyriens* (a). La peau de ces Animaux est en général hérissée de granulations d'apparence kératoïde (b). Plusieurs sont pourvues de quelques crochets analogues aux soies des Annélides, dont j'aurai bientôt à parler.

(2) Cette dissémination est plus apparente que réel, car, à raison de leur origine et de leurs relations avec l'appareil irrigateur, les pédicelles font toujours cinq groupes ou systèmes, ainsi qu'il est facile de le reconnaître en examinant la face interne des téguments (c).

(3) Voyez tome III, page 290 et suivantes.

(a) Exemple : *Holothurie tuberculeuse ;* voyez Milne Edwards, *Atlas du Règne animal* de Cuvier, Zooph., pl. 18.

(b) Quatrefages, *Hist. nat. des Annelés*, 1865, t. II, p. 563.

(c) Exemple : l'*Échiure ;* voy. Quatrefages, *Mém. sur l'Échiure* (*Ann. des sciences nat.*, 3e série, 1847, t. VII, p. 312, pl. 6, fig. 2 et 3).

parfois remarquable (1). Chez les Oursins et les Étoiles de mer, il existe aussi à la surface de la peau d'autres appendices mous, terminés généralement par une sorte de pince à trois branches, et appelés *pédicellaires* (2); mais la partie la plus

(1) Ces appendices locomoteurs, que plusieurs auteurs désignent improprement sous le nom d'*ambulacres* (expression qui appartient aux bandes de pores qui leur livrent passage), sont susceptibles de s'allonger beaucoup, ou de se contracter au point de disparaître presque complétement. On y distingue deux parties : une tige ou pédoncule, et un disque terminal ou cupule, qui fonctionne à la manière d'une ventouse. La peau qui en constitue la paroi externe est revêtue d'une couche d'épithélium vibratile et d'une couche pigmentaire; le chorion est renforcé par des pièces calcaires, et recouvre une couche musculaire dont les fibres sont en partie circulaires, en partie longitudinales ; enfin l'axe est occupé par un canal dont la base traverse l'ouverture correspondante du test et débouche dans la vésicule respiratoire sous-jacente, qui est fixée à la face interne du test et communique avec le système irrigatoire, de la manière indiquée dans une précédente Leçon (*a*).

Les pièces calcaires qui fortifient ces organes, et qui sont logées dans l'épaisseur de leurs parois, constituent des incrustations plus ou moins étendues, dont quelques-unes occupent parfois la tige, mais dont les plus importantes appartiennent à la ventouse et y constituent un anneau basilaire surmonté d'une rosace. La structure de cette dernière partie est souvent fort remarquable, par exemple chez l'Oursin commun ou *Echinus lividus* (*b*).

(2) Les premiers naturalistes qui aperçurent les pédicellaires les prirent pour des Animaux parasites fixés au test (*c*). On ne sait rien de positif relativement aux usages de ces appendices, bien que dans ces derniers temps ils aient été étudiés avec beaucoup de soins par plusieurs observateurs (*d*). Leur forme varie beaucoup suivant les espèces ; ils présentent une portion

(*a*) Voyez tome II, p. 8 ; tome III, p. 290.

(*b*) Valentin, *Op. cit.*, p. 38, pl. 4, fig. 59, 60.

(*c*) Othon Fr. Müller, *Zoologia Danica*, t. I, p. 16.

— Cuvier, *Règne animal*, 1830, t. III, p. 297.

(*d*) Delle Chiaje, *Memorie sulla storia e notomia degli Animali senza vertebre*, t. I, p. 324, pl. 54, fig. 18.

— Valentin, *Op. cit.*, p. 46 et suiv., pl. 4, fig. 40-46.

— Endl, *Ueber den Bau der Organe, welche an der äusseren Oberfläche der Seeigel sichtbar sind.* (*Archiv für Naturgesch.*, 1842, p. 45, pl. 2).

— Duvernoy, *Mém. sur l'analogie de composition et sur quelques points de l'organisation des Échinodermes*, 3e partie : *Des pédicellaires* (*Mém. de l'Acad. des sciences*, t. XX, pl. 2).

— Herafuth, *On the Pedicellariæ of Echinodermata* (*Quart. Journ. of Microscop. Sc.*, 1868, n° 19, p. 175, pl. 4 et 5).

— Perrier, *Recherches sur les pédicellaires et les ambulacres des Astéries et des Oursins* (*Ann. des sciences nat.*, 5e série, 1869, t. XII, p. 169).

importante de l'appareil tégumentaire est une charpente composée de pièces calcaires (1) logées dans l'épaisseur du derme, et portant un système d'épines ou de baguettes mobiles qui hérissent en totalité ou en partie la surface du corps.

Squelette tégumentaire des Oursins.

§ 12. — Dans l'ordre des OURSINS ou ÉCHINIDES, les pièces principales de ce squelette dermique affectent la forme de lames pentagonales ou hexagonales (2), et se réunissent entre elles par leurs bords, de façon à constituer une sorte de coque plus ou moins globuleuse dont la bouche de l'animal occupe le pôle inférieur, et les orifices génitaux le pôle supérieur, où, chez plusieurs espèces, l'anus est également placé (3). Leur disposition est très-régulière autour de l'axe qui passe par les deux pôles, et les principales d'entre elles, appelées *pièces coronales*, forment cinq systèmes qui se répètent d'une manière presque identique et portent chacun deux rangées de tentacules pédiformes ou tubes ambulacraires dont je viens de parler. Les deux zones verticales occupées par ces appendices pré-

basilaire cylindrique formant une sorte de pédoncule ou de tige, et une portion terminale et renflée ou tête, qui est en général préhensile. Ils sont constitués par une couche tégumentaire molle, et par un squelette intérieur dont la structure est souvent fort complexe, sauf dans la portion céphaloïde, où les principales pièces calcaires constituent en général une pince à trois branches.

(1) M. Brunner (*a*) a trouvé dans le test des Oursins :

Substances organiques. . . .	9,83
Carbonate de chaux	86,81
Sulfate de chaux.	1,38
Carbonate de magnésie. . . .	0,81
Autres sels, etc.	1,14
Total.	100,00

(2) L'étude morphologique de cet appareil a été faite par plusieurs auteurs, parmi lesquels je citerai principalement Blainville, M. Desmoulins, J. Müller, M. Agassiz, et M. Valentin (*b*).

(3) Ainsi que nous l'avons déjà vu,

(*a*) Valentin, *Anat. des Échinodermes*, p. 22. — Agassiz, *Monographies d'Échinodermes*.

(*b*) Blainville, art. OURSIN (*Dict. des sciences nat.*, 1825, t. XXXVII, p. 60).
— Desmoulins, *Premier mémoire sur les Échinides* (*Actes de la Soc. Linnéenne de Bordeaux*, 1835, t. VII).
— Agassiz, *Prodrome d'une monogr. des Radiaires ou Échinodermes* (*Ann. des sciences nat.*, 2e série, 1837, t. VII, p. 257).
— Valentin, *Anatomie des Échinodermes*, 1841.
— J. Müller, *Ueber den Bau der Echinodermen* (*Mém. de l'Acad. de Berlin pour* 1850).

sentent une série de trous qui livrent passage à ceux-ci, et les zoologistes les désignent communément sous le nom d'*ambulacres*. Or, ces deux zones porifères ne se touchent pas ; un espace dit *aire ambulacraire* les sépare entre elles, et du côté opposé chacune d'elles est bordée d'une rangée de pièces qui s'unissent aux pièces placées de la même façon dans le système adjacent, et forment avec elles une zone intermédiaire ou interambulacraire. Il en résulte que le test, considéré dans son ensemble, se trouve divisé en vingt zones ou segments de sphère, s'étendant plus ou moins complétement de pôle à pôle, savoir : cinq aires ambulacraires, dix ambulacres groupés deux à deux, et cinq aires interambulacraires qui dépendent chacune des deux systèmes adjacents. Chaque aire ambulacraire correspond à l'un des grands vaisseaux longitudinaux de l'appareil irrigateur sous-cutané, canaux dont les branches latérales vont déboucher dans l'ampoule basilaire des tubes ambulacraires. Il est aussi à noter que chacune des cinq aires ambulacraires et chacune des cinq aires interambulacraires se composent de deux séries verticales de pièces coronales qui alternent entre elles et qui se joignent par un bord angulaire de façon à donner naissance à une ligne suturale en zigzag dirigée de pôle à pôle (1).

l'anus des Oursins proprement dits occupe le pôle opposé au pôle oral ; mais chez les Spatangues et beaucoup d'autres Échinides, cet orifice est reporté plus bas et plus ou moins rapproché de la bouche (tome V, p. 311 et suiv.).

(1) Chez quelques Échinides dont la coque est très-déprimée, plusieurs de ces plaques cessent de se joindre à celles de la série adjacente sur une partie de l'aire qu'elles occupent, et s'unissent à celles de la série dont elles font partie, qui se trouvent reportées à la face opposée du corps. Il résulte de cette disposition, tantôt des échancrures marginales dans l'espèce de disque représenté par la coque, d'autres fois des lacunes ou fenêtres dans ce même disque (*a*), mais la boîte tégumentaire n'en est pas moins complète.

(*a*) Exemple : *Scutella hexapora* ; voyez l'*Atlas du Règne animal* de Cuvier, pl. 15, fig. 1.

Les pores ambulacraires sont percés, soit dans de petites plaques particulières situées entre les plaques interambulacraires et les plaques ambulacraires, soit dans la partie externe de ces dernières. Ils sont en général disposés sur deux rangées verticales, soit isolément, soit groupés deux à deux (1). Le plus ordinairement ils s'étendent d'un pôle du test au pôle opposé, mais dans quelques familles ils deviennent très-rares ou manquent même complétement dans l'hémisphère oral du test, et se trouvent ramassés à la face supérieure de cette enveloppe tégumentaire, où ils représentent par leur réunion une étoile pétaloïde (2).

D'autres pièces, appelées *plaques apicales*, occupent la région polaire supérieure et y forment généralement deux cercles. Les principales, percées de trous dépendants de l'appareil reproducteur, ou alternant avec ces *plaques génitales* (3), constituent le cercle extérieur; les autres, plus petites, entourent l'anus, lorsque cet orifice occupe l'axe de la coque, et ont été appelées pour cette raison *plaques anales*.

La coque formée par la réunion de toutes ces plaques n'envahit pas la totalité de la région polaire inférieure où se trouve la bouche. Là l'enveloppe cutanée constitue une membrane très-solide et renforcée par des pièces calcaires ana-

(1) Comme exemple de pores géminés de la sorte, je citerai ceux du *Galerites conica*, où les petites papilles annonçant ces ouvertures sont disposées sur trois lignes verticales à différentes hauteurs, de façon que chaque rangée transversale est très-oblique (*a*).

(2) Par exemple chez les Spatangues (*b*).

(3) On désigne ordinairement sous le nom de *plaques ocellaires* ces pièces qui correspondent au sommet des ambulacres, tandis que les plaques génitales sont situées au sommet des aires interambulacraires (*c*). Elles logent les petits organes oculiformes, dont il sera question dans une autre partie de ces leçons.

(*a*) Müller, *Ueber den Bau der Echinodermen*, pl. 2, fig. 1.
(*b*) Voyez l'*Atlas du Règne animal* de Cuvier, ZOOPH., pl. 17, fig. 1.
(*c*) Exemple : *Cidaris mamillatus*; voyez l'*Atlas du Règne animal*, ZOOPH., pl. 13, fig. 1 *b*.

logues aux plaques dont je viens de parler, conserve une certaine flexibilité, et son étude histologique est nécessaire pour comprendre facilement la structure du test. On distingue dans la peau circumbuccale : 1° une couche épidermique externe ; 2° une couche pigmentaire ; 3° une couche dermique ou chorion, de consistance compacte et composée de fibres entrecroisées, qui est en rapport avec la tunique épithéliale interne dont la cavité viscérale est tapissée. C'est dans l'épaisseur de la couche compacte ou dermique que se trouvent les pièces calcaires, dont les unes sont de petites baguettes rameuses pourvues de branches qui se confondent dans leurs points de rencontre ; les autres, des réseaux irréguliers constitués par un développement plus considérable de tubercules analogues, ou bien encore de petites plaques tentaculifères et garnies d'épines (1).

Les plaques coronaires et apicales, dont la réunion constitue la coque de l'Échinide, ont une structure analogue, quoique moins lâche. Elles sont constituées par un réseau irrégulier de corpuscules calcaires plus ou moins branchus (2), logés sous une couche épidermique pigmentée et développés dans l'épaisseur d'un tissu organique en continuité avec le chorion dont je viens de parler. Seulement ces pièces, au lieu de rester isolées entre elles, se réunissent par leurs bords, et souvent se soudent ensemble d'une manière si intime, qu'on les brise plutôt que de les séparer. Dès que cette soudure s'est

(1) Pour plus de détails à ce sujet, je renverrai aux observations de M. Valentin (*Op. cit.*, planche V, fig. 71-73).

(2) Les réseaux calcaires ainsi constitués sont disposés en lames superposées, parallèles à la surface de la plaque, et réunies entre elles par des piliers verticaux moins gros que les poutrelles horizontales dont se composent les couches précédentes. Il est aussi à noter que les mailles des différentes couches superposées ne se correspondent pas (*a*).

(*a*) Valentin, *Anat. des Echinodermes*, p. 19, pl. 2, fig. 16-23. — Carpenter, *Op. cit.*, p. 121, pl. 14, fig. 61-64.

effectuée, les plaques cessent de s'agrandir, mais la croissance de la coque peut continuer encore pendant un temps plus ou moins long, car de nouvelles pièces se développent successivement à l'extrémité supérieure de chaque aire, de façon que le nombre de ces parties constitutives du squelette tégumentaire augmente avec l'âge (1).

Les épines ou baguettes de consistance pierreuse dont le test des Échinides est armé varient beaucoup quant à leur dimension et à leurs formes (2) ; mais en général ce sont des appendices cylindro-coniques cannelés longitudinalement et jouissant de beaucoup de mobilité à raison de leur mode d'articulation, et insérés sur autant de tubercules arrondis formés par les pièces sous-jacentes du squelette tégumentaire. En effet, l'extrémité basilaire, ou *tete*, est engagée dans une sorte de manchon cutané qui y adhère par son bord supérieur (3), et qui, par son bord opposé, est fixé au pourtour du tubercule condylien dont je viens de parler. Il en résulte une véritable articulation par ginglyme orbiculaire, et le manchon ne sert pas seulement à

(1) La connaissance de ce fait est due principalement à M. Agassiz (*a*).

(2) Chez quelques Échinides, les Spatangues et les Clypéastres par exemple (*b*), ces appendices tégumentaires sont si courts et si grêles, qu'ils ressemblent un peu à des soies. Chez d'autres espèces, telles que l'Oursin commun de nos côtes (*c*), ils constituent de grosses épines, comparables à celles du Hérisson. Chez les Cidarites, ils se développent davantage, et forment souvent de grosses baguettes dont la longueur est considérable (*d*). Enfin il est aussi des espèces (genre *Echinometra*) où, tout en s'élargissant beaucoup, ils restent très-courts, et simulent par leur assemblage une sorte de mosaïque (*e*).

(3) On désigne sous le nom de *collerette*, la ligne circulaire saillante qui limite en dessus la tête du piquant, et qui donne attache au bord supérieur du manchon articulaire.

(*a*) Agassiz, *Op. cit.* (*Ann. des sciences nat.*, 1837, t. VII, p. 266.)
— Philippi, *Beschreibung zweier See-Igel, nebst Bemerkungen über die Echiniden überhaupt* (*Archiv für Naturgesch.*, 1837, p. 241).

(*b*) Voyez l'*Atlas du Règne animal* de Cuvier, ZOOPH., pl. 16, fig. 1, et pl. 17, fig. 1.

(*c*) *Ibid.*, pl. 11, fig. 1 et 2.

(*d*) *Ibid.*, pl. 13, fig. 1.

(*e*) *Ibid.*, pl. 13, fig. 2.

maintenir le piquant solide fixé au test, il y imprime aussi des mouvements de flexion dans tous les sens, car il renferme dans son épaisseur une couche de fibres musculaires disposées longitudinalement (1).

La structure de ces épines ou baguettes est à peu près la même que celle des plaques du test (2), si ce n'est que les sclérites ou nodules calcifères qui en constituent le tissu réticulaire sont disposés autour d'un axe longitudinal et en général rangés avec beaucoup de régularité, de façon à former à la fois une multitude de rayons centrifuges et de zones concentriques. Si l'on enlève une rondelle mince d'une baguette de Cidarite par exemple, et qu'on en examine la tranche au microscope, on voit que ce réseau pierreux représente une rosace semblable à celle de certaines fenêtres gothiques des plus élégantes, et chez d'autres espèces, où le tissu devient plus compacte, les rayons superposés se transforment en autant de lames longitudinales rayonnantes dont la section simule une

(1) La structure de ces articulations est très-complexe. En effet, le manchon dont la tête du piquant se trouve revêtue est composé : 1° d'une couche pigmentaire, en continuité avec celle qui revêt, d'une part la surface externe du test, d'autre part la portion libre de la baguette, et qui manque tant sur la tête de celle-ci que sur le tubercule articulaire correspondant ; 2° d'une couche de faisceaux musculaires disposés verticalement ; 3° d'une capsule articulaire ligamenteuse, dans laquelle on distingue deux couches fixées, d'une part au pourtour du tubercule ; d'autre part, l'une à la face externe de la baguette, l'autre au bord d'une papille articulaire qui termine en dessous cet appendice et emboîte le tubercule dont je viens de parler. Pour plus de détails à ce sujet, je renverrai à la monographie de M. Valentin et à un travail de Duvernoy (*a*).

(2) La surface de ces appendices est revêtue aussi d'une couche pigmentaire, et, suivant M. Ehrenberg, ils seraient pourvus (au moins chez l'*Echinus saxatilis*) d'un épithélium vibratile (*b*) ; mais ni M. Valentin, ni Forbes, n'ont pu apercevoir aucune trace d'un tissu de ce genre (*c*).

(*a*) Valentin, *Op. cit.*, p. 35 et suiv., pl. 3, fig. 39.
— Duvernoy, *Sur l'organ. des Échinodermes*, pl. 3, fig. G, H (*Mém. de l'Acad. des sciences*, 1848, t. XX).

(*b*) Ehrenberg, *Acalephen und Echinodermen* (Müller's *Archiv für Anat.*, 1834, p. 578).

(*c*) Valentin, *Op. cit.*, p. 23.

étoile ou une couronne. Le nombre de ces cercles concentriques diminue progressivement de la base au sommet de la baguette, et si l'on examine une section longitudinale de celle-ci, on voit qu'ils sont formés par une série de cornets de tissu réticulaire emboîtés les uns dans les autres, à peu près comme les couches annuelles du tissu ligneux dans la tige d'une plante dicotylédonée vivace (1).

Squelette tégumentaire des Astéries.

§ 13. — Dans l'ordre des Astériens, le squelette tégumentaire ne forme que rarement un revêtement aussi complet; mais il présente d'ordinaire un mode d'organisation plus compliqué dans les parties du corps occupées par l'appareil ambulacraire, et presque toujours ces parties, au lieu de se rencontrer entre elles latéralement dans toute leur étendue et de se recourber en dessus vers le pôle supérieur, se dirigent horizontalement en dehors et s'isolent de façon à constituer autant de bras divergents ou rayons (2). Du reste, la charpente solide

(1) L'axe du piquant est occupé par un tissu réticulaire irrégulier, et entouré d'une gaîne cylindrique formée par des sclérites nodulaires disposés très-régulièrement en séries longitudinales qui correspondent aux côtes de la baguette, et qui sont séparés entre eux par du tissu aréolaire. Par les progrès du développement, d'autres couches analogues se constituent successivement autour de la gaîne ainsi formée et la dépassent de plus en plus. Il en résulte, sur la coupe horizontale du piquant, une série de cercles concentriques; et comme les principaux sclérites nodulaires des couches nouvelles se placent dans la prolongation des rayons formés par leurs prédécesseurs, le disque résultant de la section transversale de l'appendice présente aussi une apparence radiaire. La rosace ainsi produite est surtout remarquable lorsqu'il existe une certaine périodicité dans le développement des couches, et que dans chacune de celles-ci les nodules sont d'abord moins gros que les derniers de la couche précédente, tandis que plus loin ils acquièrent un volume égal ou supérieur. Il en résulte que chaque rayon se compose de plusieurs séries de nodules de plus en plus gros, qui commencent en pointe, pour s'élargir bientôt, et qui sont placés bout à bout : les baguettes présentent ainsi des dessins d'une richesse extrême (a).

(2) On doit à Réaumur les premières notions sur le squelette tégu-

(a) Carpenter, *Op. cit.*, pl. 17, fig. 70.

présente dans ce groupe des variations plus grandes que dans l'ordre des Échinides, et, pour en faciliter l'étude, il me paraît utile de prendre d'abord comme exemple une des Étoiles de mer les plus communes sur nos côtes, l'*Asteracanthion rubens* ou l'*Astropecten aurantiacus*.

Chez ces Animaux, ainsi que chez la plupart des autres Astérides, les parties principales de la charpente solide occupent, comme je viens de le dire, la face inférieure du corps, et constituent cinq systèmes radiaires qui sont en tout semblables entre eux et qui partent de la région buccale, de façon à former un étoile régulière. Chacun de ces systèmes se compose d'une série linéaire de tronçons ou anneaux incomplets dirigés transversalement, et constitués par plusieurs paires de pièces solides appelées communément des *ossicules*, et disposées symétriquement de chaque côté de la ligne médiane qui divise longitudinalement le système ou rayon en deux parties égales, et correspond au milieu de l'aire ambulacraire des Oursins. Cette ligne médiane est occupée par l'articulation des deux pièces ambulacraires, qui sont étroites, allongées et réunies de façon à former un angle dont le sommet est dirigé en haut, et à circonscrire ainsi, à la face inférieure du rayon, un sillon plus ou moins profond, occupé par les tubes ambula-

mentaire des Étoiles de mer (*a*). Link et Kade s'en occupèrent davantage (*b*) ; mais c'est dans le siècle actuel seulement que l'on commença à en faire une étude attentive, et les travaux les plus importants à consulter sur ce sujet sont ceux dont la liste est ci-jointe (*c*).

(*a*) Réaumur, *Observatio de Stellis marinis* (*Acad. des sciences de Paris*, 1710).

(*b*) Link, *De Stellis marinis*. — Kade, *Anatomia Stellæ marinæ*, 1733.

(*c*) Tiedemann, *Anatomie der Röhren-Holothurie, des Seesterns und Steinseeigels*, 1816.

— Delle Chiaje, *Descrizione e notomia degli Animali invertebrate della Sicilia citeriore*, t. IV, p. 66.

— Konrad, *De Asteriarum fabrica*, dissert. inaug. Halæ.

— Meckel, *Anat. comp.*, t. II, p. 25.

— Sharpey, art. ECHINODERMA (Todd's, *Cyclop. of Anat. and Physiol.*, t. II, p. 21).

— J. Müller, *Ueber den Bau der Echinodermen*, 1854 (*Mém. de l'Acad. de Berlin pour* 1853).

— Duvernoy, *Mém. sur l'analogie de composition et sur quelques points de l'organisation des Échinodermes* (*Mém. de l'Acad. des sciences*, 1848, t. XX).

— Gaudry, *Mém. sur les pièces solides chez les Stellérides* (*Ann. des sciences nat.*, 3e série, 1851, t. XVI, p. 339, pl. 12-16.

craires. Ces appendices protractiles passent par des trous de conjugaison résultant de la rencontre d'échancrures creusées dans les bords de la portion moyenne de chacune de ces baguettes transversales, et constituent dans le sillon ambulacraire deux ou quatre rangées longitudinales, suivant la position des échancrures dont je viens de parler. Dans les segments dont le développement est complet, l'extrémité externe des mêmes ossicules s'articule avec une série de pièces spinifères analogues aux plaques interambulacraires des Oursins, mais beaucoup plus nombreuses, et pouvant être distinguées, d'après leur position par rapport aux ambulacres, en pièces latérales primaires, pièces latérales secondaires, etc. Enfin, à la suite de ces pièces dont la disposition sériale est parfaitement régulière, on trouve d'autres sclérodermites de même nature, mais moins développés, imparfaitement articulés entre eux, et appelés, à raison de leur position, les pièces tergales. On peut les assimiler aux pièces apicales des Oursins.

En effet, si au lieu de considérer isolément les divers tronçons des systèmes radiaires de la charpente tégumentaire des Stellérides, on compare l'ensemble de cet appareil à la coque d'un Oursin, les rapprochements que je viens d'indiquer deviennent faciles à saisir ; car le Stelléride ressemble à un Oursin dont l'aire apicale se serait développée autant que la région occupée par les plaques coronales, et dont les bandes interambulacraires, au lieu de se réunir entre les divers systèmes radiaires dans toute leur longueur, s'écarteraient trop entre elles pour occuper la totalité de l'espace intermédiaire, même en s'unissant aux parties correspondantes de la région apicale. Il existe d'ailleurs des formes intermédiaires qui établissent, pour ainsi dire, le passage entre ces deux types extrêmes. Ainsi, chez l'Astérie discoïde, les systèmes ambulacraires ne dépassent pas la région centrale du corps, et les espaces interambulacraires remplissent en totalité les intervalles qui les séparent, en sorte que la forme générale de l'Animal est arrondie comme chez un Échinide déprimé, dont la presque totalité de la face supérieure serait occupée par la région apicale (1). Chez d'autres Astéries (2), les branches de l'étoile correspondantes aux cinq ambulacraires commencent à se prolonger radiairement au delà des régions intermédiaires, et chez quelques espèces elles s'allongent d'une manière excessive.

Il est aussi à noter que l'une des pièces calcaires de la région apicale présente des caractères particuliers, et a été désignée sous le nom de *plaque madéporique* (3). Elle paraît correspondre à l'une des plaques génitales du test des Échinides.

Les épines implantées sur le squelette tégumentaire des Étoiles de mer ressemblent à celles des Oursins, et la couche superficielle de la peau de ces Échinodermes est en général hérissée aussi par une multitude de granules, de tubercules, de petites plaques proéminentes ou d'appendices squamiformes d'une structure analogue; mais l'étude de ces parties n'offre pas assez d'intérêt pour que je m'y arrête ici (4), et, pour terminer ce que j'ai à dire des Étoiles de mer ordinaires, je me bornerai à ajouter que les bras formés par la partie périphérique du système cutané de ces Zoophytes ne

(1) Voyez l'*Atlas du Règne animal*, ZOOPHYTES, pl. 1, fig. 3.

(2) Par exemple chez l'Astérie Procyon (*a*), qui prend place dans le genre *Goniaster*.

(3) Cette pièce, d'aspect vermoulu, est située à la face dorsale chez les Stellérides proprement dits, et au-dessous chez les Ophiures. Tantôt elle est en rapport avec un tube ou sac dont les parois sont garnies de petites pièces calcaires et dont les usages sont inconnus (tube qui a été appelé à tort le *canal à sable*); d'autres fois avec un cordon articulé qui ressemble un peu à la tige des jeunes Ophiures (*b*).

(4) Pour plus de détails à ce sujet, je renverrai au mémoire de M. Gaudry, cité ci-dessus.

(*a*) Voyez l'*Atlas du Règne animal* de Cuvier, ZOOPH., pl. 1, fig. 2.

(*b*) Siebold, *Zur Anat. der Seesterne* (*Müllers Arch. für Anat.*, 1836, p. 291, pl. 10, fig. 14-18), et *Manuel d'anat. comp.*, t. I, p. 80.

sont pas toujours au nombre de cinq seulement. Chez les Solénastrées, on compte jusqu'à douze ou même quinze de ces rayons (1).

§ 14. — Chez les Ophiures, chaque système radiaire de la charpente tégumentaire est fortifié à l'intérieur par une série de disques réunis en une tige horizontale qui commence dans le voisinage de la bouche et s'étend jusqu'à l'extrémité du bras (2). Ophiures.

§ 15. — Chez les Encrines et chez les Comatules, pendant une certaine période de la vie, la portion apicale ou tergale de la charpente solide présente une structure beaucoup plus complexe que chez les Échinodermes dont je viens de parler, car le corps de l'Animal se trouve fixé au sol par une longue tige, renfermant un grand nombre de pièces solides superposées (3), et le fond de la cavité viscérale qui surmonte ce pédoncule est formé par une sorte de calice ou bassin composé d'un nombre considérable de plaques calcaires disposées avec beaucoup de régularité. Dans le jeune âge, ces pièces solides ne consistent qu'en un réseau calcaire très-lâche qu'on voit se développer sous les couches superficielles du système cutané, dans un tissu fibro-élastique, mais elles ne tardent pas à acquérir beaucoup de densité et à s'articuler solidement entre elles (4), ou même à s'ankyloser. Les pièces appartenant à la tige sont des tron- Encrines, etc.

(1) Par exemple chez l'Étoile de mer à aiguilles, de nos côtes (a).

(2) Les naturalistes ne sont pas d'accord sur la détermination homologique de ces pièces (b).

(3) Chez les Encrines des mers actuelles (c), ainsi que chez divers Crinoïdes fossiles, ce pédoncule se garnit de branches latérales, dont la structure est à peu près la même que celles de la tige principale.

(4) M. Carpenter et M. Wyville Thompson ont publié récemment une série d'observations très-intéressantes sur la structure intime des pièces constitutives de cette charpente, sur leur développement et sur leur mode d'arrangement, chez les Antédons ou

(a) Voyez l'*Atlas du Règne animal*, ZOOPH., pl. 1, fig. 1.
(b) Gaudry, *Op. cit.*, p. 21, pl. 12, fig. 6, 12.
(c) Voyez l'*Atlas du Règne animal* de Cuvier, ZOOPH., pl. 6, fig. 2.

çons de colonne dont la structure est radiaire, et dont le centre est en général traversé par un canal. On les trouve souvent isolées à l'état fossile, et les anciens géologues les désignaient sous le nom d'*Entroques* (1). Le calice se compose de pièces disposées radiairement en couronne sur plusieurs rangs (2), et donne naissance à des bras dont les bords se garnissent souvent de pinnules ou branches latérales, et dont la face supérieure est ornée d'un sillon comparable aux ambulacres des Stellérides. Enfin, la région buccale comprise entre la base de ces rayons, et constituant la voûte de la cavité viscérale, est formée aussi de plaques calcaires analogues aux précédentes, et l'ensemble de la charpente solide disposée de la sorte présente une très-grande complication. Du reste, ses caractères secondaires varient de genre à genre, et je ne pourrais, sans dépasser les limites assignées à ces Leçons, en donner ici une description détaillée (3). J'ajouterai seulement que chez beaucoup de ces Échinodermes, ainsi que chez les Euryales, les rayons, d'abord au nombre de cinq seulement, se dichotomisent

Comatules (*a*). La structure des restes fossiles du squelette tégumentaire a jeté aussi beaucoup de lumière sur la morphologie de cette partie de l'organisation des Encrinites.

(1) M. Carpenter compare au tissu élastique jaune des Animaux supérieurs la substance ligamenteuse qui unit entre elles les pièces solides de ce squelette. Celles-ci jouissent d'une certaine mobilité et sont mises en mouvement par un système particulier de fibres musculaires (*b*).

(2) Ces pièces colonnaires sont tantôt cylindriques (*c*), d'autres fois pentagonales (*d*).

(3) En jetant les yeux sur les figures que j'ai réunies dans l'Atlas de la grande édition du *Règne animal* de Cuvier (*e*), on pourra facilement se former une idée de la structure de cette portion du squelette tégumen-

(*a*) Carpenter, *On the Structure, Physiology and Development of Antedon* (*Philos. Trans.*, 1865, p. 671, pl. 31-43).
— Wyville Thompson, *On the Embryology of* Antedon rosaceus (*Philos. Trans.*, 1865, p. 513, pl. 23-27).

(*b*) Carpenter, *Op. cit.*, p. 704.

(*c*) Par exemple chez les *Apiocrinites*; voyez l'*Atlas du Règne animal*, ZOOPH., pl. 10.

(*d*) Par exemple chez l'*Encrine tête de Méduse*; voyez l'*Atlas du Règne animal*, ZOOPH., pl. 6, fig. 2.

(*e*) *Op. cit.*, ZOOPH., pl. 7 à 10.

successivement, de façon à donner naissance à une couronne de branches rameuses dont la disposition est fort remarquable (1).

Téguments des Malacozoaires.

§ 16. — Dans l'embranchement des MOLLUSQUES, l'appareil tégumentaire présente le plus ordinairement un mode d'organisation particulier. En effet, chez la plupart de ces Animaux, le corps se recouvre en partie d'une sorte de croûte épidermique calcaire formée d'une ou de deux pièces seulement, et désignée sous le nom de *coquille*. Mais chez les Molluscoïdes, inférieurs, le système cutané revêt un caractère différent, et se transforme partiellement en une gaîne solide ou coque qui ressemble extrêmement au polypier des Coralliaires et des Sertulariens, Zoophytes avec lesquels ces Animaux, appelés aujourd'hui des *Bryozoaires*, ont été pendant longtemps confondus.

Polypier des Bryozoaires.

De même que chez les Coralliaires, la peau des Bryozoaires constitue une sorte de bourse dont la portion inférieure, terminée en cul-de-sac, se durcit au point d'acquérir une consistance cornée ou pierreuse, et dont la portion supérieure, portant la bouche entourée d'une couronne de tentacules, est susceptible de se contracter au point de rentrer dans la portion basilaire dont je viens de parler, et de s'y cacher comme dans une loge ou de se déployer au dehors (2). Chez les espèces qui se reproduisent par bourgeonnement, les cellules ainsi produites

taire dans plusieurs genres de la grande famille des Crinoïdes; mais, pour avoir des notions plus complètes à ce sujet, il est nécessaire de consulter les ouvrages spéciaux publiés par divers paléontologistes (*a*).

(1) C'est chez les Euryales que ce mode de conformation est porté à son plus haut degré (*b*).

(2) Cette loge tégumentaire est désignée communément sous le nom de polypier, à raison de sa ressemblance avec la cellule d'un Coralliaire, appelée jadis *polype*.

(*a*) Miller, *Nat. Hist. of the Crinoidea*, 1821. — D'Orbigny, *Hist. des Crinoïdes*, 1840, etc.

(*b*) Exemple : l'*Euryale verruqueuse*; voyez l'*Atlas du Règne animal*, ZOOPH., pl. 5.

restent en continuité de substance, et se soudent entre elles dans leurs points de contact, de façon à constituer des assemblages complexes dont les formes varient beaucoup, et chez quelques-uns de ces Animaux la portion basilaire de la loge tégumentaire donne naissance à des prolongements radiciformes qui s'accolent aux corps étrangers sous-jacents et servent à y fixer ces Animaux. Il y a aussi, chez divers Bryozoaires, des tubercules ou des appendices cutanés piliformes, et quelques-uns de ces Molluscoïdes sont pourvus d'un organe mobile en forme de tête d'oiseau, qui est aussi une dépendance du système tégumentaire. Enfin, chez beaucoup de ces Animaux, le bord inférieur de l'ouverture orale de la loge se développe de façon à former une sorte de volet ou d'opercule qui, mis en mouvement par des muscles particuliers, ferme l'entrée de cette coque quand l'animal y rentre (1).

La portion du système cutané appartenant à la couronne tentaculaire présente aussi une particularité qui distingue les Bryozoaires des Sertulariens, auxquels ils ressemblent beaucoup par leurs formes générales. Elle est garnie de cils vibratiles qui manquent chez les Zoophytes dont je viens de parler, et qui forment, chez les Bryozoaires, une frange marginale très-remarquable des deux côtés de chaque tentacule (2).

(1) Chez les Flustres et les autres Bryozoaires de la même famille dont la coque conserve une consistance kératoïde, l'opercule n'est qu'un simple prolongement du repli labial (*a*); mais chez les Eschares et les autres espèces voisines dont la coque est calcifiée, cet organe ne subit pas la même transformation et devient très-distinct du reste de la loge tégumentaire.

Il s'ouvre par l'effet de l'élasticité de la portion du tissu qui l'unit à la paroi adjacente de la coque, et il est abaissé pour fermer l'entrée de cette cavité par la contraction d'une paire de petits muscles particuliers (*b*).

(2) Voyez tome II, page 15.

(*a*) Exemple : la *Flustre foliacée* ; voyez l'*Atlas du Règne animal* de Cuvier, ZOOPH., pl. 78, fig. 1 *a*.

(*b*) Milne Edwards, *Recherches anatomiques, etc., sur les Eschares* (*Ann. des sciences nat.*, 2e série, 1836, t. VI, p. 24, pl. 1, fig. 1 *c* et 1 *i*).

Téguments des Tuniciers.

§ 17. — Les Molluscoïdes de la classe des TUNICIERS présentent, dans la constitution de leur enveloppe cutanée, des particularités importantes à noter. La substance de cette tunique, en général épaisse et coriace, est composée en grande partie de cellulose, principe immédiat non azoté, qui ne diffère que peu de la fécule et qui joue un grand rôle dans la constitution des plantes (1). Chez les Ascidiens, ce revêtement affecte, comme chez les Bryozoaires, la forme d'un sac, mais il s'étend davantage, de façon à cacher toutes les parties molles de l'Animal, et il est percé de deux ouvertures appartenant, l'une à la bouche, l'autre au cloaque. Chez les Biphores, la portion du système tégumentaire qui correspond à la grande cavité respiratoire ou pharyngienne dont j'ai parlé dans une partie de ce cours (2) jouit d'une plus grande élasticité, et devient un instrument de locomotion ; car elle est pourvue de muscles sous-cutanés transversaux dont les contractions lui font jouer le rôle d'une pompe foulante et déterminent un mouvement de recul en lançant vivement par le cloaque l'eau reçue dans la chambre branchiale (3).

Téguments des Mollusques.

§ 18. — Dans le sous-embranchement des MOLLUSQUES PROPREMENT DITS, la peau ressemble davantage à celle des Animaux

(1) L'existence de la cellulose dans les téguments des Tuniciers a été constatée d'abord par M. Schmidt, puis confirmée par les recherches de MM. Lœwig et Kölliker, ainsi que par les expériences de M. Payen (*a*).

Par sa structure intime, ce tissu ressemble beaucoup à du cartilage ; en l'observant au microscope, on y aperçoit de grandes cellules ovalaires séparées entre elles par une substance homogène qui est souvent très-abondante. On y trouve aussi des cristaux de carbonate de chaux, et des vaisseaux sanguins nombreux s'y ramifient. Pour plus de détails à ce sujet, je renverrai au mémoire de MM. Lœwig et Klöliker, cité ci-dessus.

(2) Voyez tome II, p. 17.

(3) Ces bandes musculaires sous-cutanées sont très-faciles à aperce-

(*a*) Schmidt, *Zur vergl. Physiol. der wirbellosen Thiere*, 1845.
— Löwig et Kölliker, *De la composition et de la structure des enveloppes des Tuniciers* (*Ann. des sciences nat.*, 3ᵉ série, 1846, t. V, p. 193).
— Payen, *Rapport, etc.* (*Comptes rendus de l'Acad. des sciences*, 1846, t. XXII, p. 581).

vertébrés, surtout chez les Céphalopodes, où elle est moins étroitement unie aux muscles sous-jacents que chez les Gastéropodes et les Acéphales (1). Chez les espèces aquatiques appartenant à ces deux dernières classes, l'épiderme est en général vibratile partout où la peau est nue, c'est-à-dire dépourvue d'un revêtement testacé (2), et chez les espèces terrestres on aperçoit aussi des cils vibratiles sur quelques parties de la surface du corps (3), mais les Céphalopodes n'en offrent pas. Il est aussi à noter que souvent le derme loge dans son épaisseur un grand nombre d'organites sécréteurs dont les produits servent à lubrifier la surface du corps (4), ou constituent parfois une substance

voir, à raison de la transparence des téguments (a).

(1) D'ordinaire on peut distinguer dans la peau de ces Animaux un épiderme composé de cellules isolables, et un derme dont la trame est formée de tissu conjonctif. Chez les Céphalopodes, cette dernière partie ne diffère que peu du derme des Animaux vertébrés, mais chez d'autres Mollusques elle renferme beaucoup de substance gélatineuse transparente. Ce dernier mode d'organisation est très-marqué chez les Hétéropodes, parmi les Gastéropodes, et chez les Anodontes, parmi les Acéphales.

La couche externe de l'épiderme est souvent homogène, et constitue une cuticule plus ou moins distincte des parties sous-jacentes (b).

(2) Ainsi que chez les Acéphales, la face interne du manteau, les palpes labiaux et les téguments du pied sont recouverts d'un épiderme vibratile, aussi bien que les branchies (c). Chez les Gastéropodes aquatiques, on rencontre une disposition analogue, et chez les larves de ces Mollusques les cils vibratiles prennent un grand développement sur le bord des grands lobes céphaliques qui constituent dans le jeune âge les principaux organes natatoires.

(3) Chez les Gastéropodes terrestres, il y a un épithélium ciliaire sur la surface inférieure du pied, et chez les Arions M. Siebold en a trouvé aussi sur les bords latéraux de cet organe (d).

(4) Les follicules cutanés de certains Mollusques terrestres méritent une attention particulière. Ainsi, chez les Limaces, indépendamment d'une multitude de follicules simples qui sont disséminés sur tous les points de la surface du corps, il existe à la surface inférieure du pied, de chaque

(a) Voyez l'*Atlas du Règne animal* de Cuvier, MOLLUSQUES, pl. 121, fig. 1 et 2 *a*.

(b) Leydig, *Traité d'histologie*, p. 109 et 119.

(c) Par exemple chez les *Éolidiens;* voyez Quatrefages, *Mém. sur l'Éolidine* (*Ann. des sciences nat.*, 2e série, 1843, t. XIX, p. 280).

(d) Siebold, *Manuel d'anatomie comparée*, t. I, p. 297.

élastique susceptible de former des filaments adhésifs appelés

côté, un appareil glandulaire qui est pourvu d'un canal excréteur cilié, et qui s'ouvre au dehors, un peu en arrière de la bouche. La matière visqueuse qui en sort adhère au sol sur lequel ces Animaux rampent, et forme, en se desséchant, la traînée brillante qu'ils y laissent après eux (*a*).

Chez les Ancyles, cet appareil sécréteur est représenté par une série marginale de cæcums en forme de cornue (*b*).

Chez quelques Gastéropodes terrestres, il existe aussi une glande mucipare dans une papille à orifice étroit située à l'extrémité postérieure de la face inférieure du pied, et la matière glutineuse sécrétée de la sorte par quelques Limaces, telles que le *L. agrestis* (*c*), est assez consistante pour permettre à ces Animaux d'en constituer un fil suspenseur comparable à ceux que produisent les Araignées (*d*).

Chez la Paludine vivipare, les follicules sous-cutanés paraissent être limités à la face inférieure du pied (*e*).

Chez les Colimaçons, d'autres glandules sous cutanées d'un volume considérable occupent le bord du manteau, particulièrement dans le voisinage de l'ouverture respiratoire. Ce sont aussi des glandules cutanées qui se trouvent dans les tentacules de ces Mollusques, et que M. Leydig a prises pour des cellules nerveuses (*f*). Chez les Onchidies, les glandules sous-cutanées sont développées d'une manière très-remarquable (*g*).

Suivant MM. Alder et Hancock, les glandes en grappe, d'un très-grand volume, qui se voient à la partie inférieure de la cavité viscérale des Fionies et de quelques autres Éolidiens, organes que l'on considère généralement comme étant un appareil salivaire, déboucheraient au dehors à la face inférieure du corps, derrière la bouche, et appartiendraient au système mucipare (*h*).

Chez quelques Mollusques gastéropodes, le système cutané donne naissance à des capsules filifères urticantes semblables aux nématocystes des Acalèphes et des Coralliaires. Ainsi, chez les Éolides, chacun des appendices dorsaux dont j'ai parlé dans une précédente Leçon présente à son extrémité libre un orifice qui donne dans une petite poche remplie de ces corpuscules, et qui les laisse échapper au dehors (*i*).

(a) Kleeberg, *Ueber eine Drüse in verschiedenen Gasteropoden, die am Fusse mündet* (*Isis*, 1830, p. 574). — *Bulletin de Férussac*, Sc. nat., 1829, t. XIX, p. 389.

(b) Leydig, *Traité d'histologie*, p. 115.

— Semper, *Beitr. zur Anat. und Physiol. der Pulmonaten* (*Zeitschr. für wissench. Zool.*, 8e vol., 1857, t. 8, p. 351, pl. 16).

(c) Hog, *Account of a Spinning Limax* (*Trans. of the Linn. Soc.*, t. I, p. 133).

— Luthon, *Observ. on the Spinning Limax* (*Trans. Linn. Soc.*, t. IV, p. 85, pl. 8, fig. 1).

(d) Saint-Simon, *Observat. sur la glande caudale de l'*Arion rufus (*Journal de conchyliologie*, 1852, t. III, p. 278).

(e) Leydig. *Traité d'histologie*, p. 115.

(f) Jobert, *Contribution à l'étude du système nerveux sensitif* (*Journ. de l'anat. et de la physiol. de l'Homme et des Animaux*, 1870, p. 626).

(g) L. Vaillant, *Sur l'*Onchidium celticum (*L'Institut*, 1872, p. 51).

(h) Alder and Hancock, *A Monogr. of the British nudibranchiate Mollusca*, fam. 3, pl. 38 A, fig. 8 (*Ray Society*, 1845).

(i) Alder and Hancock, *Op. cit.*, fam. 3, pl. 8, fig. 11-14.

— Wright, *On the Urticating Filaments of the Eolidinæ* (*Journ. Microsc. Soc.*, 1863, n° 9, p. 52).

byssus (1), et que chez quelques espèces, telles que les Seiches et les Calmars, on y aperçoit une multitude de vésicules chromatophores très-remarquables (2). Dans un grand nombre de Mollusques, la peau, tout en conservant de la flexibilité et une certaine mollesse, loge dans son épaisseur des corpuscules calcaires

Sclérites, épiphragme et coquilles.

(1) On peut ranger aussi dans la catégorie des glandes cutanées les organes qui produisent le *byssus* des Moules et de quelques autres Mollusques acéphales, tels que les Jambonneaux, ou Pinnes marines, les Avicules et les Tridacnes. On donne ce nom à un paquet de filaments élastiques et adhésifs, tantôt soyeux, d'autres fois kératoïdes, qui servent à ces Animaux pour se fixer aux corps étrangers, et qui sortent d'une cavité située vers la base du prolongement de l'abdomen appelé *pied*, qui, chez ces espèces, est rudimentaire (*a*).

(2) Lorsqu'on observe ces Animaux à l'état vivant, on remarque sur la surface dorsale de leur corps une multitude de petites taches arrondies et colorées, tantôt en brun rougeâtre seulement, d'autres fois en vert, en jaune ou en rouge, qui alternativement s'étendent beaucoup ou se rétrécissent, ou disparaissent même complétement (*b*). Ces points colorés me paraissent être constitués par autant de petites poches membraneuses et contractiles occupées par un liquide rouge, jaune ou vert, qui afflue dans partie la superficielle de ces cellules, et la distend lorsque la portion profonde de celles-ci se contracte ou s'enfonce dans cette dernière, quand la première se resserre de façon à se vider. Quelques auteurs pensent que les parois des cellules chromatophores ne jouent qu'un rôle passif dans ce phénomène, que le rétrécissement des taches est dû à la contraction du contenu hyalin de ces organites, e leur dilatation à l'action de fibres musculaires radiaires dont elles seraient entourées (*c*).

(*a*) Réaumur, *Des différentes manières dont plusieurs espèces d'Animaux de mer s'attachent* (*Acad. des sciences*, 1711, p. 114). — *Observ. sur le coquillage appelé* Pinne marine (*Mém. de l'Acad. des sciences*, 1711, p. 183).

— Poli, *Testacea utriusque Siciliæ*, t. II, p. 196, pl. 31, fig. 1, 2 et 5 ; pl. 34, fig. 1, 2 ; pl. 36, fig. 1 ; pl. 37, fig. 2 et 4.

— Blainville, *Manuel de malacologie*, p. 115.

— Marion de Procé, *Observ. sur la Moule commune* (*Ann. des sciences nat.*, 2e série, 1842, t. XVIII, p. 59, pl. 3 A).

— J. Müller, *Ueber die Byssus der Acephalen* (*Archiv für Naturgeschichte*, 1837, p. 1, pl. 1 et 2).

— L. Vaillant, *Recherches sur les Tridacnes* (*Ann. des sciences nat.*, 5e série, 1865, t. IV, p. 163, pl. 8, etc.).

(*b*) San Giovanni, *Description d'un système particulier d'organes appartenant aux Mollusques Céphalopodes* (*Ann. des sciences nat.*, 1re série, 1829, t. XVI, p. 308). — *Des divers ordres de couleurs des globules chromatophores chez plusieurs Mollusques Céphalopodes* (*loc. cit.*, p. 315).

— Delle Chiaje, *Memorie*, t. IV, p. 63. — *Descriz.*, t. I, p. 14.

— Wagner, *Ueber die merkwürdige Bewegung der Farbenzellen* (*Chromatophoren*) *der Cephalopoden* (*Archiv für Naturgesch.*, 1841, t. I, p. 35).

— Harless, *Untersuch. über die Chromatophoren bei* Loligo (*Archiv für Naturgesch.*, 1846, t. I, p. 34, pl. 1).

(*c*) Leydig, *Traité d'histologie*, p. 113.

plus ou moins comparables aux sclérites des Zoophytes (1). Dans quelques cas le mucus excrété par certaines parties de la peau est très-chargé de carbonate de chaux, et forme, en se desséchant à la surface du corps, un revêtement solide qui n'est pas sans analogie avec le test de ces animaux. Tel est, par exemple, l'espèce de couvercle appelé *épiphragme*, qui, en hiver, ferme l'entrée de la coquille des Colimaçons, et qui se développe chez le Bulime tronqué même en été, toutes les fois que ce Mollusque est privé d'humidité (2). Mais la

(1) Chez les Colimaçons et les Limaces, ces corpuscules calcaires affectent la forme de petites granulations, mais chez quelques autres Gastéropodes ils acquièrent un degré de développement très-remarquable. Ainsi, chez les Mollusques nus dont se compose le genre *Doris*, les sclérites dermiques sont fusiformes et ordinairement simples (*a*). Chez les Polycères, leur surface est tuberculée (*b*). Chez les Pleurobranches, ils ont la forme d'étoiles à trois branches (*c*).

MM. Alder et Hancock ont constaté que les spicules de ces Mollusques se développent dans l'intérieur des cellules membraneuses (*d*).

Il y a aussi des concrétions calcaires de forme ovoïde dans le derme de quelques Ptéropodes, les Clios par exemple, ainsi que chez les Brachiopodes (*e*).

(2) Chez quelques espèces d'Hélices (par exemple l'*H. aspersa* et l'*H. serpentina*), l'Animal construit de la sorte successivement plusieurs épiphragmes à mesure qu'en se contractant de plus en plus, il s'enfonce davantage dans sa coquille. On en compte parfois six ou sept, et souvent ils sont séparés entre eux par un petit intervalle rempli d'air. La matière qui les constitue est sécrétée par le collier ou bourrelet marginal du manteau. On doit à Gaspard (*f*) une série intéressante d'observations sur la formation de l'épiphragme chez l'*Helix Pomatia*, pendant l'engourdissement hivernal de ce Mollusque, sujet qui a été étudié plus récemment par M. Fischer (*g*).

(*a*) Alder and Hancock, *Monogr. of the British nudibranchiate Mollusca*, fam. 1, pl. 3, fig. 16; pl. 6, etc.; pl. 48, fig. 1 (*Ray. Soc.*, 1845).

(*b*) Les mêmes, *Op. cit.*, pl. 24, fig. 8, etc.

(*c*) Lacaze-Duthiers, *Histoire du Pleurobranche orange* (*Ann. des sciences nat.*, 4e série, 1859, t. XI, pl. 11, fig. 4).

(*d*) Alder and Hancock, *Op. cit.*, Supplém., pl. 48.

(*e*) D. slongchamps, *Recherches sur l'organisation du manteau chez les Brachiopodes articulés, et particulièrement sur les spicules calcaires contenues dans son intérieur*, pl. 2. Caen, 1864.

(*f*) Gaspard, *Mém. physiologique sur le Colimaçon* (*Journal de physiologie* de Magendie, 1822, t. II, p. 295).

(*g*) Fischer, *De l'épiphragme et de sa formation* (*Journal de conchyliologie*, 1853, t. IV, p. 39).

— Delacroix; voy. Moquin-Tandon, *Hist. nat. des Mollusques fluv.*, t. I, p. 303.

particularité la plus remarquable du système tégumentaire des Mollusques consiste dans la présence d'une coquille (1) qui revêt plus ou moins complétement la région dorsale de la plupart de ces Animaux, soit pendant toute la durée de la vie, soit dans le jeune âge seulement (2), et qui est produite par un organe cutané désigné sous le nom de *manteau*. Celui-ci n'est qu'une portion de la peau, qui se détache plus ou moins du reste du corps en formant un repli dont le bord libre est épaissi. Chez les Acéphales, ainsi que j'ai eu déjà l'occasion de le montrer (3), ce repli naît de la région dorsale du corps, et descend de chaque côté comme un grand voile dont le bord inférieur est tantôt libre, tantôt uni au bord correspondant de son homologue. Chez les Gastéropodes, au lieu de se plier de la sorte en deux lobes verticaux, le manteau se prolonge horizontalement en forme de disque plus ou moins bombé,

(1) Les premières études spéciales sur le mode de développement des coquilles sont dues à Réaumur, et de nos jours plusieurs observations intéressantes ont été faites sur cette partie de l'histoire naturelle des Mollusques (*a*) ; cependant il y reste encore beaucoup de points obscurs.

(2) L'existence d'une coquille a été constatée chez les larves de beaucoup de Mollusques gastéropodes qui, à l'état parfait, sont complétement nus : par exemple les Tritonies, les Éolides, les Doris (*b*), les Actéons (*c*).

(3) Voyez tome II, pages 33, 59, etc.

(*a*) Réaumur, *De la formation et de l'accroissement des coquilles* (*Mém. de l'Acad. des sciences*, 1709, p. 364). — *Éclaircissements de quelques difficultés sur la formation et l'accroissement des coquilles* (*Op. cit.*, 1716, p. 303). — *Observ. sur le coquillage appelé* Pinne marine, *etc.* (*Op. cit.*, 1717, p. 177).

— Hérissant, *Éclaircissements sur l'organisation presque inconnue d'une quantité considérable de productions animales, principalement des coquilles des Animaux* (*Mém. de l'Acad. des scienc.*, 1766, p. 508).

— Laurent, *Observ. sur la structure de la coquille de l'Huître commune* (*Ann. franç. et étr. d'anat.*, 1839, t. III, p. 53).

— Bowerbank, *On the Structure of the Shells*, etc. (*Trans. of the Microscop. Soc.*, 1844, t. I, p. 123).

— Delacroix ; voyez Moquin-Tandon, *Op. cit.*, t. I, p. 304.

— Leydig, *Traité d'histologie*, p. 117.

— Lacaze-Duthiers, *Organ. du Dentale* (*Ann. des sc. nat.*, 4e série, 1856, t. VI, p. 331).

(*b*) Sars, *Zur Entwickelungsgesch. der Mollusken* (*Archiv für Naturgesch.*, 1837, t. I, p. 402).

— Alder and Hancock, *Op. cit.*

(*c*) Loven, *Bidrag til Kännedommen af Molluskernas utveckling* (*Acad. de Stockholm*, 1839, p. 229).

— Allman, *On the Anatomy of Acteon* (*Ann. of Nat. Hist.*, 1845, t. XVI, p. 145).

— Vogt, *Recherches sur l'embryogénie des Mollusques Gastéropodes* (*Ann. des sciences nat.*, 3e série, 1840, t. VI, p. 51).

ou affecte la disposition d'un sac conique dont le fond, dirigé vers le haut, serait occupé par la masse viscérale et dont le bord garnirait la nuque et les flancs de l'Animal.

La coquille est un produit épidermique lamelleux, qui, dans la grande majorité des cas, se développe à la surface libre du manteau (1), et qui n'est recouvert que par une couche mince d'épiderme ordinaire en continuité avec celle dont les parties adjacentes et molles du système cutané sont revêtues (2). Quelquefois cet épiderme, auquel on a donné le nom de *drap marin*, est bien distinct des parties dures qu'il recouvre, et il peut même former à la surface de la coquille des prolongements qui simulent des poils; mais en général il se détruit facilement et laisse à nu le tissu propre de la coquille.

Ce tissu est quelquefois de consistance cornée seulement (3), mais d'ordinaire il est rigide, cassant et lithoïde, circonstance qui est due à la présence d'une quantité très-considérable de carbonate calcaire ressemblant à l'aragonite (4) ; mais on y trouve toujours une trame organique plus ou moins dis-

(1) Nous verrons bientôt que chez quelques Mollusques la coquille devient interne.

(2) Cette cuticule ne présente pas une structure utriculaire distincte, mais se compose d'une substance en apparence homogène, analogue à celle qui donne naissance aux cils vibratiles sur les parties adjacentes du système tégumentaire non cuirassées par le test.

(3) La coquille transitoire des Actéons (*a*), ainsi que la coquille permanente des Aplysies et de quelques Pleurobranches, présente ce caractère. Chez les Cymbulies, la coquille est représentée par une enveloppe molle et d'apparence cartilagineuse (*b*).

La substance animale qui constitue la trame des coquilles ressemble beaucoup à l'osséine, mais ne produit pas de gélatine sous l'influence de l'eau bouillante, et ne se dissout que très-lentement dans les alcalis concentrés. M. Fremy la désigne sous le nom de *conchyliolin*e (*c*).

(4) Les physiciens ont constaté que la nacre de perles et la matière calcaire de diverses coquilles univalves réfractent la lumière à la manière de

(*a*) Vogt, *Op. cit.* (*Ann. des sciences nat.*, 3e série, 1846, t. VI, p. 51).
(*b*) Voyez l'*Atlas du Règne animal de Cuvier*, MOLLUSQUES, pl. 16, fig. 1.
(*c*) Fremy et Pelouze, *Traité de chimie*, t. VI, p. 477.

tincte (1). Il se développe par couches successives, comme l'épiderme ordinaire, entre les parties préexistantes du test et la surface du derme, à laquelle il n'adhère que très-faiblement, si ce n'est dans les points où des muscles viennent s'y fixer (2).

C'est dans la classe des Acéphales, chez l'Huître par exemple, que la structure et le mode d'accroissement de la coquille sont le plus faciles à étudier. Chez ces Mollusques, elle se compose de deux valves qui sont unies entre elles à l'aide d'une charnière située du côté dorsal, et chacune de ces valves constitue une sorte de bouclier latéral qui revêt la face externe du manteau du côté correspondant. Dans le principe, ces valves, dont la grandeur est proportionnée à celle de l'Animal, sont très-petites et très-minces; mais, à mesure que celui-ci grandit, de nouvelles couches de tissu coquillier se développent entre le manteau et leur face interne, et chacune de ces couches constitue une nouvelle lame qui s'unit à la précédente et la dépasse sur les bords, de façon que l'espèce de bouclier ainsi constitué s'épaissit en même temps que sa circonférence augmente. Ces coquilles ont par conséquent une structure

l'aragonite et ont assez de dureté pour pouvoir rayer fortement le spath d'Islande cristallisé (*a*).

(1) Voyez ci-après, page 153.

(2) Chez la plupart des Acéphales, il y a deux muscles étendus transversalement d'une valve à l'autre et fixés à celles-ci par leurs deux extrémités, de façon à les rapprocher quand ils se contractent. L'un de ces muscles est situé au-dessus de la bouche, l'autre à l'extrémité opposée de la masse viscérale, au-dessous de l'anus (*b*). Quelquefois le muscle antérieur est très-réduit ou manque complétement; disposition qui se rencontre chez les Acéphales appelés pour cette raison Monomyaires : l'Huître, par exemple.

(*a*) Brewster, *On the affections of Light transmitted through cristallized Bodies* (*Phil. Trans.*, 1814, p. 207).

— Necker, *Note sur la nature minéralogique des coquilles* (*Ann. des sciences nat.*, 2e série, 1839, t. XI, p. 52).

— Nöggerath, *Die Uebereinstimmung der Muschelschalen und Perlen in ihrem krystallinischen Bau und nach andern mineralogischen Kennzeichen mit Kalkspath und Aragonit* (*Archiv für Naturgesch.*, 1849, t. I, p. 209).

(*b*) Voyez l'*Atlas du Règne animal* de Cuvier, MOLLUSQUES, pl. 86, fig. 1 *b*, etc.

feuilletée, et leur surface externe présente une série de lignes concentriques, ou stries d'accroissement, correspondantes aux différentes lames superposées de la sorte. La lame externe est la plus âgée, et la dernière fournie est celle qui repose directement sur le manteau, et qui occupe par conséquent la face interne de la valve. Le développement de la coquille est donc un phénomène comparable à ce qui se passerait chez un Serpent, si, à l'époque de la mue, le vieux revêtement épidermique de cet Animal, devenu libre sur le pourtour du corps seulement, ne se détachait pas et se trouvait doublé en dessous par l'épiderme nouveau qui s'y souderait, et qui, à la mue suivante serait à son tour renforcé par une troisième couche tégumentaire de même nature, mais de dimensions plus grandes. Il est aussi à remarquer que chez l'Huître chacune de ces couches du tissu conchyliogène n'offre pas la même structure dans toute son épaisseur; à sa surface externe elle est moins dense qu'à sa surface interne, et là où elle se montre à découvert, en dépassant le bord de la couche précédente, elle se colore en gris brunâtre, tandis qu'ailleurs, où elle est à l'abri de l'action de la lumière, elle reste incolore (1). Par le progrès de leur développement, ces couches peuvent acquérir une épaisseur plus ou moins considérable, mais dans leur jeune âge elles sont toujours très-minces; et il en résulte que la coquille, considérée dans son ensemble, ne présente pas le même aspect à ses deux faces, et qu'intérieurement sa substance est plus ou moins brillante et nacrée, tandis qu'à l'extérieur elle est terne et grossière.

Le mode de développement des coquilles est à peu près le

(1) La différence de couleur entre la portion superficielle et la portion profonde de diverses coquilles permet l'emploi de ces corps pour la fabrication des camées; le sculpteur enlève une portion de la couche blanche, et met ainsi à nu la couche rosée, qui forme le fond coloré sur lequel des figures se détachent.

même chez les autres Mollusques bivalves; seulement les diverses couches superposées sont souvent plus dures et plus intimement unies entre elles, de façon que la structure générale de la coquille est moins feuilletée, et que les stries d'accroissement de la surface externe, au lieu d'être produites par les bords libres des diverses lames superposées, ne sont indiquées que par de légères inégalités de cette surface. La substance constitutive de ces couches présente d'ailleurs des différences suivant les points où elle se forme; dans les parties marginales où la couche nouvelle dépasse celle qui est précédemment formée, sa structure n'est pas la même que dans les parties où elle est pressée entre celles-ci et le manteau. Dans ce dernier point, la substance conchyliogène présente souvent un aspect irisé et constitue la matière appelée *nacre*. Il en résulte que chez les Mollusques où cette différence est bien marquée, la coquille se trouve formée de deux substances : l'une, externe, qui est terne et qui ne décompose pas la lumière; l'autre, interne, qui est brillante et irisée (1). Je reviendrai bientôt sur la structure intime de cette dernière, et pour le moment e me bornerai à ajouter qu'elle commence à se constituer près de la charnière, c'est-à-dire là où les premières lamcc de la coquille sont placées, et que son épaisseur va en dlminuant vers les bords de la valve, où elle n'arrive pas. Toutes les coquilles bivalves n'en possèdent pas; chez les Moules, et surtout chez les Arondes ou Huîtres perlières, elle est au contraire très-abondante.

Dans l'état normal, cette nacre s'étend d'une manière uniforme à la surface interne de la coquille; mais dans certains cas pathologiques, par exemple lorsque le manteau est irrité par la présence d'un corps étranger entre sa surface et la valve adjacente, le travail physiologique qui y donne naissance

(1) C'est à raison de cette disposition que la coquille de divers Mollusques semble être composée uniquement de nacre, lorsque, par l'action d'un acide, on a détruit la couche superficielle.

s'active dans le point stimulé, une sorte d'hypertrophie s'établit, et le tissu nacré donne naissance à une tumeur dont le volume augmente à mesure que de nouvelles couches de substance conchyliogène se développent (1). Il arrive même très-souvent que cette protubérance, s'accroissant plus rapidement là où elle reste en contact avec le manteau, que du côté de la valve, devient piriforme ou pédonculée, ou même se détache complétement de la coquille pour continuer à grandir dans une dépression du manteau ou du muscle intervalvaire. Les perles ne sont autre chose que des produits morbides de ce genre (2).

Ainsi que je l'ai déjà dit, les deux valves de la coquille des Mollusques acéphales sont réunies au moyen d'une charnière qui leur permet de s'écarter entre elles ou de se rapprocher. Cette articulation, située au sommet ou centre physiologique de la coquille, c'est-à-dire le point où celle-ci a commencé à se constituer, est formée essentiellement par un tissu élastique

(1) La structure d'une production pathologique de ce genre a été étudiée avec soin par Audouin (*a*).

(2) On doit à Réaumur des observations intéressantes sur la formation des perles chez la Pinne marine (*b*), et Linné paraît avoir très bien connu les moyens à l'aide desquels la production de ces corps peut être déterminée chez les Unios (*c*), genre d'industrie qui est exercé depuis longtemps en Chine (*d*). Pour plus de détails sur ce sujet, je renverrai à un ouvrage spécial de M. Möbius sur l'histoire naturelle et économique des perles (*e*), ainsi qu'à quelques autres publications plus récentes.

(*a*) Audouin, *Observ. pour servir à l'histoire de la formation des Perles* (*Mém. du Muséum*, 1828, t. XVII, p. 174).

(*b*) Réaumur, *Op. cit.* (*Mém. de l'Acad. des sciences*, 1717, p. 188).

(*c*) Beckmann, *Beiträge zur Geschichte der Erfindungen*, 1788, t. II, p. 318 (d'après Möbius).

(*d*) Grill, *Bericht, wie die Chinesen echte Perlen nachmachen* (*Acad. de Stockholm*, 1772, t. XXXIV, p. 88).

— Gray, *On the Structure of Pearls*, etc. (*Annals of Phil.*, 1825, new ser., t. IX, p. 27; t. X, p. 389).

— Hague, *On the natural and artificial Production of Pearls in China* (*Journ. of the Asiatic Soc.*, 1856, t. XVI, p. 280).

(*e*) Möbius, *Die echten Perlen, ein Beitrage zur Luxus-Handels-und-Naturgeschichte derselben*, 1857.

— Meckel, *Perlenzucht* (Froriep's *Notizen*, 1857, t. I, p. 18).

— Hessling, *Ueber die Ursachen der Perlbildung bei* Unio margaritifer (*Zeitschr. f. wiss. Zool.*, 1858, t. IX, p. 543).

— Pagenstecher, *Ueber Perlenbildung* (*Zeitschr. f. wiss. Zool.*, t. IX, p. 496, pl. 20).

— Vigla, *Sull'origine delle Perle* (*Politunio*, fasc. 48, Milano, 1860).

qui s'étend d'une valve à l'autre et qui est produit par un organe glandulaire. En général, ce tampon augmente d'épaisseur de haut en bas, de façon à représenter une sorte de coin dont la base, dirigée vers le bas, repousse les valves plus fortement que ne le fait le sommet, et par conséquent tend sans cesse à les renverser au dehors en les faisant pivoter sur le point d'attache de cette dernière partie (1). D'ordinaire la charnière est consolidée par des dents ou autres saillies du bord dorsal des valves qui sont engagées dans des dépressions ou fossettes correspondantes de la valve opposée, et parfois elle acquiert ainsi une structure très-compliquée, qui varie suivant les genres et fournit aux zoologistes d'excellents caractères pour la distribution méthodique des Acéphales (2). Quelquefois la surface externe de la charnière est protégée par de petites pièces coquillières qui ne dépendent pas des valves; mais cette disposition, qu'on rencontre chez les Pholades, est exceptionnelle (3).

(1) Le ligament articulaire des coquilles bivalves est tantôt interne, c'est-à-dire complétement caché par le bord cardinal ou apical de la coquille; d'autres fois externe, c'est-à-dire apparent au dehors. Dans le premier cas il se compose essentiellement d'un faisceau de fibres élastiques d'apparence cornée, disposées transversalement, fixées aux deux valves opposées par leurs extrémités, et produites par un repli du bord correspondant du manteau, qui est très-vasculaire et qui a été désigné sous le nom d'*organe sécréteur cardinal*. Le ligament est dans l'état de repos lorsque la coquille est bâillante, mais quand les valves sont rapprochées, il est comprimé latéralement de façon à réagir contre celles-ci et à les repousser. Les ligaments externes présentent une disposition moins simple : ils se composent de deux couches de fibres transverses, dont l'une est disposée comme dans le cas précédent, et l'autre, plus superficielle, s'étend entre les parties saillantes du bord cardinal des valves appelées *nymphes* par les conchyliologistes. On doit à M. Vaillant une étude approfondie des téguments chez divers Mollusques (a).

(2) On appelle, en conchyliologie, *dents cardinales*, les éminences articulaires qui sont situées près de la charnière, et *dents latérales*, des saillies analogues qui souvent garnissent le bord des valves à quelque distance, soit en avant, soit en arrière du sommet ou région apicale de la coquille.

(3) Deux de ces *pièces accessoires* sont situées au devant de la charnière

(a) Vaillant, *Rech. sur les Tridacnidées* (*Ann. des scienc. nat.*, 5e série, 1865, t. IV, p. 88, 111 et suiv.).

La forme générale des coquilles bivalves dépend principalement de la rapidité relative avec laquelle le manteau et les couches superposées qui constituent ces parties protectrices du système tégumentaire s'accroissent sur les divers points de leur circonférence. Cette croissance marginale n'est jamais rapide du côté de la charnière, mais le devient souvent du côté opposé, ou bien sur les parties intermédiaires du bord du manteau, de sorte que la valve, en grandissant, cesse d'être à peu près circulaire, comme c'est ordinairement le cas dans le très-jeune âge, et s'allonge beaucoup, soit dans la direction verticale, soit horizontalement; mais, lors même qu'elle reste à peu près circulaire, son centre de figure ne correspond pas à son centre physiologique ou région primordiale, qui se trouve toujours près du bord dorsal. Comme exemples des variétés de forme produites de la sorte, je citerai les coquilles des Mactres et des Anodontes, qui deviennent ovalaires; celles des Solens ou Manches-de-couteau, qui s'allongent davantage d'avant en arrière, et représentent un cylindre; enfin celles de la Moule comestible et de la Pinne marine, qui, en grandissant le plus rapidement par le bord opposé à la charnière, restent étroites dans cette partie, mais s'allongent beaucoup dans la direction opposée et ne s'élargissent que très-graduellement vers le bord inférieur.

et occupent un grand hiatus existant entre les bords des valves, au-dessus de la région orale et pédieuse. Une troisième pièce analogue est placée en arrière de la charnière, au-dessus de la région du cœur (*a*).

Chez les Anomies, la valve inférieure est perforée, et donne passage à un muscle, dont l'extrémité inférieure est fixée à une pièce de la charpente tégumentaire qui adhère aux corps étrangers sous-jacents, et qui est généralement considérée comme un opercule comparable aux pièces accessoires dont je viens de parler. Mais les observations de M. de Lacaze-Duthiers établissent que ce support ou opercule est l'analogue du byssus des Moules, des Arches, etc. (*b*).

(*a*) Poli, *Testacea utriusque Siciliæ*, t. I, pl 7, fig. 5.
— Blanchard, *Organis. du Règne animal*, MOLLUSQUES ACÉPHALES, p. 13, pl. 1, fig. 2.
(*b*) Lacaze-Duthiers, *Mém. sur l'organisation de l'Anomie* (*Ann. des sciences nat.*, 4e série, 1854, t. II, pl. 1, fig. 2).

Chez les espèces qui vivent dans une position verticale, le corps enfoncé dans le sable et les tubes respirateurs dirigés vers le haut, les deux valves se développent en général de la même manière et restent symétriques (1); mais chez les espèces qu vivent couchées à plat sur un des côtés du corps, les deux valves n'offrent que rarement la même forme, et en généra la valve inférieure reste plate, ainsi que cela se voit chez l'Huître (2).

Je dois ajouter que chez les Térébratules (3), le test ne se développe pas seulement à la surface externe du manteau, mais envoie des prolongements dans l'intérieur du corps, et constitue ainsi une sorte de charpente très-remarquable (4).

§ 19.— Chez les Oscabrions, qui sont rangés communément dans la classe des Mollusques gastéropodes, mais qui présentent un mode d'organisation tout à fait particulier, le test est constitué par une série longitudinale de petites coquilles scutelliformes placées sur la région dorsale du corps et comme

(1) Par exemple les Bucardes, appelées vulgairement Coques (*a*).

(2) Ce défaut de symétrie entre les deux valves est encore plus marqué chez la coquille de Saint-Jacques, ou *Pecten Jacobæus*, et chez les Pandores (*b*).

(3) Les Pholades portent aussi à la face interne de chaque valve, près de la charnière, un prolongement lamelleux du test qui s'enfonce assez loin dans les parties molles.

(4) Cette charpente naît de la face interne de la petite valve (celle qui n'est pas perforée), et consiste, lorsqu'elle est complétement développée, en une bandelette grêle ayant la forme d'un fer à cheval, qui serait ployée en deux transversalement et renforcée par des étais styliformes latéraux, ainsi que par une pièce médiane. Elle donne attache aux bras ciliés des Térébratules et à divers muscles. Pour plus de détails à ce sujet, je renverrai aux publications spéciales de MM. Owen, Davidson, etc. (*c*).

(*a*) Voyez l'*Atlas du Règne animal* de Cuvier, MOLLUSQUES, pl. 99, fig. 4.

(*b*) *Op. cit.*, pl. 110, fig. 3.

(*c*) Owen, *On the Anat. of Branchiopoda* (*Trans. of the Zool. Soc.*, t. I, p. 148, pl. 22, fig. 4). — *Anat. of* Terebratula, pl. 1, fig. 2 (*Palæontogr. Soc.*, 1853).

— Davidson, *British fossil Brachiopoda*, vol. I, p. 55, fig. 1 ; p. 65, pl. 8, etc. (*Palæontogr. Soc.*, 1853).

— Hancock, *On the Organisation of Brachiopoda* (*Phil. Trans.*, 1857, p. 791, pl. 52, etc.).

enchâssées dans un manteau commun (1). Mais, chez les Gastéropodes ordinaires, la coquille est toujours univalve et constitue sur la région dorsale de l'abdomen une sorte de toit, et affecte tantôt la forme d'un bouclier, d'autres fois celle d'un cône creux ou cornet enroulé sur lui-même, qui s'allonge et s'évase de plus en plus à mesure que l'animal grandit (2). Souvent, chez ces Mollusques, de même que chez les Acéphales, la croissance de la coquille se fait par assises ou couches superposées, dont la dernière formée soulève et écarte du manteau celles qui l'ont précédée; mais ici le développement de ces couches s'affaiblit très-rapidement, ou cesse même bientôt dans les parties un peu éloignées des bords du manteau, de façon que le test ne s'épaissit que peu et que son accroissement est surtout marginal.

Quant à la forme générale des coquilles univalves, elle dépend en partie de la rapidité relative de cet accroissement, soit sur une portion de la circonférence comparée aux autres, soit en largeur plutôt qu'en longueur, ou *vice versâ*, en partie de la manière dont le sac viscéral, constitué par le manteau, se

(1) Ces pièces ne sont pas fixées à des muscles, comme le sont les coquilles ordinaires, et sont engagées plus ou moins profondément dans des replis de la peau. Leur texture intime n'est pas la même que celle des autres coquilles, et il est aussi à noter que chez ces Animaux les parties adjacentes du système tégumentaire sont souvent hérissées d'épines ou d'autres prolongements qu'on n'observe pas chez les Gastéropodes proprement dits (*a*).

(2) Dans la grande majorité des cas, cet enroulement se fait en passant de gauche à droite du côté dorsal, et de droite à gauche en dessous. On trouve cependant des coquilles qui, au lieu d'être *dextres*, sont enroulées en sens inverse, et appelées pour cette raison *sénestres*.

Cette disposition est normale chez quelques Gastéropodes, tels que le Maillot perverse (*Pupa perversa*), l'Ancyle lacustre, la Physe aiguë et quelques Bulimes (*b*). Elle se rencontre accidentellement chez beaucoup d'Hélices (*c*).

(*a*) Gray, *On the Structure of Chitons* (*Philos. Trans.*, 1848, p. 141).

(*b*) Exemple : le *Bulime contraire*; voyez l'*Atlas du Règne animal*, MOLLUSQUES, pl. 23, fig. 5.

(*c*) Moquin-Tandon, *Hist. nat. des Mollusques terrestres et fluviatiles de France*, t. I, p. 321.

contourne à mesure qu'il grandit (1). Tantôt il s'enroule régulièrement en restant sur un même plan et en conservant la forme d'un cône à base arrondie, ainsi que cela se voit chez les Planorbes, et alors la coquille a la forme d'une rondelle ou disque biconcave; d'autres fois, tout en s'enroulant de la même manière, il s'étale beaucoup latéralement, et alors la coquille acquiert une forme plus ou moins ellipsoïdale, avec son ouverture dirigée dans le sens de son grand axe: par exemple chez les Olives. Mais en général l'enroulement se fait obliquement de façon à constituer une spirale qui souvent s'allonge beaucoup, ce qui donne naissance à des coquilles turbinées ou en vis (2). Il est aussi à noter que les tours de spire peuvent rester écartés entre eux ou se rapprocher au point de se souder et à former dans l'axe de la coquille une sorte de colonne torse appelée *columelle*.

La portion de la coquille des Gastéropodes qui avoisine l'ouverture ou bouche de ce revêtement solide est souvent assez vaste pour que la totalité du corps puisse, en se contractant, y trouver refuge, et chez quelques-uns de ces Animaux la partie postérieure et dorsale du pied qui y rentre en dernier est pourvue d'un bouclier corné ou calcaire disposé de façon à la boucher complétement, et désigné sous le nom d'*opercule*. C'est une sorte de coquille complémentaire dont le mode de

(1) M. Moseley a fait voir que la forme des coquilles turbinées et discoïdes est gouvernée par certains principes mathématiques, et qu'elles peuvent être considérées comme engendrées par la révolution, autour d'un axe fixe du périmètre, d'une figure géométrique qui, tout en restant constamment semblable à elle-même, augmenterait progressivement dans ses dimensions (*a*). M. Naumann a étudié aussi les lois mathématiques suivant lesquelles l'enroulement spiral s'effectue (*b*).

(*a*) Moseley, *On the geometrical Forms of turbinated and discoid Shells* (*Philos. Trans.*, 1838, p. 351, pl. 9). — *Sur les formes géométriques des coquilles* (*Ann. des sciences nat.*, 2e série, 1842, t. XVII, p. 94).

(*b*) C. F. Naumann, *Sur la conchyliométrie* (*Ann. des sciences nat.*, 2e série, 1842, t. XVII, p. 129).

formation et de croissance est semblable à celui de la coquille ordinaire, mais dont toutes les parties sont situées sur le même plan (1).

Structure interne des coquilles.

§ 20. — La structure intime de la substance constitutive des coquilles est en général très-difficile à bien étudier; mais si l'on examine au microscope un fragment de la portion marginale d'une valve de Pinne marine, ainsi que l'a fait M. Carpenter, on reconnaît qu'elle ressemble beaucoup à l'émail de nos dents, et se compose d'une multitude de petits prismes calcaires placés à peu près normalement à la surface de la coquille et réunis entre eux par une matière organique (2). Puis, en traitant ce fragment par un acide faible, de façon à décomposer lentement le carbonate de chaux déposé dans son intérieur, on reconnaît une trame organisée, et l'on voit, à la place des prismes lithoïdes dont je viens de parler, une multitude de cellules hexagonales à parois membraniformes soudées entre elles latéralement. Chaque prisme n'est pas formé par un seul, mais par une série de ces organites empilés les uns sur les autres et donnant naissance à une multitude de lignes transversales sur ses faces latérales. Il semble donc évident que le tissu conchyliogène de ce Mollusque est un tissu épi-

(1) Pour plus de détails à ce sujet, je renverrai à un travail de Dugès et aux ouvrages spéciaux sur la malacologie (*a*).

Les principaux travaux relatifs à la structure microscopique de la substance constitutive des coquilles sont de date récente, et sont dus à MM. Bowerbank et Carpenter (*b*).

(2) Pendant longtemps les naturalistes attribuèrent cette structure basaltiforme à une cristallisation de la matière calcaire; mais les recherches de M. Carpenter tendent à prouver que les prismes en question résultent du moulage de cette matière dans l'intérieur de cellules organiques.

(*a*) Dugès, *Obs. sur la structure et la formation de l'opercule chez les Mollusques Gastéropodes pectinibranches* (*Ann. des sciences nat.*, 1829, t. XVIII, p. 113, pl. 10).

(*b*) Bowerbank, *On the Structure of the Shells of Molluscous and Conchiferous Animals* (*Trans. of the Microsc. Soc.*, 1844, t. I).

— Carpenter, *General Results of Microscopic Inquiries into the minute Structure of the Skeletons of Mollusca*, etc. (*Ann. of Nat. Hist.*, 1843, t. XII, p. 377). — *Report on the Microscopic Structure of Shells* (*British Association for the Advancement of Science for 1844*). — Article SHELL (Todd's *Cyclop. of Anat. and Physiol.*).

dermique dont les utricules se remplissent de carbonate calcaire (1), et c'est à raison de la disposition de ces cellules en piles verticales aussi bien que par couches horizontales, que, sur une section verticale de la valve, on aperçoit à la fois dans chaque lame ou feuillet de la coquille une multitude de lignes parallèles qui se croisent presque à angle droit (2).

Chez d'autres Mollusques, particulièrement dans la classe des Gastéropodes, le tissu constitutif de la coquille est beaucoup plus compacte; il a presque l'aspect de la porcelaine; il ne laisse que très-peu de matière organique lorsqu'on le traite par un acide, et il est presque entièrement composé de petits prismes calcaires disposés parallèlement à plat, par couches, de façon à croiser ceux de la couche suivante (3).

La nacre se compose de lames superposées, comme le tissu

(1) En général, la substance calcaire contenue dans les cellules ou prismes du tissu conchyliogène paraît être amorphe ou granuleuse, mais souvent elle constitue au centre une sorte de noyau, et dans quelques cas elle y affecte une disposition radiaire très-remarquable, qui semble être due à une cristallisation consécutive qui ressemble beaucoup à celle de l'aragonite ou de la wavellite. M. Carpenter a observé cette disposition dans la substance constitutive des dents de la charnière chez le *Mya arenaria* (*a*).

(2) Les prismes formés par ces cellules aplaties et empilées les unes sur les autres sont pentagonaux, atténués aux deux bouts, et enchevêtrés les uns sur les autres par leurs extrémités, et, comme les lamelles qui les constituent sont placées régulièrement par couches parallèles à la surface du manteau sous-jacent, la substance résultant de leur soudure présente une structure feuilletée aussi bien qu'une apparence basaltiforme.

Il arrive parfois que, chez les coquilles fossiles, la destruction lente du tissu organique a rendu facile la séparation des prismes calcaires dans leur intégrité ; d'autres fois, au contraire, les parois membraneuses des cellules disparaissent par les progrès de la calcification du tissu conchyliogène, et les prismes lithoïdes se soudent directement entre eux.

(3) M. Bowerbank a constaté ce mode d'organisation dans la coquille des Porcelaines, des Cônes, des Volutes, etc. (*b*).

(*a*) Carpenter, *Report*, 1847, pl. 6, fig. 26 et 27.
(*b*) Bowerbank, *loc. cit.*, pl. 13, fig. 1.

conchyliogène ordinaire, mais la trame organique de ces couches ne présente pas les lignes indicatives d'une structure cellulaire ; elle est creusée d'une multitude de petits sillons parallèles, analogues à ceux des étoffes moirées, et ce sont ces stries qui, en décomposant la lumière, produisent les phénomènes optiques de l'irisation (1). Quelques coquilles, celles des Anodontes par exemple, sont formées presque entièrement de nacre, et cette espèce de substance conchyliogène est aussi développée d'une manière très-remarquable chez les Arondes et chez les Haliotides. Chez d'autres Mollusques, elle ne se constitue que très-imparfaitement, et souvent elle manque complétement.

Le tissu constitutif des coquilles, de même que les autres tissus épidermiques, ne reçoit ni vaisseaux sanguins, ni nerfs (2); mais chez beaucoup de Térébratules il loge dans son épaisseur un grand nombre de canaux occupés par des appendices cæcaux dépendants du manteau (3).

(1) On doit la connaissance des stries de la surface de la nacre et de leur rôle optique à Brewster ; mais ce physicien attribuait ce mode d'organisation à l'existence d'une multitude de lamelles calcaires dont la tranche ferait saillie à la surface de la couche formée par cette substance ; tandis que, d'après M. Carpenter, le moiré en question paraît être dû à l'existence de petites plicatures de la membrane calcigère (*a*).

(2) M. Bowerbank a cru apercevoir un réseau vasculaire dans les couches membraneuses de quelques coquilles (*b*), et M. Carpenter a signalé l'existence de canalicules dans ce tissu, chez les Anomies, les Arches, etc., (*c*); mais ces cavités, qui parfois ne se rencontrent que dans les parties superficielles de la coquille, ne sauraient être considérées comme appartenant au système circulatoire.

(3) Par exemple chez le *Terebratula truncata* (*d*) et le *T. australis* (*e*), tandis que dans d'autres espèces du même genre on n'en voit aucune trace.

(*a*) Brewster, *On the Affections of Light transmitted through cristallized Bodies* (*Philos. Trans.*, 1814, p. 207).
— Carpenter, *Report on the Microsc. Struct. of Shells*, p. 11 (*Brit. Assoc.*, 1844).
(*b*) Bowerbank, *Op. cit.*
(*c*) Carpenter, *Report*, p. 713 (*Brit. Assoc.*, 1844).
(*d*) Idem, *ibid.*, pl. 16, fig. 35.
(*e*) Idem, *ibid.*, 1847, pl. 4, fig. 1-4.

§ 21. — Beaucoup de Ptéropodes ont une coquille univalve, assez semblable à celle de quelques Gastéropodes (1); mais, dans la classe des Céphalopodes, un test de ce genre est rare chez les espèces de la période actuelle, et en général il est remplacé par une sorte de coquille intérieure appelée *plume* chez les Calmars, et *os* chez les Seiches. La coquille extérieure, lorsqu'elle existe chez les Mollusques de ce groupe, mérite cependant de fixer notre attention, à raison de quelques particularités importantes dans sa structure ou dans son mode de formation.

Coquilles chambrées.

Ainsi les Nautiles, qui aujourd'hui sont les seuls représentants de la grande famille des Ammonites et des Goniatites des périodes géologiques anciennes, sont pourvus d'une coquille univalve enroulée et assez semblable à celle de quelques Gastéropodes par sa forme extérieure, mais qui, intérieurement, est divisée en une série de chambres dont la dernière seulement loge le corps de l'animal et communique postérieurement avec un tube appelé *siphon*, qui traverse tous les compartiments précédents. Ce mode d'organisation dépend de ce que le manteau, en forme de bourse, produit le test dans toute son étendue, à peu près comme chez les Acéphales, mais s'en détache presque complétement chaque fois que l'enveloppe ainsi formée devient trop petite pour le contenir, et qu'alors l'Animal s'avance vers la bouche de sa coquille, et se recouvre d'un nouveau test qui se confond avec le précédent à sa périphérie, bien qu'il en soit plus ou moins éloigné postérieurement. A chaque période d'accroissement, il constitue ainsi une nouvelle chambre placée au devant de la précédente, et la coquille, considérée dans son ensemble, devient comparable à une série de capsules à peu près hémisphériques engagées les unes dans les autres et soudées entre elles par les bords. Ce phénomène

(1) Ce test est généralement en forme de cornet symétrique. (Voy. *Règne animal*, MOLLUSQUES, pl. 17 et 18.)

est la conséquence d'une sorte de mue périodique (1), mais le manteau reste adhérent au fond de son ancien test, à l'aide d'un pédoncule étroit, et par conséquent chaque cloison présente dans ce point un orifice dont les bords se prolongent en arrière sous la forme d'un tube autour de cet appendice, et la série d'entonnoirs ainsi constitués produit le canal central dont j'ai déjà fait mention sous le nom de siphon. Les chambres ainsi constituées sont remplies d'air plus ou moins altéré (2), et elles paraissent servir à la manière de flotteurs pour faciliter l'ascension ou la descente de l'Animal, suivant que le gaz emprisonné dans leur intérieur est dilaté ou comprimé par les mouvements du liquide contenu dans le siphon qui les traverse, tube dont les parois sont d'ordinaire élastiques et dont la cavité est en communication avec le sac péricardique (3).

Les Spirules sont pourvues d'une coquille cloisonnée dont la conformation est à peu près la même que celle des Nautiles,

(1) La formation discontinue des couches superposées de la coquille a lieu parfois partiellement chez l'Huître, et paraît être aussi la cause de la structure feuilletée de la coquille des Spondyles (*a*).

(2) On appelle communément ces loges, les *chambres à air*, et l'on a constaté que le gaz dont elles sont remplies se compose presque entièrement d'azote (*b*).

(3) Pour plus de détails sur la structure et les fonctions présumées de cet appareil, ainsi que sur la conformation de la coquille du Nautile flambé, je renverrai aux publications spéciales faites sur ce sujet (*c*), il y a quelques années.

(*a*) Owen, *On the Structure of the Shell of the Waterclam :* Spondylus varius (*Proceed. Zool. Soc.*, 1837, p. 63).

(*b*) Vrolik, *On the Anat. of the pearly Nautilus* (*Ann. of Nat. Hist.*, 1843, t. XII, p. 173 et 305).

(*c*) Owen, *On the pearly Nautilus.* — *Mém. sur l'Animal du* Nautilus Pompilius (*Ann. des sciences nat.*, 1833, t. XXVIII, p. 93, pl. 1, fig. 1 ; pl. 3, fig. 1).

— Blainville, *Anatomie des coquilles polythalames siphonées récentes* (*Nouv. Ann. du Muséum*, 1834, t. III, p. 1, pl. 2).

— Buckland, *Geology and Mineralogy*, 1836, t. I, p. 321, 31-36.

— Valenciennes, *Nouvelles recherches anatomiques sur le Nautile* (*Arch. du Muséum*, 1841, t. II, p. 257).

— Lovell Reeve, *Hist. and Obs. on the pearly Nautilus, including a new Theory to account for the camerated Construction of its Shell by the aid of the Siphonic Membrane* (*Ann. of Nat. Hist.*, 1843, t. XI, p. 119).

mais ce test complexe est presque entièrement caché dans une cavité de la portion postérieure du manteau (1).

La coquille des Argonautes ressemble davantage à celle des Gastéropodes par sa conformation générale; mais elle n'adhère pas au reste de l'organisme, et semble être le résultat de la solidification d'une matière plastique sécrétée par l'animal et moulée sur la surface de sa peau, plutôt qu'un produit épidermique se développant physiologiquement et constituant une partie intégrante de l'être vivant. Sous ce rapport, cette enveloppe plus ou moins papyracée ressemblerait donc à l'épiphragme des Colimaçons et aux tubes calcaires de certains Annelides dont nous aurons bientôt à nous occuper, plutôt qu'à une coquille ordinaire. Mais, dans l'état actuel de nos connaissances, il serait difficile de tracer une ligne de démarcation nette entre les parties vivantes qui s'organisent en continuité de substance avec le reste de l'organisation à la manière des tissus épidermiques, et celles qui s'organisent au contact d'une partie vivante et sous son influence, sans y adhérer, phénomène dont nous avons été déjà témoins en étudiant le mode de formation des tuniques de l'œuf.

Il y a même des raisons de croire que le manteau des Argonautes n'est pas l'organe qui sécrète la matière à la fois plastique et calcaire dont la coque de ces Mollusques est formée, mais que les deux grands tentacules céphaliques, élargis en forme de palettes ou de voiles, dont l'Animal fait usage pour maintenir cette enveloppe en place, remplissent ce rôle. En effet, cette opinion, fondée sur des observations anatomiques

(1) Chez ce Mollusque, la disposition du siphon semble être incompatible avec l'usage attribué à cet organe chez les Nautiles (*a*).

(*a*) Blainville, *Sur l'Animal de la Spirule, et sur l'usage du siphon des coquilles polythalames* (*Annales françaises et étrangères d'anatomie*, 1837, t. I, p. 369. — *Sur l'Animal de la Spirule* (*Op. cit.*, t. III, p. 83).

dues à M. Deshayes, est en accord avec les résultats de diverses expériences faites par Mme Power sur la manière dont l'Argonaute répare sa coquille, quand celle-ci a été brisée (1). J'ajouterai que le travail physiologique à l'aide duquel les restaurations de ce genre s'effectuent, me semble avoir beaucoup d'analogie avec ce qui a lieu chez les Animaux supérieurs, lorsque, dans la cicatrisation d'une plaie avec perte de substance, une portion nouvelle de la tunique épidermique se constitue et rétablit la continuité entre les parties séparées accidentellement. Il existe même des Mollusques chez lesquels la coquille tout entière paraît se renouveler de la sorte, après avoir été détruite par l'action d'un dissolvant (2).

(1) Quelques zoologistes ont pensé que le Céphalopode contenu dans la coquille de l'Argonaute était un parasite (*a*); mais Poli avait constaté que cette enveloppe commence à se former lorsque le jeune Mollusque est encore dans l'œuf, et les observations faites sur la faculté reproductrice de cette même coquille chez des individus adultes ne laissent aucun doute sur son origine (*b*). Les premières notions sur le rôle des bras véliformes de l'Argonaute dans la production de la coquille sont nées des observations de Rang sur la structure de ces organes (*c*).

Quelques Gastéropodes, notamment les Porcelaines, paraissent jouir de la faculté de se débarrasser ainsi d'une coquille devenue trop étroite pour les loger, et de se recouvrir d'un test nouveau, qui est d'abord mince et flexible (*d*). Peut-être la salive chargée d'acide sulfurique libre, dont l'existence a été constatée dernièrement chez plusieurs Mollusques (*e*) est-elle l'agent au moyen duquel la coquille est attaquée.

(2) Les Colimaçons jouissent aussi de la faculté de réparer les brèches

(*a*) Blainville, *Sur le Poulpe de l'Argonaute* (*Ann. d'anat.*, 1837, t. I, p. 188).

(*b*) Poli, *Testacea utriusque Siciliæ*, t. III, p. 11, pl. 41, fig. 10.

— Deshayes, *Additions à la 2e édition de l'Histoire naturelle des Animaux sans vertèbres* par Lamarck, t. XI, p. 353.

— J. Power, *Observations et expériences physiques sur plusieurs Animaux marins et terrestres*, 1860, p. 43.

(*c*) Rang, *Note sur le Poulpe et l'Argonaute* (*Comptes rendus de l'Acad. des sciences*, 1837, t. IV, p. 170).

(*d*) Lovell Reeve, *On the Growth and Recalcification of the Shell in Cypræa* (*Proceed. Zool. Soc.*, 1845, p. 133). — *Journal de conchyliologie*, 1850, t. I, p. 406.

(*e*) De Luca et Panceri, *Recherches sur la salive et les organes salivaires du* Dolium galea (*Ann. des sciences nat.*, 5e série, 1867, t. VIII, p. 81).

— Panceri, *Nouvelles observations sur la salive des Mollusques Gastéropodes* (*Op. cit.*, 1868, t. X, p. 89). — *Sulla presenza del acido solferico nella saliva di alcuni Molluschi* (*Nuovo Cimento*, 1868, t. XXVII). — *Organi e la secrezione dell'acido solferico nei Gasteropodi* (*Atti della Accad. delle scienze di Napoli*, 1869, t. IV).

Coquille intérieure de divers Mollusques.

§ 22. — Chez tous les Mollusques dont j'ai parlé jusqu'ici, la coquille est située à la face externe du derme, et recouvre celui-ci comme le recouvre tout revêtement épidermique ordinaire; mais, chez quelques Animaux du même groupe, on voit un produit analogue se former au-dessous de la peau, et il en résulte une coquille intérieure. Quelquefois elle se développe dans un repli du manteau ou dans une sorte de poche constituée par une portion de la peau rentrée en dedans : chez les Aplysies par exemple (1); mais d'autres fois on ne découvre aucune connexion entre la cavité où elle se forme et le système épidermique général. Il est cependant probable que cet organe est toujours une dépendance des téguments, comme le serait la capsule productrice d'un poil ou d'un ongle, lors même que cette poche n'aurait aucune ouverture et se trouverait refoulée en dedans, plus ou moins loin au dessous du derme. Ainsi, chez les Pleurobranches, on trouve cachée sous le manteau une coquille de consistance cornée (2).

Os de la Seiche.

C'est à ces coquilles devenues internes qu'il faut assimiler une lame cornée qui est logée dans l'épaisseur du manteau des

faites à leurs coquilles, et les expériences de Réaumur prouvent que la substance testacée de nouvelle formation se constitue à la surface du manteau, et se consolide peu à peu (a); mais elle n'acquiert pas tous les caractères de la coquille normale. C'est par un travail physiologique analogue que le *Bulimus decollatus* reconstitue plusieurs fois le fond de sa coquille, après l'avoir rompu volontairement (b). La réparation de la coquille a été observée aussi chez les Tritons, les Rochers, les Cônes, etc. (c); mais elle ne rappelle en aucune façon la formation du disque obturateur désigné sous le nom d'*opercule* chez les autres Gastéropodes.

(1) Cuvier a appelé *opercule* la portion du manteau de l'Aplysie qui contient cette coquille, et il compare celle-ci à l'épée du Calmar (d).

(2) Cette coquille a la forme d'un petit bouclier presque ovalaire et très-

(a) Réaumur, *Op. cit.* (*Mém. de l'Acad. des sciences*, 1709, p. 373).

(b) Moquin-Tandon, *Hist. des Mollusques terrestres*, t. I, p. 308.

(c) J. Power, *Experiments made with a view of ascertaining how certain Marine testaceous Animals possess the power of renewing parts which have been removed* (Charlesworth's *Mag. of Nat. Hist.*, 1838, t. II, p. 63).

(d) Cuvier, *Mém. sur le genre* Aplysia, p. 11 (*Mém. du Muséum*, t. II, 1802).

Calmars (1) et le bouclier dorsal sous-cutané désigné communément sous le nom d'*os* chez les Seiches. Ce dernier organe protecteur consiste essentiellement en une grande lame cornéo-calcaire bombée, de forme à peu près ovalaire, dont l'extrémité postérieure est pointue et dont la face inférieure est en majeure partie occupée par un assemblage de lames transversales, dirigées obliquement en avant et en bas, réunies entre elles par une multitude de petites traverses, de façon à constituer une masse cellullaire très-friable, plus convexe en dessous qu'en dessus, et composée principalement de chaux carbonatée (2). Chez les Poulpes, cette espèce de coquille intérieure n'est représentée que par deux stylets rudimentaires. Mais chez ces Mollusques, ainsi que chez tous les autres Céphа-

mince (*a*). Chez les Aplysies nouveau-nées, de même que chez les larves des autres Gastéropodes marins, la coquille est extérieure et de forme ordinaire (*b*).

(1) Cette lame, désignée communément sous le nom de *glaive* ou de *plume*, à cause de sa forme générale, ressemble un peu à une lame dont le fer dirigé en arrière serait convexe en dessus et concave en dessous. Elle consiste d'ordinaire en un petit cornet dont la pointe est dirigée en arrière, et dont la portion médiane du bord supérieur se prolonge antérieurement de façon à constituer une sorte de bouclier dorsal long et étroit. Sa forme varie un peu, suivant les espèces (*c*). Chez les Calmars, elle s'étend dans toute la longueur du manteau mais chez les Sépioles elle n'en occupe guère que la moitié. Chez les Sépioteuthes, elle est aussi large que l'os de la Seiche, mais elle offre toujours l'aspect de la corne.

(2) Dans le très-jeune âge, l'os de la Seiche est kéritoïde seulement, et ressemble à la plume d'un Calmar; chez l'adulte, sa partie marginale conserve à peu près le même aspect, mais dans tout le reste de son étendue sa substance constitutive est composée principalement de carbonate de chaux. De même que dans la plume du Calmar, on y trouve de la chitine (*d*). Pour plus de détails sur la

(*a*) Sars, *Beitr. zur Entwickelungsgesch. der Mollusken und Zoophyten* (*Archiv für Naturgeschichte*, 1840, t. I, p. 196, pl. 7).
— Van Beneden, *Recherches sur le développement des Aplysies* (*Ann. des sciences nat.*, 2e série, 1841, t. XV, p. 123, pl. 1, fig. 12-18).

(*b*) Cuvier, *Mém. sur la Phyllidie et le Pleurobranche* (*Arch. du Muséum*, 1804, t. V, pl. 8, fig. 3).

(*c*) Voyez les nombreuses figures données dans l'ouvrage de d'Orbigny et Férussac sur les Céphalopodes.

(*d*) Pelouze et Fremy, *Traité de chimie*, t. VI, p. 721.

lopodes, on trouve dans la région céphalique des parties solides dont l'importance est beaucoup plus grande, soit sous le rapport physiologique, soit au point de vue anatomique, car l'appareil ainsi constitué est à certains égards comparable au squelette intérieur des Animaux vertébrés.

C'est une lame ou un assemblage de pièces cartilagineuses disposées de façon à protéger les ganglions cérébroïdes et à fournir des points d'attache aux principaux muscles basilaires de l'appareil locomoteur. Chez le Nautile, l'espèce de boîte crânienne ainsi constituée est d'une structure fort simple; c'est une pièce cartilagineuse et épaisse, à peu près quadrilatère, dont les angles se prolongent en manière de cornes et se dirigent deux en avant, deux en arrière, et dont la surface supérieure est disposée en gouttière pour loger l'œsophage (1). Mais, chez les Céphalopodes dibranchiaux, sa structure se complique davantage. Ainsi, chez la Seiche, le cartilage céphalique constitue autour de l'œsophage un anneau complet et forme en dessus une loge destinée à contenir les ganglions cérébroïdes; il est creusé aussi de deux cavités auditives, et de chaque côté il donne naissance à une grande expansion de forme capsulaire, qui est traversée par le nerf optique et constitue le fond de la fosse orbitaire; une paire de branches disposées en manière de cuilleron, part aussi de la portion médiane ou crânienne de cet appareil cartilagineux, pour se porter en dehors et soutenir le globe oculaire; enfin une table pédonculée s'élève au-dessus de sa partie antérieure et donne attache aux muscles des bras.

conformation et la structure de cet organe, je renverrai aux publications de Cuvier, etc. (*a*).

(1) Voyez à ce sujet la belle monographie du Nautile par M. R. Owen.

(*a*) Cuvier, *Mémoires pour servir à l'histoire et à l'anatomie des Mollusques* (*Mém. sur les Céphalopodes*, p. 46).
— Owen, article CEPHALOPODA (Todd's *Cyclop. of Anat. and Physiol.*, t. I, p. 546, fig. 229).

Ce Mollusque est pourvu aussi d'une autre lame cartilagineuse, de forme triangulaire, située au-dessus de la base de l'entonnoir, et l'on trouve près du bord latéral et postérieur de ce dernier organe une pièce cartilagineuse cupuliforme qui concourt à former le petit appareil à l'aide duquel la chambre respiratoire se ferme latéralement (1). Enfin une lame cartilagineuse occupe une portion de la face ventrale du corps, et il existe de chaque côté une pièce analogue à la base des nageoires. Ces cartilages se trouvent également chez les Calmars, où la lame située au-dessus de l'entonnoir se compose même de trois pièces. Chez les Poulpes, au contraire, ils manquent, mais le cartilage crânien est bien développé (2).

(1) Ces cupules dont j'ai déjà eu l'occasion de parler (*a*), embrassent une sorte de bouton de même consistance placé de chaque côté sur la partie correspondante des bords du manteau. Chez les Seiches, cette dernière pièce est ovalaire (*b*), tandis que chez les Calmars et les Calmarets elle est allongée (*c*). Chez le *Loligopsis*, ces cartilages latéraux du manteau sont représentés par des pièces dont le développement est plus considérable.

(2) M. Owen a décrit avec détail ces diverses pièces cartilagineuses (*d*), dont les bords sont mal définis et se continuent avec les parties fibreuses adjacentes. On peut consulter aussi, au sujet des cartilages des Céphalopodes, les traités d'anatomie comparée.

(*a*) Voyez tome II, page 78, note 1.

(*b*) Rathke, *Perothis ein neues Genus der Cephalopoden* (*Mém. de l'Acad. des sciences de Saint-Pétersbourg*, t. II, p. 151).

(*c*) Owen, article CEPHALOPODA (Todd's *Cyclop. of Anat. and Physiol.*, t. I, p. 524, fig. 212).

QUATRE-VINGT-SEPTIÈME LEÇON.

APPAREIL TÉGUMENTAIRE DES ANIMAUX ANNELÉS. — Sous-embranchement des Vers; Turbellariés, Rotateurs, Trématodes, Cestoïdes, Annélides. — Sous-embranchement des Animaux articulés. — Caractères généraux du squelette extérieur.

Animaux annelés.

§ 1. — Dans l'embranchement des ENTOZOAIRES, ou Animaux annelés comprenant les Vers et le groupe naturel des Animaux articulés, le système tégumentaire acquiert une importance plus grande que dans aucune des autres divisions du Règne animal, car non-seulement il constitue un appareil protecteur des plus puissants, mais il fournit tous les matériaux d'un appareil locomoteur très-perfectionné, et il est aussi à noter que son mode particulier de conformation donne à l'organisme de presque tous ces êtres des caractères communs très-remarquables. En effet, c'est principalement à cause des modifications affectées par la peau et du mode de distribution des muscles sous-cutanés que le corps de ces Animaux semble être composé de tronçons placés bout à bout, et se trouve revêtu d'une série d'anneaux dont la réunion constitue souvent une cuirasse ou squelette extérieur. La dénomination d'*Animaux annelés* est motivée par cette structure du système cutané, et c'est aussi à raison du mode particulier d'organisation de ce même système que l'on donne le nom commun d'*Animaux articulés* aux Myriapodes, aux Insectes, aux Arachnides et aux Crustacés.

Téguments des Vers.

§ 2. — Je ne m'arrêterai que peu sur l'étude du système tégumentaire et de ses annexes dans les divers Animaux annelés dont se compose le sous-embranchement des VERS, car l'histoire anatomique de ces parties n'est pas d'un grand intérêt.

Dans la classe des TURBELLARIÉS, la peau est molle et garnie d'un épithélium vibratile qui joue un rôle important dans la natation (1). Quelquefois on y aperçoit aussi des soies roides (2) et de petits corpuscules solides en forme de bâtonnets (3). Enfin il existe aussi, chez certains Animaux de cette classe, des capsules filifères analogues aux nématocystes ou organes urticants des Zoophytes (4). Turbellariés.

(1) Le mouvement vibratile à la surface de la peau des Planaires fut signalé d'abord par Dugès (*a*), mais cet observateur méconnut la nature de ce phénomène; et l'existence des cils épidermiques fut indiquée pour la première fois, comme un des caractères de la classe des Turbellariés, par M. Ehrenberg (*b*).

Les cils vibratiles de ces Vers prennent naissance sur une couche mince de matière transparente et homogène, au-dessous de laquelle se trouvent plusieurs couches de cellules ou de granulations (*c*).

Suivant M. Leydig, tous les Turbellariés n'auraient pas les cils vibratiles répandus de la sorte sur la totalité de la surface du corps (*d*); mais les *Ichthidium* (*e*), qu'il cite comme n'en offrant qu'à la face ventrale, ne paraissent pas appartenir à ce groupe zoologique (*f*).

(2) Ces piquants sont plus longs que les cils, et s'en distinguent par leur immobilité ainsi que par leur rigidité (*g*). Ils manquent généralement chez les Némertes (*h*).

(3) Ces petits corps se développent en nombre plus ou moins considérable dans l'intérieur de cellules, et ils sont logés dans l'épaisseur du derme, où ils forment souvent des traînées. Ils paraissent être constitués par une matière analogue à la chitine (*i*).

(4) Ces nématocystes ont été ob-

(*a*) Dugès, *Sur l'organisation et les mœurs des Planaires* (*Ann. des sciences nat.*, 1828, t. XV, p. 165).

(*b*) Ehrenberg, *Symbolæ physicæ Anim. evertebr.*, *exclusis Insectis*, 1831.

(*c*) Leydig, *Traité d'histologie*, p. 128.

(*d*) Voyez Ehrenberg, *Infusionsthierchen*, pl. 43, fig. 2.

(*e*) A. S. Œrsted, *Entwurf einer systematischen Einleitung und speciellen Beschreib. der Plattwürmer*, 1844.

— Quatrefages, *Mém. sur quelques Planaires marins* (*Ann. des sciences nat.*, 3e série, 1847, t. IV, p. 145, pl. 3, fig. 15). — *Mém. sur la famille des Némertiens* (*Op. cit.*, t. VI, p. 229, pl. 12, fig. 4, etc.).

— Carmichael M'Intosh, *On the Structure of the British Nemertians* (*Trans. Edinb. Roy. Soc.*, 1869, t. XXV, p. 307).

(*f*) Claparède, *Miscellanées zoologiques* (*Ann. des sciences nat.*, 5e série, 1867, t. VIII, p. 17).

(*g*) Quatrefages, *Mém. sur les Planaires* (*Ann. des sciences nat.*, 3e série, t. IV, pl. 3, fig. 14 et 17).

(*h*) Quatrefages, *Némertes* (*Ann.*, 3e série, t. VI, p. 233).

(*i*) Max. S. Schultze, *Beitr. zur Naturgeschichte der Turbellarien*, 1851, p. 11, pl. 1, fig. 17-22.

— Claparède, *Recherches sur les Annélides, Turbellariés, etc.*, p. 60.

Rotateurs. § 3. — Les cils vibratiles du système tégumentaire jouent aussi un rôle très-important dans le mécanisme des mouvements chez les Rotateurs et la plupart des autres Animaux réunis par Dujardin sous le nom commun de SYSTOLIDES ; mais ces appendices épithéliques sont soumis davantage à l'influence de la volonté, et, au lieu d'être répandus sur toute la surface du corps, ils sont limités à certaines régions. D'ordinaire ils garnissent des expansions de la peau situées à l'extrémité céphalique de façon à y constituer un appareil appelé *rotatoire*, parce qu'il présente souvent l'apparence de roues tournant sur leur axe.

Ainsi, chez les Rotifères proprement dits, on voit de chaque côté de la tête un organe protractile qui, en se déployant, prend la forme d'un disque, et qui est garni d'une bordure de cils vibratiles dont les mouvements individuels se succèdent rapidement, et, par suite d'une illusion d'optique analogue à celle produite par le phénakistiscope, simulent une roue en rotation (1). Chez d'autres Animaux du même groupe, ces deux organes sont remplacés par un disque unique, ou bien encore par quatre ou même un plus grand nombre de lobes à bords ciliés (2). Parfois ils s'allongent au point de ressembler

servés chez beaucoup de Planariés par M. de Quatrefages, Claparède et plusieurs autres naturalistes. Le premier de ces auteurs n'en a pas rencontré chez les Némertiens, mais ils ne font pas complétement défaut dans cette famille.

(1) Quelques anciens micrographes attribuaient ce phénomène à la rotation d'un disque ; mais depuis longtemps on sait parfaitement qu'il est dû uniquement à l'action des cils vibratiles dont les lobes cervicaux des Rotifères sont garnis (*a*).

(2) Ainsi, chez les Lacinulaires, l'extrémité céphalique est garnie d'un

(*a*) Leeuwenhoek, *Letter concerning Animalcula* (*Philos. Trans.*, 1705, n° 295, p. 1784).
— Baker, *Employment for the Microscope*, 1753, p. 267.
— Dujardin, *Hist. nat. des Infusoires*, p. 378, pl. 19.
— Leydig, *Ueber den Bau der Naderthiere* (*Zeitschr. für wissensch. Zool.*, 1855, t. VI, p. 105).
— Claparède, *Miscellanées zoologiques* (*Ann. des sciences nat.*, 5e série, 1867, t. VIII, p. 5).

aux tentacules circumbuccaux des Bryozoaires (1); mais ils peuvent manquer complétement, ou n'exister qu'en dessous, ainsi que cela se voit chez les Systolides, dont M. Mecznikow a proposé récemment de former un ordre particulier sous le nom de *Gastérotriches* (2).

Le mode de conformation qui a fait donner aux Vers aussi bien qu'aux Animaux articulés le nom commun d'*Animaux annelés*, est beaucoup mieux marqué chez les Systolides que chez les Turbellariés. En effet, la peau est non-seulement divisée en un certain nombre de bandes circulaires par des stries transversales, mais les muscles sous-cutanés sont disposés de façon à faire rentrer les uns dans les autres les tronçons du corps ainsi délimités. L'extrémité céphalique et l'extrémité caudale peuvent de la sorte se cacher dans les téguments de la partie moyenne du corps, et souvent même

grand disque ovalaire, à bords ciliés, qui n'est bilobé qu'en dessous du côté de la bouche (*a*). Chez les Mélicertes, ce disque unique est imparfaitement divisé en quatre lobes (*b*).

Chez les Notommates, il y a au moins trois paires de ces organes (*c*).

(1) Ce mode d'organisation existe chez les Stéphanocères, dont les tentacules, au nombre de cinq, sont garnis de cils courts disposés en verticilles (*d*).

(2) Dans le genre *Lindia* de Dujardin, ainsi que chez les *Taphrocampa*, les *Apsilus* et les *Balatro*, etc., les cils paraissent manquer complétement (*e*).

Dans le groupe des Gastérotriches, ils sont placés sur la face ventrale du corps seulement (*f*).

(*a*) Ehrenberg, *Infusionsthierchen*, pl. 44, fig. 4.
— Huxley, *Lacinularia socialis* (*Trans. of the Microscop. Soc.*, 1852).
(*b*) Ehrenberg, *Op. cit.*, pl. 46, fig. 3.
— Gosse, *The Structure, Functions and Development of Melicerta* (*Quart. Journ. of Microsc. Sc.*, 1853, t. I, p. 76).
(*c*) Ehrenberg, *ibid.*, pl. 49.
(*d*) Idem, *ibid.*, pl. 45, fig. 2.
(*e*) Dujardin, *Hist. nat. des Infusoires*, p. 653, pl. 22, fig. 2.
— Gosse, *A Catalogue of* Rotifera (*Ann. of nat. Hist.*, 2e série, 1851, t. VII, p. 199).
— Mecznikow, *Ueber einige wenig bekannte niedere Thierformen* (*Zeitschr. für wissensch. Zool.*, 1865, t. XV, p. 450).
— Claparède, *Miscellanées zoologiques* (*Ann. des sciences nat.*, 5e série, 1867, t. VIII, p. 16, pl. 4, fig. 3).
(*f*) Exemple : l'*Hemidasys Agaso* ; Claparède, *Op. cit.* (*Ann. des sciences nat.*, 1867, t. VIII, pl. 4, fig. 5).

celle-ci se développe au point de constituer une sorte de bouclier dorsal ou de carapace comparable à celle de certains Crustacés. Les Brachions et les *Notommata* nous en fournissent des exemples (1).

Enfin, le système cutané de ces Animaux est quelquefois garni de prolongements styliformes ou sétacés qui ressemblent à des poils (2). Chez les *Triarthra* ces appendices acquièrent même un développement énorme (3).

Système tégumentaire des Trématodes, etc.

§ 4. — Chez les Vers dont il me reste à parler, la peau est souvent garnie de cils vibratiles pendant que ces Animaux sont à l'état de larve ou de *proscolex ;* mais d'ordinaire ces appendices épidermiques font complétement défaut ou sont limités aux organes respiratoires chez les individus qui réalisent d'une manière complète la forme typique de leur espèce.

Ainsi, chez les Vers de la classe des Trématodes, les jeunes individus qui sortent de l'œuf ont presque toujours (4) le corps entièrement couvert de cils vibratiles (5); mais, dans l'immense majorité des cas (6), il n'en existe aucune trace, ni chez les

(1) Chez les Brachions, cette carapace est rigide et armée de longues pointes en avant aussi bien qu'en arrière (*a*).

(2) Ainsi, chez les Flosculaires, les lobes correspondants aux organes vibrants des Rotateurs ordinaires portent chacun un faisceau d'appendices filiformes rigides (*b*).

(3) Chez ces Rotateurs, un des appendices styliformes représente la queue, et deux autres naissent sous le bord autour du corps, et peuvent, de même que le précédent, se diriger en avant ou se reployer en arrière, suivant la volonté de l'animal (*c*).

(4) Les Gyrodactyles (*d*) font exception à cette règle ; ils naissent avec la forme qu'ils doivent conserver, et à toutes les périodes de leur existence leurs téguments sont dépourvus de cils vibratiles.

(5) J'ai déjà eu l'occasion de parler de ces larves ciliées (t. VIII, p. 289).

(6) Les Myzostomes, que beaucoup de zoologistes rangent parmi les Trématodes, ont le corps garni de cils vibratiles (*e*).

(*a*) Ehrenberg, *Op. cit.*, pl. 64, fig. 1-3.
(*b*) Idem, *ibid.*, pl. 46, fig. 1.
(*c*) Idem, *ibid.*, pl. 55, fig. 7 et 8.
(*d*) Nordmann, *Microgr. Beiträge*, t. I, pl. 10.
(*e*) Semper, *Zur Anatomie und Entwickelungsgeschichte der Gattung* Myzostoma (*Zeitschr. für wissensch. Zool.*, 1858, t. IX, p. 50, pl. 3).

scolex qui descendent de ces larves ciliées, ni chez les proglottis ou Cercaires que les scolex produisent, ni chez les individus adultes résultant des transformations subies par ces derniers. La peau des Trématodes à l'état de scolex ne présente rien de particulier à noter; mais, chez ces mêmes Vers, quand ils ont revêtu la forme de proglottis et quand ils ont achevé leur développement, le système tégumentaire s'enrichit d'organes adhésifs très-remarquables. Les plus importants parmi ces instruments de fixation sont des ventouses constituées par des expansions cupuliformes de la peau et pourvues de muscles particuliers qui les rendent aptes à agir à la manière de suçoirs (1). Leur nombre est très-variable. Souvent l'une d'elles, placée à l'extrémité antérieure du corps, est traversée par l'ouverture buccale qui en occupe le fond (2),

(1) La peau qui constitue ces organes offre en général beaucoup plus de consistance que celle des autres parties du corps, et elle est tapissée de fibres musculaires, dont les unes sont disposées circulairement, les autres d'une manière plus ou moins radiaire. Quelquefois la ventouse ainsi constituée n'est qu'une simple fossette, dont les bords sont peu saillants (*a*), mais en général elle est très-bien caractérisée et quelquefois même elle est pédonculée (*b*). Son fond est ordinairement lisse; cependant il est quelquefois rugueux et hérissé d'une multitude de petits tubercules disposés radiairement, ainsi que cela se remarque dans la ventouse postérieure des Epibdelles (*c*). Chez les Tristomes, la face interne de cette ventouse est même partagée en compartiments fort réguliers par des lignes saillantes (*d*).

(2) Dans le genre Monostome, il n'y a qu'une seule ventouse, et cet organe entoure la bouche (*e*). Chez les Distomes (*f*), les Amphistomes (*g*), il y a, outre cette ventouse orale, une ventouse ventrale. Chez les Polystomes, l'extrémité postérieure du corps est garnie de six ventouses portées sur un

(*a*) Exemple : les ventouses situées de chaque côté de la bouche chez l'*Epibdella Hippoglossi*; voyez M. van Beneden, *Op. cit.*, pl. 2, fig. 2.

(*b*) Cette disposition est même très-commune pour la ventouse ventrale.

(*c*) O. F. Müller, *Zool. Danica*, pl. 54, fig. 4.
— Van Beneden, *Op. cit.*, pl. 2, fig. 2.

(*d*) Voyez Blanchard, *Op. cit.*, pl. 11, fig. 3 *a*.

(*e*) Exemple : le *Monostome du Canard*; voyez Blanchard, *Vers*, pl. 9, fig. 2 (*Voyage en Sicile*, t. II).

(*f*) Exemple : la *Douve du foie*, ou *Fasciola hepatica*; voyez Blanchard, *Vers*, pl. 4, fig. 1 *a*, 1 *c*.

(*g*) Voyez Blanchard, *Op. cit.*, et *Atlas du Règne animal* de Cuvier, ZOOPH., pl. 28, fig. 2.

et d'autres fois une paire de petites ventouses séparées entre elles par cet orifice garnit la même région (1). En général, il existe une ou deux autres ventouses, soit vers le milieu de la face inférieure du corps, soit plus en arrière; enfin celles-ci sont toujours imperforées, et leurs parois sont souvent renforcées par des crochets ou d'autres pièces cornées dont la disposition varie beaucoup suivant les espèces. Les ventouses de la région buccale ne sont que très-rarement armées de la sorte (2); mais cela est très-commun pour les ventouses ventrales ou postérieures, et quelquefois les pièces cornées dont ces organes sont garnis constituent un instrument de fixation très-remarquable (3), notamment chez les Gyrodactyles (4).

plateau musculaire (*a*). Chez les *Octobothrium*, il y a une paire de ventouses orales et quatre paires de ventouses postérieures placées sur le dos (*b*). Enfin, chez les Notocotyles on en trouve plus de trente disposées sur trois rangées (*c*).

(1) Ce mode d'organisation existe chez les Tristomes (*d*), les Udonelles (*e*), etc.

(2) Chez quelques Distomes, dont la ventouse orale est bilobée, les bords de cet organe sont faiblement échinulés (*f*).

M. Van Beneden a donné beaucoup de détails intéressants sur la disposition des crochets des ventouses ventrales chez un nombre considérable de Trématodes (*g*).

(3) D'après la disposition de ces parties, les organes en question paraissent devoir fonctionner à la façon de grappins ou de pinces plutôt que de suçoirs, et par conséquent le nom de ventouses, sous lequel on les désigne communément, ne leur conviendrait pas.

Lorsque le *Distoma retusum* est à l'état de Cercaire (*C. armata*), sa ventouse antérieure est garnie d'un stylet en forme de dard (*h*).

(4) Ces Vers, qui vivent en parasites sur divers Poissons d'eau douce, portent à l'extrémité postérieure de leur corps une grande capsule membraneuse qui est hémisphérique lorsqu'elle est dilatée et qui est garnie : 1° de deux cercles de crochets

(*a*) Voyez Blanchard, *Voyage en Sicile*, t. III, pl. 12, fig. 3.

(*b*) Van Beneden, *Op. cit.*, pl. 5, fig. 2 et 6.

(*c*) Diesing, *Neue Gattungen von Binnenwürmern* (*Annalen der Wiener Mus.*, 1839, t. II, pl. 15, fig. 25).

(*d*) Voyez l'*Atlas du Règne animal* de Cuvier, pl. 36 *bis*, fig. *a*.

(*e*) Van Beneden, *Op. cit.*, pl. 1, fig. 2.

(*f*) Exemple : le *Distoma incrassatum*; Diesing, *Trematoden* (*Mém. de l'Acad. de Vienne*, 1856, t. X, pl. 3, fig. 24).

(*g*) Van Beneden, *Op. cit.*, p. 168.

(*h*) Idem, *ibid.*, pl. 11, fig. 24-27.

Chez quelques Trématodes, ces pièces, dont la consistance rappelle celle du cartilage, forment une charpente solide très-compliquée (1).

Chez plusieurs Trématodes, il existe aussi des appendices épidermiques analogues dans d'autres parties du corps. Ainsi, chez le Distome perlé, la totalité du corps est couverte de crochets microscopiques (2) ; chez les Rhopalophores, il existe de chaque côté de la ventouse orale un appendice proboscidiforme échinulé (3), et chez le *Distoma militare* la tête est armée d'épines ; mais la plupart de ces crochets appartiennent à l'appareil génital, et par conséquent nous n'avons pas à nous y arrêter ici.

marginaux disposés radiairement ; 2° de deux grands crochets, dont la pointe est dirigée en arrière et dont l'extrémité antérieure, élargie en forme de base, joue sur une pièce transversale (*a*).

(1) Comme exemple de ventouses à charpente solide complexe, je citerai celles qui, au nombre de huit, garnissent l'extrémité postérieure des *Diplozoon* (*b*).

(2) Ces crochets, fort courts et à base élargie, sont très-serrés les uns contre les autres et dirigés en arrière (*c*).

La surface des téguments est hérissée d'une manière analogue chez le *Rhopalophorus horridus* (*d*), et, chez plusieurs autres Vers de la même famille, la portion antérieure du corps présente une disposition semblable (*e*).

Il est aussi à noter que les corpuscules ovoïdes que l'on aperçoit dans l'épaisseur des téguments de divers Trématodes ne sont pas des œufs, comme on le supposait autrefois, ni des sclérodermites calcaires ; ils sont renfermés dans des tubes membraneux qui paraissent être en communication avec l'appareil excrétoire qui débouche à l'extrémité postérieure du corps (*f*).

(3) Ces appendices ressemblent beaucoup aux trompes des Tétrarhynques ; ils sont cylindriques et très-fortement échinulés (*g*).

(*a*) Nordmann, *Mikrographische Beiträge*, t. I, pl. 10, fig. 1-8, et *Ann. des sciences nat.*, 1833, t. XXX, pl. 18, fig. et 8.

(*b*) Idem, *Op. cit.*, pl. 5, fig. 2-5, et *Ann. des sciences nat.*, 1833, t. XXX, p. 377, pl. 20, fig. 1-4.

(*c*) Nordmann, *Op. cit.*, pl. 9, fig. 4 et 5.

(*d*) Diesing, *Bienenwürmern* (*Mém. de l'Acad. de Vienne*, 1855, t. IX, pl. 1, fig. 13-15).

(*e*) Voyez Molin, *Prodromus faunæ helminthologiæ Venetæ*, pl. 3 et 4 (*Mém. de l'Acad. de Vienne*, 1861, t. XIX).

(*f*) Claparède, *Ueber die Kalkkörperchen der Trematoden* (*Zeitschr. für wissensch. Zool.*, 1858, t. IX, p. 99, pl. 8, fig. 3-7).

(*g*) Diesing, *loc. cit.*, pl. 1, fig. 8-16.

Téguments des Cestoïdes.

§ 5. — Chez les CESTOÏDES, le système tégumentaire et ses dépendances présentent à peu de chose près les mêmes caractères généraux que chez les Trématodes. Ainsi que je l'ai déjà dit, les cils épidermiques font défaut, et chez les Cestoïdes, de même que chez les Vers dont l'étude vient de nous occuper, il y a ordinairement des organes de fixation constitués, soit par des cupules cutanées appelées *bothridies*, soit par des crochets ou autres appendices épidermiques. Mais ici ces instruments, au lieu d'être situés principalement à la face inférieure ou à l'extrémité postérieure du corps, en occupent l'extrémité antérieure (1).

Chez les Ténias, par exemple, la tête est garnie d'une couronne de crochets protractiles et entourée de quatre cupules qui ont la forme de ventouses imperforées.

Chez d'autres Cestoïdes, les bothridies s'allongent beaucoup, deviennent pédonculées et affectent des formes très-variables (2). Chez les *Floriceps* ou Tétrarhynques, ces organes, dont le nombre est réduit à deux, sont accompagnés de quatre appendices proboscidiformes très-allongés, hérissés de crochets et

(1) Chez le *Caryophyllæus mutabilis*, il n'y a ni bothridies ni crochets, mais les premiers de ces organes sont représentés par des renflements lobiformes de l'extrémité céphalique (a).

(2) Chez beaucoup de Cestoïdes, les bothridies sont extrêmement mobiles; elles s'allongent et se contractent alternativement, de façon à exécuter des mouvements de reptation analogues à ceux d'une Sangsue. Chez les *Phyllobothrium*, ces organes, au nombre de quatre, sont sessiles; ils sont frisés comme des feuilles de laitue, et leur bord externe est pourvu d'une ventouse en forme d'ampoule (b). Chez les *Anthobothrium*, au contraire, les bothridies sont portées à l'extrémité d'un long pédoncule protractile, et leurs bords ne se crispent pas (c). Chez les *Acanthobothrium*, les quatre bothridies, au lieu d'être entièrement molles, comme chez les Vers dont je viens de parler, sont armées chacune de deux crochets unis à leur base et bifurqués au sommet (d). Chez les

(a) Pallas, *Neue Nordhische Beiträge*, pl. 3. — Van Beneden, *Op. cit.*, pl. 114, fig. 1-3.

(b) Van Beneden, *Recherches sur la faune littorale de Belgique : les Vers cestoïdes*, pl. 4, fig. 1-3 ; pl. 5, fig. 2, etc.

(c) Idem, *ibid.*, pl. 6, fig. 2, 8, 9 et 10 ; pl. 9, fig. 9 et 10 ; pl. 10, fig. 7.

(d) Idem, *ibid.*, pl. 9.

susceptibles de se retirer dans l'intérieur du corps, où ils se logent dans des gaînes membraneuses (1).

Chez les *Echinobothrium*, le cou devient aussi un organe de fixation, car il est entouré d'une multitude de stylets aigus qui sont mis en mouvement par des muscles sous-cutanés, et qui jouent le rôle de crampons quand le parasite enfonce sa tête profondément dans les chairs de l'Animal sur lequel il vit en parasite (2).

§ 6. — Chez les NÉMATOÏDES, la peau ne se confond pas avec les tissus sous-jacents, comme cela a lieu chez la plupart des Vers dont je viens de parler. L'épiderme est finement strié transversalement, mais ne présente que rarement une disposition annulaire bien marquée (3). Chez quelques espèces il y a des soies très-fines (4). Nématoïdes.

§ 7. — Chez les Échinorhynques, qui ressemblent beaucoup

Callibothriens, chaque bothridie est pourvue de quatre crochets (*a*). Chez les Echinobothriens, le nombre des bothridies est réduit à deux (*b*). Enfin, chez les Bothriocéphales, les bothridies sont rudimentaires et peu mobiles (*c*).

(1) Les trompes de ces Cestoïdes ne méritent guère ce nom, car ce sont des appendices cylindriques non tubulaires et sans ouverture ; elles sont en général armées d'une multitude de crochets, et chez plusieurs espèces appartenant à cette famille elles acquièrent une longueur très-considérable (*d*).

(2) Pour plus de détails à ce sujet, je renverrai aux travaux de M. Van Beneden (*e*).

(3) L'annelation est très-prononcée chez les Strongles (*f*).

(4) Par exemple chez les Hemipsiles (*g*) et les Lasionites (*h*).

(*a*) Van Beneden, *ibid.*, pl. 12, 13 et 14.

(*b*) Idem, *ibid.*, pl. 23, fig. 3 et 4.

(*c*) Idem, *ibid.*, pl. 21.

(*d*) Leblond, *Quelques observations d'helminthologie* (*Ann. des sciences nat.*, 2ᵉ série, 1836, t. VI, p. 289, pl. 16, fig. 2-7).

— Diesing, *Cephalocotyleen* (*Mém. de l'Acad. de Vienne*, 1856, t. XII, pl. 3 et 4).

— Van Beneden, *Vers cestoïdes*, pl. 15 et suiv.

(*e*) Van Beneden, *Mém. sur les Vers intestinaux*, p. 134, pl. 19 (*Supplém. aux Comptes rendus de l'Acad. des sciences*, t. II).

(*f*) Voyez Blanchard, *Op. cit.* (*Voyage*, t. III, pl. 21, fig. 1).

(*g*) Quatrefages, *Note sur un genre d'Anguillules marines pourvues de soies* (*Ann. des sciences nat.*, 3ᵉ série, 1846, t. VI, p. 131).

(*h*) Marion, *Rech. sur des Nématoïdes non parasites marins* (*Ann. des sciences nat.*, 5ᵉ série, 1870, t. XIII, art. 14, pl. 16, fig. 1).

aux Nématoïdes par la conformation générale de leur appareil tégumentaire (1), l'extrémité antérieure du corps, pourvue de muscles rétracteurs très-puissants, et armée de crochets robustes, est susceptible de rentrer en dedans ou de se déployer au dehors à la manière d'une trompe, mais elle est imperforée (2).

Téguments des Annélides.

§ 8. — La classe des ANNÉLIDES comprend deux types zoologiques principaux, qui diffèrent beaucoup entre eux par le mode d'organisation du système tégumentaire aussi bien que par la structure de l'appareil reproducteur dont j'ai indiqué les caractères dans une précédente Leçon. Les dérivés de l'un de ces types constituent l'ordre naturel des *Hirudinées*, et les représentants de l'autre forment le groupe des *Chétopodes*.

Les HIRUDINÉES ressemblent beaucoup aux Trématodes par le mode de conformation de leur appareil tégumentaire, dont certaines parties constituent, comme chez ces parasites, des organes fixateurs qui affectent la forme de ventouses et jouent un rôle important dans la locomotion. Mais chez ces Annélides la structure de la peau et de son revêtement musculaire est plus perfectionnée, et l'épiderme ressemble à celui des Animaux supérieurs (3). Le derme, de structure feutrée, est en connexion avec de nombreuses glandules qui versent à la surface

(1) Chez l'*Echinorhynchus hystrix*, la totalité de la peau est garnie de petits crochets (*a*).

(2) Cet organe de fixation est terminé par une couronne de crochets, et présente parfois une multitude de petites épines recourbées en arrière (*b*).

(3) L'épiderme des Sangsues est très-mince, mais présente assez de consistance pour conserver la forme d'une gaîne membraneuse lorsque l'Animal s'en dépouille. Les mues sont très fréquentes ; on assure que chez la Sangsue médicinale elles se renouvellent tous les quatre ou cinq jours (*c*). Au-dessous de cette cuticule

(*a*) Cloquet, *Anatomie des Vers intestinaux*, p. 76, pl. 6 et 7.
— Blanchard, *loc. cit.*, pl. 21.

(*b*) Diesing, *Acanthocephalen* (*Denkschrift. Wien. Akad.*, 1856, pl. 1-3).

(*c*) Voyez Moquin-Tandon, *Monographie de la famille des Hirudinées*, 1846, p. 38.

du corps une matière glutineuse (1). On y trouve aussi des pigments, mais la majeure partie de la matière colorante, qui donne souvent aux téguments de ces Animaux des teintes d'une intensité considérable, est logée sous la cuticule, dans une couche celluleuse particulière (2). Les ventouses occupent les deux extrémités du corps, et leur cavité est en général lisse (3).

se trouve une couche cellulaire chargée de pigment (*a*). Chez les Piscicoles, quelques-unes des cellules pigmentaires sont rameuses.

(1) Les organes sécréteurs dépendants de l'appareil tégumentaire sont nombreux et variés. Souvent ils forment, sur chaque bande ou anneau de la peau, une série de petits mamelons qui parfois sont au contraire rangés longitudinalement, ainsi que cela se voit chez les Glossophonies (*b*). D'autres glandules, dites monocellulaires, sont disséminées en grand nombre sous la peau, par exemple chez les Pontobdelles (*c*), les Néphélis, les Clepsines, etc.

Chez les Sangsues proprement dites, les *Hæmopis* et les Aulacostomes, on trouve aussi de chaque côté du corps une série de petits sacs membraneux sous-cutanés, de forme ovalaire, qui sont également des organes sécréteurs (*d*). Chez les Glossophonies, ces organes sont représentés par des capsules moins bien développées, mais chez les Pontobdelles ils paraissent manquer.

Aujourd'hui on s'accorde assez généralement à ranger parmi les organes sécréteurs dépendants du système tégumentaire les organes dont j'ai déjà eu l'occasion de parler comme ayant été considérés tour à tour comme appartenant à l'appareil respiratoire et à l'appareil reproducteur (*e*).

(2) La disposition de ces pigments a été étudiée avec soin chez les Branchellions par M. de Quatrefages (*f*).

(3) La ventouse antérieure dont j'ai déjà eu l'occasion de parler (*g*) n'est que rarement séparée du reste du corps par un étranglement; mais la ventouse postérieure, plus grande que la précédente, est plus ou moins étranglée à sa base.

Chez les Branchellions, la ventouse anale, en forme de cupule, est garnie intérieurement d'une multitude de petits mamelons creusés en godet et constituant autant de ventouses microscopiques (*h*).

(*a*) Leydig, *Bau des thierischen Körpers*, 1864, t. I, p. 21. — *Traité d'histologie*, p. 130.

(*b*) Vaillant, *Contributions à l'étude anatomique du genre Pontobdelle*, p. 42, pl. 10, fig. 23 (*Ann. des sciences nat.*, 5e série, 1876, t. XIII, n° 5).

(*c*) Vaillant, *Op. cit.*, pl. 10, fig. 23 et 25.

(*d*) Moquin-Tandon, *Op. cit.*, p. 128, pl. 10, fig. 8 et 9.

(*e*) Voyez tome II, page 104, et tome IX, page 233.

(*f*) Quatrefages, *Mém. sur le Branchellion de d'Orbigny* (*Ann. des sciences nat.*, 3e série, 1852, t. XVIII, p. 291).

(*g*) Voyez tome V, page 434.

(*h*) Quatrefages, *Mém. sur le Branchellion* (*Ann. des sciences nat.*, 3e série, 1852, t. XVIII, p. 294, et *Atlas du Règne animal* de Cuvier, ANNÉLIDES, pl. 23, fig. 3 *b* et 3 *c*).

Téguments des Annélides chétopodes.

§ 9. — Dans la sous-classe des ANNÉLIDES CHÉTOPODES, les ventouses dont je viens de parler n'existent pas, et la peau, nettement divisée en une série de zones ou anneaux par autant de plis transversaux, donne presque toujours naissance à un système pileux qui acquiert en général un grand développement et une importance considérable (1). Quelquefois les poils ne paraissent être que de simples prolongements filiformes de l'épiderme (2); mais d'ordinaire ils en sont parfaitement distincts, et naissent chacun dans l'intérieur d'une crypte ou petite bourse terminée en cul-de-sac et s'enfonçant plus ou moins profondément sous le derme.

Chez les Lombrics, les Naïs et quelques autres Annélides inférieurs, ces appendices épidermiques sont implantés d'espace en espace dans la peau, sans être portés par aucun organe particulier (3); mais en général ils s'insèrent au sommet de

(1) Les petits Annélides qui constituent le genre *Crepina* font exception à cette règle (*a*).

(2) M. de Quatrefages, qui a observé des appendices épidermiques de ce genre chez les Sabelles et les Hermelles, considère les filaments dont le corps des Chlorèmes est couvert comme devant y être assimilés (*b*). Dujardin, qui avait été le premier à les observer, pensait que c'étaient des glandules (*c*); et il est à remarquer qu'ils ressemblent beaucoup à des nématocystes dont le fil serait déroulé au dehors et empâté dans du mucus.

(3) Au sujet de la disposition de ces soies et de la structure de la peau des Annélides sétigères apodes, je renverrai aux travaux spéciaux des auteurs cités ci-dessous (*d*).

(*a*) Wright, *Descript. of two tubecolar Annelids* (*Edinburgh new Philos. Journal*, 1856, t. IV, p. 313).

— Van Beneden, *Notice sur un Annélide céphalobranche sans soies* (*Bulletin de l'Acad. de Belgique*, 2ᵉ série, t. V).

(*b*) Quatrefages, *Mém. sur les Chlorémiens* (*Ann. des sciences nat.*, 3ᵉ série, 1849, t. XII, p. 283 et 292), et *Hist. des Annélides*, t. I, p. 22.

(*c*) Dujardin, *Observ. sur quelques Annélides marines* (*Ann. des sciences nat.*, 2ᵉ série, 1839, t. 289, pl. 7, fig. 1, 4 et 5).

(*d*) Savigny, *Système des Annélides*, p. 103 (*Égypte : Hist. nat.*, t. I, 3ᵉ partie).

— Morren, *De Lumbrici terrestris historia*, 1829, p. 122.

— Udekem, *Hist. nat. du Tubifex des ruisseaux*, p. 7 (*Mém. de l'Acad. de Belgique*, *Savants étrangers*, t. XXVI). — *Mém. sur les Lombricins*, p. 18 (*Mém. de l'Acad. de Belgique*, t. XXXV).

— Buchholz, *Zur Anat. der Gattung* Enchytræus (*Schr. der Phys. Gesselsch. zu Königsberg*, 1862).

— Claparède, *Histol. Untersuch. über den Regenwurm* (*Zeitschrift f. wissensch. Zool.*, 1869, t. XIX).

mamelons charnus situés sur les côtés de chacun des anneaux ou tronçons du corps et constituant des pieds bien caractérisés. D'ordinaire ces organes locomoteurs ont une structure très-complexe (1), et se composent de deux portions appelées *rames*, placées l'une au-dessus de l'autre et offrant chacune : 1° un tubercule sétifère ; 2° un appendice cutané tentaculiforme nommé *cirre*, implanté sur le tubercule du côté opposé à celui par lequel celui-ci est en rapport avec son congénère (2). Tantôt les deux rames sont très-écartées entre elles (3) ; d'autres fois elles se confondent par leur base, tout en restant distinctes dans leur portion terminale (4), et dans quelques cas leur union est encore plus intime, de façon que le pied semble être formé d'une rame seulement ; mais ce tubercule simple porte presque toujours deux faisceaux de soies et deux cirres, l'un supérieur ou dorsal, l'autre inférieur ou ventral. La conformation des pieds peut être compliquée davantage par le développement de branchies ou d'autres appendices complémentaires destinés au service de la respiration (5) ; mais j'ai déjà

(1) Savigny fut le premier à étudier d'une manière approfondie et comparative la conformation des pieds dans la classe des Annélides, et la nomenclature qu'il adopta pour la désignation de leurs diverses parties constitutives est celle généralement employée aujourd'hui (*a*). La disposition du système musculaire contenu dans l'intérieur de ces organes a été étudiée attentivement par M. de Quatrefages (*b*).

(2) Par conséquent, le cirre de la rame dorsale est inséré sur le bord supérieur de celle-ci, et le cirre de la rame ventrale sur le bord inférieur.

Quelquefois les cirres, au lieu d'être filiformes, deviennent foliacés, ainsi que cela se voit chez les Phyllodocés (*c*).

(3) Par exemple chez les Chlbés, où les deux rames ont une forme très-simple (*d*).

(4) Par exemple chez les Néréides (*e*).

(5) Ainsi, chez les Néréides, la por-

(*a*) Savigny, *Système des Annélides* (*loc. cit.*).
(*b*) Quatrefages, *Hist. nat. des Annélides*, t. I, p. 94.
(*c*) Voyez l'*Atlas du Règne animal*, ANNÉLIDES, pl. 13, fig. 1 et 1 *b*.
(*d*) *Ibid.*, pl. 9, fig. 1 *b*.
(*e*) *Ibid.*, pl. 12, fig. 3.

eu l'occasion de parler de ces parties dans une Leçon précédente (1), et je ne m'y arrêterai pas davantage ici.

Les soies qui garnissent ces organes affectent des formes très-variées. Chez les Chétopodes qui vivent dans des tubes ou des galeries étroites, celles de l'une des rames constituent en général des crochets courts et disposés comme des dents de peigne (2); celles de l'autre rame sont communément longues et subulées. Chez les Chétopodes qui mènent une vie errante, les deux rames sont ordinairement armées de soies roides qui affectent cette dernière forme, et qui présentent souvent à leur extrémité des dentelures ou des pièces accessoires (3). Presque toujours une ou plusieurs de ces soies sont beaucoup plus robustes que les autres, et constituent des stylets appelés *acicules*. Enfin, ces appendices deviennent parfois lamelleux (4),

tion terminale de chaque rame est garnie de prolongements lobiformes (a). Chez les Eunices, la rame dorsale porte à sa base une branche pectinée (b), et chez les Euphrosines (c), ainsi que chez les Arénicoles, etc., elle donne souvent insertion à une branche en forme d'arbuscule.

(1) Voyez tome II, page 106.

(2) Ces pieds à crochets ont été très-bien représentés par Savigny chez les Térébelles.

(3) L'Aphrodite hérissée offre sous ce rapport des particularités très-remarquables. La rame ventrale des pieds est garnie d'un petit nombre de soies aciculiformes terminées par une fourche à deux branches très-inégales, et la rame dorsale des pieds qui portent les expansions cutanées appelées *élytres* est garnie de deux faisceaux de soies, dont l'un se compose de poils simples, l'autre de grands piquants dentelés latéralement vers le haut, de façon à ressembler à une flèche barbelée et pourvus d'une paire de lamelles ou gouttières constituant autour de cette portion terminale une gaîne bivalve (d).

Chez les Néréides, on trouve des soies roides qui portent à leur extrémité une pièce mobile en manière de baïonnette (e).

(4) Chez les Aphrodisiens du genre *Palmyra*, la rame dorsale des pieds est garnie d'une série de grandes soies

(a) Voyez l'*Atlas du Règne animal*, ANNÉLIDES, pl. 10, fig. 1 c.
(b) *Ibid.*, pl. 8, fig. 1 c.
(c) Audouin et Milne Edwards, *Op. cit.*, pl. 7, fig. 4-8.
(d) *Ibid.*, pl. 13, fig. 12 et 13.
(e) *Ibid.*, pl. 12, fig. 3, etc.

et d'autres fois ils s'allongent excessivement, tout en restant très-grêles, et prennent ainsi l'apparence de cheveux (1). A raison de ces particularités, les poils des Annélides peuvent constituer tantôt des armes offensives et d'autres fois un revêtement protecteur; mais en général ils agissent à la façon de petits leviers et sont employés pour la locomotion (2). En effet, ils sont implantés profondément dans une capsule ou bourse à parois membraneuses, dont le fond donne attache à plusieurs petits faisceaux charnus analogues aux muscles horripilateurs, dont nous avons vu des exemples chez les Mammifères (3), et les contractions de ces faisceaux leur impriment des mouvements variés (4).

Ainsi que je l'ai déjà dit, la peau n'est jamais complétement

spatuliformes qui sont disposées en éventail (a).

(1) Ce mode de conformation est très-remarquable chez l'*Aphrodita aculeata* (b). Les rames dorsales portent plusieurs sortes de poils parmi lesquels se trouvent : 1° des soies longues et fines qui ont une apparence dorée et qui forment de chaque côté du corps une épaisse bordure; 2° des soies encore plus fines, qui s'entremêlent de façon à constituer au-dessus du dos une voûte feutrée dont j'ai déjà eu l'occasion de parler (c).

(2) Pour plus de détails sur la conformation des soies des Annélides, je renverrai à un mémoire spécial sur ce sujet publié par M. Audouin et moi en 1832, ainsi qu'aux nombreuses figures que j'en ai données dans l'atlas des Annélides joint à la grande édition du *Règne animal* de Cuvier. M. de Quatrefages, Mac Intosh, Claparède, et plusieurs autres naturalistes, en ont traité d'une manière très approfondie (d).

(3) Voyez ci-dessus, page 40.

(4) M. de Quatrefages a décrit avec détail la disposition de la capsule sétigère, ainsi que les faisceaux charnus qui s'insèrent à cet organe et autres muscles du pied chez les Chlorèmes (e).

(a) Audouin et Milne Edwards, *loc. cit.*, pl. 10, fig. 4.

(b) Voyez l'*Atlas du Règne animal*, ANNÉLIDES, pl. 18, fig. 2, 2 *a*, 2 *c* et 2 *d*.

(c) Voyez tome II, page 111.

(d) Audouin et Milne Edwards, *Observations sur les poils des Annélides errantes considérés comme moyens de défense* (*Ann. des sciences nat.*, 1re série, 1832, t. XXVII, p. 367 et suiv.).

— Milne Edwards, *Atlas du Règne animal*, ANNÉLIDES, pl. 4 à pl. 22.

— Carmichael M'Intosh, *On British Nemerteans and Annelida* (*Trans. of the R. Soc. of Edinburgh*, 1868, t. XXV, pl. 15 et 16).

— Quatrefages, *Hist. nat. des Annélides*, t. I, p. 22 et suiv.

(e) Idem, *Mém. sur la famille des Chlorémiens* (*Ann. des sciences nat.*, 3e série, t. XII, p. 295, pl. 9, fig. 5).

couverte de cils vibratiles, comme chez les Turbellariés, si ce n'est pendant les premiers temps de la vie (1) ; mais des appendices épithéliques de cet ordre préexistent souvent sur les parties du système tégumentaire qui sont spécialement affectées au service de la respiration, notamment sur les branchies.

Les couleurs, souvent très-vives, que nous offrent ces Annélides, dépendent principalement de pigments logés dans une couche celluleuse placée sous la cuticule épidermique et considérée comme le représentant du derme par beaucoup de zoologistes (2) ; mais les teintes irisées qui se font remarquer chez plusieurs de ces Animaux sont produites par des jeux de lumière dus à des stries très-fines de la cuticule ou couche superficielle de l'épiderme ; membrane dont la minceur est extrême et la substance homogène (3).

Le microscope fait apercevoir aussi dans la peau de divers Annélides des corpuscules en forme de bâtonnets (4), analogues

(1) J'ai constaté ce mode d'organisation chez beaucoup de larves d'Annélides chétopodes (*a*).

(2) Cette couche granuleuse a été désignée sous le nom d'*hypoderme* par Weissmann, mais M. Kölliker la rapporte au système épidermique (*b*).

Le blanc crayeux à reflets nacrés que l'on remarque chez les *Nephthys* paraît être dû essentiellement à la substance axile des fibres musculaires (*c*).

(3) M. de Quatrefages a constaté sur la cuticule des Annélides qui offrent ces teintes une multitude de petites lignes parallèles disposées sur deux plans et se coupant à angles droits. Il explique par cette disposition la décomposition de la lumière réfléchie par l'épiderme (*d*). Ce sont ces stries qui lui avaient fait attribuer à la cuticule épidermique de ces animaux une structure fibreuse.

(4) Ces bâtonnets sont logés dans des follicules et ont été observés chez les

(*a*) Milne Edwards, *Observations sur le développement des Annélides* (*Ann. des sciences nat.*, 3e série, 1845, t. III, p. 145, pl. 5, etc.).

(*b*) Claparède, *Annélides chétopodes de Naples*, p. 179.

(*c*) *Ibid*, p. 179.

(*d*) Quatrefages, *Hist. nat. des Annélides*, t. I, p. 29.

— Kölliker, *Untersuch. zur vergl Gewebelehre* (*Verhandl. der phys. Gesellsch. in Würzburg*, t. VIII, p. 165).

— Claparède, *Annélides chétopodes du golfe de Naples*, p. 13.

à ceux dont j'ai déjà signalé l'existence chez quelques Mollusques.

Les zones ou anneaux formés par le système cutané du corps ne sont pas séparés entre eux seulement par des plis transversaux, comme chez les Hirudinées; à chacun de ces plis correspond une cloison fibro-musculaire qui naît de la face interne du derme et plonge plus ou moins profondément dans la cavité générale, de façon à y circonscrire de chaque côté une série de loges et à fournir des points d'attache importants aux muscles sous-cutanés. Ceux-ci sont plus développés que chez les autres Vers, et chez les espèces de grande taille il est facile de constater qu'ils forment deux couches, dans l'une desquelles les fibres charnues sont disposées transversalement, tandis que dans l'autre elles sont dirigées longitudinalement (1). Il existe d'ailleurs des variations considérables dans les caractères histologiques de ces fibres (2).

Chétoptères (*a*), les *Spio* (*b*), les *Scalebregma* (*c*), les *Tomopteris* (*d*), les *Proceraca* (*e*), etc. Claparède les a comparés aux nématocystes des Zoophytes (*f*).

(1) M. de Quatrefages a constaté cette disposition chez les grandes Eunices (ou Marphyses) de nos côtes. Les fibres musculaires transversales forment une couche superficielle très-mince, et les faisceaux longitudinaux, beaucoup plus gros et placés plus profondément, s'insèrent à une série de raphés subtendineux constitués par les cloisons interannulaires, dont j'ai parlé ci-dessus et dont le développement est souvent très-considérable (*g*). On doit aussi à Claparède une étude attentive du système musculaire chez les Polyophthalmes (*h*).

(2) Tantôt les muscles des Annélides sont composés de fibres à bords paral-

(*a*) Max. Müller, *Observ. anatomicæ de Vermibus quibusdam maritimis* (dissert. inaug.). Berolini, 1852.

(*b*) S. Wright, *On the Prehensile Apparatus of* Spio seticornis (*Edinb. new Phil. Journal*, 1857, new series, t. VI, p. 92, pl. 3, fig. 20).

(*c*) Danielssen, *Anat. Phys. undersögelse af Scalibregma* (*Norske videnskab. Schrift.*, 1859, t. IV, p. 165).

(*d*) Claparède et Carpenter, *On Tomopteris* (*Trans. of the Linn. Soc.*, 1860, t. XXIII, p. 59). — Claparède, *Annélides chétopodes du golfe de Naples*, 1868.

(*e*) Ehlers, *Die Borstenwürmer*, 1864, pl. XI, fig. XI.

(*f*) Claparède, *Beobacht. über Anat. und Entwicklungsgesch. wirbelloser Thiere*, 1863, p. 55, pl. XI, fig. 19 et 20.

(*g*) Quatrefages, *Hist. nat. des Annélides*, t. I, p. 29, pl. 1, fig. 1.

(*h*) Claparède, *Glanures zootomiques parmi les Annélides*, p. 12, pl. 1 (*Mém. de la Soc. de physique et d'hist. nat. de Genève*, 1864, t. XVII).

En général, le corps des Annélides est mou dans toutes ses parties; mais chez quelques-uns de ces Animaux les appendices tentaculiformes de la région céphalique sont soutenus par une sorte de charpente intérieure qui a presque la consistance du cartilage, et possède une grande élasticité (1). J'ajouterai que parfois l'un de ces appendices, développé en forme de massue tronquée à son extrémité libre, y subit une sorte d'ossification, et donne ainsi naissance à un disque calcaire dont l'Animal se sert comme d'opercule pour fermer l'entrée de sa gaîne, lorsqu'il rentre dans cette demeure tubulaire (2).

Téguments des Animaux articulés.

§ 10. — Ainsi que j'ai eu l'occasion de le dire précédemment, le système tégumentaire des Animaux articulés présente des particularités remarquables; il est organisé de façon à former sur toute la surface du corps une armure très-solide et

lèles entièrement dépourvus de nucléus (*a*), tantôt de fibres-cellules munies de grands noyaux (*b*). Chez quelques Annélides, tels que les Nephthys, chaque fibre se compose d'une portion corticale et d'une portion axile qui paraît être de nature grasse (*c*). Quelquefois, au contraire, leur structure se simplifie beaucoup; elles cessent d'offrir une disposition fibrillaire, et ne paraissent être représentées que par du sarcode ou protoplasme contractile semé de noyaux (*d*).

(1) Les tentacules en forme de panaches qui garnissent l'extrémité orale des Sabelles (*e*), et qui servent, comme je l'ai déjà dit, à la respiration (*f*), sont organisés de la sorte, et leur charpente, revêtue d'une membrane comparable à un périchondre, est composée uniquement de tissu utriculaire (*g*).

(2) Ces organes sont propres aux Serpuliens et leur forme varie un peu suivant les espèces (*h*).

(*a*) Schneider, *Ueber die Muskeln der Würmer* (*Arch. für Anat. und Physiol.*, 1864, p. 590).
— Claparède, *Annélides chétopodes du golfe de Naples*, p. 140.
(*b*) Idem, *Op. cit.*, p. 16.
(*c*) Leydig, *Ueber Plicoryetes* (*Arch. für mikrosk. Anat.*, t. I, p. 249.
— Claparède, *Op. cit.*, p. 179.
(*d*) Quatrefages, *Op. cit.*, p. 29.
— Claparède, *Op. cit.*
(*e*) Exemple : la *Sabelle vésiculeuse;* voyez l'*Atlas du Règne animal*, ANNÉLIDES, pl. 5, fig. 3.
(*f*) Voyez tome II, page 103.
(*g*) Grube, *Zur Anat. und Physiol. der Kiemenwürmer*, 1838.
— Quatrefages, *Hist. nat. des Annélides*, t. I, p. 68, pl. 2, fig. 10.
— Claparède, *Glanures*, p. 38, pl. 3, fig. 12.
(*h*) Voyez l'*Atlas du Règne animal*, ANNÉLIDES, pl. 3.
— Mörch, *Revisio critica Serpulidarum* (*Naturhist. Tidjskr.*, 1863, t. III, pl. XI).

à fournir les matériaux d'un appareil moteur très-perfectionné. En effet, des parties dures s'y développent en grand nombre et se trouvent reliées entre elles de manière à constituer une charpente ou squelette extérieur dont les principales pièces, réunies entre elles par des articulations ou jointures, sont mobiles les unes sur les autres, et sont mises en mouvement par les muscles sous-cutanés attachés à leur surface interne. Les unes remplissent ainsi le rôle de leviers, d'autres fournissent à ceux-ci des points d'appui nécessaires à leur jeu, et d'autres encore servent à l'insertion des agents moteurs dont la traction met en mouvement ces mêmes instruments.

Ce revêtement extérieur, ou squelette tégumentaire, correspond à l'épiderme des Animaux supérieurs. Lorsque cette partie du système cutané commence à se constituer, elle ne présente rien de particulier, et sur certains points elle reste toujours mince et flexible; mais dans d'autres parties elle s'épaissit et prend l'aspect de la corne, ou même se calcifie de façon à acquérir une dureté comparable à celle des os. Cependant, quel que soit le degré de développement auquel ce revêtement tégumentaire arrive, il s'accroît comme l'épiderme ordinaire par sa face interne et se renouvelle complétement ou partiellement à certaines époques, par suite de la séparation des couches anciennes et de leur remplacement par du tissu nouveau. Chez les Insectes, cette mue, appelée communément *changement de peau*, a lieu plusieurs fois entre le moment de l'éclosion et l'achèvement des métamorphoses, mais ne se voit que rarement chez l'Animal à l'état parfait (1). Chez les Crus-

(1) Les anciens zoologistes, Swammerdam par exemple, avaient des idées fort erronées sur la nature de ce phénomène : ils pensaient que les Insectes, en naissant, étaient revêtus d'une série d'enveloppes superposées, dont ils se dépouillaient successivement (*a*). Mais les observations de

(*a*) Swammerdam, *Histoire générale des Insectes*, 1685, et *Biblia Naturæ*.

tacés, le renouvellement intégral du squelette tégumentaire persiste davantage et constitue un phénomène encore plus

Hérold et de beaucoup d'autres anatomistes modernes établissent que le nouveau revêtement tégumentaire ne préexiste pas ; il se constitue au moment de la mue, au-dessous de celui dont l'Animal se dépouille, et achève son développement après la chute de la pellicule, dont il prend la place (*a*). Souvent les portions terminales du canal intestinal et les gros troncs trachéens renouvellent de la même manière leur tunique interne ou épithélique (*b*). En général, la mue se renouvelle au moins trois fois et cesse lorsque l'Insecte est arrivé à l'état parfait; mais les Éphémères font exception à cette règle et changent une fois de peau après avoir achevé leurs métamorphoses. Le nombre des mues varie dans les différents groupes d'Insectes; en général, il est de trois chez les larves, et une quatrième mue s'opère lorsque l'Animal passe de l'état de nymphe à l'état parfait. Chez la larve du Bombyx du Mûrier (ou Ver à soie), ce phénomène se renouvelle quatre fois; une cinquième mue a lieu lorsque l'Animal, renfermé dans son cocon, se transforme en nymphe, et une sixième lorsqu'il passe de l'état de nymphe à l'état de Papillon (*c*). Quelques Chenilles muent plus souvent: ainsi on a compté jusqu'à dix changements de peau chez les Chenilles de l'Écaille martre ou *Bombyx Caja*, qui vit sur l'Ortie, l'Orme, etc., et se fait remarquer par ses longs poils (*d*). C'est surtout chez les Insectes qui, à l'état de larve, vivent à l'air et qui ont des téguments de consistance cornée, que les changements de peau sont remarquables. En général, chez les larves aquatiques, l'enveloppe épidermique ne se sépare pas tout d'une pièce, et chez quelques autres larves à peau molle, la mue est peu apparente : chez l'Abeille, par exemple, son existence a été même révoquée en doute par beaucoup d'observateurs, bien qu'elle ait été constatée par quelques naturalistes (*e*).

Chez beaucoup de Diptères, la dépouille épidermique, tout en se séparant complétement de l'organisme, ne tombe pas et continue à envelopper l'animal tout entier en formant autour de son corps une sorte de coque dans l'intérieur de laquelle il est libre et continue à vivre jusqu'à l'achèvement de ses métamorphoses (*f*). Mais en général le tégument se fend soit sur le dos, soit ailleurs, suivant les espèces, et l'Insecte en sort sans le déformer notablement.

D'ordinaire l'Animal cesse de manger et reste en repos pendant quelque temps avant de changer ainsi de peau, et une légère exsudation sé-

(*a*) Herold, *Entwickelungsgeschichte der Schmetterlinge*, p. 26, etc.

(*b*) Swammerdam, *Biblia Naturæ*, p. 129, 134, 239, etc.

— Bonnet, *Contemplation de la nature*, t. II, p. 48.

(*c*) Voyez Robinet, *Manuel de l'éducateur de Vers à soie*, 1848, p. 27 et suiv.

(*d*) Kirby et Spence, *Introduction to Entomology*, 1826, t. III, p. 196.

(*e*) Swammerdam, *Op. cit.*, p. 163.

(*f*) Exemple : la *Mouche carnassière*, ou *Sarcophaga hæmorrhoidalis* ; voyez L. Dufour, *Études anat. et physiol. sur une Mouche* (*Mém. de l'Acad. des sciences*, *Sav. étrang.*, 1845, t. IX).

remarquable à raison de la grande solidité de l'enveloppe dont ces Animaux se dépouillent sans la déformer (1). Les Arachnides renouvellent de la même manière leur squelette extérieur.

Au-dessous de la couche cornée ou calcifiée des téguments

reuse s'effectue entre le vieux revêtement épidermique et la couche tégumentaire de nouvelle formation qui se développe au-dessous; puis on le voit exercer des efforts pour se séparer de son enveloppe, la rompre, et en dégager successivement sa tête, son corps, ses pattes, etc. Ce phénomène est facile à observer chez les Vers à soie. Les magnaniers appellent *âges* les périodes comprises entre deux mues, et *sommeil* l'état d'immobilité qui précède chacune de celles-ci (*a*).

(1) Chez les Écrevisses (*b*), les mues sont très-fréquentes, et pour se dépouiller de son enveloppe, l'Animal se place sur le flanc, soulève sa carapace en brisant la bande membraneuse qui se trouve entre l'abdomen et le bouclier dorsal, puis il renverse celui-ci en avant et dégage la portion antérieure de son corps en retirant peu à peu ses pattes, ses antennes et ses autres appendices. La séparation se fait de la même manière pour la région abdominale, de sorte que la dépouille conserve en tout sa conformation primitive. Cette opération est laborieuse, mais elle est facilitée par l'exsudation d'un liquide gélatineux entre le test ancien et le squelette tégumentaire nouveau, et elle s'achève en quelques minutes. Enfin, dans l'espace d'un ou de deux jours, cette dernière enveloppe acquiert le degré de solidité et de dureté qu'elle doit avoir pour bien remplir ses fonctions. Pendant la première année, la mue a lieu six fois; le même phénomène se renouvelle ensuite cinq fois par an, et lorsque l'Animal a atteint sa quatrième année et qu'il est arrivé à l'âge adulte, ce dépouillement ne se fait que deux fois par an chez le mâle et une fois par an pour les femelles (vers le mois d'août ou de septembre). Chez les Crabes, les Tourteaux (*c*) et le *Maia Squinado* (*d*), par exemple, la sortie du corps est souvent aidée par la désarticulation des pièces constitutives de la carapace. Les petits Crustacés, dont la croissance est très-rapide, changent de squelette tégumentaire à des époques très-rapprochées. Ainsi on a compté huit mues dans l'espace de dix-sept jours chez les jeunes Daphnies (*e*).

(*a*) Voyez Robinet, *Op. cit.*, p. 27 et suiv.

(*b*) Réaumur, *Sur les diverses reproductions qui se font dans les Écrevisses* (*Mém. de l'Acad. des sciences*, 1712, p. 223). — *Observ. sur les mœurs des Écrevisses, etc.*, même recueil, 1718, p. 263).

— Chantran, *Observ. sur l'hist. nat. des Écrevisses* (*Comptes rendus de l'Acad. des sciences*, 1870, t. LXXI, p. 43; 1871, t. LXXIII, p. 220).

(*c*) Collinson, *Observ. on the* Cancer major (*Philos. Trans.*, 1746 et 1751).

(*d*) Gosse, *On the Sloughing of the Spider-Crab* (*Ann. of Nat. Hist.*, 2ᵉ série, 1852, t. X, p. 210).

(*e*) Jurine, *Histoire des Monocles qui se trouvent aux environs de Genève*, 1820, p. 118.

se trouve une couche de tissu mou qui représente le chorion ou derme de la peau des Vertébrés, mais qui est peu distincte de la substance conjonctive sous-jacente, particulièrement chez les Insectes et les Arachnides, où l'appareil irrigatoire n'y est constitué que par des lacunes interorganiques (1). Chez les Crustacés supérieurs, cette tunique cutanée profonde acquiert plus d'épaisseur, et une multitude d'artérioles se ramifient dans sa substance sans que jamais aucun de ces vaisseaux sanguins la dépasse pour pénétrer dans le revêtement épidermique dont se compose l'armure solide de ces Animaux (2).

La composition chimique du squelette épidermique des Animaux articulés offre des particularités non moins remarquables. Le tissu d'apparence cornée qui, chez la plupart de ces Animaux, constitue ce revêtement solide, et qui, chez d'autres, se charge de matières calcaires de façon à devenir complétement rigide, ne ressemble pas à la substance constitutive des ongles, des sabots, des écailles et des autres dépendances du système tégumentaire des Vertébrés ; il ne se laisse pas attaquer comme celle-ci par les alcalis, et jusque dans ces derniers temps on l'a considéré comme étant un principe immédiat particulier auquel on a donné le nom de *chitine* : mais, d'après les recherches de M. Péligot, il y a lieu de

(1) M. Leydig représente cette tunique cutanée profonde comme offrant à peu près la même structure que le tissu conjonctif ordinaire (*a*).

(2) Quelques anatomistes, n'ayant pas connu l'existence de la couche profonde et molle du système cutané des Animaux articulés, ont considéré le squelette extérieur comme représentant la totalité de la peau et comme étant composé de deux couches soudées entre elles et formées, l'une par l'épiderme, l'autre par le derme (*b*) ; mais le phénomène de la mue suffit pour montrer que le revêtement solide en question est formé tout entier par une partie analogue à l'épiderme des autres Animaux (*c*).

(*a*) Leydig, *Traité d'histologie*, p. 123, fig. 59.
(*b*) Blainville, *De l'organisation des Animaux*, t. I, p. 174.
(*c*) Milne Edwards, *Hist. nat. des Crustacés*, t. I, p. 9.

croire que c'est un composé de cellulose et d'une matière albuminoïde (1).

La chitinisation des téguments des Insectes et des autres Animaux articulés a lieu sur la totalité de la surface du corps; de sorte que si l'on fait bouillir un de ces Animaux dans une dissolution de potasse ou de soude, on détruit toutes ses parties molles sans attaquer son enveloppe extérieure, dont toutes les parties conservent leur forme et leurs connexions. Cette enveloppe reste intacte, et permet de constater facilement que toutes les pièces rigides du squelette extérieur sont en continuité de substance avec l'épiderme mince dont sont revêtues les parties molles intermédiaires; le tout est une seule et même tunique cutanée dont certaines parties offrent une épaisseur considérable, tandis que d'autres restent très-minces et flexibles.

Chez les Arachnides et chez la plupart des Crustacés inférieurs, la consistance du squelette tégumentaire est à peu près

(1) La chitine résiste à l'action d'une dissolution concentrée et bouillante de potasse ou de soude, et se distingue aussi de la corne en ce qu'elle ne répand pas sensiblement de vapeurs ammoniacales lorsqu'on la brûle. Odier, qui en fit la découverte en 1821, pensait qu'elle ne contenait pas d'azote (a); mais les expériences de Lassaigne et celles plus précises de Payen firent voir que ce corps élémentaire entre dans sa composition pour environ 9 centièmes de son poids (b). Jusque dans ces derniers temps, on s'accordait à considérer la chitine comme étant un principe immédiat; mais en la traitant par l'hyposulfate double de cuivre et d'ammoniaque, qui jouit de la singulière propriété de dissoudre instantanément la cellulose, M. Péligot a trouvé qu'elle se transforme en une matière gélatineuse et abandonne à la liqueur une substance qui ne paraît différer en rien de la cellulose. Ce chimiste en conclut que la chitine est une combinaison de cellulose et de matière albuminoïde (c).

(a) A. Odier, *Mém. sur la composition chimique des parties cornées des Insectes* (*Mém. de la Soc. d'hist. nat. de Paris*, 1823, t. I, p. 29).

(b) Lassaigne, *Sur le tissu tégumentaire des Insectes* (*Comptes rendus de l'Acad. des sciences*, 1843, t. XVI, p. 1087, et *Journ. de chim. méd.*, 2e série, 1843, t. IX, p. 379).

— Payen, *Propriétés distinctives entre les membranes végétales et les enveloppes des Insectes et des Crustacés* (*Comptes rendus de l'Acad. des sciences*, 1843, t. XVII, p. 227).

(c) Péligot, *Sur la composition de la peau des Vers à soie* (*Comptes rendus de l'Acad. des sciences*, 1858, t. XVII, p. 1034).

la même que chez les Insectes ; mais chez les Crustacés supérieurs, tels que les Homards, les Écrevisses, les Langoustes et les Crabes, cette armure acquiert une dureté pierreuse par suite de la fixation d'une quantité considérable de carbonate calcaire dans sa substance (1). Ainsi, lorsqu'on traite par de l'acide chlorhydrique étendu d'eau le squelette tégumentaire d'un de ces Animaux, on remarque une effervescence vive ; la liqueur se charge de sels de chaux, et cet appareil organique, tout en conservant sa forme, se trouve réduit à un tissu coriace, mais flexible, dont l'aspect rappelle celui de la corne (2).

Test des Crustacés.

C'est chez les Crustacés décapodes que le système tégumentaire acquiert le plus de perfection comme appareil protecteur et comme appareil locomoteur; par conséquent, c'est particulièrement chez ces Animaux que nous en ferons l'étude. On l'y désigne souvent sous le nom de *test*, mais il n'a en réalité que fort peu de ressemblance avec une coquille, si ce n'est par sa dureté et sa richesse en matière calcaire.

Les caractères histologiques du tissu constitutif de cette armure cutanée ont été l'objet de recherches nombreuses (3),

(1) Les matières minérales contenues dans les téguments de ces animaux consistent principalement en carbonate de chaux ; mais on trouve aussi du phosphate de chaux et du phosphate de magnésie. M. Chevreul a extrait de la carapace d'un Crabe environ 68 pour 100 de carbonate de chaux ; 6 de phosphate de chaux, 1 de phosphate de magnésie, 1 de sels sodiques et 28 de matière organique (*a*).

(2) La proportion de matières calcaires contenues dans la substance constitutive du squelette tégumentaire varie beaucoup chez les divers Crustacés.

(3) Les travaux les plus importants sur la structure intime du test des Crustacés sont dus à MM. Lavallée, Carpenter, Quekett, Leydig et Williamson (*b*).

(*a*) Voyez Geoffroy Saint-Hilaire, *Mém. sur une colonne vertébrale et ses côtes dans les Insectes apiropodes* (*Journ. complém. du Dict. des sciences méd.*, 1820).

(*b*) Lavallée, *Recherches d'anatomie microscopique sur le test des Crustacés décapodes* (*Ann. des sciences nat.*, 3ᵉ série, 1847, t. VII, p. 352).

— Carpenter, *Report on the Microscopic Structure of Shells*, part. 2, 1848, p. 127 (*British Associat. for the Advancement of Science for* 1847).

— J. Quekett, *Lectures on Histology*, 1854, t. II, p. 392.

— Williamson, *On some Histological Features of the Shells of the Crustacea* (*Quart. Journ. of Microscop. Sc.*, 1860, t. VIII, p. 35, pl. 3).

mais ne sont encore que très-imparfaitement connus, et, pour résoudre d'une manière satisfaisante plusieurs des questions qui s'y rapportent, il serait nécessaire, ce me semble, d'étudier le développement du test avec plus d'attention qu'on ne le fait jusqu'à présent.

En effet, le mode d'organisation de ce tissu est très-difficile à déterminer lorsqu'on l'examine chez les individus dont le test est complétement développé ; mais si on l'étudie pendant qu'il se forme chez l'embryon, on y reconnaît une structure cellulaire analogue à celle de l'épiderme des Vertébrés (1). Par les progrès de l'âge, ces utricules se soudent les unes aux autres, puis leurs parois disparaissent, et elles se confondent si complétement entre elles, qu'en général le tissu constitué de la sorte paraît être formé d'une substance entièrement homogène (2).

(1) Lereboullet a fait des observations intéressantes sur l'histologie de la carapace en voie de formation chez l'embryon de l'Écrevisse. Il a vu que cette partie du système tégumentaire était composée primitivement de deux tuniques : une interne, très-mince et amorphe ; l'autre externe, granuleuse et composée de plusieurs couches de cellules granuleuses. Dans les parties profondes de cette deuxième tunique les cellules étaient petites, granuleuses et presque entièrement remplies par un gros noyau ; celles qui étaient plus rapprochées de la surface avaient des dimensions plus grandes et des parois plus distinctes. A une époque plus rapprochée du moment de l'éclosion, il vit ces cellules se soudant entre elles et devenir polygonales ; puis les lignes indiquant cette soudure disparurent, et la couche cornée superficielle devint en apparence homogène. A cette période, il distingua, dans l'épaisseur de la carapace, trois couches, savoir : la couche cornée homogène, dont il vient d'être question ; puis une couche granuleuse formée de cellules naissantes comparables au corps muqueux de la peau des vertébrés, et inférieurement une couche amorphe correspondante au derme (*a*).

(2) Il est cependant à noter que chez beaucoup d'Arachnides et de Crustacés, on aperçoit dans certaines parties du squelette tégumentaire arrivé à maturité des figures polygonales qui rappellent les cellules primordiales dont il vient d'être question ; mais d'autres fois ces compartiments

(*a*) Lereboullet, *Rech. d'embryologie comparée sur le Brochet, la Perche et l'Écrevisse*, p. 310 (*Acad. des sciences, Sav. étrang.*, t. XVII).

Du reste, cette substance, qu'elle soit calcifiée ou qu'elle conserve l'apparence de la corne, est toujours stratifiée (1), et les couches superposées qu'elle constitue n'offrent pas les mêmes caractères dans toute l'épaisseur du test. Souvent la couche la plus superficielle, peu chargée de matières minérales, forme à la surface du squelette tégumentaire une sorte de cuticule homogène comparable à un vernis ; les couches sous-jacentes sont fortement colorées par des pigments particuliers (2) dont la structure est en général grenue, mais quelquefois cristalline (3) ; enfin, les couches profondes sont à la

sont remplacés par des lignes irrégulières ou par des ramifications, et les histologistes les plus récents pensent qu'elles ne sont pas dues à une structure utriculaire (*a*). M. Quekett a observé des divisions hexagonales microscopiques dans le tissu tégumentaire de Portunes et de plusieurs autres Décapodes (*b*).

(1) M. Lavallée a constaté la continuité des couches entre les parties calcifiées du test et les parties membraneuses qui occupent les espaces articulaires (*c*).

(2) La matière colorante du test des Crustacés est d'ordinaire disséminée dans la substance de cette couche sous-cuticulaire des téguments, mais quelquefois elle est concentrée dans des cavités radiaires qui paraissent être des cellules sécrétoires du pigment.

Les propriétés chimiques de la matière colorante du test de ces Animaux sont très-remarquables. Chez les espèces qui dans l'état normal sont vertes ou bleuâtres, comme les Écrevisses, les Homards et les Carcins, elle est très-altérable et passe au rouge avec la plus grande facilité, non-seulement par l'influence de la cuisson ou par l'action de réactifs puissants, tels que l'alcool et les acides, mais aussi dans un grand nombre de circonstances où ce changement est difficile à expliquer. Ainsi la couleur rouge se manifeste dans cette matière quand on la place dans le vide, qu'on l'expose au contact de sels avides d'eau, ou même quand on la soumet à certaines actions mécaniques : le frottement d'un scalpel, par exemple. Elle se trouve aussi en grande abondance dans les œufs de ces Animaux ; elle est incristallisable et elle paraît être de nature résineuse (*d*).

(3) La structure cristalline prismatique a été observée dans le pigment bleu des Écrevisses et des Homards et la matière colorante jaune des Langoustes, par M. Focillon (*e*).

(*a*) Leydig, *Traité d'histologie*, p. 121.

(*b*) Quekett, *Lectures on Histology*, t. II, p. 393, fig. 252, etc.

(*c*) Lavallée, *Op. cit.* (*Ann. des sciences nat.*, 3e série, 1847, t. VII, p. 367).

(*d*) Fremy et Valenciennes, *Recherches sur la composition des œufs dans la série des Animaux* (*Comptes rendus de l'Acad. des sciences*, 1854, t. XXXVIII, p. 576).

(*e*) Focillon, *Sur la coloration du test des Crustacés* (*Comptes rendus de l'Acad. des sciences*, 1851, t. 33, p. 384).

fois les plus nombreuses, les plus riches en principes minéraux et les moins colorées ; en général elles sont même tout à fait blanches, et ce sont elles qui constituent la partie la plus épaisse du squelette tégumentaire. Il est aussi à noter qu'elles sont souvent traversées par une multitude de petits canaux verticaux qui arrivent à la surface, lui donnent une apparence poreuse et semblent être formés par des prolongements grêles de la tunique cutanée profonde, comparables aux papilles de la peau des Animaux supérieurs (1).

La surface de la peau des Crustacés est souvent garnie de poils qui tantôt sont simples, d'autres fois barbus de façon à ressembler à de petites plumes; mais leur structure est toujours très-simple et ne paraît consister qu'en une sorte de papille dermique filiforme revêtue d'une gaîne tubulaire de substance cornée analogue à celle dont la cuticule est composée (2).

(1) Chez les Balanes, où le test acquiert autour de la portion basilaire du corps une grande épaisseur et ressemble beaucoup à une coquille, les canalicules dont il vient d'être question présentent un nombre considérable de petites branches latérales (*a*).

(2) Le système pileux est très-développé chez beaucoup de Crustacés, et sa connexité avec le revêtement épidermique général est facile à constater, surtout lorsqu'on observe les téguments en voie de développement chez un Animal qui se prépare à changer de peau, ainsi que j'ai eu l'occasion de le faire sur le *Maia Squinado* (*b*). Chez un de ces Crustacés, dont la nouvelle carapace, encore à l'état membraneux, se trouvait au-dessous de l'ancien test près de tomber, j'ai trouvé les poils représentés par une multitude de petits cæcums grêles et coniques plus ou moins rentrés en dedans, comme des doigts de gant retournés, et susceptibles de se dérouler en dehors, de façon à devenir autant de filaments appendiculaires qui, en se desséchant après la mue, deviennent rigides. Il arrive souvent que la portion basilaire de ces prolongements tubulaires ne se déroule pas complétement, et constitue autour de l'extrémité basilaire du poil une espèce de bourrelet circulaire (*c*). Enfin, la cavité centrale de ces appendices correspond à une traînée sous-jacente de tissu épithélique,

(*a*) Quekett, *Op. cit.*, t. II, p. 403, fig. 264.

(*b*) Milne Edwards, *Hist. nat. des Crustacés*, 1834, t. I, p. 55.

(*c*) Voyez Lavallée, *Recherches d'anatomie microscopique sur le test des Crustacés décapodes* (*Ann. des sciences nat.*, 3e série, 1847, t. VII, p. 369, pl. 7, fig. 10).

Téguments des Myriapodes et des Arachnides.

§ 11. — Chez les Myriapodes, le squelette tégumentaire est parfois chargé de carbonate de chaux à peu près comme chez les Crustacés, quoique à un moindre degré (1); mais en général il est seulement chitinisé.

Chez les Arachnides, il présente aussi ce dernier caractère; mais souvent il n'est que très-faiblement consolidé, et dans une portion considérable du corps ne constitue qu'une membrane coriace (2).

Téguments des Insectes.

§ 12. — Chez beaucoup d'Insectes à l'état de larves, le microscope fait découvrir dans les téguments externes une réticulation hexagonale qui paraît être due à une structure cellulaire (3); mais chez la plupart de ces Animaux arrivés à l'état

moins dense que celui d'alentour et simule une racine. D'autres fois cette cavité centrale ne se remplit pas et le fluide nourricier y pénètre librement.

En général, les poils des Crustacés sont des filaments cylindro-coniques simples et très-grêles; mais quelquefois ces appendices sont garnis latéralement de filaments secondaires, ou barbes très-nombreuses, qui les font ressembler à des plumes (a); et lorsque le derme se prolonge dans leur intérieur, ils peuvent être le siége d'une circulation plus ou moins active du fluide nourricier de façon à remplir les fonctions d'appendices respiratoires.

(1) M. Quekett a constaté ce fait chez les Iules. Suivant cet auteur, les pièces solides de la peau de ces Animaux se composent d'une couche de petites cellules hexagonales qui en occupe la surface, et d'une couche profonde beaucoup plus épaisse, stratifiée et traversée par une multitude de canalicules (b).

(2) On y reconnaît néanmoins, comme d'ordinaire, trois couches, dont l'externe présente souvent un aspect aréolaire, ainsi que plusieurs anatomistes l'ont constaté, soit chez des Aranéides (c), soit chez les Scorpions (d). La couche moyenne renferme une multitude de granulations, et dans la couche sous-jacente il existe beaucoup de canalicules, comme chez les Myriapodes.

(3) M. Quekett a décrit et figuré

(a) Exemple : les poils marginaux des fausses pattes natatoires des Squilles ; voyez l'*Atlas du Règne animal* de Cuvier, CRUSTACÉS, pl. 56, fig. 1 *a*.

— Les poils des appendices flabelliformes, etc.; voyez M'Intosh, *On the Hairs of* Carcinus Mænas (*Trans. of the Linnæan Soc.*, 1863, t. XXIV, part. 2).

(b) Quekett, *Op. cit.*, t. II, p. 383, fig. 246.

(c) Idem, *Op. cit.*

— Leydig, *Zum feinern Bau der Arthropoden* (Müller's *Archiv f. Anat.*, 1855, p. 376).

(d) Blanchard, *Organisation du Règne animal*, ARACHNIDES, p. 15.

parfait, on ne trouve que peu ou point de traces d'une disposition de ce genre, et la substance constitutive de cette enveloppe paraît être amorphe. Elle n'est pas chargée de sels calcaires comme chez les Crustacés ; elle a la consistance de la corne et elle est composée principalement de chitine. De même que chez les Crustacés et les autres Animaux articulés, le test est traversé par une multitude de canalicules verticaux qui s'ouvrent à l'extérieur par autant de pores, et qui sont parfois traversés par des prolongements de la couche cutanée profonde, dont le tissu est mou et dont le développement est très-faible (1).

Les poils et les autres appendicules tégumentaires des Insectes sont constitués essentiellement par le tissu chitinisé et en apparence amorphe dont se compose l'enveloppe extérieure générale. D'ordinaire ils naissent sur les pores cutanés dont je viens de parler, et sont creusés d'une cavité en communication avec l'intérieur de l'organisme par l'intermédiaire des canalicules dont ces pores sont les embouchures (2). Ils affectent des

cette structure chez la Fourmi rousse et chez les larves de l'Hydrophile, ainsi que dans les articles foliacés des antennes du Hanneton (*a*) ; mais M. Leydig pense que les réticulations hexagonales attribuées aux lignes de rencontre des cellules ne sont pas indicatives de l'existence d'éléments histologiques de ce genre, et que le test des Insectes n'offre jamais une structure cellulaire (*b*).

(1) Ces canaux sont en général de deux sortes : les uns très-fins, les autres assez gros, et les portions de la couche cutanée molle qui les traverse forment quelquefois la surface externe du système tégumentaire des prolongements papillaires. Souvent ils sont remplis d'un liquide transparent, et chez quelques Insectes ils renferment de l'air, dispositions qui rendent les téguments d'un blanc argenté, ainsi que cela se voit chez l'*Hydrometra paludina*. M. Leydig considère ces canalicules poreux comme étant les analogues des corpuscules du tissu conjonctif (*c*).

(2) Nous verrons dans une autre

(*a*) Quekett, *Lectures on Histology*, p. 387, 247, 348, 249.
(*b*) Leydig, *Éléments d'histologie*, p. 121.
(*c*) Idem, *ibid.*, p. 120.

formes très-variées, mais ils paraissent consister toujours en un simple prolongement de la peau conformé en manière de tube aveugle ou dilaté de façon à constituer une vésicule pédonculée qui, en s'aplatissant devient foliacée et squameuse. Presque toujours la surface des espèces d'écailles ainsi formées est ornée de granulations disposées en séries parallèles dont les lignes d'intersection décomposent la lumière de façon à produire des phénomènes d'irisation, et d'ordinaire elles renferment des matières colorantes, mais quelquefois elles sont remplies d'air.

C'est chez les Papillons que ces écailles tégumentaires microscopiques acquièrent leur plus haut degré de développement, et c'est à leur existence sur les ailes que ces Insectes doivent leur nom de *Lépidoptères* (1). Fixées à la peau par un pédoncule grêle, elles s'élargissent brusquement en forme de feuilles, et couchées obliquement, elles chevauchent les unes sur les autres de façon à se recouvrir partiellement comme se recouvrent les tuiles d'un toit. La coloration des ailes des Papillons dépend en général uniquement de ces lamelles imbriquées qui se détachent avec beaucoup de facilité, offrent l'apparence d'une poussière colorée quand on les observe à l'œil nu, mais présentent une structure foliacée très-remarquable lorsqu'on les examine au microscope. Les Papillons ne sont pas les seuls Insectes qui en possèdent : ainsi on en trouve chez

partie de ce cours que les poils sont parfois en rapport avec un nerf par leur base, et remplissent alors les fonctions d'organes tactiles.

(1) La conformation générale des écailles des Papillons a été examinée et représentée par beaucoup d'entomologistes (*a*).

(*a*) Réaumur, *Mém. pour servir à l'histoire des Insectes*, t. I, pl. 7.
— De Geer, *Mém. pour servir à l'histoire des Insectes*, t. I, pl. 3.
— Lyonnet, *Recherches sur l'anatomie et les métamorphoses de différentes espèces d'Insectes*, pl. 40-45.
— Bernard Deschamps, *Recherches microscopiques sur l'organisation des ailes des Lépidoptères* (*Ann. des sciences nat.*, 2e série, 1835, t. III, p. 111, pl. 3 et 4).
— Dujardin, *Manuel de l'observateur au microscope*, 1842, pl. 7, etc.
— Beck, *On the Scales of the* Lepidocyrtus (*Trans. of the Microsc. Soc.*, 1863, p. 83, pl. 10).

certains Coléoptères (1), mais c'est dans l'ordre des Lépidoptères que leur étude offre le plus d'intérêt.

Beaucoup d'Insectes sécrètent des matières grasses qui suintent à la surface du corps et qui y arrivent probablement par les canalicules dont j'ai déjà parlé. L'espèce de poussière blanchâtre qui recouvre la peau de quelques-uns de ces Animaux est formée de la sorte par de la cire (2), et chez certaines espèces cette excrétion est tellement abondante, que le corps se recouvre de flocons blanchâtres constitués par cette substance (3). La cire des Abeilles, dont j'ai déjà eu l'occasion de parler dans une autre partie de ce cours (4), se dépose de la même manière dans des dépressions cutanées situées entre les anneaux du squelette tégumentaire, à la face inférieure de l'abdomen.

§ 13. — Le squelette extérieur des Animaux articulés, formé, comme je l'ai déjà dit, par l'endurcissement de certaines parties du système cutané, se compose d'un nombre plus ou moins considérable de pièces distinctes les unes des autres, et constituant en quelque sorte les éléments de cette armure de

Conformation du squelette extérieur

(1) Ainsi, le Hanneton bleu (*Hoplia farinosa*) doit sa couleur brillante à une couche de petites écailles en forme de sac membraneux et aplati (*a*). Chez beaucoup de Coléoptères de la famille des Charançons, les écailles épidermiques sont également très-remarquables.

(2) On doit à Dujardin des observations intéressantes sur l'excrétion cutanée de la cire chez divers Insectes (*b*).

(3) Cette disposition est particulièrement remarquable chez diverses espèces de Pucerons (*c*), de Psylles (*d*) et d'*Orthesus* (*e*), ainsi que chez quelques autres Hémiptères de la famille des Fulgorides (*f*). En Chine, la cire produite de la sorte est l'objet d'un commerce important (*g*).

(4) Voyez tome VII, page 552.

(*a*) Dujardin, *Nouveau Manuel de l'observateur au microscope*, p. 122, pl. 11, fig. 1.

(*b*) Dujardin, *Étude microscopique de la cire, appliquée à la recherche de cette substance, chez les Animaux et les Végétaux* (*Ann. des sciences nat.*, 3ᵉ série, 1849, t. XII, p. 250).

(*c*) De Geer, *Mém. pour servir à l'hist. des Insectes*, t. III, p. 97, pl. 7, fig. 10.

(*d*) Réaumur, *Mém. pour servir à l'hist. des Insectes*, t. III, p. 318, pl. 26.

(*e*) Voyez Amyot et Serville, *Hémiptères*, p. 621.

(*f*) Exemple : *Lystra pulverulenta*; voy. l'*Atlas du Règne animal*, INSECTES, pl. 97, fig. 2.

(*g*) Du Halde, *Histoire de la Chine*, 1735, t. II, p. 495.
— Staunton, *Voyage dans l'intérieur de la Chine*, par lord Macartney, t. V, p. 169.

la même manière que les pierres ou les briques constituent les éléments d'une muraille. Ces pièces, que je désignerai sous le nom de *tegmites* ou de *sclérodermites*, tendent à se rencontrer par leurs bords, et forment par leur assemblage certains groupes déterminés dont les plus importants affectent une disposition zonaire, et se répètent longitudinalement de façon à constituer autour du corps de l'Animal une série de tronçons ou segments annulaires qui, avec leurs dépendances, ont été désignés sous les noms de *zonites* ou de *somatomes* (1).

Ainsi, la partie fondamentale du squelette extérieur se compose d'anneaux placés à la file, unis entre eux, soit par des portions de la peau restées flexibles, soit par la soudure de leurs bords correspondants, et logeant dans leur intérieur les muscles, les nerfs, les viscères et les autres parties molles de l'organisme.

Chacun des groupes de tegmites constituant ainsi un *anneau* (2) tend à se diviser en groupes secondaires, dont l'un occupe le côté dorsal du corps, l'autre le côté ventral, et dans chacun des arceaux formés par ces groupes secondaires les pièces sont disposées symétriquement des deux côtés de la ligne médiane. Dans tout anneau qui est constitué de la manière ordinaire, et qui, pour cette raison, peut être appelé un

(1) Cette dernière expression a été employée par Goodsir pour désigner les tronçons du corps, soit d'un Animal annelé, soit d'un Vertébré (*a*). Il ne faut pas confondre les mots *zonite* et *zoonite* qui, introduit dans la science par Dugès (*b*), et aujourd'hui d'un usage très-général, signifie l'ensemble des parties, tant molles que solides, qui constituent chacun des tronçons de l'Animal articulé (*c*).

(2) Quelques auteurs donnent au mot *anneau* une acception plus large, et désignent de la sorte, non-seulement la portion annulaire du squelette extérieur, mais aussi les parties appendiculaires qui en dépendent.

(*a*) Goodsir, *On the Morphological Relations of the Nervous Systems in the Annulose and Vertebrate Types of Organization* (*the Edinburgh new Philosophical Journal*, N. S., 1857, t. V, p. 121).

(*b*) Dugès, *Mémoire sur la conformité organique dans l'échelle animale*. Montpellier, 1832.

(*c*) Cuvier, *Rapport sur un ouvrage de M. Audouin* (*Journal de physiologie* de Magendie, 1821, t. I, p. 132).

anneau typique, on distingue donc un *arceau tergal* ou arceau supérieur, et un arceau ventral ou *arceau sternal*.

Lorsque ces arceaux atteignent complétement leur développement typique, ils sont composés chacun de deux paires de tegmites ou pièces solides particulières, rangées transversalement. Les pièces qui occupent la portion médiane de l'arceau dorsal sont appelées *tergites*, et l'on a donné le nom d'*épimères* ou d'*épimérites* aux pièces latérales du même groupe. Les pièces qui constituent la partie médiane de l'arceau inférieur sont appelées *sternites*. Enfin, les pièces qui complètent latéralement cet arceau sont appelées *épisternites*.

Cette théorie anatomique du squelette tégumentaire des Insectes, des Crustacés et des autres Animaux articulés, est due aux travaux d'Audouin (1). Elle facilite singulièrement l'étude de la charpente solide de tous ces êtres, et permet de ramener à des règles très-simples les dispositions extrêmement variées que cet appareil organique offre, non-seulement suivant les espèces, mais aussi suivant les parties du corps où on l'observe. Cependant, pour en faire un usage utile, il est nécessaire de tenir grand compte des modifications dont le plan typique de l'anneau est susceptible (2).

(1) Victor Audouin, s'inspirant des vues de Savigny sur la théorie de la bouche des Insectes, chercha à découvrir dans les squelettes tégumentaires des Insectes un plan commun, et posa ainsi les bases de l'étude philosophique de cette partie de l'organisme des Animaux articulés (*a*) ; mais il ne publia que le commencement de son travail. Des recherches analogues sur la composition du squelette extérieur des Crustacés, et sur les lois qui régissent les modifications réalisées dans la constitution de cette charpente solide, furent publiées quelques années plus tard (*b*).

(2) J'ai développé ces vues dans un des travaux cités ci-dessus (*c*).

(*a*) Audouin, *Recherches anatomiques sur le thorax des Insectes, des Animaux articulés et celui des Insectes hexapodes en particulier* (*Ann. des sciences nat.*, 1re série, 1824, t. I, p. 97).

— Mac-Lévy, *Exposition de l'anatomie comparée du thorax dans les Insectes ailés, accompagnée de notes par V. Audouin* (*Ann. des sciences nat.*, 1re série, 1832, t. XXV, p. 95).

(*b*) Milne Edwards, *Hist. nat. des Crustacés*, 1834, t. I, p. 13 et suiv. — *Observations sur le squelette tégumentaire des Crustacés Décapodes et sur la morphologie de ces Animaux* (*Ann. des sciences nat.*, 3e série, 1851, t. XVI, p. 221).

(*c*) Milne Edwards, *Observ. sur le système tégumentaire* (*Ann. des sciences nat.*, 3e série, 1851, t. XVI).

Ces modifications peuvent avoir pour effet la simplification de l'anneau, sa complication plus grande, ou diverses particularités dans son mode de conformation.

La simplification apparente ou réelle de l'anneau résulte tantôt de l'atrophie ou de l'avortement de certains tegmites, tantôt de la soudure intime de deux ou de plusieurs de ces pièces entre elles; d'autres fois du développement confus des parties qui représentent un groupe organique, et qui, au lieu de naître isolément d'autant de foyers chitinigènes, se consolident sur tous les points à la fois, de façon à constituer dans le principe une pièce unique tenant lieu de deux ou de plusieurs tegmites. C'est ainsi que, dans la plupart des cas, les deux tergites ne sont jamais distincts entre eux, et dès l'origine sont représentés par une pièce impaire placée sur la ligne mediane du dos, et réalisant de chaque côté de cette ligne la même disposition. La fusion primordiale des éléments constitutifs de l'anneau peut même s'étendre au groupe tout entier, et déterminer la substitution d'une pièce unique aux pièces multiples qui d'ordinaire forment, d'une part l'arceau dorsal, d'autre part l'arceau sternal.

Un phénomène organogénique analogue, mais moins général que le développement confus, peut amener un résultat inverse, et déterminer le remplacement d'un groupe peu nombreux de tegmites par une multitude plus ou moins grande de pièces analogues, bien que de moindre importance. Ainsi, chez quelques Crustacés, l'arceau dorsal, au lieu d'être composé d'une paire de tergites et d'une paire d'épimérites, comme d'ordinaire, ou d'être formé d'une seule pièce représentant ces éléments organiques, est constitué par une foule de petites pièces distinctes entre elles et paraissant être le résultat de leur fractionnement (1).

(1) L'abdomen des Lithodes nous offre un excellent exemple de ce mode de développement milliaire du squelette tégumentaire. Là chaque tegmite

Un anneau ou une portion d'anneau peut atteindre un degré exceptionnel de complication par un procédé organique analogue qui, au lieu d'être irrégulier, agit conformément au plan ordinaire et détermine seulement le dédoublement ou la répétition des pièces typiques. Ainsi, chez beaucoup d'Insectes, les anneaux qui portent les ailes offrent une complication beaucoup plus grande que d'ordinaire, et leur arceau tergal se subdivise en quatre segments secondaires qui semblent être autant d'anneaux particuliers (1).

D'autres différences moins profondes, mais qui influent parfois davantage sur la conformation générale du squelette tégumentaire des Animaux articulés, dépendent du développement relatif des diverses pièces constitutives de l'anneau et de la manière dont quelques-unes de celles-ci chevauchent souvent sur les autres au lieu de se placer bout à bout.

Système appendiculaire.

§ 14. — Souvent, dans certaines parties du corps, la charpente solide des Insectes, des Crustacés et des autres Animaux articulés ne se compose que d'anneaux constitués comme je viens de le dire; mais là où l'organisme se perfectionne on voit naître de cette portion fondamentale du squelette des

est représenté par un groupe de petites pièces tégumentaires qui ont toutes leur individualité (*a*). Or, il est facile de concevoir que si la consolidation de l'appareil cutané, au lieu de se faire en partant d'un très-petit nombre de points, comme dans les circonstances ordinaires, ou d'un nombre considérable de points écartés entre eux, comme chez ces Crustacés, s'opérait dès le principe sur un nombre encore plus grand de points, et que ces points fussent très-rapprochés entre eux, il pourrait en résulter un développement confus, et l'union de toutes ces parties en une pièce unique.

(1) Pour plus de détails au sujet de la structure des anneaux du thorax des Insectes, je renverrai aux travaux d'Audouin, de Burmeister, etc. (*b*).

(*a*) Exemple : la *région tergale de l'abdomen de la Lithode à courtes pattes;* voyez Milne Edwards et Lucas, *Description des Crustacés* (*Archives du Muséum d'hist. nat.*, 1841, t. II, pl. 27, fig. 1 et 2).

(*b*) Audouin, *Op. cit.* (*Ann. des sciences nat.*, 1re série, t. I et t. XXV.
— Burmeister, *Handbuch der Entomologie*, Bd. I.
— Lacordaire, *Introduction à l'Entomologie*, t. I, p. 341 et suiv.

appendices ou membres dont la structure rappelle celle du tronc lui-même. En effet, la tendance de la nature est de donner à chaque anneau une paire de prolongements appendiculaires dont les téguments, consolidés comme ceux du tronc, forment une série de tronçons creux ou de tubes placés bout à bout, et d'ordinaire articulés entre eux de façon à permettre des mouvements.

La règle commune est aussi que ces appendices naissent sur les côtés de l'arceau sternal entre l'épisternum et l'épimère et soient des dépendances de cet arceau (1); mais, ainsi que nous le verrons bientôt chez les Insectes, l'arceau dorsal de certains anneaux peut acquérir aussi des prolongements plus ou moins analogues (2).

Les appendices de l'arceau sternal ou *membres*, dont je viens de parler, constituent généralement autant de leviers articulés disposés symétriquement par paires de chaque côté de la ligne médiane du corps. Pendant la première période de leur développement, ils se ressemblent tous entre eux, mais bientôt ils se différencient plus ou moins, et d'ordinaire ils acquièrent des modes de conformation très-variés, suivant la région du corps où ils se trouvent, et suivant les usages auxquels ils sont des-

(1) Nous avons vu précédemment que chez certains Annélides, les Cliones, par exemple, l'arceau dorsal de chaque anneau porte, aussi bien que l'arceau ventral, une paire de membres, et que ces appendices, conformés de la même manière, sont très-écartés entre eux; mais que chez d'autres Animaux du même groupe, ceux du segment dorsal se rapprochent de ceux du segment inférieur, et se confondent même avec eux (*a*). Chez les Animaux articulés, l'existence d'une seule paire de membres par anneau ne dépend pas d'une fusion de ce genre, mais de l'absence d'appendices tergaux,

(2) Telles sont les ailes et les feuilles branchiales qui naissent des anneaux de l'abdomen chez certaines larves, celles des Éphémères, par exemple (*b*).

(*a*) Voyez ci-dessus, page 177.
(*b*) Voyez tome II, page 184.

tinés. En effet, ils constituent non-seulement les pattes et les mâchoires des Animaux articulés, mais aussi les antennes, les tiges oculifères, les organes copulateurs, et beaucoup d'autres instruments dont j'ai déjà eu l'occasion de parler ou dont il sera question dans la suite de ces Leçons.

Système des apodèmes.

Enfin, il est aussi à noter que l'armure extérieure, dont je viens d'indiquer les caractères principaux, peut se compliquer encore davantage par le développement de cloisons ou de tiges centripètes qui naissent de sa face interne et qui s'enfoncent plus ou moins profondément entre les parties molles sous-jacentes. On a donné à ces parties additionnelles le nom d'*apodèmes* : les unes, appelées *apodèmes articulaires*, sont formées par un repli de la peau qui correspond à la ligne de jonction de deux tegmites, et, par le rapprochement de leurs deux feuillets, constituent des expansions lamelleuses disposées en manière de cloison dans la cavité circonscrite par les parois de l'anneau ; les autres, appelées *apodèmes d'insertion*, relient les muscles au squelette extérieur et jouent le rôle de tendons.

Mode de groupement des anneaux.

§ 15. — Les causes modificatrices dont je viens de parler en traitant des éléments organiques d'un anneau peuvent agir de la même manière sur l'ensemble de ces groupes de pièces tégumentaires, et déterminer de la sorte des variations très-considérables dans la conformation générale du corps. Ainsi il arrive très-souvent que deux ou plusieurs anneaux, distincts entre eux dans les premiers temps de leur formation, se soudent l'un à l'autre par les progrès de leur développement et finissent par constituer un tronçon unique (1). Dans beaucoup de cas, l'individualité de ces anneaux se perd d'une manière

(1) Ainsi, chez la plupart des Insectes, le deuxième et le troisième anneau du thorax, parfaitement distincts et mobiles l'un sur l'autre chez la larve, sont soudés entre eux, et semblent ne constituer qu'un seul tronçon chez l'Animal à l'état parfait.

Les Crustacés nous fourniront beaucoup d'exemples de cette soudure ou

plus complète ; par suite de la fusion primordiale de leurs éléments organiques, deux ou plusieurs de ces segments de la portion centrale du squelette extérieur ne sont représentés que par une pièce annulaire unique dont la division virtuelle n'est indiquée que par le nombre des appendices qui en naissent.

L'avortement ou la non-apparition de certains anneaux peut aussi déterminer des variations considérables dans la conformation générale du squelette extérieur, et il est à noter que cet arrêt de développement ne frappe pas indifféremment tous les anneaux, mais atteint de préférence certains d'entre eux, dont la position est déterminée pour chaque classe d'Animaux et se relie au mode de développement de l'embryon, comme nous le verrons bientôt.

Par suite de cette tendance au groupement de certains anneaux entre eux et de diverses modifications correspondantes dans le mode de conformation des appendices, le corps des Animaux articulés se trouve divisé en deux ou trois régions plus ou moins distinctes entre elles. Chez les Insectes, par exemple, il en existe trois : la première constitue la *tête* de ces Animaux ; la seconde est désignée sous le nom de *thorax*, et la dernière forme l'*abdomen*. Une disposition semblable existe

même d'une fusion consécutive de zoonites primitivement indépendants.

Les Araignées nous offrent aussi des preuves de l'existence de cette cause de modification dans le mode de conformation du squelette tégumentaire. Ainsi chez les *Pholcus opilionoides*, dont l'œuf se prête très-bien aux observations embryologiques et a été étudié avec beaucoup de soin par Claparède, pendant la première période du développement, on aperçoit des segments sternaux parfaitement distincts (ou protozonites) dans la région buccale et thoracique du corps, puis dans la région abdominale ; mais par les progrès du développement ils se confondent complétement (*a*).

(*a*) Claparède, *Rech. sur l'évolution des Araignées* (*Mém. de la Soc. des arts et sciences d'Utrecht*, 1862).

chez la plupart des Crustacés; mais, chez les Myriapodes, la tête seulement se distingue du reste du corps, et il n'y a rien qui indique la division de celui-ci en un thorax et un abdomen. Enfin, chez les Arachnides, où il n'y a aussi que deux régions, c'est au contraire l'abdomen qui est distinct du thorax, et celui-ci est confondu avec la tête, et par conséquent le corps se compose d'un céphalothorax et d'un abdomen.

Mode de développement du squelette tégumentaire.

§ 16. — Ainsi que je l'ai déjà dit, la division du squelette tégumentaire des Animaux annelés en une série longitudinale de tronçons ou anneaux, correspond à des répétitions analogues dans les parties constitutives de l'appareil musculaire et du système nerveux. Elle imprime à tout l'organisme de ces êtres un caractère particulier des plus remarquables, et son importance zoologique se révèle aussi par la promptitude avec laquelle elle se manifeste chez l'embryon en voie de formation. Effectivement, dès que les premiers linéaments de l'organisme futur du jeune Animal commencent à se dessiner dans l'intérieur de l'œuf chez l'Insecte, le Myriapode, l'Arachnide et le Crustacé, aussi bien que chez l'Annélide, la portion du blastoderme qui va devenir la partie sternale du corps présente des indices de segmentations transversales disposées en série longitudinale.

Chez les Annélides, la formation de ces zoonites a lieu successivement d'avant en arrière : l'anneau protocéphalique et l'anneau anal se constituent les premiers, puis les anneaux intermédiaires, suivant l'ordre de position qu'ils doivent occuper; chaque nouveau tronçon s'intercale pour ainsi dire entre le dernier anneau ou l'anneau anal et le pénultième anneau précédemment développé (1). Le corps s'allonge donc pro-

(1) Le zoonite le plus jeune semble produire par une sorte de bourgeonnement le zoonite nouveau, qui se place ainsi entre lui et l'anneau anal; de même que dans la multiplication de ces Animaux par fissiparité, les jeunes individus se développent en arrière de leurs aînés. (Voyez tome VIII, p. 312.)

gressivement par son extrémité postérieure, et l'anneau anal se trouve ainsi poussé de plus en plus loin de l'anneau céphalique (1).

Chez les Animaux articulés, la production des divers anneaux du corps s'effectue aussi, le plus ordinairement, d'une manière successive, mais la région où cette multiplication s'opère n'est pas toujours la même, et souvent les nouveaux zoonites apparaissent par groupes au lieu de naître un à un.

Ainsi, chez les Myriapodes de la famille des Iules, le corps ne se compose d'abord que d'un très-petit nombre d'anneaux, et à chaque mue on voit apparaître un groupe de zoonites nouveaux entre le tronçon anal et les parties précédemment formées. Chez l'Iule terrestre, ces groupes sont de six ; chez les Blaniules, ils sont de quatre, et chez les Polydesmes ils paraissent être de deux seulement (2). Chez d'autres Animaux de la même classe, ce phénomène organogénique n'est pas limité à l'extrémité subterminale du corps, et le développement d'un anneau nouveau a lieu entre chacun des anneaux précédemment constitués et celui qui se trouve placé au devant de lui (3).

Dans la classe des Crustacés, on trouve des exemples de la formation d'anneaux par groupes successifs et du développe-

(1) Pour plus de détails à ce sujet, je renverrai à un mémoire spécial que j'ai publié, il y a environ vingt-cinq ans, sur l'embryologie de ces Animaux (*a*).

(2) Chacune de ces périodes correspond à l'une des mues du jeune Animal, et le groupe de six zonites ainsi développés paraît résulter du dédoublement d'un tronçon de nouvelle formation né en avant de l'anneau anal (*b*).

(3) M. Gervais a observé ce mode de développement chez les Lithobies (*c*).

(*a*) Milne Edwards, *Observ. sur le développement des Annélides* (*Ann. des sciences nat.*, 3e série, 1845, t. III, p. 145).

(*b*) Newport, *On the Organs of Reproduction and the Development of* Myriapoda (*Philos. Trans.*, 1841, p. 130, pl. 4).

(*c*) Gervais, *Études pour servir à l'histoire naturelle des Myriapodes* (*Ann. des sciences nat.*, 2e série, 1837, t. VII, p. 58, pl. 4 B, fig. 1 *e*).

ment ultérieur de chacun de ces groupes par la naissance de nouveaux zoonites à l'une de leurs extrémités (1).

Chez les Insectes, au contraire, tous les anneaux paraissent se constituer simultanément; mais, ainsi que nous le verrons bientôt, leur développement se fait d'une manière très-inégale.

Les appendices, ou membres, naissent sous la forme de simples tubercules, et dans le principe ils se ressemblent tous; mais en se développant ils se diversifient, comme nous le verrons bientôt. Ils suivent dans leur ordre d'apparition des règles analogues à celles qui président à l'apparition des anneaux.

Ces aperçus généraux me semblent devoir suffire pour donner une idée exacte du plan commun d'après lequel est constitué le squelette tégumentaire chez tous les Animaux articulés, et dans la prochaine Leçon je passerai à l'étude de cet appareil dans chacune des classes de ce grand groupe zoologique considéré en particulier.

(1) Ainsi, chez l'embryon de l'Écrevisse, les premières traces de l'annelation se montrent d'abord dans la région céphalique, puis dans la région thoracique, et en dernier lieu dans la région abdominale (*a*). La multiplication successive des anneaux est particulièrement remarquable chez les jeunes *Apus* (*b*). Chez les Phyllosomes (*c*), ou larves de la Langouste, l'abdomen ne se développe aussi que fort tardivement.

(*a*) Rathke, *Recherches sur le développement de l'Écrevisse* (*Ann. des sciences nat.*, 1re série, 1830, t. XX, pl. 7, fig. 3-12).
— Lereboullet, *Recherches d'embryologie comparée*, pl. 5, fig. 40-47 (*Mém. de l'Acad. des sciences*, *Sav. étrang.*, 1862, t. XVII).

(*b*) Zaddach, *De apodi Cancriformis anatome et historia evolutionis*, pl. 4, fig. 3-14.

(*c*) Voyez l'*Atlas du Règne animal*, CRUSTACÉS, pl. 37, fig. 5.

QUATRE-VINGT-HUITIÈME LEÇON.

Squelette tégumentaire des Crustacés, — des Myriapodes, — des Arachnides, — des Insectes.

Squelette tégumentaire des Crustacés.

§ 1. — La classe des CRUSTACÉS est particulièrement favorable pour l'étude du squelette tégumentaire des Animaux articulés (1), et, afin de faciliter le groupement des faits dont nous aurons à tenir compte en y procédant, il me paraît utile d'indiquer d'abord les caractères principaux du type idéal commun qui semble avoir servi à la structure de tous ces êtres, mais qui se trouve toujours modifié plus ou moins profondément dans quelques-unes de ses parties, et se prête ainsi à des combinaisons organiques très-variées.

Ce plan typique suppose l'existence de vingt et un anneaux munis chacun d'une paire d'appendices, à l'exception du dernier de ces zoonites du corps, qui porte l'ouverture anale et qui est toujours apode. Tous ces anneaux peuvent être mobiles les uns sur les autres, mais dans presque tous les cas plusieurs d'entre eux sont plus ou moins complétement confondus en un seul tronçon.

Les Squilles sont, de tous les Crustacés connus, ceux qui réalisent de la manière la plus complète ce type idéal. On y

(1) Le cadre de ces Leçons ne me permet pas de m'étendre beaucoup sur le mode de conformation du squelette extérieur des Crustacés, et, pour plus de détails à ce sujet, je renverrai à d'autres écrits où j'en ai traité longuement (*a*).

(*a*) Milne Edwards, *Histoire naturelle des Crustacés*, t. I, p. 13 et suiv. — *Observations sur le squelette tégumentaire des Crustacés Décapodes et sur la morphologie de ces Animaux* (*Ann. des sciences nat.*, 2e série, 1851, t. XVI, p. 221).

reconnaît facilement l'existence de vingt et un anneaux, qui presque tous sont parfaitement distincts entre eux et mobiles les uns sur les autres. Le premier de ces zoonites porte les yeux, et a reçu pour cette raison le nom d'*anneau ophthalmique*. Le second anneau de la tête, appelé *anneau antennulaire*, parce qu'il donne insertion aux antennules ou antennes de la première paire, est également bien caractérisé. Le troisième tronçon de la tête, ou anneau antennaire, acquiert un très-grand développement, et sa portion tergale chevauche en arrière sur les quatre anneaux suivants, de façon à les cacher plus ou moins complétement en dessus. Ces derniers portent les appendices buccaux et les pattes-mâchoires, et ne sont bien distincts entre eux que du côté sternal; enfin la portion moyenne et postérieure du corps se compose d'une série de onze anneaux complets qui se ressemblent beaucoup entre eux, mais se divisent en deux groupes : les quatre premiers appartiennent au thorax et donnent insertion à des pattes ambulatoires ou préhensiles, tandis que les sept derniers constituent l'abdomen (1).

Le nombre typique que je viens d'indiquer, savoir, vingt et un anneaux, n'est que très-rarement dépassé, et les exceptions de cet ordre ne se rencontrent que chez quelques Crustacés inférieurs, tels que les *Apus* et les Limnadies (2); mais chez beaucoup d'Animaux de la même classe, le nombre des tron-

(1) On trouve des figures de ces parties dans mon *Histoire des Crustacés* (tome I, pl. 1, fig. 1, et pl. 2, fig. 1-8).

(2) Chez l'*Apus*, indépendamment de la tête qui représente évidemment plusieurs zoonites confondus entre eux, il y a une série d'anneaux mobiles qui, au moment de l'éclosion, ne sont qu'au nombre de huit, mais qui se multiplient rapidement et finissent par être au nombre de trente-cinq (a).

Chez les Limnadies vingt à trente zoonites sont situés à la suite des parties

(a) Schæffer, *Der krebsartige Kiefenfuss*, 1756.
— Zaddach, *De apodi Cancriformis anatome et historia evolutionis*. Bonnæ, 1841.

çons mobiles dont le corps se compose est moindre (1), et cette modification dépend tantôt de l'avortement ou de la non-formation d'un ou de plusieurs zoonites, d'autres fois de la soudure consécutive de certains anneaux entre eux, ou de la fusion primordiale des parties correspondantes à ces zoonites. Ainsi, chez la plupart des Édriophthalmes, les quatorze anneaux de la portion postcéphalique du corps sont bien développés, mobiles et conformés à peu près de la même manière : sept d'entre eux constituent le thorax (2), et les sept autres forment l'abdomen (3) ; mais les zoonites de la tête ne sont

constitutives de la tête (*a*), et chez les Branchipes le nombre de ces segments est presque aussi considérable (*b*).

(1) C'est chez les Cypris (*c*) que le nombre des zoonites paraît être réduit à son minimum.

(2) Les sept anneaux thoraciques sont bien développés et mobiles les uns sur les autres chez la plupart des Amphipodes, tels que les Crevettes proprement dites, ou *Gammarus* (*d*), ou les Talitres (*e*), et chez les Idotées (*f*), les Anilocres, etc., dans l'ordre des Isopodes. Chez quelques Crustacés de cette division naturelle, le nombre des anneaux du thorax est réduit à six ou même à cinq, soit chez les jeunes individus seulement, soit chez les adultes. Ainsi, chez les Cymothoés et les Anilocres, le septième anneau thoracique, ainsi que la paire de pattes correspondante, ne se développent qu'après l'éclosion (*g*). Il en est de même pour les Cloportes (*h*). Chez les Amphipodes, il y a en général sept anneaux abdominaux, mais chez les Isopodes le sixième anneau est en général confondu avec le septième, qui ne porte jamais d'appendices (*i*).

(3) Chez les Ourozeuctes à l'état de larves, les sept anneaux de l'abdomen sont bien développés et mobiles les uns sur les autres, tandis que chez les adultes ils sont tous réunis en une seule pièce, et ne se distinguent entre eux que par des sillons transversaux incomplets (*j*).

Chez les Aselles (*k*) et les *Jæra* (*l*),

(*a*) Voyez l'*Atlas du Règne animal* de Cuvier, CRUSTACÉS, pl. 74, fig. 1.

(*b*) Idem, *ibid.*, pl. 74, fig. 2.

(*c*) Straus, *Mém. sur les Cypris* (*Mém. du Muséum*, t. VII. pl. 1, fig. 4).

(*d*) Voyez l'*Atlas du Règne animal* de Cuvier, CRUSTACÉS, pl. 60, fig. 1, etc.

(*e*) *Ibid.*, pl. 59, fig. 1.

(*f*) *Ibid.*, pl. 69, fig. 1.

(*g*) Exemple : l'Æga ; voyez l'*Atlas du Règne animal*, pl. 67, fig. 1.

(*h*) De Geer, *Mém. pour servir à l'hist. des Insectes*, 1778, t. VII, p. 551.

(*i*) Milne Edwards, *Observ. sur les changements de forme que divers Crustacés éprouvent dans le jeune âge* (*Ann. des sciences nat.*, 2e série, 1835, t. III, p. 321, pl. 14, fig. 3 et 6).

(*j*) Milne Edwards, *Note sur l'Ourozeucte* (*Ann. des sciences nat.*, 2e série, 1840, t. XIV, p. 162, pl. 3 *c*, fig.)

(*k*) Voyez l'*Atlas du Règne animal* de Cuvier, CRUST., pl. 70 *bis*, fig. 1.

(*l*) Idem, *ibid.*, pl. 70, fig. 1.

représentés que par un seul tronçon, et l'on serait porté à considérer celle-ci comme étant un anneau unique, si l'on n'avait égard au nombre de paires d'appendices qui en dépendent.

Il est aussi à noter que chez certains Crustacés de ce groupe plusieurs anneaux de l'abdomen, bien distincts dans le jeune âge, se réunissent et se confondent plus ou moins complétement entre eux par les progrès du développement, ainsi que cela se voit chez les Isopodes de la famille des Cymothoadiens (1), ou manquent complétement, comme cela a lieu chez les Læmodipodes (2).

La fusion des parties constitutives du squelette tégumentaire est portée à son plus haut degré chez les Limules, Animaux que l'on range généralement dans la classe des Crustacés, mais qui sont constitués d'après un type particulier, et qui, sous beaucoup de rapports, se rapprochent des Arachnides. Là le corps tout entier ne se compose que de trois tronçons mobiles, dont le premier représente la totalité des zoonites céphalothoraciques; le second est formé par les premiers zoonites abdominaux, et le dernier, simple et styliforme, correspond à l'anneau anal (3).

l'abdomen, quoique pourvu du nombre ordinaire d'appendices, ne se compose aussi que d'une seule pièce; mais je n'ai pas eu l'occasion de déterminer si cette disposition résulte de la soudure consécutive des sept anneaux de l'abdomen ou de la fusion primordiale des parties qui les représentent. Chez les Idotées, plusieurs anneaux de l'abdomen sont soudés sur le dos et libres seulement sur les côtés (a).

(1) Chez ces Crustacés, l'abdomen n'est représenté que par un tubercule composé des deux articles rudimentaires, comme cela se voit chez les Chevrolles (b), ou même d'une seule pièce, comme chez les Cyames (c).

(2) Le bouclier céphalothoracique des Limules est très-grand et porte en dessous les pieds-mâchoires; le bouclier thoracique est moins développé et donne insertion aux pattes branchi-

(a) Milne Edwards, *Hist. nat. des Crustacés*, t. III, p. 127, pl. 1, fig. 4.
(b) Idem, *Atlas du Règne animal* de Cuvier, CRUSTACÉS, pl. 63, fig. 1 i.
(c) Idem, *ibid.*, pl. 63, fig. 3.

Chez les Crustacés Décapodes, la consolidation de la charpente tégumentaire est portée aussi fort loin, et coïncide avec des complications de structure qu'on ne rencontre pas ailleurs chez les Animaux articulés. Lorsque cette charpente commence à se constituer chez l'embryon, elle est représentée par la série normale de segments dont l'arceau sternal se développe d'abord; mais, par les progrès du travail organogénique, tous ou presque tous les anneaux de la tête et du thorax se soudent entre eux (1) et se trouvent cachés, du côté dorsal, par l'extension excessive des pièces tergales d'un ou de deux de ces zonites qui constituent en dessus un grand bouclier appelé *carapace*. Chez les Écrevisses et les autres Macroures, les sept anneaux de l'abdomen sont tous très-développés et mobiles les uns sur les autres; mais chez les Brachyures, les Crabes, par exemple, ces segments sont fort réduits, et souvent plusieurs d'entre eux se soudent ensemble, particulièrement chez les mâles (2). Chez

fères (*a*). Le stylet caudal porte l'anus à sa base et ne se développe que tardivement, car chez des larves dont la forme générale ne diffère que peu de celle des individus adultes, on n'en aperçoit aucune trace (*b*). Il est aussi à noter que chez l'embryon tous les anneaux thoraciques sont distincts entre eux (*c*).

(1) Chez quelques Décapodes cette soudure ne s'étend pas à la partie postérieure du thorax, et il existe là un ou plusieurs anneaux mobiles: par exemple, chez les Écrevisses, les Galatées, les Pagures et les Lithodes (*d*). Chez les *Birgus* cette indépendance des anneaux thoraciques postérieurs est portée encore plus loin (*e*).

(2) Ainsi, chez les Matutes, les sept segments de l'abdomen sont libres chez la femelle, tandis que chez le mâle les troisième, quatrième et cinquième segments sont soudés entre eux (*f*). Il en est de même chez le Tourteau (*g*), etc.

(*a*) Voyez Van der Höven, *Recherches sur l'histoire naturelle et l'anatomie des Limules*, pl. 1, fig. 1 et 2).

(*b*) Milne Edwards, *Atlas du Règne animal*, Crust., pl. 76, fig. 1 *i*.

(*c*) Packard, *The development of* Limulus Polyphemus (*Mem. of the Boston nat. Hist. Soc.*, c. 2, pl. 5, fig. 24).

(*d*) Milne Edwards, *Observ. sur le squelette tégumentaire des Crustacés* (*Ann. des sciences nat.*, 3e série, t. XVI, pl. 9, fig. 1).

(*e*) Idem, *Atlas du Règne animal* de Cuvier, Crust., pl. 43, fig. 1 *f*.

(*f*) *Ibid.*, pl. 7, fig. 1 *l* et 1 *m*.

(*g*) *Ibid.*, pl. 11, 1 *c*.

quelques Décapodes connus sous les noms de Pagure ou de Bernard-l'ermite, cette région du corps, quoique présentant des dimensions considérables, n'est que très-imparfaitement cuirassée, et la peau qui la revêt n'est garnie que d'un petit nombre de pièces solides espacées de loin en loin et représentant des portions d'anneaux (1). Dans la région céphalothoracique, la composition segmentaire du squelette tégumentaire est en général indiquée seulement par des lignes de soudure correspondantes aux points de rencontre des pièces sternales des divers anneaux; mais il est presque toujours facile de la mettre encore mieux en évidence en attaquant le tissu constitutif de cette portion de l'enveloppe solide par l'acide chlorhydrique faible, car on parvient ainsi à dissocier beaucoup des pièces dont je viens de parler. Chez les Brachyures, elles sont très-larges, et, par leur réunion, elles forment à la face inférieure du thorax, entre les deux rangées de pattes, une espèce de bouclier sternal appelé *plastron*. Les parties latérales des anneaux thoraciques formées par les épimères, sont également très-bien développées et unies entre elles de façon à représenter sur chaque côté du corps, au-dessus de l'insertion des pattes, une sorte de muraille ou de parapet, mais elles ne sont pas visibles au dehors et ne sont pas réunies entre elles supérieurement, car sur presque tous ces anneaux les tergites manquent (2). Pour l'un des anneaux de la tête, il en est autre-

(1) Les deux derniers anneaux de l'abdomen, quoique très-réduits, sont constitués d'une manière normale, mais les autres sont rudimentaires, et en général ne donnent naissance à des appendices que d'un côté du corps (*a*).

(2) L'espace compris entre les flancs ainsi formés et les parties latérales de la carapace qui les reçoivent, en dessus et en dehors, constitue, comme nous l'avons déjà vu, les chambres respiratoires où se logent les branchies (*b*). Chez les Macroures, cette muraille épimérienne s'élève presque verticale-

(*a*) Voyez l'*Atlas du Règne animal* de Cuvier, CRUST, pl. 44, fig. 1 et 2.

(*b*) Voyez tome II, page 132.

Carapace. ment ; l'arceau dorsal prend au contraire un développement énorme, et, débordant en avant, aussi bien qu'en arrière et sur les côtés, les zoonites adjacents, constitue un grand bouclier dorsal ou carapace qui les cache et transforme en dessus la totalité de la région céphalothoracique de l'animal en un tronçon unique. Ce bouclier dorsal se compose de trois pièces principales. L'une de celles-ci est médiane et antérieure : chez les Brachyures, elle occupe toute la partie supérieure du thorax, mais chez les Macroures elle ne s'étend guère au delà de la région stomacale. Les autres sont latérales : chez les Brachyures, elles sont séparées entre elles dans toute leur longueur par la pièce médio-dorsale dont je viens de parler, et n'occupent que les régions situées de chaque côté de la ligne d'insertion des appendices buccaux et des pattes thoraciques ; mais chez les Macroures elles se développent davantage, et se rencontrent sur la ligne médiane du dos, à quelque distance en arrière de la région stomacale, et forment ainsi à elles seules la majeure partie de cet organe protecteur (1).

Les Décapodes ne sont pas les seuls Crustacés chez lesquels il existe une carapace de ce genre, mais d'ordinaire ce bouclier est moins développé (2), et quelquefois il s'étend au-dessus

ment au-dessus de la base des pattes, jusqu'à la rencontre avec la partie dorsale de la carapace ; chez les Brachyures, au contraire, elle s'incline obliquement en dedans et affecte de chaque côté du thorax la forme d'une voûte (a).

(1) Des considérations qu'il serait trop long d'indiquer ici me portent à regarder la carapace des Décapodes comme dépendante de deux anneaux céphaliques, l'anneau antérieur et l'anneau mandibulaire, dont elle représenterait, soit les tergites, soit les épimérites. Pour plus de détails à ce sujet, je renverrai à un travail spécial publié il y a vingt ans (b).

(2) Chez les Squilles, par exemple, la carapace laisse complétement à découvert les quatre derniers anneaux thoraciques (c).

(a) Milne Edwards, *Hist. nat. des Crustacés*, t. I, pl. 2, fig. 11 ; pl. 3, fig. 3.

(b) Idem, *Observ. sur le Squelette tégumentaire des Crustacés Décapodes* (*Ann. des sciences nat.*, 3e série, 1851, t. XVI, p. 229 et suiv., pl. 5).

(c) Voyez l'*Atlas du Règne animal*, Crust., pl. 55, fig. 1.

des anneaux postcéphaliques sans s'y unir, de façon que ceux-ci sont complets et libres au-dessous de lui (1). Il est aussi à noter que chez quelques Animaux de cette classe la carapace affecte la forme d'une coquille bivalve, disposition qui dépend de l'absence de la pièce tergale qui en constitue d'ordinaire la portion moyenne, et du grand développement des deux pièces latérales ou épimériennes qui se rencontrent sur le dos et s'y articulent entre elles de façon à pouvoir jouer sur cette jointure comme les battants d'une porte sur ses gonds (2).

Cirripèdes.

Chez les Cirripèdes, la portion du système tégumentaire correspondant à la carapace des autres Crustacés subit, par les progrès du développement, des modifications très-remarquables (3). Dans le jeune âge, lorsque ces Animaux sont encore à l'état de larves errantes, la conformation de leur charpente extérieure ne présente aucune particularité impor-

(1) Cette disposition existe chez les *Apus* (*a*) et chez les Nébalies (*b*).

(2) Chez l'Animal adulte, cette carapace bivalve n'adhère au corps que par une sorte de pédoncule en continuité avec le grand tronçon postcéphalique, situé en arrière des mandibules et portant les mâchoires ; mais elle s'étend aussi bien en avant qu'en arrière, de façon à cacher la totalité de la tête et de la région thoracico-abdominale (*c*). Son développement n'a lieu que très-tardivement, et elle se montre d'abord sous la forme de deux petits lobes situés sur le côté de l'arceau dorsal du segment postcéphalique placé en arrière des mandibules (*d*). Bientôt ces lobes, en se développant, se confondent sur la ligne médiane du dos, et ils s'étendent au-dessus du thorax et de l'abdomen à mesure que les anneaux constitutifs de ces parties se multiplient. Pendant un certain temps la carapace laisse à découvert la plus grande partie de la tête du jeune animal, et celui-ci ressemble alors beaucoup aux Daphnies, chez lesquelles il y a aussi une carapace bivalve postcéphalique (*e*).

(3) Les métamorphoses des Cirripèdes, observées pour la première fois par John Vaughan Thompson en

(*a*) Schæffer, *Der krebsartige Kiefenfuss*, pl. 1, fig. 1-5.

(*b*) Milne Edwards, *Atlas du Règne animal*, Crust., pl. 72, fig. 1 *a*.

(*c*) Idem, *ibid.*, pl. 74, fig. 1 *d*.

(*d*) Lereboullet, *Observ. sur la génération et le développement de la Limnadie d'Hermann* (*Ann. des sciences nat.*, 5e série, 1866, t. V, p. 300, pl. 12, fig. 5-9).

(*e*) Exemple : *Daphnia pulex* ; voy. l'*Atlas du Règne animal*, Crust., pl. 73, fig. 2 *a*. — E. Plateau, *Recherches sur les Crustacés d'eau douce de Belgique*, 2e partie, p. 8, pl. 1, fig. 1 (*Mém. de l'Acad. de Belgique, Sav. étrang.*, t. XXXV).

tante à noter ici ; ils sont pourvus d'un grand bouclier dorsal qui dépend de la région céphalique, mais qui se prolonge en arrière au-dessus des anneaux thoraciques et abdominaux, à peu près comme le fait la carapace des *Apus* (1). Un peu plus tard cette carapace se ploie longitudinalement, de façon à prendre la forme d'une coquille bivalve comparable au test d'un

1830, et étudiées depuis par plusieurs autres naturalistes (*a*), constituent un des traits les plus remarquables de l'histoire de ces Animaux, et prouvent clairement que ce sont des Crustacés, bien que les formes qu'ils affectent à l'état adulte les aient fait ranger parmi les Mollusques par plusieurs zoologistes éminents (*b*).

(1) Dans la première période de leur existence, les jeunes Cirripèdes n'ont que peu de zoonites et ne sont pourvus que de deux paires d'antennes rudimentaires, d'un appareil buccal, et de trois paires de membres natatoires, dont la première paire paraît correspondre aux pieds-mâchoires des autres Crustacés et les deux paires suivantes aux pattes thoraciques de la première et de la deuxième paire. Dans la seconde période, la larve acquiert encore trois paires de pattes rameuses, et son abdomen paraît composé de trois anneaux rudimentaires. Enfin, lorsque les métamorphoses sont terminées, les parties de la tête correspondantes aux trois premiers zoonites céphaliques (savoir, l'anneau ophthalmique et les deux anneaux antennaires) ont complétement disparu ou se sont confondues avec celles qui constituent la portion basilaire de la loge, et le tronçon céphalique du corps appelé *prosoma* par M. Darwin représente l'anneau mandibulaire, et les trois anneaux maxillaires. Le thorax se compose généralement de six anneaux seulement ; mais chez les *Proteolepas* il y a entre le *prosoma* et le thorax des vestiges de deux autres anneaux. Le nombre total des zoonites semble alors pouvoir s'élever à 17 ; mais en général plusieurs de ces anneaux avortent. Pour plus de détails à ce sujet et sur les autres parties de l'histoire de l'appareil tégumentaire des Cirripèdes, je renverrai à la monographie de M. Darwin déjà citée (*c*).

(*a*) J. V. Thompson, *Zoological Researches*, mémoire IV, p. 59, pl. 9. — *Discovery of the Metamorphosis in the second typa of the Cirripedes, viz the Lepades* (*Philos. Trans.*, 1835, p. 355, pl. 6).

— Burmeister, *Beitr. zur Naturgesch. der Rankenfüsser*, 1834.

— Goodsir, *On the Sexes and Development of Cirripeds* (*Edinb. new Phil. Journal*, 1843, t. XXXV, p. 88).

— Spence Bate, *On the Development of* Cirripeda (*Ann. of Nat. Hist.*, 2e série, 1851, t. VIII, p. 324, pl. 6-8).

— Dana, *Crustacea*, t. II, p. 1393 (Cap. Wilkes *Exploring expedition*).

— Darwin, *A Monograph of the sub-class* Cirripeda, t. I, p. 8, et t. II, p. 102.

— Hesse, *Mém. sur les métamorphoses que subissent pendant la période embryonnaire les Anatifes appelés Scalpels obliques* (*Ann. des sciences nat.*, 4e série, 1859, t. XI, p. 160).

(*b*) Par exemple Cuvier, *Règne animal*, t. III, p. 174.

(*c*) Darwin, *Op. cit.*, p. 33 et suiv., t. II, p. 133 et suiv.

Cypris ou d'une Limnadie, et en même temps l'Animal se fixe à quelque corps étranger par sa région frontale, et s'y soude solidement à l'aide d'une matière agglutinante que des glandes particulières versent au dehors (1). Chez les Anatifes, la région frontale, fixée de la sorte, se développe énormément, et, en s'allongeant, constitue une sorte de colonne ou de gros pédoncule à l'extrémité duquel se trouve la carapace transformée en une sorte de bourse bivalve qui renferme toutes les autres parties constitutives de l'Animal, savoir, la portion principale de la tête, le tronc et les membres (2). Chez quelques Crustacés de cette famille, la portion du système tégumentaire qui forme non-seulement le pédoncule, mais aussi la portion valvaire ou capitule terminal, reste en totalité à l'état d'une membrane coriace (3); d'ordinaire, cependant, des pièces cal-

Anatifes.

(1) M. Darwin considère ces glandes comme faisant partie de l'appareil génital femelle. Leurs conduits excréteurs débouchent en dehors à la base des antennes, et elles sécrètent une matière chitineuse qui se dépose par couches et paraît être amorphe (*a*). Chez les Anatifes, il n'y en a qu'une paire, mais chez les Balanes leur nombre augmente avec les progrès de l'âge (*b*).

L'animal se fixe d'abord à l'aide d'une paire de petites ventouses situées à la base de ses antennes, appendices qui disparaissent lors de la mue suivante.

(2) L'animal est recourbé sur lui-même dans l'intérieur de la loge ainsi constituée; sa tête est dirigée vers la base ou portion adhérente de cette enveloppe, et la portion thoracique de son corps ainsi que ses pattes sont dirigées en sens inverse vers la fente comprise entre les deux valves de la carapace. Le feuillet interne du repli de la lame tégumentaire, dont le feuillet externe constitue la carapace valvaire et le pédoncule basilaire, reste mou et forme le réceptacle appelé sac, dans lequel l'animal est libre, sauf au point de jonction de sa tête avec le fond de cette espèce de bourse.

(3) Chez l'*Alepas cornuta*, le capitule est complétement dépourvu de pièces solides (*c*), et dans les autres espèces du même genre ces pièces sont rudimentaires (*d*). Elles ne se développent aussi que très-peu chez les *Otions* et les *Cineras* (*e*).

(*a*) Darwin, *Op. cit.*, t. I, p. 33 et suiv.; t. II, p. 133 et suiv.
(*b*) Voyez l'*Atlas du Règne animal*, MOLLUSQUES, pl. 137, fig 1 *a*, et pl. 138, fig. 2 *a*.
(*c*) Darwin, *Op. cit.*, pl. 3, fig. 6.
(*d*) Exemple : *Alepas parasite* ou *Anatifa univalvis*, Quoy et Gaimard (*Ann. des sciences nat.*, 1re série, 1827, t. X, pl. 7, fig. 8).
(*e*) Voyez l'*Atlas du Règne animal* de Cuvier, MOLLUSQUES, pl. 137, fig. 3 et 4.

caires conchylioïdes s'y développent en nombre considérable et forment par leur assemblage une armure testacée des plus remarquables. Chez les Anatifes proprement dits, que je choisirai comme premier exemple, on n'en compte que cinq, dont une médio-dorsale, étroite, allongée et courbe, appelée *carène*, et deux latérales, larges et presque plates (1). Chez d'autres Lépadiens, des pièces complémentaires dites *pleurales* viennent se placer de chaque côté entre ces plaques marginales et la carène dorsale; une pièce rostrale se montre à l'opposé de la carène, au point de rencontre des bords sternaux de la carapace valvaire avec le pédoncule frontal. Enfin, chez certaines espèces, la portion adjacente du pédoncule se garnit d'un ou de plusieurs verticilles de pièces accessoires ou coronales, et quelquefois même la totalité de cet organe suspenseur se trouve cuirassé de la sorte (2).

Balanes. Chez les Balanes, la région frontale du système tégumentaire se fixe de la même manière à la surface de quelque corps étranger; mais, au lieu de s'allonger en manière de pédoncule, elle

(1) M. Darwin, qui a étudié avec beaucoup de soin la morphologie des Cirripèdes, désigne sous le nom de *scutum* celle de ces deux plaques qui est située du côté du pédoncule ou région céphalique de l'animal, et il appelle *tergum* la plaque suivante, qui occupe la portion sternale et inférieure du bouclier, lorsque l'Animal est placé la tête en haut, position qu'il occupe d'ordinaire, son pédoncule étant en général attaché à la surface inférieure d'un corps flottant (a); mais il serait préférable de les désigner autrement, car les noms employés de la sorte appartiennent déjà à des parties du squelette tégumentaire des Insectes qui ne sont pas les analogues des pièces en question ici.

(2) Ce mode d'organisation se rencontre dans les genres *Polliceps* ou Pouce-pied (b) et *Scalpellum*. M. Darwin désigne les pièces coronales de la première rangée sous les noms de *subcarena*, *subrostrum*, *latus carenal*, *latus rostral* et *latus inframedian*, suivant leur position par rapport aux pièces principales.

(a) Voyez l'*Atlas du Règne animal* de Cuvier, MOLLUSQUES, p. 137, fig. 1.

(b) Exemple : *Polliceps imbricatus*; voyez l'*Atlas du Règne animal* de Cuvier, MOLLUSQUES, pl. 137, fig. 2.

s'étale en forme de plateau, et les bords de ce disque basilaire s'élèvent ensuite autour du corps de l'Animal, de façon à constituer une sorte de muraille circulaire conique, ou de coupe tubulaire dont le sommet est ouvert et occupé par des opercules représentant la portion valvaire de la carapace des Anatifes. La muraille se compose d'une série de pièces solides disposées en couronne et dont le nombre varie de quatre à huit, suivant les genres, et dont la structure est très-complexe; elles paraissent correspondre au premier verticille des pièces accessoires qui entourent le pédoncule chez les Anatifes; en général, elles s'articulent entre elles latéralement, mais chez les Coronules elles se soudent ensemble de façon à constituer un anneau complet. Les valves operculaires qui garnissent l'entrée de la coupe conique formée par cette muraille sont constituées par quatre pièces analogues à celles dont j'ai parlé précédemment sous le nom de *plaques marginales* (1).

Appareil apodémien.

§ 2. — En général, les anneaux du squelette tégumentaire des Crustacés recouvrent seulement la surface extérieure du corps et n'envoient en dedans aucun prolongement; mais, chez les Décapodes, il en est autrement : dans la région thoracique, des apodèmes lamellaires résultant de la soudure des deux feuillets d'autant de replis cutanés correspondant aux lignes de jonction des pièces fondamentales du zonite, s'enfoncent profondément entre les portions molles et constituent un système de cloisons très-compliqué. Ainsi, chez les Crabes, on trouve de chaque côté du thorax une série de lames verticales et disposées transversalement, qui s'élèvent de la face interne du plastron sternal sur les lignes de soudure de la plupart des anneaux, et qui vont à la rencontre d'autres cloisons ana-

(1) Savoir les deux scutelles et les deux tergites, suivant la nomenclature de M. Darwin.

logues naissantes de la voûte des flancs. Ces cloisons se rejoignent, se soudent ensemble dans leurs points de jonction, et constituent ainsi au-dessus de la base des pattes deux étages de grandes loges occupées par les muscles moteurs des hanches.

Chez les Brachyures, ces apodermes n'envahissent que peu la région médiane du thorax, et y laissent un grand espace vide où se loge la portion correspondante du système nerveux, ainsi que les viscères adjacents; mais, chez la plupart des Macroures, elles envoient vers la ligne médiane des branches qui se réunissent d'espace en espace de façon à constituer entre les loges latérales dont je viens de parler un système de barrages, et à limiter ainsi un canal longitudinal occupé par la portion moyenne du système ganglionnaire (1).

Système appendiculaire.

§ 3. — Chez tous les Crustacés qui réalisent de la manière la plus complète le type commun de leur classe, les membres ou appendices sont au nombre de vingt-six paires. Très-rarement il y en a davantage (2); mais chez la plupart des espèces inférieures, plusieurs manquent, et leur nombre est toujours inférieur à celui des zoonites (3). C'est communément aux

(1) La description détaillée de cette charpente intérieure nécessiterait plus d'espace que je ne puis en consacrer ici, et d'ailleurs, pour se former une idée générale de la disposition de ces apodèmes, il suffit de jeter un coup d'œil sur les figures qui les représentent, soit chez divers Brachyures (*a*), soit chez certains Macroures (*b*).

(2) Chez les Branchiopodes, ce nombre est souvent dépassé et s'élève parfois beaucoup plus haut. Ainsi, chez les *Apus* on compte soixante paires de ces appendices.

(3) Pour faciliter la comparaison des diverses parties du système appendiculaire dans les principaux types secondaires de la classe des Crustacés, je renverrai au tableau que j'ai donné de ces organes dans l'Atlas de la grande édition du *Règne animal* de Cuvier (CRUSTACÉS, pl. 4).

(*a*) Milne Edwards, *Hist. nat. des Crustacés*, t. I, pl. 1, fig. 6 et 7 ; pl. 2, fig. 9-11. — *Ann. des sciences nat.*, 3e série, t. XVI, pl. 9, fig. 8-12. — *Atlas du Règne animal*, CRUST., pl. 7, fig. 1 *k* ; pl. 17, pl. 22, pl. 41, etc.

(*b*) Milne Edwards, *Op. cit.* (*Ann. des sciences nat.*, 3e série, t. XVI, pl. 9, fig. 1-7).

extrémités de la série que ces défauts de développement ont lieu ; cependant il y a parfois des hiatus, et les termes absents correspondent d'ordinaire aux premiers ou aux derniers zoonites des groupes secondaires dont j'ai déjà eu l'occasion de parler (1). Chez les Décapodes et les Stomapodes, il y a presque toujours vingt paires de membres, et lorsque le nombre en est moindre, ainsi que cela se voit chez les Brachyures, ce sont les derniers anneaux abdominaux qui sont apodes. Chez les Édriophthalmes, il n'y a jamais plus de dix-neuf paires d'appendices, et la paire qui leur manque toujours occupe chez les Décapodes l'extrémité antérieure de la série. Enfin, chez les Entomostracés, la série se raccourcit davantage, et ce sont les membres les plus voisins de la bouche qui persistent le plus.

Ce sont aussi ces derniers appendices qui chez l'embryon sont les premiers à se montrer. Chez l'Écrevisse, par exemple, les tubercules destinés à devenir les mandibules et constituant le quatrième terme de la série normale, apparaissent d'abord et sont bientôt suivis des autres appendices céphaliques qui naissent les uns au devant, les autres en arrière de ces organes ; puis se montrent les membres thoraciques, et c'est en dernier lieu que se constituent les membres de la région abdominale (2).

Dans le principe, chacun de ces membres ne consiste qu'en un simple tubercule qui s'allonge et d'ordinaire se fractionne de façon à se subdiviser en une série d'articles placés bout à bout ; mais, en se développant, ces appendices tendent à se dédoubler à partir du premier ou du second article, et à devenir trifides. Leur branche interne est la plus importante et elle est souvent la seule qui se développe ; enfin, la branche externe est toujours une partie accessoire.

(1) Voyez ci-dessus, page 202.
(2) Voyez ci-dessus, page 205.

L'emploi organogénique et le mode de conformation des membres considérés dans leur ensemble ou dans chacune de leurs branches isolément, varient suivant les parties du corps dont ces appendices dépendent et suivant les espèces auxquelles ils appartiennent (1). Ceux du premier zonite céphalique sont toujours simples et servent uniquement à former les tiges oculifères dont nous aurons à nous occuper en traitant des organes de la vision. Les appendices des deux zonites suivants constituent les organes désignés sous le nom d'*antennes*. Les membres dépendant du quatrième zonite constituent les mandibules, et ceux des trois derniers segments céphaliques complètent l'appareil buccal tel qu'il existe chez les Édriophthalmes et beaucoup d'autres Crustacés inférieurs. Les sept paires de membres thoraciques sont principalement employées à constituer les pattes chez les Crustacés, où le nombre de ces organes s'élève à quatorze ; mais, ainsi que nous l'avons déjà vu (2) chez les Crabes, les Écrevisses et les autres Décapodes, ceux dépendants des deux premiers zonites du thorax sont détournés de leur destination ordinaire pour être attribués à l'appareil buccal, et constituent les pattes-mâchoires de la seconde et de la troisième paire, ce qui réduit à cinq le nombre des membres thoraciques affectés au service de la locomotion et de la préhension. Enfin, les six paires d'appendices abdominaux sont conformés de façon à servir comme rames natatoires, comme suspenseurs des œufs ou comme instruments de copulation (3). Nous avons vu également que chez d'autres Crustacés tous les membres postcéphaliques peuvent être similaires entre eux et disposés de façon à remplir à la fois

(1) Pour la comparaison de ces appendices chez divers Crustacés, on peut consulter principalement les figures que j'en ai données dans l'*Atlas du Règne animal* de Cuvier (CRUSTACÉS, pl. 4.)

(2) Tome V, page 488.

(3) Voyez tome IX, page 256.

les fonctions de nageoires et de branchies (1). Nous avons déjà eu l'occasion d'étudier la structure de quelques-uns des organes constitués de la sorte, et bientôt j'aurai à traiter des autres ; je ne m'y arrêterai donc pas davantage en ce moment, et je me bornerai à ajouter quelques remarques relatives à la constitution générale des membres et à la conformation particulière des appendices thoraciques ou abdominaux qui entrent dans la composition de l'appareil locomoteur.

Pattes.

Toutes les fois que ces appendices affectent la forme typique et sont développés d'une manière complète, la charpente solide de leur branche principale ou tige constitue un levier articulé tubulaire dont la base s'insère entre le bord externe de l'arceau sternal de l'anneau correspondant et l'épimérite dépendant du même anneau, et dont l'extrémité opposée est libre. Les tronçons ou articles qui forment ce levier sont placés bout à bout, réunis par des portions intermédiaires de la peau restées flexibles et articulées entre elles par deux points opposés de leurs bords, disposés en manière de charnière. Ces articles sont au nombre de sept et on les désigne communément sous les noms de *coxopodite*, ou hanche ; de *basipodite*, ou trochanter supérieur ; d'*ischiopodite*, ou second trochanter ; de *méropodites*, ou cuisses ; de *carpopodite*, ou genou ; de *propodite*, ou jambe, et de *dactylopodite*, ou tarse (2).

(1) Voyez tome II, page 119.

(2) Dans le système de nomenclature que j'ai employé pour l'étude morphologique du squelette tégumentaire des Crustacés, chaque partie est désignée par un nom composé dont le premier membre désigne sa position sériale, et le second membre indique le genre d'appendice dont l'article en question dépend. Ainsi, lorsque l'appendice, au lieu d'être une patte, comme ceux dont je viens de parler, est une mâchoire, son premier article est appelé *coxognathite*, son second article, *basignathite*, et ainsi de suite. Quand il s'agit des antennes, les pièces correspondantes sont appelées *coxocérite*, *basicérite*, etc. (*a*). Cela permet d'introduire plus de précision dans la com-

(*a*) Milne Edwards, *Op. cit.* (*Ann. des sciences nat.*, 3e série, 1851, t. XVI, p. 221).

Quelquefois l'un de ces articles se fractionne et se trouve représenté par deux ou plusieurs tronçons placés bout à bout (1), et lorsque ce genre de modification est porté très-loin ou affecte plusieurs articles, la portion du membre ainsi conformé devient un appendice multiarticulé, ainsi que cela se voit d'ordinaire pour le filet terminal des antennes.

Chez les Crabes, ainsi que chez beaucoup d'autres Crustacés Décapodes, les pattes thoraciques ne consistent qu'en la tige ou branche interne dont je viens de parler ; mais chez quelques Animaux du même ordre, on voit naître de l'extrémité de l'article basilaire de ces membres une branche accessoire qui tantôt reste à l'état rudimentaire, et d'autres fois s'allonge beaucoup et devient multiarticulée (2). Elle correspond à l'appendice dont j'ai parlé sous le nom de *palpe* en traitant des pattes-mâchoires des Crustacés en général (3).

Les pattes thoraciques sont communément garnies d'une branche accessoire analogue chez les Amphipodes et les Isopodes femelles, où ces appendices se replient en dedans sous le thorax et servent à la fixation des œufs (4), et il est aussi à noter que chez les Squilles elles sont représentées par

paraison entre parties homologues; mais l'emploi de ces termes n'est que rarement utile dans les études générales de l'ordre de celles qui forment le sujet de ces Leçons.

(1) Les pattes thoraciques de la seconde paire chez le *Nika edulis* présentent ce mode d'organisation, leur carpopodite étant représenté par une série nombreuse de petits articles (*a*).

(2) Chez les Pénées, la petite branche accessoire est simple et lamelliforme (*b*), mais chez les *Mysis* elle s'allonge beaucoup (*c*) et ressemble tout à fait au palpe des pattes-mâchoires. Ces branches accessoires sont aussi très-développées chez les Phyllosomes (*d*), qui sont les larves de la Langouste ; mais on ne les retrouve plus chez l'Animal adulte.

(3) Voyez tome V, page 482.

(4) Voyez tome IX, page 259.

(*a*) Voyez l'*Atlas du Règne animal*, CRUSTACÉS, pl. 52, fig. 1 *d*.
(*b*) *Op. cit.*, CRUSTACÉS, pl. 50, fig. 1 *f*.
(*c*) *Op. cit.*, CRUSTACÉS, pl. 54 *bis*, fig. 3, etc.
(*d*) *Op. cit.*, CRUSTACÉS, pl. 57, fig. 1.

de petites baguettes qui naissent non du coxopodite, mais de l'extrémité du méropodite. Enfin, chez les Cyclopes et les autres Copépodes, les pattes thoraciques sont biramées de la même manière, mais leur branche interne est fort réduite. Chez les Cirripèdes, au contraire, les deux branches s'allongent davantage, deviennent multiarticulées et constituent les organes désignés communément sous le nom de *cirres* (1).

Dans la région abdominale du corps, chez la plupart des Crustacés, les membres appelés communément des *fausses pattes* par les entomologistes, présentent ces deux branches insérées à l'extrémité d'un article pédonculaire commun et développées à peu près de même. Ce sont aussi ces deux branches qui, modifiées d'une autre façon, forment avec l'anneau anal l'espèce d'éventail caudal des Écrevisses et des autres Décapodes Macroures.

La troisième branche, ou branche externe, manque plus fréquemment; elle existe aux pattes-mâchoires des Crabes, où elle forme l'organe dont j'ai eu l'occasion de parler précédemment sous le nom d'*appendice flabelliforme* (2), et elle paraît constituer chez les Écrevisses, les Homards, etc., l'ap-

(1) Chez les Anatifes et les Balanes, on compte six paires de ces pattes biramées transformées en appendices antenniformes ou cirres (*a*).

Dans un genre très-singulier de Cirripèdes décrit par M. Hancock sous le nom d'*Alcippe*, les anneaux thoraciques, qui d'ordinaire donnent naissance aux cirres des deuxième, troisième et quatrième paires, sont apodes; les appendices correspondants aux cirres des cinquième et sixième paires sont conformés en manière de mâchoires; enfin, les appendices cirriformes, au nombre de trois paires, qui occupent la partie subterminale du corps, paraissent appartenir aux anneaux abdominaux (*b*).

(2) Voyez tome II, page 137, note 2.

(*a*) *Op. cit.*, MOLLUSQUES, pl. 137 et 138.

(*b*) Hancock, *On a burrowing Barnacle* (*Ann. of Nat. Hist.*, 2ᵉ série, 1849, t. IV, p. 305). — Dana, *Op. cit.*, t. II, p. 527, pl. 22 et 23.

pendice lamelleux qu'on voit s'élever de la base de la plupart des pattes thoraciques dans l'intérieur de la chambre respiratoire, entre les divers faisceaux de branchies. Chez les Amphipodes, elle est vésiculaire, et constitue la feuille branchiale qui se trouve cachée sous le sternum et fixée à la base de la plupart des pattes thoraciques (1). Quelquefois ces appendices vésiculaires sont les seules parties qui représentent les membres sur certains anneaux du thorax, tandis que les membres dépendants des anneaux adjacents sont pourvus d'une branche interne développée comme d'ordinaire sous la forme d'une longue patte ambulatoire (2).

J'ajouterai que les trois filets terminaux des antennes de la première paire, chez les Palémons, sont évidemment les analogues des trois branches dont je viens d'indiquer l'existence dans la composition des pattes et des pattes-mâchoires.

Squelette tégumentaire des Myriapodes.

§ 4. — Dans la classe des MYRIAPODES, le squelette tégumentaire présente dans les diverses parties du corps plus d'uniformité. De même que chez les Crustacés Edriophthalmes, la tête est distincte du tronc, mais celui-ci n'est pas divisible en thorax et abdomen, tous les segments qui le constituent étant semblables entre eux et pourvus de pattes ambulatoires.

Pour faciliter l'exposé des faits dont j'ai à parler, je laisserai de côté pour le moment l'étude de la tête de ces Animaux, et je m'occuperai seulement de la constitution des anneaux post-céphaliques.

(1) Voyez tome II, page 125.

(2) Cette disposition anormale se rencontre chez les Chevrolles, où deux des anneaux de la portion moyenne du thorax sont apodes, et ne portent chez le mâle que des vésicules respiratoires, et chez les femelles des vésicules analogues associées à des lames ovigères représentant les appendices flabelliformes, ou branches externes, des membres complets (*a*).

(*a*) Voyez l'*Atlas du Règne animal* de Cuvier, CRUSTACÉS, pl. 63, fig. 1 et 1 *a*.

Chacun de ces anneaux se compose d'un arceau dorsal et d'un arceau sternal, constitués l'un et l'autre par deux ou trois paires de pièces qui en général se soudent entre elles plus ou moins rapidement (1). Chez les Scolopendres et les autres Myriapodes de l'ordre des Chilognathes, l'arceau inférieur est presque aussi développé que l'arceau supérieur, et en est séparé de chaque côté par un espace non cuirassé où se trouvent les stigmates et l'insertion des pattes. Chez les Iules, au contraire, la presque totalité de l'anneau est formée par l'arceau dorsal, et l'arceau sternal est rudimentaire, en sorte que les pattes, au lieu de s'insérer sur les côtés du corps, sont refoulées en dessous, près de la ligne médiane.

D'autres différences entre ces deux grandes divisions de la classe des Myriapodes résultent du mode de groupement des zonites. Ces segments ont tous leur individualité complète dans le très-jeune âge, mais ils tendent à se réunir par couples, et chez les Scolopendres un seul des zonites conjugués de la sorte se développe complétement et acquiert des membres; l'autre s'atrophie plus ou moins, et n'est représenté, chez l'Animal adulte, que par un arceau ventral rudimentaire situé au devant du grand plastron sternal constitué par l'arceau inférieur du segment pédifère correspondant (2). Chez les Iules,

(1) Newport, qui a étudié avec beaucoup de soin le mode de développement de ces pièces élémentaires du squelette extérieur chez divers Chilopodes, a constaté que l'arceau supérieur se compose primitivement d'une série transversale de quatre pièces dont les deux médianes, comparables aux tergites des Crustacés, se réunissent entre elles pour constituer une pièce dorsale que cet auteur désigne sous le nom de *scutum*. Les deux autres pièces dorsales, que Newport appelle *episcuta*, mais que j'assimilerai plutôt aux épimères, sont placées latéralement et s'unissent au bord extérieur du scutum. Dans l'arceau ventral, on distingue de chaque côté de la ligne médiane une pièce sternale, un épisternum et une pièce complémentaire que Newport désigne sous le nom d'*épimère* (a).

(2) Newport a constaté que chez les Géophiles cette transformation s'ef-

(a) Newport, *Monograph of the class* Myriapoda (*Trans. of the Linnean Soc. of London*, t. XIX, p. 280, pl. 33, fig. 1-4).

les deux zonites conjugués se confondent complétement, mais se développent au même degré sous le rapport de leur système appendiculaire ; de sorte qu'ils forment un tronçon unique ayant l'apparence d'un anneau simple, mais donnant naissance à deux paires de pattes.

Le nombre des segments mobiles et pédifères dont le corps du Myriapode se compose peut devenir très-considérable. Il n'y a jamais moins de onze paires de pattes, et quelquefois on en compte jusqu'à cent soixante paires (1). Quant à ces appendices, leur structure est très-simple ; ils sont toujours formés d'une seule tige divisée en une série d'articles et terminée par un seul doigt ou crochet (2).

eclue dans l'intérieur de l'œuf. Chaque tronçon mobile du corps de l'Animal adulte est alors représenté par deux segments que je désignerai par les lettres A et B. Dans le principe, ils sont également développés et indépendants, mais avant l'éclosion ils s'ankylosent, et B se développe beaucoup plus que A. Après chaque mue, cette inégalité se prononce de plus en plus, et A reste apode, tandis que B donne naissance à une paire de pattes. Enfin, chez l'Animal adulte, A n'est plus représenté que par une série de petites pièces kératoïdes situées au devant de l'arceau sternal de B et par un arceau dorsal presque linéaire (*a*).

Chez les Scolopendres, l'inégalité se prononce davantage ; toute trace de A disparaît dans la région dorsale, et ce zonite n'est représenté que par des pièces rudimentaires disposées transversalement au devant de l'arceau sternal de son associé B. Dans toute la longueur du corps il y a donc alternativement un anneau normal, pédifère, et un anneau atrophié, apode (*b*).

Chez les Lithobies, l'inégalité dont je viens de parler est moins prononcée : tous les anneaux sont pourvus de pattes, mais ils diffèrent par leur taille, et il y a alternativement un grand segment et un petit segment (*c*).

Chez les Scutigères (ou *Cermatia*), l'arceau dorsal ne se développe que de deux anneaux en deux anneaux, et chacune des plaques dorsales recouvre deux segments pédifères. Le nombre de ces plaques dorsales n'est que de huit, tandis qu'il existe à la face ventrale du corps seize segments et quinze paires de pattes (*d*).

(1) On en compte :

12 paires chez les Polyxènes ;
15 paires chez les Scutigères, les Lithobies ;
21 paires chez les Scolopendres ;
32 paires chez les Glomeris mâles et
34 chez les femelles ;
35 à 200 chez les Géophiles.

(2) On donne communément à ces

(*a*) Newport, *Op. cit.* (*Trans. of the Linn. Soc.*, t. XIX, p. 285, pl. 33, fig. 10 et 16).
(*b*) Idem, *ibid.*, pl. 33, fig. 1 et 2.
(*c*) Voyez l'*Atlas du Règne animal* de Cuvier, INSECTES, pl. 12, fig. 2.
(*d*) *Ibid*, pl. 12, fig. 1.

Chez les Scolopendres et les autres Chilopodes parvenus à l'état parfait, la région céphalique est formée de deux tronçons mobiles : la tête proprement dite, et un segment cervical qui tantôt est distinct du premier segment postcéphalique et pédifère, d'autres fois confondu avec lui. Mais chez l'embryon la composition de cette région antérieure du corps est beaucoup plus complexe et se montre composée de huit zonites que je désignerai, d'après leur rang sérial, par les lettres A, B, C, D, E, F, G et H (1). Chez les Géophiles nouvellement éclos, les tronçons primordiaux sont tous distincts entre eux et forment deux groupes composés chacun de quatre de ces divisions. Le segment A est étroit et donne naissance aux antennes ; le segment B est dépourvu d'appendices, mais loge les yeux ; le segment C est plus développé et porte en dessous une paire de tubercules qui deviendront les mandibules ou mâchoires antérieures ; enfin, le segment D égale en dimensions les trois zonites précédents réunis, et donne également insertion à une paire de tubercules destinés à former les appendices buccaux de la seconde paire. Bientôt ces quatre segments se confondent entre eux supérieurement, et ils constituent par leur soudure la tête proprement dite. Le second groupe, formé par les segments E, F, G, H, se comporte diver-

parties les noms de *hanche*, de *cuisse* (ou fémur), de *jambe* (ou tibia), de *tarse* (ou pied), et de *crochet*. La hanche s'articule avec l'épisternum et avec une petite plaque transversale que Newport appelle un *trochanter*. La cuisse et la jambe sont d'ordinaire peu développées ; enfin, le tarse se compose de trois articles au moins, et en offre quelquefois un nombre beaucoup plus considérable.

(1) Pour plus de détails à ce sujet, je renverrai à l'important mémoire sur la morphologie du squelette tégumentaire des Myriapodes, publiés en 1844 par Newport. Je ferai seulement remarquer que les segments désignés ici par les lettres A, B, C, etc., sont indiqués par des numéros d'ordre dans les figures jointes à ce travail, et que la lettre A sert à désigner la totalité du groupe céphalique, la lettre B la moitié du groupe cervical, et la lettre C la seconde moitié de ce même groupe (*a*).

(*a*) Newport, *loc. cit.* (*Trans. Linn. Soc.*, t. XIX, pl. 33, fig. 3, 29 et 35).

sement, suivant les genres. Chez les Géophiles, il se décompose en deux divisions : G et H se réunissent bientôt pour constituer un tronçon postcervical ou subbasilaire (1) dont naît une paire de pattes semblables aux pattes suivantes, si ce n'est par leur taille, qui est moindre; les segments E et F se confondent aussi entre eux supérieurement, et constituent ainsi entre la tête et le tronçon pédifère dont je viens de parler un tronçon céphalique postérieur dont naissent les pattes-mâchoires ou mâchoires auxiliaires, ainsi que les mâchoires de la seconde paire désignées par quelques entomologistes sous le nom de *lèvre inférieure* (2). Chez les Scolopendres, cette fusion va plus loin : les quatre zonites primordiaux dont je viens de parler se confondent en un seul tronçon cervical, et alors cette dépendance de la tête porte non-seulement les pattes-mâchoires, mais aussi les pattes ambulatoires de la première paire (3).

Chez les Iules, la composition polyzonaire de la tête est également indiquée par le nombre des paires d'appendices qui en dépendent, mais on n'y aperçoit aucune trace de segmentation, même chez l'embryon.

Squelette tégumentaire des Arachnides.

§ 5. — Dans la classe des Arachnides, le squelette tégumentaire est moins bien consolidé ; il n'acquiert tout au plus que la consistance de la corne, et souvent la peau conserve sa mollesse dans une grande partie de la surface du corps ; mais

(1) Chez les Géophiles proprement dits, le segment G est encore reconnaissable chez l'Animal parfait, où la portion du tronçon postcervical qui le représente est séparée du reste de ce tronçon par une ligne transversale (*a*).

(2) Voyez tome V, page 495.

(3) Il en est de même chez les Géophiliens du genre *Mecistocephalus* (*b*). Chez les Lithobies, le tronçon céphalique qui représente ce second groupe (E, F, G et H) cesse de porter des pattes, et devient ainsi entièrement céphalique.

(*a*) Newport, *loc. cit.*, pl. 33, fig. 10.
(*b*) Idem, *ibid.*, pl. 33, fig. 17.

ce qu'il importe surtout de noter, c'est le mode de groupement des zonites qui est caractéristique de cette grande division de l'embranchement des Animaux annelés. En effet, ici la tête est toujours confondue plus ou moins complétement avec le tronc, et celui-ci, au lieu d'offrir le même mode de conformation dans toute sa longueur, n'est pourvu de membres que dans sa portion antérieure, appelée *thorax*, qui par conséquent devient parfaitement distincte de la portion posterieure du corps appelée *abdomen*. Chez les Arachnides, le corps se compose donc d'un céphalothorax et d'un abdomen ; mais dans l'une et l'autre de ces divisions la composition polyzonaire est facile à démontrer.

Ainsi, chez les Aranéides, où ce mode de constitution du système tégumentaire est obscur chez l'Animal adulte, la division du corps en une série de segments est un des premiers phénomènes par lesquels le travail embryogénique se manifeste dans l'intérieur de l'œuf. On aperçoit d'abord dans la première ébauche de l'organisme du jeune Animal en voie de formation deux calottes polaires correspondantes aux parties destinées à devenir, l'une la région céphalique, l'autre la région anale; puis une série de bandes intermédiaires dirigées transversalement et représentant l'arceau sternal d'autant d'anneaux tégumentaires. On en compte d'abord six, qui appartiennent à la région céphalo-thoracique du corps, puis deux autres qui deviendront des parties constitutives de l'abdomen, et bientôt leur nombre s'élève à dix. Mais ces bandes zonaires n'ont qu'une existence transitoire; bientôt elles se confondent entre elles, et alors la division annulaire n'est guère reconnaissable extérieurement qu'à raison des appendices qui naissent par paires dans la région céphalothoracique du corps, et qui se montrent d'abord sous la forme de six paires de petits tubercules disposées symétriquement et également espacées entre les deux calottes dont j'ai parlé précédemment (1). Une paire de tubercules apparaît aussi dans la région frontale, et ces divers appendices, d'abord similaires, se différencient peu à peu jusqu'à ce qu'ils prennent les caractères propres aux chélicères ou antennes-pinces, aux organes buccaux dont j'ai parlé précédemment (2), et aux quatre paires de pattes qui garnissent la région thoracique de l'Animal parfait (3).

Chez ce dernier, la portion dorsale du squelette tégumentaire ne forme dans la région céphalothoracique qu'une seule pièce solide qui porte les yeux en dessus, donne insertion aux chélicères antérieurement, et s'articule avec la base des pattes latéralement. En dessous, on trouve un petit plastron sternal situé entre les hanches des pattes ambulatoires et une plaque médiane du même ordre placée entre la base des pieds-mâchoires. Enfin, dans l'intérieur du thorax, on rencontre des prolongements apodémiens. Quant à l'abdomen, ses téguments restent mous et ne présentent que rarement de faibles traces de segmentation; à sa partie subterminale, on trouve cependant des appendices articulés qui entrent dans la composition de l'appareil sécréteur de la soie et qui sont comparables aux membres dont se compose l'armure génitale des Insectes (4).

(1) Ces phénomènes embryogéniques, d'un haut intérêt pour la théorie anatomique du système tégumentaire des Arachnides, ont été mis très-bien en évidence par les recherches de Claparède sur le développement des *Pholcus opilionides*, des *Clubiones* et de quelques autres Araignées (*a*). Ce zoologiste éminent est mort récemment (*b*).

(2) Voyez tome V, page 538.

(3) Ce mode de développement du système appendiculaire a été constaté d'abord par Herold (*c*).

(4) Voyez tome IX, page 172.

(*a*) Claparède, *Rech. sur l'évolution des Araignées* (*Mém. de la Soc. des sc. d'Utrecht*, 1862).

(*b*) Voyez *Biblioth. universelle de Genève* (*Arch. sc. phys. et nat.*, 1871, t. XLI, p. 169).

(*c*) Herold, *De generatione Aranearum in ovo*, 1824. — *Recherches sur le développement de l'œuf des Araignées* (*Ann. des sciences nat.*, 1re série, 1828, t. XIII, p. 250).

Chez les Phrynés, les Scorpions, les Thélyphones et plusieurs autres Arachnides, la conformation du squelette tégumentaire est à peu près la même dans la région céphalothoracique du corps; mais dans la région abdominale elle ressemble davantage à ce que nous avons vu chez les Crustacés et les Myriapodes. En effet, la segmentation s'y établit d'une manière complète, et les sclérodermites y acquièrent beaucoup de consistance. Chez les Phrynés, on compte dans cette région du corps douze segments mobiles portant chacun un arceau tergal bien développé et presque tous un arceau sternal correspondant (1). Chez les Scorpions, il en est de même pour les six premiers anneaux de l'abdomen (2) ; mais les segments suivants, au nombre de sept, sont très-rétrécis et formés chacun d'une seule pièce annulaire (3). Chez les Thélyphones, la portion postérieure de l'abdomen est rétrécie de la même manière, mais la partie caudiforme ainsi constituée ne se compose que de neuf anneaux, et elle porte à son extrémité un véritable appendice caudal multiarticulé (4).

(1) Chez les Phrynés, la cavité du thorax est divisée en loges qui ressemblent un peu aux cellules formées par les apodèmes sternaux et épimériens chez les Crustacés Décapodes, mais qui sont constitués par des prolongements des hanches (a).

(2) Chez les Scorpions, le sternum est rudimentaire, et la presque totalité de la face inférieure de la région thoracique est occupée par les hanches. Sur les côtes, ces arceaux laissent entre eux un espace membraneux ; à la face inférieure de l'abdomen, on n'en compte que dix (b).

(3) Ce sont ces anneaux étroits de la région abdominale qui constituent le prolongement caudiforme des Scorpions. L'anus est situé entre le pénultième et le dernier anneau (c). Celui-ci se termine en crochet, et constitue le dard dont l'extrémité postérieure de ces Animaux est armée.

(4) Le nombre total des segments de l'abdomen (la queue non comprise) est ici de onze, dont le premier n'est

(a) Blanchard, *Organisation du Règne animal*, ARACHNIDES, p. 177, pl. 10 *bis*, fig. 10.
(b) Idem, *ibid.*, pl. 2, fig. 8.
(c) Voyez l'*Atlas du Règne animal* de Cuvier, ARACHNIDES, pl. 18, fig. 1, 1.

Quelques Arachnides font exception à la règle ordinaire relative à la réunion complète des parties constitutives de la tête et du thorax. En effet, chez les Chélifères et chez les Galéodes, le tronçon céphalothoracique ne porte que les pattes des deux premières paires, et les deux derniers anneaux du thorax sont mobiles (1).

Chez divers Acariens, les parties dures du système tégumentaire sont fort réduites, et l'on ne trouve qu'un petit nombre de sclérodermites linéaires disposés en manière de cadre autour de l'insertion des principaux appendices buccaux ou thoraciques (2).

Dans cette classe d'Animaux articulés, le système appendiculaire est fort réduit, et sous ce rapport ressemble beaucoup à ce que nous allons voir chez les Insectes. De même que chez les Myriapodes, il n'y a qu'une paire d'appendices frontaux; mais ces organes, au lieu de constituer des antennes, comme d'ordinaire dans la grande division des Animaux articulés, entrent dans la composition de l'appareil buccal, et forment les chélicères dont j'ai eu déjà l'occasion de parler (3). Les appendices postbuccaux bien caractérisés sont au nombre de six paires, comme chez les Insectes, mais le partage ne s'en fait pas de la même manière entre l'appareil buccal et l'appareil locomoteur, et les membres, qui, chez les Insectes, constituent la lèvre inférieure, deviennent ici des pattes ambulatoires. Le

représenté que par un arceau dorsal rudimentaire, les derniers par les petits anneaux qui forment la base de la queue et qui sont parfois confondus en une seule pièce (*a*).

(1) Chez les Chélifères, l'abdomen se compose de onze segments caractérisés par autant de sclérodermites dorsaux, mais à la face inférieure du corps on ne compte que huit arceau mobiles (*b*).

(2) Par exemple chez le Sarcopte de la gale (*c*).

(3) Voyez tome II, page 538.

(*a*) Blanchard, *Organisation du Règne animal*, ARACHNIDES, p. 144, pl. 8, fig. 1.

(*b*) Idem, *Op. cit.*, pl. 38, fig. 13 et 14.

(*c*) Bourguignon, *Traité entomologique et pathologique de la gale*, 1852, pl. 1, etc.

nombre de ces derniers organes est par conséquent de quatre paires (1).

§ 6. — Le squelette tégumentaire des INSECTES ressemble beaucoup à celui des Crustacés Edriophthalmes, si ce n'est : 1° que la tête, composée, comme chez ceux-ci, d'un seul tronçon, ne porte qu'une paire d'antennes, et ne peut être considérée comme représentant plus de cinq zonites ; 2° que le thorax est toujours formé de trois anneaux (2), auxquels on donne les noms de *prothorax*, de *mésothorax* et de *métathorax*, et que les deux derniers de ces zonites acquièrent d'ordinaire, indépendamment des appendices de l'arceau sternal, des appendices tergaux qui constituent des ailes ; 3° que l'abdomen, parvenu au maximum de développement, se compose de onze anneaux qui chez l'adulte sont toujours apodes, à l'exception de ceux qui occupent la région anale et qui donnent naissance à des organes appendiculaires affectés au service de la génération ou à des prolongements caudaux (3).

Squelette tégumentaire des Insectes.

La tête est la partie dont l'armure cutanée se forme la première, et sa consolidation est toujours plus complète que celle des parties suivantes. Tous les zonites semblent cependant

(1) Chez quelques Acariens, les pattes postérieures manquent ou ne sont représentées que par des appendices sétiformes. Chez le Sarcopte de la gale, cette transformation porte sur les pattes des deux dernières paires.

(2) Aujourd'hui tous les naturalistes s'accordent à désigner sous ce nom la totalité de la région comprise entre la tête et l'abdomen ; mais il n'en fut pas toujours ainsi, et Straus-Durckheim, par exemple, ne l'appliqua qu'au tronçon qui fait suite au corselet (ou *prothorax*), et qui se compose du mésothorax uni au métathorax (a).

(3) La plupart des naturalistes considèrent l'abdomen des Insectes comme n'étant composé que de neuf ou même de huit anneaux seulement ; mais les observations de Westwood et de Newport tendaient à faire admettre qu'il pouvait y en avoir davantage, car ces entomologistes avaient compté chez certains Hyménoptères à l'état de larve quatorze ou même quinze segments, dont un représentant la tête et trois anneaux thoraciques ; ce qui supposait dix ou onze anneaux dans la région abdomi-

(a) Straus, *Considérations sur l'anatomie comparée des Animaux articulés*, 1828.

naître en même temps chez l'embryon et n'apparaissent jamais par groupes successifs, comme chez la plupart des autres Animaux annelés. Les sclérodermites, ou pièces kératoïdes de la région abdominale, sont les dernières à se montrer, et leur développement est moins parfait que celui des parties constitutives du thorax. Chez la plupart des larves, elles n'existent pas encore, ou bien elles sont plus ou moins rudimentaires et éloignées les unes des autres, et c'est pendant le travail organogénique qui précède la dernière mue que toutes ces plaques se développent le plus. En général, la plupart des pièces constitutives des principaux anneaux sont distinctes entre elles chez les larves, et dans la région abdominale quelques-unes d'entre elles conservent parfois leur individualité chez l'Insecte parfait; mais en général elles se soudent entre elles, soit par arceaux, soit dans l'anneau tout entier, et dans la région thoracique cette soudure s'étend même très-souvent à deux anneaux qui se confondent en un seul tronçon.

Il arrive aussi que, par suite des métamorphoses subies par l'Insecte en passant de l'état de larve à l'état adulte, le premier anneau abdominal, parfaitement distinct et bien développé pen-

nale (*a*). Les recherches plus récentes de M. Lacaze-Duthiers ne permettent plus de doute à ce sujet. Effectivement, cet auteur a constaté que chez beaucoup d'Orthoptères et de Névroptères, ainsi que chez les Thysanoures et quelques autres Insectes (*b*), il existe dans cette région abdominale onze anneaux (ou *urites*); chez d'autres, la Punaise des lits, par exemple, il n'y a que dix anneaux abdominaux; chez les Coléoptères, on n'en compte que neuf; enfin, chez les Lépidoptères et les Hyménoptères, ce nombre se trouve réduit à huit (*c*).

(*a*) Westwood, *On the apodal larva of Hymenoptera* (*Trans. of the Entomological Soc. of London*, 1837, t. II, p. 124).

— Newport, *Op. cit.* (Todd's *Cyclop. of Anat. and Physiol.*, t. II, p. 882). — *Monogr. of Myriapoda* (*Trans. of the Linn. Soc.*, t. XIX, p. 268).

(*b*) Par exemple la larve du *Ripiphorus paradoxus*, dont le corps (y compris la tête) présente treize segments en dessus et quatorze en dessous (Chapman, *On* Ripiphorus, in *Ann. of Nat. Hist.*, 2e série, 1870, t. VI, pl. 16, fig. D et E).

(*c*) Lacaze-Duthiers, *De l'armure génitale des Insectes* (*Ann. des sciences nat.*, 3e série, 1853, t. XIX, p. 230).

dant le jeune âge, s'atrophie et se confond avec le métathorax. Une modification analogue peut même atteindre le second anneau abdominal de la larve, de sorte que le troisième segment de celle-ci devient en apparence le premier segment chez l'Insecte parfait (1). Enfin, certains anneaux subterminaux de l'abdomen peuvent aussi chevaucher sur les anneaux suivants et les cacher plus ou moins complétement dans leur intérieur.

§ 7. — La tête est formée principalement par une calotte appelée *épicrâne*, qui en occupe les parties supérieures et latérales, et qui est souvent divisée en deux lobes par une ligne suturale médiane correspondant intérieurement à une petite crête apodémiaire longitudinale (2). Sur le devant on distingue d'ordinaire un compartiment frontal nommé *chaperon* ou *clypeus*, qui est séparé de l'épicrâne par une ligne semblable à celle dont je viens de parler, et chez beaucoup d'Insectes cette partie est même divisée en deux portions situées l'une au

(1) Les modifications de cet ordre rendent parfois utile l'usage de noms particuliers pour la désignation de chacun des anneaux de l'abdomen aussi bien que des segments thoraciques, car l'emploi des numéros d'ordre donne lieu à beaucoup de confusion. Dans le système de nomenclature anatomique proposé par Newman, ces anneaux sont appelés : 1° *propodeon*, 2° *podeon*, 3° *metapodeon*, 4° *oetodon* (parce que l'auteur compte la tête et les segments thoraciques comme constituant les quatre premiers segments du corps) ; 5° *ecmaton*, 6° *decolon*, 7° *protetum*, 8° *paratetum*, et 9° *telum* (a). Mais je préfère la méthode employée par M. Lacaze-Duthiers, qui se borne à désigner ces différents zoonites par les lettres de l'alphabet, suivant leur rang dans la forme typique (b).

(2) Cette cloison ou crête n'est pas la seule partie du squelette tégumentaire qui se trouve logée dans l'intérieur de la cavité céphalique de plusieurs Insectes ; souvent on y trouve aussi vers sa partie inférieure diverses petites pièces cornées qui dépendent des arceaux buccaux. Pour plus de détails à ce sujet, je renverrai à l'article INSECTA de Newport (c).

(a) Newman, *Osteology or External anatomy of Insects* (*Entomological Magazine*, 1833, t. I, p. 394).

(b) Lacaze-Duthiers, *Sur l'armure des Insectes* (*Ann. des sciences nat.*, 3e série, 1853, t. XIX, p. 230).

(c) Todd, *Cyclopædia of Anatomy and Physiology*, t. II, p. 892.

devant de l'autre (1), mais, de même que les précédentes, unies entre elles de façon à ne constituer en réalité qu'une seule pièce sclérodermique (2). Enfin, le bord antérieur du chaperon est articulé avec une lame transversale dont j'ai déjà eu l'occasion de parler sous le nom de *labre* (3); elle est mobile, et me paraît être le représentant de l'arceau sternal de l'un des anneaux prébuccaux dont les pièces tergales sont confondues entre elles dans la calotte crânienne.

Chez la plupart des Insectes adultes, les bords latéraux de la calotte crânienne se rencontrent en dessous à la partie postérieure de la tête et s'y confondent de façon à circonscrire complétement un trou occipital par les bords duquel le tronçon céphalique s'articule avec le premier anneau du thorax; mais chez quelques espèces, particulièrement pendant l'état de larve, cette portion basilaire de la boîte crânienne est occupée par une pièce distincte tantôt soudée aux parties voisines, tantôt mobile, et constituant l'arceau inférieur du dernier segment céphalique, anneau dont les appendices forment le menton par la coalescence de leurs articles basilaires, et constituent, comme nous l'avons vu précédemment, la lèvre inférieure (4). D'autres parties qui semblent représenter les éléments anatomiques de l'arceau sternal des anneaux maxillaire et

(1) Le compartiment antérieur du chaperon (*Clypeus anterior*) est le *nasus* de Kirby, ou *chaperon* de Straus.

(2) Quelquefois, mais très-rarement, le chaperon antérieur paraît être simplement articulé avec le chaperon postérieur. Cette disposition a été signalée chez quelques Dytiques.

(3) Pour plus de détails sur la conformation de la tête des Insectes, je renverrai aux ouvrages spéciaux d'entomologie (*a*).

(4) Voyez tome V, page 514.

(*a*) Kirby and Spence, *Introduction to Entomology*, 1826, t. IV, p. 394 et suiv.
— Straus, *Considérations générales sur l'anatomie comparée des Animaux articulés*, p. 51 et suiv., p. 1.
— Burmeister, *Handbuch der Entomologie*, t. I, p. 55 et suiv.
— Lacordaire, *Introduction à l'Entomologie*, t. I, p. 246 et suiv.
— Newport, *Insecta* (*loc. cit.*, t. II, p. 884).

mandibulaires (1), se montrent parfois plus ou moins distinctement entre les pièces médianes dont je viens de parler et les bords latéro-inférieurs du clypeus.

Enfin, la boîte crânienne ainsi constituée renferme dans sa cavité plusieurs prolongements apodémiens dont les uns entrent dans la composition des parois de la cavité buccale (2), et dont les autres forment parfois une sorte de charpente inférieure très-compliquée qui sert non-seulement à l'insertion des muscles de l'appareil buccal, mais aussi à la protection du ganglion cérébroïde (3).

§ 8. — Le thorax, comme je l'ai déjà dit, se compose essentiellement de trois anneaux. Chez les larves, ces segments sont souvent apodes, comme les anneaux de l'abdomen, et complétement dépourvus de pièces kératoïdes ; mais d'autres fois ils donnent naissance à des pattes articulées et sont cuirassés d'une manière incomplète. Ce sont en général les pièces tergales qui y sont les plus développées. Chez l'adulte, chacun de ces zonites porte toujours une paire de pattes ; et d'ordinaire le mésothorax et le métathorax donnent naissance à des ailes, mais le prothorax n'en porte jamais. Leur arceau inférieur est complétement développé, mais ne présente que peu de particularités importantes ; on y distingue un sternum, une paire de pièces épisternales, une paire d'épimères qui,

(1) Je ne m'exprime qu'avec réserve sur les analogies de toutes ces parties, parce que, pour en décider complétement, il aurait fallu examiner comparativement leur mode de développement chez beaucoup de larves, étude qui n'a pas encore été faite, et qui mériterait de fixer l'attention des entomologistes anatomistes.

(2) Par exemple, l'*épipharynx*, dont j'ai déjà eu l'occasion de parler (tome V, p. 518).

(3) Ces parties accessoires de la charpente solide de la tête des Insectes sont encore trop incomplétement connues pour qu'il soit possible d'en parler d'une manière générale, et, pour plus de détails à ce sujet, je renverrai à un article publié par Newport (*a*).

(*a*) *Insecta* (*Cyclop. of Anat. and Physiol.*, t. III, p. 893).

au lieu d'occuper les flancs, comme d'ordinaire, sont descendus vers la face ventrale du corps, et quelquefois une paire d'appendices accessoires nommés *paraptères*. L'anneau dorsal prend en général un développement extraordinaire, et, par suite d'une sorte de dédoublement, se trouve constitué par une série de divisions segmentaires dont le nombre peut s'élever à quatre. En effet, ces anneaux, parvenus à leur maximum de composition, sont pourvus de quatre paires de pièces tergales réunies sur la ligne médiane ou séparées entre elles, et connues des entomologistes sous les noms de *proscutum*, de *scutum*, de *scutellum* et de *postscutellum*. Ces parties sont généralement soudées entre elles et sont délimitées par des sillons ou des lignes suturales. D'ordinaire elles ne sont que peu marquées ou manquent même complétement dans le prothorax ; dans le mésothorax et dans le métathorax, au contraire, elles sont presque toujours très-développées.

Il est aussi à noter que parfois l'arceau dorsal du prothorax se développe au point de chevaucher au-dessus de la tête et de la cacher plus ou moins complétement, disposition qui rappelle un peu celle de la carapace des Crustacés ; quelquefois même cet anneau s'étend en arrière d'une manière analogue au-dessus des zonites suivants (1).

Des apodèmes se développent aussi dans la région thoracique et y constituent parfois une petite charpente intérieure connue des entomologistes sous le nom d'*entothorax* (2) ;

(1) Ainsi, chez les Hémiptères appelés *Membracis foliacée*, le prothorax s'élève en forme de crête et recouvre ainsi non-seulement la tête, mais aussi presque tout le corps (*a*). L'énorme corne qui, chez le Scarabée Hercule mâle, s'avance au-dessus de la tête et dépasse de beaucoup le front, est aussi un prolongement du prothorax (*b*).

(2) Audouin a désigné ainsi la pièce principale de l'espèce de charpente

(*a*) Voyez l'*Atlas du Règne animal* de Cuvier, INSECTES, pl. 98, fig. 1.
(*b*) *Ibid.*, pl. 40 *bis*, fig. 1 et 1 *a*.

mais ces prolongements centripètes du système tégumentaire n'offrent jamais ni la complication, ni le développement qu'ils présentent chez les Crustacés Décapodes.

§ 9. — Dans la région abdominale, le squelette tégumentaire est moins bien développé (1). Chez beaucoup de larves, il n'existe dans cette partie du corps aucune pièce solide, et là où l'on en trouve, elles sont en général trop petites pour se rencontrer, ou sont même tout à fait rudimentaires (2). Chez les Insectes adultes, les arceaux dorsaux sont presque toujours séparés des arceaux sternaux par un espace membraneux (3) où se trouvent les stigmates entourés chacun par son cadre corné ou péritrème (4).

intérieure formée par des dépendances du système tégumentaire dans la région thoracique du corps et analogues à quelques-unes des pièces situées dans la cavité céphalique (*a*). C'est chez les Coléoptères que ces pièces apodémiennes offrent le plus de développement et de complication (*b*).

(1) Chez les larves apodes, il n'y a en général aucune différence entre les anneaux thoraciques et les anneaux abdominaux.

(2) C'est particulièrement chez les larves de certains Coléoptères pourvus de pattes que ces diverses pièces de l'armure abdominale sont bien développées. Ainsi chez les larves des Calosomes, dont M. Blanchard a donné une excellente figure (*c*), chacun des neuf premiers anneaux abdominau est garni en dessous : 1° d'une plaque médiane ou sternite ; 2° d'une paire de petites plaques situées derrière la précédente, et devant être considérées comme des épisternites ; 3° d'une paire de plaques plus grandes et situées plus en dehors, qui paraissent être des épimères ; 4° d'une paire de plaques latérales qui semblent être des pièces surnuméraires comparables aux paraptères, et 5° d'une grande plaque dorsale ou tergite divisée en deux par une ligne suturale médiane. Chez d'autres larves de Coléoptères, les deux pièces tergales, au lieu d'être réunies de la sorte, sont séparées entre elles, ainsi que cela se voit chez les Philonotes et quelques autres Staphyliniens (*d*).

(3) Très-souvent les deux arceaux du dernier anneau sont au contraire réunis directement entre eux.

(4) Voyez tome II, page 158.

(*a*) Audouin, *Recherches anatomiques sur le thorax des Animaux articulés* (*Ann. des sciences nat.*, 1re série, t. I, p. 122, pl. 8, fig. 4, *h*).

(*b*) Burmeister, *Handbuch der Entomologie*, t. I, p. 252.

(*c*) Blanchard, *Métamorphoses, mœurs et instincts des Insectes*, p. 64.

(*d*) Schiødte, *De metamorphosi Eleutheratorum observationes* (*Naturhistorisk Tidsskrift Kjobenhaven*, 1864, t. 1, pl. 9, fig. 6, etc.).

En général, chacun de ces arceaux n'est constitué que par une seule pièce représentant les tergites du côté dorsal et les sternites du côté ventral; mais quelquefois on distingue à côté de ces derniers des pièces épisternales et même des pièces comparables aux épimères (1).

Souvent chacun de ces arceaux est complétement indépendant de ses voisins, et son bord postérieur est susceptible de chevaucher plus ou moins sur l'arceau suivant; mais d'autres fois les arceaux sternaux sont soudés entre eux vers le milieu et ne jouissent de quelque mobilité qu'à raison de leur flexibilité; enfin il arrive aussi parfois que deux ou plusieurs anneaux se confondent de façon à ne constituer qu'un seul tronçon. L'anus occupe le dernier segment de l'abdomen, et la vulve est toujours située au devant de l'antépénultième anneau, lorsque la série des zonites abdominaux est complète. Chez les larves, tous les anneaux sont en général développés à peu près de la même manière, à l'exception des derniers, qui peuvent être plus ou moins réduits; mais chez les Insectes adultes cette uniformité n'existe que rarement, et pendant que les métamorphoses de l'Animal s'accomplissent, il arrive souvent que les premiers anneaux s'atrophient et se confondent avec le thorax, ou ne se développent qu'imparfaitement, de façon à n'acquérir qu'un seul arceau (2). Très-souvent aussi les anneaux de la région génito-anale rentrent dans l'intérieur de l'anneau qui les précède et cessent de se montrer au dehors. Il en résulte que chez les Insectes à l'état parfait, le nombre apparent des segments constitutifs du squelette tégumentaire varie beaucoup dans la région abdominale et se trouve souvent

(1) Straus-Durckheim, qui a constaté l'existence de ces plaques chez les Staphylins, les Hydrophiles et quelques autres Coléoptères, les désigne sous le nom de *pièces lombaires* (a).

(2) Ce mode d'organisation est commun chez les Coléoptères (voyez Newport, INSECTES, Todd's *Cyclopædia*, t. II, p. 918).

(a) Straus, *Considérations générales sur l'anatomie comparée des Animaux articulés*, p. 136.

fort réduit. Ainsi, chez les Syrphes, on n'en aperçoit que cinq; chez les *Chrysis*, on n'en distingue que trois, et les *Chelonus* ne semblent en avoir qu'un seul. Comme exemple de l'inégalité dans le nombre des arceaux dorsaux et sternaux, je citerai la disposition qui se remarque chez le Hanneton, où l'on compte huit de ces plaques solides à la face dorsale de l'abdomen et sept seulement à la face sternale.

Système appendiculaire.

§ 10. — Le système appendiculaire des Insectes ne se constitue que très-tardivement; beaucoup de larves sont complétement apodes (1), et c'est chez la nymphe seulement que les ailes commencent à se former.

Les pattes, de même que les appendices céphaliques dont j'ai déjà parlé, appartiennent toujours à l'arceau sternal. Elles peuvent être de deux sortes, les unes articulées, les autres charnues seulement, et affectant la forme d'un tubercule subcylindrique ou conique. Les entomologistes réservent aux premières le nom de *vraies pattes*, et appellent les secondes des *fausses pattes*. Les pattes articulées ne sont jamais au nombre de plus de trois paires et appartiennent toujours au thorax. Les fausses pattes n'occupent que très-rarement cette région (2) et sont les seules qui garnissent les anneaux abdominaux, où d'ailleurs leur existence n'est que transitoire, car on n'en rencontre jamais chez l'Insecte adulte. Tantôt elles sont lisses (3), d'autres fois leur partie terminale est garnie de crochets d'apparence cornée, et le plus ordi-

(1) La larve est apode chez les Longicornes et les Charançons, parmi les Coléoptères; chez tous les Hyménoptères, excepté les Tenthrédines et les Sirex; chez la plupart des Diptères et chez les Puces.

(2) On cite dans l'ordre des Coléoptères quelques larves dont les membres thoraciques sont des fausses pattes au lieu d'être, comme d'ordinaire, des pattes articulées : par exemple, l'espèce de Curculionite désignée sous le nom de *Lixus paraplecticus*.

(3) Par exemple chez les Hépiales, parmi les Lépidoptères, et chez les Tenthrédines, dans l'ordre des Hyménoptères.

nairement ces appendicules épidermiques sont disposés en couronne (1).

Le nombre des fausses pattes est très-variable. Chez quelques Hyménoptères de la famille des Tenthrèdes, on en compte huit paires, et elles forment avec les pattes thoraciques une série continue (2), mais en général il n'y en a que cinq paires disposées en deux groupes : une paire de fausses pattes dites *anales* occupe l'extrémité postérieure de l'abdomen, et quatre paires de fausses pattes dites *intermédiaires*, dont la première est séparée des pattes thoraciques par deux anneaux apodes et dont la dernière est suivie de deux anneaux également dépourvus de membres, ainsi que cela se voit chez la plupart des Chenilles (3). Quelquefois le groupe intermédiaire n'est représenté que par une ou deux paires de ces mamelons charnus (4), et chez un grand nombre d'espèces il manque complétement et il n'existe que des fausses pattes anales (5) ou des appendices caudiformes qui en tiennent lieu. Enfin, ce dernier mode d'organisation peut se rencontrer sans que le groupe intermédiaire fasse défaut (6).

(1) Lyonet a donné d'excellentes figures de ce mode d'organisation (*a*).

(2) Par exemple chez les *Cimbex* (*b*).

(3) Les fausses pattes intermédiaires appartiennent par conséquent aux troisième, quatrième, cinquième et sixième anneaux de l'abdomen, et les deux premiers anneaux, ainsi que le septième et le huitième anneau, en sont dépourvus; enfin, elles reparaissent sur le neuvième anneau (*c*).

(4) Chez les Chenilles arpenteuses ou Géomètres, il n'existe que deux paires de fausses pattes, placées, l'une, comme d'ordinaire, sur l'anneau terminal, l'autre sur le sixième segment de l'abdomen (*d*).

Chez les Chenilles dites *demi-arpenteuses*, il y a de plus une paire de ces organes sur le cinquième anneau de l'abdomen (*e*).

(5) Cette combinaison organique se rencontre souvent chez les larves de Coléoptères.

(6) Quelques Chenilles, par exemple

(*a*) Lyonet, *Traité anatomique de la Chenille qui ronge le bois du Saule*, pl. 3, fig. 10-16.

(*b*) Voyez Lacordaire, *Introduction à l'Entomologie*, pl. 2, fig. 10.

(*c*) Exemple : la Chenille du *Cossus Ligniperda ;* voyez Lyonet, *Op. cit.*, pl. 1, fig. 5.

(*d*) Voyez l'*Atlas du Règne animal* de Cuvier, INSECTES, pl. 159 *bis*, fig. 4.

(*e*) Réaumur, *Mém. pour servir à l'histoire des Insectes*, t. II, pl. 27, fig. 13, etc.

Les pattes articulées, appelées souvent *pattes écailleuses* par les entomologistes, sont toujours simples et dépourvues de ces branches accessoires ou palpiformes que nous avons vues précédemment chez beaucoup de Crustacés, et que l'on retrouve dans la constitution de quelques-uns des membres employés à la formation de l'appareil buccal des Insectes. Elles sont divisées en quatre parties principales, savoir : 1° la portion coxale, composée de deux articles, la hanche et le trochanter; 2° la cuisse, composée d'un seul article; 3° la jambe, composée aussi d'une seule pièce; 4° le pied, ou tarse, divisé d'ordinaire en une série d'articles dont le nombre varie entre deux et cinq, et dont le dernier donne insertion à une paire de crochets comparables aux dactylopodites des Crustacés.

La hanche s'articule avec le thorax. En général, elle est mobile et saillante, mais parfois elle s'évase obliquement et se soude au sternum de façon à devenir partie constitutive de la paroi inférieure du tronc. Le trochanter, la cuisse et la jambe ne présentent rien d'important à noter ici, si ce n'est que ces deux derniers articles sont allongés et souvent armés d'épines. Les tarses offrent des dispositions très-variées : parfois leur surface inférieure est couverte de poils courts et serrés arrangés en manière de brosse; chez d'autres espèces, ils sont pourvus de pelotes molles et dilatables ou de lobes membraneux; enfin, dans quelques cas, ils sont garnis de véritables ventouses sur les usages desquels j'aurai à revenir dans une autre Leçon.

celles du *Dicranura vinula*, offrent ce mode de conformation; la portion moyenne de leur abdomen porte quatre paires de fausses pattes conformées de la manière ordinaire, et les fausses pattes anales sont remplacées par une paire de filaments multiarticulés (*a*).

(*a*) Réaumur, *ibid.*, pl. 20, fig. 1-3.

L'abdomen, comme je l'ai déjà dit, est toujours dépourvu de pattes chez l'Insecte parfait, et d'ordinaire tous ses zonites antérieurs et moyens sont complétement privés d'appendices (1) ; mais les anneaux qui avoisinent l'anus portent souvent des membres modifiés de façon à constituer tantôt des filaments caudaux, d'autres fois des organes copulateurs ou des instruments propres à effectuer le dépôt des œufs ou des armes offensives. J'ai déjà eu l'occasion de faire connaître la plupart des appareils constitués de la sorte (2) ; ici je ne m'y arrêterai pas, et je me bornerai à ajouter que chez la plupart des Podurelles les dépendances du pénultième ou de l'antépénultième anneau donnent naissance à une sorte de queue qui paraît être constituée à l'aide des mêmes parties, et qui joue un rôle important dans la locomotion, ainsi que nous le verrons bientôt (3).

§ 11. — Les ailes sont des appendices dorsaux qui ont quelque analogie avec les branchies foliacées dont le dessus

(1) Peut-être les Libellules mâles font-elles exception à cette règle, car, ainsi que nous l'avons déjà vu (a), il existe chez ces Insectes, sous le second et le troisième anneau de l'abdomen, un appareil copulateur qui ne communique pas avec l'intérieur du corps et qui paraît être une dépendance du squelette tégumentaire.

(2) Voyez tome IX, p. 74 et 213.

(3) La queue des Podurelles se compose : 1° d'un article basilaire ordinairement subcylindrique et allongé ; 2° de deux branches terminales disposées en fourche et tantôt simples, d'autres fois pourvues chacune d'un petit article complémentaire. Dans l'état de repos, elle est dirigée en avant et logée dans une rainure médiane de la face inférieure de l'abdomen, et dans l'extension elle se renverse en arrière au-dessous de la région anale, qu'elle dépasse plus ou moins. Elle manque chez les Podurelles des genres *Achorutes* et Anurophores, et elle est courte chez les Podures proprement dites, mais s'allonge considérablement chez les *Degeeria*, les Orchesellles, etc., ainsi que chez les Smynthures (b). Il existe aussi chez ces Insectes, à la base de l'abdomen, un organe protractile bifide, dont la nature n'est pas encore bien connue. Quelques entomologistes

(a) Tome IX, page 179.

(b) Nicolet, *Recherches pour servir à l'histoire naturelle des Podurelles*, p. 39, pl. 3, fig. 5-17 (*Nouv. Mém. de la Soc. helvétique des sciences nat.*, 1841, t. VI).

du corps est garni chez la larve de l'Éphémère (1). En effet, elles sont constituées chacune par une espèce de sac cutané aplati et dont les deux feuillets sont soudés entre eux par leur face interne de façon à affecter la forme d'une expansion lamelleuse simple. Cette soudure n'est pas complète partout; des espaces vides disposés en forme de canaux rameux restent libres dans l'épaisseur de l'aile pour le passage des trachées et du fluide nourricier (2), et c'est surtout le long de ces conduits que le tissu chitineux de cette portion du système tégumentaire se développe, de sorte que dans la plupart des cas cette substance y constitue des nervures disposées comme une sorte de charpente à claire-voie. Quelquefois, cependant, la consolidation de l'appendice a lieu de la même façon dans les parties intermédiaires, et alors cet organe constitue un bouclier solide connu sous le nom d'*élytres* (3). Le mode d'arrangement des nervures varie dans les différents ordres de la classe des Insectes et présente, même de genre à genre, des particularités dont les entomologistes tirent d'excellents caractères pour la distinction de ces petits groupes naturels, mais dont il serait inutile de nous occuper ici. La plupart de ces pièces solides affectent la forme de baguettes aplaties, dont les principales sont dirigées de la base (ou point d'insertion) de l'aile vers le sommet ou extrémité de cet organe, et dont d'autres sont disposées transversalement de façon à subdiviser en compartiments plus ou moins petits, ou aréoles, les espaces compris

le considèrent comme appartenant à l'appareil génital (*a*) ; mais d'autres auteurs pensent qu'il émet une matière adhésive et intervenant dans le mécanisme de la locomotion (*b*).

(1) Voyez tome 2, page 184.

(2) Voyez tome 3, page 227.

(3) Chez quelques Insectes dont le métathorax est aptère, les Ténébrions, par exemple, les élytres se soudent ensemble par leur bord dorsal, et ne constituent ainsi qu'un bouclier unique qui recouvre l'abdomen.

(*a*) Latreille, *De l'organisation extérieure et comparée des Thysanoures* (*Nouvelles Annales du Muséum*, 1832, t. I, p. 161).

(*b*) Nicolet, *Op. cit.*, p. 43, pl. 3, fig. 5 et 22.

entre les nervures précédentes (1). D'autres pièces plus courtes, mais de même ordre, sont en général groupées à la base de l'aile et y constituent un petit appareil articulaire fort complexe (2).

Chez la plupart des Insectes, les ailes sont au nombre de quatre, et naissent par paires sur le second et le troisième anneau du thorax. Chez les Mouches et les autres Diptères, il n'en existe qu'une seule paire qui dépend du mésothorax, et celles du métathorax semblent être remplacées par de petits appendices baculiformes appelés *balanciers* (3). Le prothorax ne porte jamais d'ailes, et en général ne donne insertion à aucun appendice dorsal ; mais, chez les Rhipiptères, ce premier anneau thoracique porte une paire de petites lamelles qui ressemblent beaucoup à des balanciers (4).

Nous reviendrons sur l'étude des ailes lorsque nous nous occuperons du vol des Insectes.

(1) Les espaces circonscrits de la sorte par les nervures sont appelés *aréoles* ou *cellules*.

(2) Ces pièces articulaires, dont le jeu a beaucoup d'influence sur les mouvements des ailes, ont été décrites minutieusement par Chabrier, chez le Hanneton et chez le Bourdon (*a*).

(3) Les balanciers sont composés en général d'une petite tige ou *style* terminée par un bouton ou *capitule*. Tantôt ils s'insèrent à nu, d'autres fois leur base est couverte par une expansion membraneuse appelée *cuilleron*.

(4) Ces appendices, que Latreille a appelés des *préhaltères*, sont comparables aussi à des élytres rudimentaires (*b*).

Il est aussi à noter que, chez les Coléoptères du genre Malachie, il existe de chaque côté, à l'angle antérieur du prothorax, une vésicule molle et rétractile appelée *caroncule*, que Latreille assimile aux balanciers.

Enfin le prothorax de l'*Acrocinus longimanus*, Coléoptère de la famille des Longicornes, est armé d'une paire d'épines mobiles qui semblent être aussi des appendices tergaux rudimentaires.

(*a*) Chabrier, *Essai sur le vol des Insectes*, 1822, p. 92-154, pl. 1, fig. 3 ; pl. 4, fig. 9-12.

(*b*) Latreille, *De quelques appendices particuliers du thorax de divers Insectes* (*Mém. du Muséum*, 1821, t. VII, pl. 1).

QUATRE-VINGT-NEUVIÈME LEÇON.

Du squelette intérieur des Animaux vertébrés. — Système scléreux en général. — Tissu cartilagineux. — Tissu osseux. — Articulations.

§ 1. — Dans l'embranchement des Animaux vertébrés, la charpente solide, du corps au lieu d'être formée par le système tégumentaire comme chez les Zoophytes, les Mollusques et les Annélides, est constituée essentiellement par un squelette intérieur dont ceux-ci sont en général complétement dépourvus et dont un petit nombre d'entre eux possèdent seulement de faibles vestiges (1). Elle est composée principalement par des os ou des cartilages; mais lorsqu'on veut s'en former une idée complète et bien savoir le caractère de certaines modifications dont elle est susceptible, il faut y rapporter aussi un vaste assemblage de parties fibreuses, résistantes et élastiques qui affectent d'ordinaire une disposition lamellaire, et qui constituent avec les parties dures dont je viens de parler un système particulier, auquel on a proposé de donner le nom d'*appareil scléreux* (2). Squelette intérieur.

(1) Par exemple le cartilage céphalique des Mollusques Céphalopodes (*a*) et le stylet sous-cutané, ou *endostyle*, des *Salpa* (*b*).

(2) Laurent, qui a introduit ce terme dans le langage anatomique, a insisté avec raison sur l'analogie qui existe entre les parties osseuses et les parties fibreuses ou aponévrotiques de l'économie animale (*c*). Mais il ne me semble pas avoir saisi d'une manière complète les caractères de l'appareil constitué par l'ensemble de ces tissus, et dans mes leçons à la Sorbonne j'ai souvent exposé les vues que je présente ici.

(*a*) Voyez ci-dessus, page 162.

(*b*) Huxley, *Observ. on the Anat. and Physiol. of* Salpa (*Philos. Trans.*, 1851, pl. 17, fig. 1).

(*c*) Laurent, *Mém. sur les tissus animaux* (*Ann. françaises et étrangères d'anatomie et de physiologie*, 1837, t. I, p. 57).

Tissu fibreux.

§ 2. — Ce tissu fibreux qui entre ainsi dans la composition de la charpente solide, est un dérivé du tissu conjonctif; celui-ci constitue une sorte de gangue autour de tous les organes et les relie entre eux ; il y a même des passages presque insensibles entre ces deux tissus, et ce qui caractérise essentiellement le tissu fibreux est l'abondance de fibres élastiques.

Ces fibres, tantôt cylindriques, tantôt aplaties, ont une teinte jaunâtre et paraissent être d'une structure homogène; parfois elles sont d'une finesse extrême (1); elles peuvent être isolées et à peu près rectilignes, mais le plus ordinairement elles s'anastomosent entre elles, et donnent ainsi naissance à un réseau. Quelquefois même elles s'entrecroisent d'une manière si serrée et sont si intimement unies entre elles, que par leur assemblage elles forment des membranes continues ou des expansions en apparence homogènes, quoique percées d'une multitude de trous (2). Par leur nature chimique, elles diffèrent notablement des autres dérivés de la substance conjonctive (3).

Tissu cartilagineux.

C'est toujours dans l'épaisseur de ce tissu fibreux que se développe, soit le tissu osseux, soit le tissu cartilagineux, de sorte que partout il enveloppe les pièces solides constituées par ces tissus, et il forme ainsi l'espèce de tunique appelée *périoste* ou *périchondre*. Il donne aussi naissance à des espèces de liens qui

(1) Quelquefois elles n'ont guère plus de 6 millièmes de millimètre.

(2) Telles sont les membranes élastiques dites *fenestrées*.

(3) Quelques chimistes désignent cette substance sous le nom d'*élasticine* (a). Elle résiste à l'action très-prolongée de l'eau bouillante, et la dissolution qu'elle fournit dans la machine de Papin ne se prend pas en gelée par le refroidissement. Traitée par de l'acide sulfurique concentré, elle donne de la leucine, mais pas de glycine.

(a) Robin et Verneuil, *Traité de chimie anatomique*, t. III, p. 364.

s'étendent d'un os à un autre, et que l'on désigne sous le nom de *ligaments*. Il est en continuité de substance avec la tunique propre des cylindres musculaires, et forme dans les parties intermédiaires, entre ceux-ci et le périoste ou le périchondre, les organes appelés *tendons* et *aponévroses d'insertion;* enfin il envoie aussi entre les muscles ou entre ces organes et la peau des expansions membranifères ou *fascia*, et relie ainsi le squelette interne au chorion ou couche profonde du système tégumentaire, qui lui-même participe de sa nature et peut être considéré comme en étant une dépendance. Or toutes les parties de ce vaste système scléreux sont susceptibles de s'ossifier ou plutôt d'être le siége de la formation de tissu osseux, et par conséquent on voit que la charpente solide constituée par ce tissu peut, dans certains cas, se développer considérablement et se relier même aux pièces osseuses que nous avons vues naître parfois dans l'épaisseur de la peau (1).

Trois espèces principales de tissu scléreux peuvent se développer dans l'épaisseur du tissu fibreux, et constituer les pièces solides du squelette ou charpente intérieure du corps. L'un de ces tissus, que j'appellerai du *subcartilage*, se compose essentiellement d'utricules ou protoblastes, et ressemble beaucoup au tissu épidermique, si ce n'est que les cellules dont il est formé restent plus ou moins turgides et ne deviennent pas squameuses. Par son aspect il rappelle le tissu cellulaire des végétaux, tel que celui-ci se présente dans la moelle (2).

Le cartilage est composé aussi, mais en partie seulement,

(1) Voyez ci-dessus, pages 39, 63 et 76.

(2) C'est la substance que M. Kölliker appelle du tissu cartilagineux sans substance fondamentale, ou cartilage celluleux (*a*). Ainsi que nous le verrons bientôt, ce tissu est très-bien caractérisé dans la corde dorsale des Vertébrés, et on le rencontre dans quelques autres parties ; mais en général il n'a qu'un rôle transitoire et disparaît par le travail embryogénique.

(*a*) Kölliker, *Éléments d'histologie*, p. 88, fig. 25.

d'utricules analogues, et ces cellules, au lieu d'être soudées directement entre elles, sont empâtées dans une substance intermédiaire amorphe, plus ou moins abondante, qui les tient à distance (1), et qui est composée essentiellement d'une matière appelée *chondrine* et analogue à la gélatine (2). Il est blanc bleuâtre ou jaunâtre, très-résistant, et plus ou moins flexible. Ses cellules sont ordinairement rondes ou oblongues ; quelquefois

(1) Les histologistes désignent cette partie sous le nom de *substance fondamentale* ; mais cette expression me paraît très-mal choisie, car elle pourrait faire supposer que l'espèce de gangue en question est la substance primitive ou la substance essentielle du cartilage, tandis qu'elle est en réalité un produit secondaire.

(2) La substance désignée sous ce nom par J. Müller en 1836 (*a*), mais découverte très-longtemps auparavant par M. Chevreul dans le cartilage d'un Squale (*b*), n'existe pas toute formée dans le cartilage, mais, de même que la gélatine extraite des os est un dérivé de la matière organique dont ce tissu se compose. Elle est soluble dans l'eau, mais ne s'y prend en gelée que lorsqu'elle s'y trouve en proportion très-considérable, et elle diffère aussi de la gélatine par la manière dont elle se comporte avec divers réactifs. Ainsi elle fournit avec les acides minéraux des composés insolubles, ce qui n'a pas lieu avec la gélatine. Les cellules cartilagineuses ne se transforment pas en chondrine ; elles résistent à l'action de l'eau en ébullition, et elles diffèrent aussi de la chondrine par la manière dont elles se comportent en présence du sulfate d'alumine, de l'acétate de plomb et quelques autres sels qui la précipitent, tandis qu'ils ne troublent pas la dissolution de gélatine. Enfin elle est un peu moins riche en azote (*c*), mais elle renferme un peu plus de soufre (*d*). Je dois ajouter cependant que d'après Friedleben, la chondrine et la gélatine seraient des produits d'un seul et même principe immédiat, et ne différeraient qu'à raison de leur mode de préparation ; mais cette opinion n'a pas été adoptée par la plupart des chimistes (*e*).

(*a*) J. Müller, *Ueber die Structur und die chemische Eigenschaften der thierischen Bestandtheile der Knorpel und Knochen* (*Poggendorff's Annalen der Physik und Chemie*, 1836, t. XXXVIII, p. 295).

— Vogel, *Beitr. zur chem. Kenntniss des Chondrins* (*Journ. für prakt. Chemie*, 1840, t. XXI, p. 426).

(*b*) Chevreul, *Expériences chimiques sur le cartilage du* Squalus peregrinus (*Annales du Muséum d'hist. nat.*, 1811, t. XVIII, p. 136).

(*c*) Mulder, *Ueber das Chondrin* (*Journ. für prakt. Chem.*, t. XV, p. 190).

— Scherer, *Chem. Untersuch.* (*Ann. der Chem. und Pharm.*, 1841, t. XL, p. 49).

(*d*) Friedleben, *Zur chem. Constitution des Knorpelgewebes* (*Zeitschr. für wissensch. Zool.*, 1859, t. X, p. 20).

— Wilkens, *Zur chemisches Constitution des Knorpelgewebes* (*Zeitschr. für wissensch. Zool.*, 1860, t. X, p. 467).

(*e*) Alph. Milne Edwards, *Études physiologiques et chimiques sur les os* (*Ann. des sciences nat.*, 4e série, 1860, t. XIII, p. 130).

cependant elles sont fusiformes ou même étoilées (1). Leurs parois, d'abord peu ou point distinctes des matières contenues dans leur intérieur (2), se garnissent peu à peu de nouvelles couches solides qui leur constituent une *capsule* dont l'épaisseur devient parfois considérable (3).

L'accroissement des cartilages paraît se faire au moyen d'une multiplication endogène des cellules, suivie de la production de la substance intermédiaire dont la proportion augmente peu à peu (4). Il est aussi à noter que dans le jeune

(1) Ce mode de conformation, très-rare chez les Mammifères, se rencontre chez les Squales ainsi que chez les Seiches. Parfois même les ramifications de ces utricules forment un plexus de canalicules, disposition qui établit un passage entre la structure du tissu cartilagineux ordinaire et celle du tissu osseux.

(2) Le contenu de ces cellules, appelées *acini* par quelques auteurs (*a*) est communément granuleux et constitue des petits amas désignés par beaucoup d'histologistes sous le nom de *corpuscules cartilagineux* (*b*) ; souvent on y distingue un noyau, et parfois il y existe un nombre plus ou moins considérable de cellules secondaires.

La nature aciculaire de ces organites, entrevue par J. Müller, Henle, etc. (*c*), fut bien constatée par Schwann dans la corde dorsale et les cartilages branchiaux des Batraciens (*d*). Je citerai également plusieurs autres publications sur la structure intime et le mode de formation des cartilages (*e*).

(3) Pour plus de détails, je renverrai aux ouvrages spéciaux sur l'histologie (*f*).

(4) M. Vogt a constaté chez le Crapaud accoucheur que les premières cellules du tissu cartilagineux

(*a*) Meckauer, *De penitiori cartilaginum structura symbolæ* (diss. inaug.). Breslau, 1836.

(*b*) Purkinje ; voyez Deutsch, *De ossium structura* (dissert. inaug.). Breslau, 1834.

— Mieschor, *De ossium genesi, structura et vita* (dissert. inaug.). Berlin, 1836.

— Mandl, *Anatomie microscopique*, t. I, p. 122.

(*c*) J. Müller, *Vergl. Anat. der Myxinoiden*, p. 62.

— Henle, *Traité d'anatomie générale*, t. II, p. 361 et suiv.

(*d*) Schwann, *Mikroscopische Untersuchungen*, 1839, p. 11.

(*e*) Bergmann, *Disquisitiones microscopicæ de cartilagine*. Dorpat, 1848.

— Valenciennes, *Recherches sur la structure du tissu élémentaire des cartilages des Poissons et des Mollusques* (*Arch. du Muséum*, t. V).

— Leidy, *On the intimate Structure and History of Articular Cartilages* (*American Journal of Med. Sc.*, 1849).

— Beale, *On the Formation of the so-called intercellular Substance of Cartilage* (*Trans. of the Microsc. Soc.*, 1863, p. 95, pl. 8 et 9).

(*f*) Voyez Kölliker, *Traité d'histologie*, 2e édition.

— Rollet, *Bindesubstanzen* (Stricker's, *Handbuch von den Geweben der Menschen und Thiere*, 1868, t. I, p. 70).

âge ce tissu est plus ou moins riche en vaisseaux sanguins et en nerfs; mais d'ordinaire ces parties en disparaissent complétement ou presque complétement, lorsque le travail de développement s'achève (1). Enfin le cartilage est susceptible d'être consolidé par des matières calcaires, qui tantôt incrustent la substance intercellulaire seulement, et d'autres fois enveloppent aussi les utricules.

sont des cellules embryonnaires (*a*) qui, en grandissant, forment d'abord un assemblage d'utricules polygonales semblables à celles du tissu subcartilagineux. M. Kölliker a observé également ces transformations chez des larves de divers Batraciens, et a signalé la production de nouvelles cellules dans l'intérieur des utricules dont je viens de parler (*b*). Cet auteur a constaté aussi des faits analogues sur des cartilages de l'embryon humain (*c*).

Enfin, d'autres observations sur ce sujet, ainsi que sur le développement ultérieur de la substance intermédiaire, ont été publiées depuis par plusieurs micrographes (*d*).

(1) En général, les cartilages parfaits ne contiennent pas de vaisseaux sanguins (*e*), à moins que ce ne soit pas dans l'état pathologique (*f*); cependant des exemples de vascularité ont été constatés dans certaines parties, telles que les cartilages de l'oreille et du nez, chez quelques Mammifères aussi bien que dans le tissu cartilagineux des Poissons (*g*).

(*a*) Vogt, *Untersuch. über die Entwicklungsgesch. der Geburtshelferkröte*, 1842.

(*b*) Kölliker, *Note sur le développement des tissus chez les Batraciens* (*Ann. des sciences nat.*, 3ᵉ série, 1846, t. VI, p. 92).

(*c*) Idem, *Éléments d'histologie*, 2ᵉ édit., p. 276.

(*d*) Kölliker, *Mikroscopische Anat.*, t. II, p. 349. — *Gewebelehre*, 1867, p. 24.

— Frey, *Histologie und Histochemie*, 1867, p. 204.

— Donders, *Mikroscopische und mikrochemische Untersuchungen thierische Gewebe* (*Holländische Beiträge*, 1848, t. I, p. 260).

— Æby, *Ueber die* symphysis ossium pubis, *nebst Beiträgen zur Lehre vom hyalinen Knorpel* (*Zeitschr. für rat. Med.*, 1858, t. IV, p. 43).

— Remak, *Ueber die Entstehung des Bindegewebes und Knorpels* (*Müller's Archiv*, 1852, p. 69).

— Rabl-Rückhard, *Ueber den Netzknorpel des Ohrs* (*Archiv für Anat.*, 1863, p. 41).

— Heidenheim, *Studien des physiolog. Institutes zu Breslau*, 1863, t. II, p. 1.

— Reitz, *Untersuch. über die künstlich erzeugte croupöse Entzündung der Luftröhre* (*Sitzungsber. der Wiener Akad.*, 1867, t. LV, p. 501).

— Hannover, *On the first Formation and Development of Cartilage* (*British and Foreign Med.-Chir. Review*, 1865, p. 450).

(*e*) Mandl, *Manuel d'anatomie générale*, p. 368.

— Toynbee, *Researches tending to prove the non-vascularity and peculiar uniform Mode of Organization and Nutrition of certain animal Tissues : viz. articular Cartilage*, etc. (*Philos. Trans.*, 1841, p. 159).

(*f*) On peut assimiler à un état inflammatoire le changement qui s'opère dans le cartilage pubien pendant la grossesse. (Boerner, *De gravioribus quibusdam cartilaginum mutationibus*, Tubingen, 1798.)

(*g*) Kölliker, *Éléments d'histologie*, p. 87.

— Leydig, *Traité d'histologie*, p. 169.

Tissu osseux ; sa composition chimique.

§ 3. — Le tissu osseux est formé principalement d'une substance très-dure, composée de sels calcaires combinés avec une matière organique azotée, qui est susceptible de se transformer en gélatine par l'action de l'eau à une température élevée, et qui est désignée par quelques auteurs sous le nom d'*osséine* (1). L'analyse chimique montre que les matières minérales associées à cette substance animale, consistent principalement en phosphate basique de chaux (2), mais qu'elles renferment aussi

(1) Les premières notions relatives à l'existence d'une matière susceptible de fournir de la gelée dans le tissu osseux sont dues à Papin, et datent d'environ 1680 (*a*); mais ce fut Hérissant qui, vers le milieu du siècle suivant, fit connaître le caractère chimique essentiel de ce tissu. En effet, il constata que les os, traités par de l'acide azotique étendu d'eau, abandonnent une matière calcaire et laissent intacte une substance organique qui conserve la forme du corps dont elle provient, mais qui est flexible et ressemble à un cartilage (*b*). Pendant longtemps les chimistes confondirent cette substance organisée avec la gélatine qu'on en obtient au moyen de la coction dans l'eau, et par conséquent, dans les ouvrages de chimie un peu anciens, on parle toujours des os comme étant composés de gélatine et de sels calcaires. Mais aujourd'hui on s'accorde à reconnaître que la gélatine n'est pas un principe immédiat existant dans le tissu osseux, mais un dérivé de la substance animale qui constitue la partie organique de celui-ci, et qui est assez communément désignée sous le nom d'*osséine*. La gélatine qui en dérive est soluble dans l'eau bouillante, et sa dissolution se prend en gelée par le refroidissement, lors même qu'elle ne s'y trouve que dans la proportion de 1 pour 100. Elle forme des composés insolubles avec l'acide tannique, le bichlorure de mercure, et sa composition élémentaire est la même que celle de l'osséine (*c*). Elle renferme environ 50 pour 100 de carbone et 18,4 d'azote; on y trouve aussi des traces de soufre. Mais, dans l'état actuel de nos connaissances, on ne peut attacher que peu d'importance aux formules chimiques par lesquelles on a cherché à la représenter.

(2) Ghan fut le premier à constater que la matière terreuse des os est composée principalement de phosphate de chaux (*d*), fait qui fut mis également en lumière par les recherches de Scheele (*e*).

(*a*) Papin, *Sur la manière d'amollir les os, etc.*

(*b*) Hérissant, *Éclaircissements sur l'ossification* (*Hist. de l'Acad. des sciences*, 1758, p. 322).

(*c*) Chevreul, *De l'influence que l'eau exerce sur plusieurs substances azotées solides* (*Ann. de chimie et de physique*, 1821, t. XIX, p. 48).

— Marchand, *Ueber die chem. Zusammensetzung der Knochen* (*Journ. für prakt. Chem.*, 1842, t. XXVII, p. 85).

— Fremy, *Op. cit.*

(*d*) Voyez Macquer, *Dict. de chimie*, t. III, p. 68, édit. de 1778.

(*e*) Scheele, *Untersuchung des Flusspates* (*Abhandl. der Schwedischen Akad. der Wissensch.*, 1771, t. XXXII, p. 129).

du carbonate de chaux (1), du phosphate de magnésie (2), et quelques autres sels (3), de l'eau (4), de la graisse, etc.

Les proportions suivant lesquelles ces différents corps se trouvent réunis dans les os varient considérablement chez les Animaux, et même dans les diverses parties du squelette soumises à l'analyse (5). Ainsi Berzelius a trouvé dans un os humain,

(1) La découverte de l'existence du carbonate de chaux dans les os appartient à Hatchett (*a*).

(2) Fourcroy et Vauquelin y trouvèrent le phosphate de magnésie (*b*).

(3) La présence du fluorure de calcium fut signalée d'abord dans l'ivoire fossile par Moricchini (*c*), puis dans le tissu des os par Berzelius (*d*) ; mais elle fut révoquée en doute par plusieurs chimistes, jusqu'à ce que M. Fremy l'eût établie d'une manière indiscutable (*e*).

(4) Les os, malgré leur dureté, contiennent des liquides en quantité considérable, et quelques chimistes ont cherché à doser la proportion d'eau qui s'y trouve ; mais elle est très-variable, et, ainsi qu'on pouvait le prévoir, il y a plus d'eau dans les os spongieux que dans les os compactes (*f*). Stark a trouvé dans les derniers de 3 à 7 centièmes d'eau, tandis que dans les premiers il a trouvé de 12 à 30 pour 100.

(5) Les travaux relatifs à la composition chimique des os sont nombreux ; indépendamment de ceux indiqués ci-dessus, je citerai les suivants (*g*).

(*a*) Hatchett, *Experiments on Shell and Bone* (*Philos. Trans.*, t. LXXXIX, p. 315).

(*b*) Fourcroy et Vauquelin, *Sur la présence d'un nouveau sel phosphorique trouvé dans les os des Animaux* (*Ann. de chimie*, 1803, t. LXVII, p. 244).

(*c*) Moricchini, *Mem. de mathem. e di fisica*, 1805, t. X, p. 164.

— Gay-Lussac, *Lettre sur la présence de l'acide fluorique dans les substances animales* (*Ann. de chimie*, 1805, t. LV, p. 258).

(*d*) Berzelius, *Lettre sur le fluate calcaire contenu dans les os* (*Ann. de chimie*, 1807, t. LXIV, p. 256).

(*e*) Fremy, *Recherches chimiques sur les os* (*Ann. de chimie et de physique*, 1855, t. XLIII, p. 47).

(*f*) Nasse, *Ueber die Bestandtheile der Knochen in einigen Krankheiten* (*Journ. für prakt. Chemie*, 1842, p. 274).

— Stark, *Chemical Constitution of the Bones of Vertebrated Animals* (*Edinb. Med. and Surg. Journal*, 1845, t. LXIII, p. 308).

— Rees, *Proportions of animal and earthy Matter in Human Bones* (*London and Edinb. Phil. Mag.*, 1838, t. XIII, p. 135).

— Bibra, *Chemische Untersuchungen über die Knochen und Zähne der Menschen und der Wirbelthiere*, 1844.

— Marchand, *Ueber die chemische Zusammensetzung der Knochen* (*Journ. f. prakt. Chemie*, 1842, t. XXVII, p. 85).

— Fremy, *Recherches chimiques sur les os* (*Ann. de chimie et de physique*, 1855, t. XLIII, p. 47).

(*g*) Mérat-Guillot, *Analyse comp. des os* (*Ann. de chimie*, 1800, t. XXXIV, p. 68).

— A. von Berold, *Das chemische Skelett der Wirbelthiere* (*Zeitschr. für wissensch Zoologie*, 1858, t. IX, p. 240).

— Alph. Milne Edwards, *Études chimiques et physiologiques sur les os* (*Ann. des sciences nat.*, 4e série, 1860, t. XIII, p. 113).

débarrassé de la graisse et du périoste : phosphate de chaux basique avec un peu de fluorure de calcium, 53,04 ; carbonate de chaux, 11,30 ; phosphate de magnésie, 1,16 ; soude avec très-peu de chlorure de sodium, 1,20 ; cartilage soluble dans l'eau, 32,17 ; vaisseaux, 1,13 pour 100. Dans les expériences de Bibra, faites sur des os de Chevreuil, la proportion de matières organiques n'était que d'environ 31 pour le fémur, tandis qu'elle dépassait 52 dans les vertèbres et dans les côtes. Le même chimiste a constaté que dans les os longs du Coq ces substances n'entrent que pour environ 27 centièmes du poids total, tandis que dans les os du Saumon, elles existent dans la proportion de 60 pour 100.

Au premier abord, ces variations sembleraient indiquer que les matières minérales et les principes immédiats organiques sont simplement à l'état de mélange dans le tissu osseux, et que le phosphate de chaux notamment n'y forme pas avec l'osséine un composé chimique à proportions définies ; mais, lorsqu'on examine les faits de plus près, on arrive à un résultat contraire, et l'on se trouve conduit à penser que les différences accusées par l'analyse dépendent principalement de ce que les os sur lesquels les chimistes ont opéré sont des organes complexes contenant des vaisseaux et d'autres parties molles, aussi bien que du tissu osseux, et cela en proportions très-variables. Effectivement, la substance osseuse, séparée de ces parties accessoires, paraît être essentiellement un composé chimique d'osséine et de phosphate basique de chaux, composé qu'on peut former artificiellement et qu'on trouve alors constitué d'environ une partie de matière animale associée à 4 parties de matières terreuses (1).

(1) Ce composé de phosphate calcaire et de gélatine a été découvert par M. Frerichs, et étudié ensuite par M. Alphonse Milne Edwards, qui le prépare en versant du chlorure de calcium dans une dissolution de phos-

Le phosphate de magnésie se comporte de la même manière avec de la gélatine (1), mais le carbonate de chaux ne s'y combine pas en quantité notable, et ce sel ne paraît remplir qu'un

phate de chaux mêlée à de la gélatine (*a*). Or, la quantité de phosphate terreux que l'on trouve dans les os, comparée à la proportion de l'osséine, est toujours moins grande, et l'écart est d'autant plus considérable, que les divers tissus associés à la substance osseuse sont plus abondants. Ainsi c'est dans les os longs et pneumatiques des Oiseaux que les matières étrangères à la substance fondamentale du tissu osseux sont en moindre quantité. Or, dans l'un de ces os (*b*), l'analyse a indiqué l'existence de 70 parties de phosphate calcaire, de 1 partie de phosphate de magnésie et de 1 partie de tissu organique, associées à 7 parties de carbonate de chaux, à de la graisse, etc.; ce qui correspond à environ 75 parties de phosphate terreux pour 25 parties de tissu dit cartilagineux, lequel est composé essentiellement d'osséine. En général la proportion des phosphates est moindre, ce qui s'explique par la présence de corps étrangers à la substance osseuse en proportion plus grande.

Lorsque les animaux ne trouvent pas dans leurs aliments une quantité suffisante de phosphate de chaux, leurs os perdent de leur solidité et peuvent même devenir très-fragiles (*c*). Mais ce changement ne paraît pas dépendre de ce que le tissu osseux lui-même soit devenu plus pauvre en sels terreux, ainsi qu'on pouvait le supposer d'après quelques expériences de Bibra (*d*). Ce tissu diminue de quantité, et les parties restantes conservent leur composition normale (*e*).

(1) D'après quelques analyses faites par M. Boussingault, la proportion de phosphate de magnésie paraîtrait être plus grande chez les Cochons nouveau-nés que chez les individus âgés de quelques mois (*f*). Je ferai remarquer cependant que chez les Pigeons, la proportion de ce sel terreux n'augmente pas sous l'influence d'un régime fournissant à l'économie de la magnésie en grande surabondance (*g*).

Dans une expérience du même genre, faite plus récemment sur un jeune Rat, M. Papillon a trouvé dans la substance osseuse calcinée plus de 3 centièmes de magnésie, et, sous l'influence prolongée d'aliments contenant beaucoup d'alumine, ce physiologiste a trouvé dans les os calci-

(*a*) Frerichs, *Ueber die chemische Zusammensetzung der menschlichen Knochen* (*Ann. der Chem. und Pharm.*, 1842, t. XLIII, p. 253).

— Alph. Milne Edwards, *Op. cit.* (*Ann. des sciences nat.*, 4ᵉ série, 1860, t. XIII, p. 149).

(*b*) Le tibia d'un Vanneau analysé par Bibra (*Op. cit.*, p. 210).

(*c*) Chossat, *Note sur les effets qui résultent, relativement au système osseux, de l'absence de substances calcaires dans les aliments* (*Comptes rendus de l'Acad. des sciences*, 1842, t. XIV, p. 451).

(*d*) Bibra, *Op. cit.*, p. 58.

(*e*) Alph. Milne Edwards, *Expériences sur la nutrition des os* (*Ann. des sciences nat.*, 4ᵉ série, 1861, t. XV, p. 255).

(*f*) Boussingault, *Économie rurale*, 1851, t. II, p. 441.

(*g*) Alph. Milne Edwards, *Sur la nutrition des os* (*Ann. des sciences nat.*, 4ᵉ série, t. XIII, 1860).

rôle très-secondaire dans la constitution des os. Il est en faible proportion chez les jeunes individus ainsi que dans les parties osseuses de nouvelle formation, et il devient plus abondant avec les progrès de l'âge; la quantité relative en est aussi plus grande dans les os spongieux que dans le tissu osseux compacte (1). Il y a même quelques raisons de croire que le carbonate calcaire est un produit excrémentitiel provenant de la décomposition du phosphate basique de chaux par l'acide carbonique des liquides de l'économie animale (2), plutôt qu'une des parties constitutives essentielles du tissu osseux (3).

nés : chaux, 41,1; alumine, 6,92. Il en conclut que le résultat négatif obtenu par M. Alph. Milne Edwards dépendait de la non-absorption de la matière terreuse (*a*).

Dans quelques états pathologiques accompagnés de désorganisation des os, la proportion de phosphate de magnésie s'élève beaucoup (*b*), fait qui semble indiquer que dans ce cas le composé du phosphate calcaire est détruit plus rapidement que ne l'est le composé magnésien.

(1) Ainsi M. Fremy a trouvé la proportion de phosphate de chaux à peu près la même chez des individus de différents âges, tandis que la proportion du carbonate calcaire n'était que de 2,2 chez de très-jeunes enfants, mais s'élevant à 9 ou même 10 chez des adultes et des vieillards (*c*). Des différences analogues ont été constatées chez des Chiens et des Chats (*d*). M. Alph. Milne Edwards assure aussi que les os hypertrophiés rapidement contiennent moins de carbonate calcaire que dans l'état normal (*e*).

(2) La décomposition du phosphate basique de chaux par l'acide carbonique a été constatée par M. Dumas et par quelques autres expérimentateurs (*f*).

(3) Cette opinion, émise par M. Alphonse Milne Edwards, est appuyée sur des considérations que je ne puis exposer ici, faute de place ; je me bornerai à citer le fait suivant : Deux fragments du même os furent analysés

(*a*) Papillon, *Recherches expérimentales sur les modifications de la composition immédiate des os* (*Journ. de l'anat. et de la physiol. de l'Homme, etc.*, 1870-1871, t. VII, p. 152).

(*b*) Voyez Fr. Simon, *Animal Chemistry*, t. II, p. 406.

(*c*) Fremy, *loc. cit.*

(*d*) Alph. Milne Edwards, *loc. cit.*, p. 153.

(*e*) Idem, *ibid.*, p. 190.

(*f*) Dumas, *Note sur le transport du phosphate de chaux dans les êtres organisés* (*Comptes rendus de l'Acad. des sciences*, 1846, t. XXIII, p. 1018).

— Lassaigne, *Lettre à M. Dumas concernant l'action de l'eau saturée d'acide carbonique sur le phosphate de chaux* (*Comptes rendus de l'Acad. des sciences*, 1846, t. XXIII, p. 1019). — *Mém. sur le mode de transport du phosphate et du carbonate de chaux dans les organes des plantes, etc.* (*Ann. de chimie et de physique*, 1849, t. XXV, p. 346).

— Alph. Milne Edwards, *loc. cit.*, p. 160.

Structure intime des os.

§ 4. — Le tissu osseux, observé au microscope (1), se montre composé principalement : 1° d'une substance fondamentale, généralement blanchâtre (2) et grenue (3) 2° d'une multitude de petites cavités (4) qui donnent naissance à des

comparativement, l'un sans avoir subi d'altération préalable, l'autre après avoir été pendant quatre jours attaqué par de l'eau chargée d'acide carbonique. Or, le premier fournit, pour 100 parties d'os, 56,7 de phosphate de chaux, etc., et 8,5 de carbonate de chaux ; dans le second, la proportion du phosphate calcaire était réduite à 42,8, tandis que dans le carbonate de chaux elle s'était élevée à 12,5 (*a*). J'ajouterai que dans la substance des exostoses analysées par Simon, la proportion de carbonate de chaux a varié entre 2,7 et 0,62 pour 100 (*b*).

(1) L'étude de la structure intime des os, commencé, par Leeuwenhoek et Havers (*c*), ne fit que peu de progrès jusqu'au moment où Purkinje y appela de nouveau l'attention (*d*). Parmi les travaux les plus récents sur ce sujet, je citerai principalement ceux des auteurs dont la liste est donnée ici (*e*).

(2) Chez les Poissons de la famille des Brochets appelés Orphies, ou *Esox Belone*, et chez les *Lepidosiren*, la substance fondamentale des os est de couleur verte.

(3) Lorsqu'on examine cette substance avec un microscope dont le pouvoir amplifiant n'est pas très-considérable, elle paraît homogène ; mais en employant des lentilles d'une puissance suffisante, on parvient souvent à voir qu'elle se compose de granulations très-fines (*f*).

(4) Lorsqu'on observe au microscope des lames minces du tissu osseux, ces cavités, remplies d'air ou d'autres matières étrangères, se présentent d'ordinaire avec l'apparence de taches opaques, et c'est pour cette raison que jusque dans ces derniers temps beaucoup d'histologistes les appelaient des *corpuscules osseux* (*g*). En 1842, Serres et Doyère constataient que ces prétendus cor-

(*a*) Alph. Milne Edwards, *Op. cit.*, p. 162.
(*b*) Fr. Simon, *Animal Chemistry*, t. II, p. 412.
(*c*) Leeuwenhoek, *Philos. Trans.*, 1678, p. 1002. — *Opera omnia*, t. I, pars 2.
— Havers, *Osteologia nova*, 1692.
(*d*) Deutsch, *De penitiori ossium structura* (dissert. inaug.) Breslau, 1834.
(*e*) J. Müller, *Elements of Physiology*, t. II, p. 394.
— Drummond, *On the lacunæ of Bones* (*Monthly Journ.*, 1852, t. XIV, p. 283).
— Tomes, art. OSSEOUS TISSUE (Todd's *Cyclop. of Anat. and Physiol.*, t. III, p. 847).
— Tomes and C. de Morgan, *On the Structure and Development of Bone* (*Philos. Trans.*, 1853, p. 109). — *Observations sur le développement de la substance et du tissu des os* (*Mém. de la Soc. de biologie*, 1850, t. II, p. 119).
— Robin, *Note sur les cavités caractéristiques des os* (*Mém. de la Soc. de biologie*, 2e série, 1856, t. III, p. 181).
— Rollet, *Bindensubstanzen* (Stricker's *Handbuch der Lehre von den Geweben des Menschen und der Thiere*, 1868, p. 84 et suiv.).
(*f*) Tomes et C. de Morgan, *loc. cit.*, p. 120, pl. 7, fig. 16.
(*g*) Voyez Mandl, *Anatomie microscopique*, 1842, t. I, p. 121.

canalicules très-fins, et qui renferment chacune une cellule, ou *protoblaste*, contenant une matière *granuleuse* et souvent un noyau (1). Les canalicules osseux partent de la cellule en divergeant dans tous les sens, et vont s'anastomoser avec ceux des cellules adjacentes, ou s'ouvrir soit à la surface externe de l'os, soit dans des cavités contenant des vaisseaux sanguins, des nerfs, etc. Les canaux qui donnent passage aux vaisseaux sanguins sont désignés sous le nom de *canaux de Havers* (2), et d'ordinaire la substance fondamentale, avec ses cellules et ses canalicules, forme autour de chacun d'eux un certain nombre

puscules sont des cavités (*a*), fait confirmé ultérieurement par M. Virchow, auquel les histologistes allemands attribuent le mérite de la découverte (*b*).

(1) Par une macération prolongée dans de l'acide chlorhydrique, ainsi que par d'autres moyens analogues, on peut parvenir à isoler les cellules étoilées du tissu osseux (*c*). Les utricules obtenus de la sorte ont des parois menues, mais résistantes, et conservent exactement les formes qu'ils avaient dans la substance osseuse non décalcifiée. Dans l'état normal, ces cavités sont occupées par un liquide visqueux.

(2) Havers, médecin anglais du XVIIe siècle, fut le premier à insister sur ces canaux vasculaires, mais il ne les décrivit que d'une manière fort obscure (*d*).

Quelques auteurs désignent sous le nom de *canalicules médullaires* les conduits vasculaires dont il est ici question.

Les principaux troncs du système vasculaire des os pénètrent dans ces organes par des orifices particuliers appelés *trous nourriciers*. Les veines sont beaucoup plus grosses que les artères ; quelques-unes d'entre elles accompagnent celles-ci, mais d'autres occupent des canaux particuliers et

(*a*) Serres et Doyère, *Coloration des os* (*Comptes rendus de l'Acad. des sciences*, 1842, t. XIV, p. 296).

(*b*) Kölliker, *Éléments d'histologie*, édit. de 1868, p. 237.

(*c*) Virchow, *Beob. über Knochen-und Knorpel Körperchen* (*Würzburger Verhandlungen der Physik. med. Gesellschaft.*, 1850, t. I, p. 193).

— A. Forster, *Ueber die Isolirbarkeit der Knochen-Knorpel* (*Archiv für path. Anat.*, t. XVIII, p. 170).

— Hoppe, *Ueber die Gewebselemente der Knorpel-Knochen and Zähne* (*Arch. f. path. Anat.*, 1853, t. V, p. 179).

— Furstenberg, *Ueber einige Zellen mit verdickten Wänden im Thierkörper* (Müller's *Archiv für Anat.*. 1857, p. 1).

— Lachmann, *Ueber Knorpel Zellen* (*Arch. für Anat.*, 1857, p. 15).

— Rouget, *Note sur les corpuscules des os* (*Journal de physiologie*, 1858, t. I, p. 764).

— Neumann, *Zur Kenntniss des normalen Zahnbein-und-Knochengewebes*, 1863, p. 42.

— Kölliker, *Éléments d'histologie*, 2e édit., 1868, p. 251.

(*d*) Havers, *New Observations of the Bones and the Parts belonging to them*, 1691.

de couches concentriques (1). Enfin on trouve encore très-souvent, soit dans ces canaux, soit dans d'autres cavités de forme irrégulière, une substance molle appelée *moelle*, et composée en partie de tissu conjonctif très-lâche, en partie d'utricules adipeux, en partie de cellules spéciales, dites *médullaires*.

Pour bien saisir les caractères des dernières modifications qu'on remarque dans la structure des os, il est très-utile d'étudier d'abord le mode de développement du tissu constitutif de ces organes (2). Ainsi que je l'ai déjà dit, ce tissu naît dans le sein de la substance conjonctive, et l'on doit le considérer

Développement du tissu osseux.

communiquent avec le système vasculaire du périoste. Breschet en a fait une étude attentive chez l'Homme (*a*).

Le nombre des canalicules de Havers est d'autant plus grand, que le tissu osseux est plus jeune, et leur dimension, au contraire, va en augmentant avec l'âge (*b*).

(1) La substance fondamentale des os est par conséquent stratifiée, et ce sont les couches superposées de ce tissu dont les anciens histologistes parlent sous le nom de *lamelles osseuses*. Elles peuvent constituer deux systèmes, dont l'un entoure les canaux vasculaires, et l'autre est disposé parallèlement aux surfaces de l'os. Pour plus de détails à ce sujet, je renverrai aux ouvrages spéciaux sur l'histologie (*c*).

J'ajouterai que les systèmes primaires de stratification dépendants des canaux de Havers ne se rencontrent pas toujours d'une manière complète, et laissent souvent entre eux des lacunes de formes irrégulières qu'il ne faut pas confondre avec les cavités médullaires, et qu'on a désignées sous le nom d'*espaces haversiens* (*d*).

(2) Duhamel du Monceau fut le premier à étudier expérimentalement le mode d'accroissement des os, sujet qui fut repris ensuite par Troja, et plus récemment par Flourens et quelques autres physiologistes (*e*). Pour élucider ce point, la plupart de ces auteurs se sont servis principalement de l'action colorante exercée sur la substance osseuse par la garance introduite dans les fluides nourriciers par les voies digestives. Ainsi que je l'ai déjà dit, ils interprétaient mal ce phénomène, mais ils en tirèrent néanmoins des données précieuses, car la coloration du tissu opérée sous le régime

(*a*) Breschet, *Recherches anatomiques, physiologiques et pathologiques sur le système veineux*, 1829.

(*b*) Dubreuil, *Note pour servir à l'étude du développement des os* (*Journal d'anatomie* de Robin, 1872, t. VIII, p. 75).

(*c*) Kölliker, *Éléments d'histologie*, 2e édit., 1869, p. 342 et suiv.

(*d*) Tomes et C. de Morgan, *Op. cit.* (*Philos. Trans.*, 1853, p. 111).

(*e*) Duhamel, *Sur une racine qui a la faculté de teindre en rouge les os des Animaux vivants*

comme en étant un dérivé direct ou secondaire (1). Dans le premier cas, les cellules arrondies de la substance conjonctive se transforment en cellules étoilées, et deviennent des *proto-*

de cette matière tinctoriale permet de distinguer les parties qui existent à ce moment et celles dont la formation a lieu ultérieurement (*a*).

L'étude histologique du mode de développement du tissu osseux a été, dans ces dernières années, l'objet de beaucoup de travaux, parmi lesquels je renvoie aux suivants (*b*). J'indique plus loin les recherches relatives au mode d'accroissement des os

(1) On a donné le nom de *fibres perforantes*, ou de *fibres de Sharpey*, à des faisceaux de cette substance conjonctive qui traversent les lamelles osseuses constituées par les couches de cellules étoilées avec leurs canalicules, et qui en restent plus ou moins dis-

(*Mém. de l'Acad. des sciences*, 1739, p. 1). — Même recueil, 1741. — *Sur le développement et la crue des os des Animaux* (même recueil, 1742, p. 354). — *Op. cit.*, 1743.

— Troja, *De novorum ossium regeneratione*, 1775.

— Hunter, *Œuvres*, t. IV, p. 409.

— Flourens, *Recherches sur le développement des os et des dents* (*Archives du Muséum d'hist. nat.*, 1841, t. II, p. 315).

— Brullé et Hagueny, *Expériences sur le développement des os des Mammifères et des Oiseaux faites au moyen de l'alimentation par la garance* (*Ann. des sciences nat.*, 3e série, 1845, t. IV, p. 283).

— Ollier, *Traité expérimental et clinique de la régénération des os*, 1867, t. I, p. 63 et suiv.

(*a*) Voyez tome VIII, page 126, note 1.

(*b*) Schwann, *Mikrosk. Untersuch.*, 1839, p. 35.

— G. H. Meyer, *Ueber die Bedeutung der Knochenkörperchen* (Müller's *Archiv*, 1841, p. 210).

— Todd and Bowman, *Physiological Anatomy and Physiology of Man*, 1843, t. I, p. 113 et suiv.

— Robin, *Op. cit.* (*Mém. de la Soc. de biologie*, 1850, t. I, p. 119).

— Bruch, *Beitr. zur Entwick. des Knochensystem* (*Denkschr. der Schweizer naturf. Gesellschaft*, 1852, t. XII).

— Williamson, *Investigations into the Structure and Development of the Scales and Bones of Fishes* (*Philos. Trans.*, 1851).

— Tomes and C. de Morgan, *Op. cit.* (*Philos. Trans.*, 1853, p. 1230).

— Bauer, *Zur Lehre von der Verknöcherung des primordialen Knorpels* (Müller's *Archiv für Anat. und Physiol.*, 1857, p. 347).

— H. Müller, *Ueber die Entwickelung der Knochensubstanz nebst Bemerkungen über den Bau rachitischer Knochen* (*Zeitschr. für wissensch. Zool.*, 1858, t. IX, p. 147).

— Rouget, *Développement et structure du système osseux*, 1856. — *Sur les conditions de l'ostéogénie avec ou sans cartilage préexistant* (*Journ. de l'anatomie et de la physiologie de l'Homme*, 1864, t. I, p. 514).

— Lieberkühn, *Ueber die Ossification* (*Archiv für Anat. und Physiol.*, 1860, p. 824). — *Ossification des hyaloiden Knorpels* (*Op. cit.*, 1862, p. 702). — *Weitere Beitr. zur Lehre von der Ossification* (*Op. cit.*, 1863, p. 614). — *Ueber Knochenwachsthum* (*Op. cit.*, 1864, p. 598).

— Ranvier, *Considérations sur le développement du tissu osseux*, 1865.

— Waldeyer, *Ueber den Ossificationsprocess* (*Archiv für mikrosk. Anat.*, t. I, p. 354, pl. 32). — *Ueber das Wachstum des Sternzapfens der Geweiteb* (*Op. cit.*, 1865, p. 404).

— Landois, *Ueber den Ossificationsprocess* (*Med. Centralbl.*, 1865, p. 18). — *Untersuch. über die Bindesubstanz und der Verknöcherungsprocess derselben* (*Zeitschr. für wissensch. Zool.*, 1866, t. XVI, p. 13).

— Rambaud et Renault, *Origine et développement des os*, 1864.

— E. Joly, *Études sur la structure, le développement, la nutrition et la régénération des os*. Strasbourg, 1864.

blastes, dont j'ai parlé précédemment ; la substance fibreuse du même tissu, s'unissant à de la matière terreuse, donne naissance à la substance fondamentale ou canaliculée de l'os. Dans le second cas, la formation du tissu osseux est précédée par le développement d'un cartilage (1) dont la substance intercellulaire est consolidée par le dépôt des matières terreuses, et dont les cellules ou capsules donnent parfois naissance à un essaim de jeunes utricules qui sont de deux sortes : les uns deviennent en général des cellules médullaires, les autres des *ostéoblastes* ou cellules ostéogènes (2). Ces dernières se gar-

tinctes, à peu près comme les rayons médullaires de la tige, dans les plantes dicotylédonées, au milieu des couches concentriques du bois (*a*).

(1) La plupart des parties du squelette se constituent d'abord à l'état cartilagineux et ne s'ossifient qu'ultérieurement. Les anatomistes ont été partagés d'opinion au sujet de la manière dont ce changement s'opère : suivant les uns, le cartilage se transformerait directement en os (*b*) ; tandis que d'autres n'attribuaient au premier de ces tissus qu'un rôle transitoire (*c*). M. Robin, qui a publié sur ce sujet un travail intéressant, admet que la formation des os peut avoir lieu de deux manières principales. Dans le premier cas, la substance de l'os est précédée de cartilage dans l'épaisseur duquel elle se développe, et elle remplace celui-ci, qui disparaît. Dans le second cas, la trame cartilagineuse homogène se combine avec les matières calcaires à mesure qu'elle se forme. Il nomme le premier de ces phénomènes ostéogéniques, *formation osseuse par substitution* ; le second, *formation osseuse par envahissement* (*d*). Il est aussi à noter que dans certains cas la substitution, au lieu d'être intermoléculaire, se fait par juxtaposition, en sorte que la couche osseuse se superpose au cartilage transitoire. Nous en verrons des exemples dans les prochaines Leçons.

(2) Chez beaucoup de Poissons, le tissu osseux est dépourvu de cellules radiées ou corpuscules osseux. M. Köl-

(*a*) Voyez à ce sujet :

— Sharpey, dans Quain, *Anat.*, 6ᵉ édition, p. 12.

— H. Müller, *Ueber Sharpey's durchbohrende Fasern im Knochen* (*Würzburg. Naturh. Zeitschr.*, t. I, p. 296, et t. IX, p. 29).

— Kölliker, *Ueber die grosse Verbreitung der perforating fibres von Sharpey* (*Würzburg Zeitschr.*, t. I, p. 306).

(*b*) Howship, *Experiments and Observations on the Formation of Bone* (*Med.-chir. Trans.*, 1813, t. VI).

— Müscher, *De inflammatione ossium eorumque anatome generali*. Berlin, 1836.

(*c*) Voyez Kölliker, *Op. cit.*, p. 275.

(*d*) Robin, *Observ. sur le développement de la substance et du tissu des os* (*Mém. de la Soc. de biologie*, 1850, t. II, p. 124).

nissent de prolongements, se transforment en cellules étoilées, et produisent autour de chacune de leurs branches la substance osseuse granuleuse dont se composent les parois des canalicules servant de gaînes aux prolongements cytoblastiques dont je viens de parler et constituant la substance fondamentale de l'os (1). Cette substance fondamentale doit donc être considérée comme un produit exogène des ostéoblastes nés dans l'extérieur des cellules cartilagineuses ou formés directement dans les mailles du tissu conjonctif. Quoi qu'il en soit à cet égard, le travail ostéogénique s'établit d'abord autour des vaisseaux nourriciers de la partie en voie de développement, et lorsque ses produits ont envahi la totalité des espaces intermédiaires, il se continue pendant plus ou moins longtemps à la surface extérieure de l'os constitué de la sorte. Il en résulte que les parties de nouvelle formation sont placées extérieurement à celles développées précédemment au-dessous de la couche superficielle de tissu conjonctif dont se compose la tunique appelée *Périoste* (2).

liker a fait voir que ce mode d'organisation est beaucoup plus commun que ne le supposaient ses prédécesseurs (*a*).

(1) La structure intime du tissu osseux présente chez les Animaux des modifications plus ou moins importantes qui dépendent en partie de la conformation des cellules et de leurs prolongements (*b*).

(2) En général, on distingue dans le *périoste* deux couches : l'une superficielle, composée principalement de tissu conjonctif peu modifié et renfermant la plupart des vaisseaux sanguins et des nerfs propres à cette tunique ; l'autre formée de fibres élastiques, retenues en réseaux très-serrés, membraniformes et superposés. Toutes ces parties adhèrent intimement entre elles. L'épaisseur du périoste varie beaucoup, suivant les parties du corps qu'il occupe.

(*a*) Kölliker, *On the different Types in the microscopic Structure of the Skeleton of Osseous Fishes* (*Proceed. Royal Society*, 1859).

(*b*) Bowerbank, *Microscop. Observ. on the Structure of the Bones of* Pterodactylus *and other Fossil Animals* (*Quart. Journ. of the Geol. Soc.*, 1848, t. IV, pl. 1 et 2).
— Quekett, *in Descript. and illustr. Catal. of the Histological Series contained in the Museum of the R. College of Surgeons*, vol. II.
— Leydig, *Traité d'histologie*, p. 173 et suiv.

En général, le jeune tissu osseux doit même être considéré comme un produit de l'activité physiologique de cette enveloppe, car on le voit naître à la face interne de fragments de cette membrane qui ont été séparés de l'os, pourvu que ces fragments soient placés dans des conditions telles qu'ils puissent continuer à vivre (1). Du reste, ce n'est pas le périoste lui-même qui se transforme en os, mais une couche de substance blastémique qui en tapisse la face externe, et qui est comparable à la couche muqueuse sous-épidermique qui revêt extérieurement le derme cutané (2).

Le tissu osseux ainsi formé est d'abord plus ou moins compacte, et parfois il reste dans cet état pendant toute la durée de la vie; mais en général, par les progrès de l'âge, les parties les plus vieilles se détruisent progressivement, les matériaux constitutifs sont résorbés peu à peu (3), et elles font place à des cavités qui donnent à l'intérieur de l'os une structure spongieuse (4), ou qui, s'agrandissant encore davantage, y

(1) Voyez à ce sujet les expériences sur les greffes animales, dont j'ai parlé précédemment (tome VIII, page 27).

Flourens a beaucoup insisté sur le rôle du périoste dans la formation du tissu osseux.

(2) L'existence de cette couche ostéogène a été admise par la plupart des histologistes modernes, et son rôle a été nettement démontré par des expériences de M. Ollier sur les effets de la raclure de la surface interne du périoste (*a*).

(3) Ces phénomènes de résorption entrevus par Hunter ont particulièrement fixé l'attention de MM. Tomes et C. de Morgan (*b*). Il est aussi à noter qu'ils peuvent se produire à la surface externe de l'os aussi bien que dans la profondeur de celui-ci, et amener ainsi l'élargissement de certains trous après que la soudure des parties constitutives des bords de ces orifices est devenue complète.

(4) Les lamelles et les trabécules qui constituent la substance spongieuse des os semblent au premier abord être disposées d'une manière tout à fait irrégulière; mais, en les examinant attentivement, on voit qu'elles affectent un arrangement déterminé qui a des rapports avec la forme extérieure de l'os (*c*).

(*a*) Ollier, *Traité de la régénération des os*, t. I, p. 85 et suiv.

(*b*) Hunter, *Op. cit.*

— Tomes et C. de Morgan, *Op. cit.* (*Philos. Trans.*, 1853).

(*c*) G. H. Meyer, *Die Architectur der Spongiosa* (*Archiv für Anat. und Phys.*, 1867, p. 615).

creusent, soit des espèces de cavernes appelées *sinus*, soit un canal central occupé par la moelle chez les Mammifères (1), et par de l'air chez la plupart des Oiseaux (2). Il en résulte que d'ordinaire la surface des os est constituée par du tissu compacte, et que leur intérieur est occupé par du tissu spongieux. Dans les os plats, la différence de structure est souvent assez tranchée pour que ces organes paraissent composés de deux lames ou *tables* parallèles, réunies par des trabécules ou traverses plus ou moins espacées, qui circonscrivent imparfaitement des lacunes appelées cellules. Dans les os longs, ce travail excavatoire est en général plus actif, et amène la formation du canal central ou canal médullaire dont j'ai déjà parlé (3).

(1) La moelle des os est un mélange de tissu conjonctif, de vaisseaux sanguins, de cellules et de graisse. Elle existe dans les aréoles du tissu spongieux, et même dans les principaux canaux vasculaires du tissu compacte; mais c'est surtout dans la cavité centrale des os longs qu'elle s'amasse en quantité considérable. La graisse s'y trouve en majeure partie dans des utricules qui offrent souvent un noyau distinct ; mais d'autres fois elle est libre (*a*). Dans la moelle de l'humérus du Bœuf, Berzelius a trouvé 96 pour 100 de graisse (*b*). D'après M. Eylerth, la moelle de Bœuf contiendrait trois espèces de graisses neutres, dans la composition desquelles il y aurait, outre l'acide élaïque, deux acides gras particuliers, l'acide palmitique et l'acide médullique (*c*).

Pour d'autres détails sur le système médullaire des os, je renvoie aux écrits suivants (*d*).

Dans le tissu spongieux des os, il y a un liquide rougeâtre qui ne contient que très-peu de graisse (*e*).

(2) Ces lacunes constituent les cellules aérifères des os des Oiseaux, dont il a été question dans une Leçon précédente (voyez tome II, page 358). Elles sont souvent revêtues d'une couche mince de tissu conjonctif (*f*).

(3) Cette cavité médullaire centrale manque chez les Cétacés, les Chéloniens et quelques autres Vertébrés.

(*a*) Voyez Kölliker, *Éléments d'histologie*, p. 255.

(*b*) Berzelius, *Traité de chimie*, t. VIII, p. 486.

(*c*) Voyez Pelouze et Fremy, t. VI, p. 693.

(*d*) Luschka, *Die Markzellen in den Diaphysen der Röhrenknochen* (*Würzburg. Verhandl.*, 1859, Bd. X, p. 175).

— Robin, *Sur le tissu médullaire des os* (*Gaz. méd.*, 1865, n°s 5 et 7).

— Dubuisson Christal, *Recherches sur la moelle des os longs*, 1865.

— Kölliker, *Éléments d'histologie*, 1868, p. 25.

(*e*) Leydig, *Op. cit.*, p. 178.

(*f*) Berzelius, *loc. cit.*

L'accroissement de l'os se fait donc d'une manière centrifuge autour de certains foyers histogéniques, qui sont d'abord les espaces occupés par les vaisseaux sanguins autour desquels se forment les canaux de Havers, puis les groupes primitifs constitués par la rencontre et la soudure des parties ainsi développées. On désigne communément ces groupes en voie de développement sous le nom de *points d'ossification*, et les *ostéites*, ou pièces élémentaires du squelette, s'accroissent à leur tour par leur surface, et, en s'étendant ainsi, se rapprochent les unes des autres. Quelquefois elles conservent toujours leur indépendance, et en se rencontrant s'articulent seulement entre elles ; mais d'autres fois elles se soudent et se confondent dans leur point de jonction, de façon à ne former qu'un seul os aux dépens de deux ou de plusieurs pièces qui ailleurs sont distinctes. Là où cette soudure s'effectue, le développement du tissu osseux s'arrête ; mais là où elle n'a pas lieu, le travail ostéogénique peut se continuer pendant une période plus ou moins longue de la vie, bien que son activité aille toujours en diminuant avec l'âge (1). C'est ainsi que chez les Poissons, où la plupart des ostéites con-

(1) C'est dans l'espèce humaine que le mode de développement de la charpente osseuse a été l'objet des études les plus nombreuses et les plus attentives. Fallope fut le premier à s'en occuper d'une manière spéciale (*a*) ; mais cette partie de l'anatomie physiologique n'avait fait encore que peu de progrès avant la publication des travaux de Kerkringe (*b*). Albinus (*c*) et quelques autres anatomistes du XVIIIe siècle ajoutèrent de nouveaux faits à ceux constatés par leurs devanciers ; et, parmi les recherches effectuées plus récemment, il convient de citer celles de Béclard et de Serres (*d*), ainsi que celles de MM. Rambaud et Renault (*e*).

(*a*) Fallopii *Opera omnia*, 1600, p. 360 et suiv.
(*b*) T. Kerkringii *Spicilegium anatomicum nec non osteogenium fœtuum*, 1670.
(*c*) Albinus, *Icones ossium fœtus humani, accedit osteogeniæ brevis historia*, 1737.
(*d*) Béclard, *Mém. sur l'ostéose ou sur la formation, l'accroissement et l'atrophie des os dans l'espèce humaine* (*Faculté de méd.*, 1813 ; — *Nouv. Journ. de méd., de chir. et de pharm.*, 1819, t. IV, et 1820, t. VIII).
— Serres, *Des lois de l'ostéogénie* (voyez Cuvier, *Comptes rendus des travaux de l'Acad. des sciences pour* 1819). — *Note sur le développement centripète du système osseux* (*Comptes rendus*, 1838, t. VI, p. 24).
(*e*) Rambaud et Renault, *Origine et développement des os*, 1864.

servent leur indépendance, l'Animal peut grandir pendant presque toute la durée de son existence; tandis qe chez les Vertébrés supérieurs, l'Animal cesse de s'allonger dès que les pièces constitutives des principaux os se sont soudées entre elles.

En général, le travail nutritif se ralentit beaucoup dans le tissu osseux quand la croissance est terminée; mais il est susceptible de se ranimer lorsque, sous l'influence d'un état pathologique, le sang y arrive en plus grande abondance que d'ordinaire. Ainsi, lorsqu'à la suite de la section des nerfs qui accompagnent les vaisseaux nourriciers d'un os, le système vasculaire du périoste se dilate, des phénomènes d'hypertrophie se manifestent dans le tissu osseux sous-jacent (1), et à la suite de l'état inflammatoire qui suit les fractures, il y a production de nouvelles parties osseuses qui donnent d'abord naissance à ce que les chirurgiens appellent un *cal*, et déterminent ensuite la soudure des fragments entre eux.

Articulations.

§ 5. — Les os, lors même qu'ils restent distincts entre eux, sont réunis les uns aux autres de façon à former par leur assemblage une vaste charpente dont en général toutes les parties se tiennent et dont l'ensemble constitue le squelette. Leurs jointures, appelées *articulations*, sont de deux sortes : les unes permettent aux pièces ainsi reliées entre elles de se mouvoir l'une sur l'autre, ce sont des *articulations mobiles ;* les autres rendent tout déplacement de ce genre impossible, et sont appelées pour cette raison des *articulations fixes* ou *synarthroses* (2). Ces dernières

(1) Cette hypertrophie déterminée par la section d'un nerf a été observée par M. Schiff et par M. Alph. Milne Edwards (*a*).

(2) Les anatomistes emploient souvent le nom de *symphyse* pour désigner la suture ou la soudure de deux parties similaires, telles que les

(*a*) Schiff, *Recherches sur l'influence des nerfs sur la nutrition des os* (*Comptes rendus de l'Acad. des sciences*, 1854, t. XXXVIII, p. 1050).
— Alph. Milne Edwards, *Op. cit.* (*Ann. des sciences nat*, 4e série, 1860, t. XIII, p. 183).

peuvent résulter de la simple juxtaposition de surfaces ou de bords articulaires plus ou moins larges, qui souvent sont disposés en biseau, de façon à se recouvrir naturellement (1). Mais elles sont souvent consolidées par l'enchevêtrement de prolongements dont les bords ou surfaces sont garnis, et on les désigne alors sous le nom de *sutures engrenées*.

Les articulations mobiles doivent être rangées en deux classes : 1° les *articulations par continuité*, ou *amphiarthroses*, dans lesquelles les deux os adjacents sont unis entre eux par une substance solide, telle qu'un cartilage ou un fibro-cartilage qui adhère à l'un et à l'autre, mais qui, à raison de son élasticité, leur permet quelques mouvements (2) ; 2° les *articulations par contiguïté*, ou *diarthroses*, dans lesquelles les surfaces articulaires restent libres, et ne sont d'ordinaire maintenues en contact que par des ligaments ou d'autres parties

deux moitiés de la mâchoire inférieure et les deux pièces constitutives de l'arcade du pubis. J'ajouterai que pour l'anatomie descriptive de l'Homme, quelques auteurs ont adopté une nomenclature très-complexe pour les dernières variétés de sutures ; mais ici l'emploi de ces termes ne me paraît pas nécessaire.

(1) La portion du tissu conjonctif correspondant au périoste des bords articulaires constitue une couche membraneuse intermédiaire très mince et blanchâtre, que l'on appelle quelquefois *cartilage sutural* ou *ligament sutural*.

(2) On distingue sous le nom de *syndesmoses* les amphiarthroses dans lesquelles l'union des surfaces contiguës est effectuée par l'interposition de ligaments élastiques. Tantôt le tissu intermédiaire, essentiellement fibreux, constitue des lames blanchâtres qui ressemblent beaucoup à des aponévroses ou à des tendons ; d'autres fois sa couleur est jaunâtre, et ses fibres constituantes ne sont pas disposées en faisceaux ou en lamelles, mais unies en réseaux (*a*). Ces derniers sont souvent désignés sous le nom de *ligaments jaunes* ou de *ligaments élastiques*.

Dans les articulations nommées *synchondroses*, le lien interosseux est constitué par un cartilage contenant plus ou moins de substance fibrineuse et de fibro-cartilage. Ainsi que nous le verrons dans une prochaine Leçon, les corps des vertèbres sont unis entre eux par des disques de ce genre.

(*a*) Voyez Kölliker, *Op. cit.*, p. 256.

molles étendues d'un os à l'autre en manière d'amarres ou de manchon.

Ces dernières articulations sont les plus parfaites et les plus importantes à étudier. Dans ces jointures les surfaces articulaires sont revêtues d'une couche de tissu cartilagineux qui se termine souvent par un bourrelet marginal composé principalement de tissu conjonctif (1). Une capsule fibreuse en forme de manchon les entoure, s'étend de l'une à l'autre, et se fixe par ses deux extrémités aux cartilages dont je viens de parler, en sorte que la cavité interosseuse, ainsi circonscrite, se trouve fermée de toutes parts (2). Intérieurement elle est tapissée par une membrane séreuse qui y constitue une poche dite *bourse synoviale* (3), et qui contient un liquide particulier nommé

(1) Les cartilages articulaires ou d'encroûtement sont en continuité de substance avec le cartilage d'ossification sous-jacent ou avec le tissu osseux qui remplace celui-ci, mais ils en diffèrent par l'absence de vaisseaux sanguins, et ils sont dépourvus de périchondre (*a*). Chez le fœtus, ils sont recouverts par une couche de fibres de tissu conjonctif qui se prolonge dans leur intérieur, mais ce revêtement ne tarde pas à disparaître.

Le bourrelet périphérique (*b*) est constitué par du fibro-cartilage dont la structure est plus complexe; on y a découvert des vaisseaux et des nerfs (*c*).

(2) La clôture hermétique de la cavité articulaire contribue beaucoup à la solidité de ces jointures, car les surfaces des os ainsi renfermés ne peuvent s'écarter l'une de l'autre sans agrandir l'espace circonscrit par la capsule fibreuse, et par conséquent sans rompre l'équilibre de la pression entre la cavité et le milieu ambiant. La pression déterminée par le poids de l'atmosphère tend donc à maintenir les surfaces articulaires en contact, et cela nous explique pourquoi la désarticulation est très-difficile tant que la cavité articulaire reste close, mais devient facile dès que l'air peut arriver dans cette cavité. On doit aux frères Weber des expériences très-intéressantes sur ce sujet (*d*).

(3) Les bourses synoviales ressemblent beaucoup aux poches qui sont constituées par les tuniques séreuses entre divers organes mobiles et les

(*a*) Berzelius, *Op. cit.*, t. VIII, p. 489.
— Toynbee, *Researches tending to prouve the non-Vascularity of certain animal. Tissues* (*Philos. Trans.*, 1841, p. 159).
(*b*) Gosselin, *Rech. sur quelques cartilages diarthrodiaux* (*Bull. Soc. anatom.*, 1841, p. 240).
(*c*) Sappey, *Traité d'anatomie*, t. I, 1866, p. 402.
— Lassaigne et Boissel, *Exam. chim. de la synovie* (*Journ. de pharm.*, 1822, t. VIII, p. 286).
— Frerichs, art. SYNOVIA (Wagner's *Handwörterbuch der Physiologie*, t. III, p. 467).
(*d*) W. und E. Weber, *Traité de la mécanique des organes de la locomotion*, p. 329 et suiv. (*Encyclop. anatomique*, trad. par Jourdan, t. II).

synovie (1). Enfin les ligaments ou cordes élastiques qui complètent la jointure en s'étendant d'un os à l'autre et en se fixant par leurs extrémités à chacun de ceux-ci, sont quelquefois logés dans l'intérieur de la capsule articulaire dont je viens de parler, mais en général ils l'entourent. Ils servent principalement à limiter les mouvements de flexion dans la direction opposée au point occupé par chacun d'eux.

surfaces adjacentes, et qui servent à y diminuer le frottement. Elles tapissent intérieurement l'espèce de manchon constitué par la capsule fibreuse, et se prolongent sur la surface libre des lames cartilagineuses dont les extrémités des deux os en contiguïté sont revêtues. Elles consistent en un épithélium composé d'une ou de plusieurs couches de cellules pavimenteuses et en une lame de tissu conjonctif pourvue de fibres élastiques, de vaisseaux et de nerfs. Chez l'embryon, le revêtement épithélique s'étend d'ordinaire sur toute la surface interne de la cavité articulaire et recouvre la surface libre des lames cartilagineuses des deux os contigus (*a*) ; mais, avec les progrès de l'âge, il disparaît sur la portion centrale de ces surfaces et ne se maintient que sur le pourtour. On n'aperçoit dans la membrane synoviale ni papilles ni glandules, et les prolongements que l'on y observe souvent, et que l'on a désignés sous le nom de *glandes de Havers*, ne consistent qu'en des amas de graisse. Sa surface libre donne aussi naissance à des franges aplaties, rouges, très-riches en vaisseaux sanguins et disposées en forme de couronne autour de la ligne d'insertion le long de laquelle elle se détache du cartilage articulaire pour monter sur le manchon capsulaire. Il y a aussi sur ces appendices des villosités synoviales de formes variables (*b*).

Parfois aussi il y a des plaques fibreuses qui partent de la capsule et s'interposent entre les surfaces articulaires.

(1) La *synovie* est un liquide aqueux et plus ou moins visqueux, qui ressemble beaucoup à du mucus. Elle est sécrétée par la bourse qui la renferme, et elle tient en suspension quelques cellules épithéliales, des granulations graisseuses et d'autres débris analogues. L'analyse chimique y fait découvrir de l'eau dans la proportion d'environ 93 pour 100, et les matières salines qui se rencontrent dans tous les liquides séreux de l'économie, ainsi que de l'albumine, de la graisse, etc. (*c*).

La synovie est produite par la couche épithélique de la membrane synoviale, principalement par les prolongements vasculaires de celle-ci.

(*a*) Reichert (voy. Leydig, *Traité d'histologie*, p. 160).
(*b*) W. et E. Weber, *loc. cit.*, p. 322, etc.
(*c*) Gosselin, *Recherches sur les kystes synoviaux* (*Mém. de l'Acad. de méd.*, t. XVI).

Constance dans les rapports anatomiques.

§ 6. — Les données relatives aux matériaux constitutifs du squelette des Animaux vertébrés que je viens d'exposer, étant acquises, je passerai à l'examen de l'emploi que la Nature en fait. Dans la prochaine Leçon je traiterai donc de la disposition de la charpente de ces Animaux, et je ferai voir que tout en présentant des variations considérables dans sa forme et son degré de complication, suivant les classes et les types d'un ordre inférieur, elle est toujours construite d'après un même plan essentiel et composée principalement de parties analogues reliées entre elles d'une manière déterminée. Cette fixité dans les relations des pièces osseuses formant une même série a été désignée par Geoffroy Saint-Hilaire sous le nom de *principe des connexions anatomiques*. Elle est souvent d'un grand secours pour la détermination des parties homologues, dont les formes peuvent varier beaucoup ; mais il ne faut l'employer qu'avec une certaine réserve, car, ainsi que nous l'avons déjà vu en étudiant le squelette externe des Animaux articulés, les rapports de position peuvent être souvent masqués, soit par l'avortement de certains termes de la série ou par l'apparition de pièces intercalaires, soit par des phénomènes de chevauchement. Ainsi, dans une série de pièces que je désignerai par les lettres A, B, C, D, on ne trouvera jamais C avant B ni après D; mais A et C peuvent être en contact par suite de l'absence de B, ou bien encore C pourra ne pas constituer le troisième terme de la série, car des pièces complémentaires produites par le dédoublement de A ou de B peuvent se développer. Parfois même chacune de ces pièces fondamentales peut être représentée par tout un groupe de pièces distinctes entre elles, et d'autres fois elles peuvent être séparées par l'intercalation de parties appartenant à un autre système ostéologique.

C'est aussi avec réserve que je parlerai de l'unité de plan et surtout de l'unité de composition anatomique du squelette de tous les Animaux vertébrés, car non-seulement les opinions professées à ce sujet par le naturaliste que je viens de citer (1) sont évidemment erronées quand on les étend à l'ensemble du Règne animal, mais elles manquent aussi de justesse lorsqu'on les restreint à l'embranchement des Vertébrés. L'unité de plan existe quant aux grandes lignes de l'édifice, mais ne règle pas les dispositions secondaires, et quant à la fixité du nombre des pièces constitutives du squelette, la fausseté du principe devient manifeste, pour peu que l'on compare entre elles certaines espèces de l'une quelconque des classes de l'embranchement dont l'étude nous occupe en ce moment. Cela ressortira surabondamment des faits que nous allons passer en revue.

(1) Cette idée théorique, conçue par le célèbre poëte allemand Gœthe (*a*), et développée avec une grande persévérance par Geoffroy Saint-Hilaire (*b*), quoique fausse lorsqu'on l'exagère ou qu'on la présente d'une manière absolue, exprime en réalité une tendance de la Nature dont les anatomistes ne tenaient pas assez compte jadis, et depuis un demi-siècle elle a exercé souvent une influence très-utile sur la direction des études ostéologiques.

(*a*) Gœthe, *Ueber den Zwischenkiefer des Menschen und der Thiere* (*Nova Acta Acad. nat. curios.*, 1786, t. XIV).

(*b*) Les premières publications de Geoffroy Saint-Hilaire sur ce sujet remontent à 1796, comme le fait voir son fils Isid. Geoffroy Saint-Hilaire (*Essais de zoologie générale*, p. 87) ; mais il ne développa complétement ses idées sur l'hypothèse de l'unité de composition que dans sa *Philosophie anatomique*, dont le premier volume parut en 1806.

QUATRE-VINGT-DIXIÈME LEÇON

Suite de l'étude du squelette des Animaux vertébrés. — Plan commun. — Système vertébral ; corde dorsale ; constitution de la vertèbre. — Appendices médians. — Constitution du crâne. — Constitution de la face. — Système hyoïdien. — Charpente osseuse des membres.

Corde dorsale et ses dépendances.

§ 1. — En étudiant les premiers phénomènes du développement de l'embryon des Animaux vertébrés, nous avons vu que chez tous ces êtres le sillon primitif ou gouttière cérébro-spinale destinée à loger l'axe du système nerveux ne tarde pas à être soutenue au-dessous par une sorte de baguette située sur la ligne médiane et dirigée longitudinalement, qui est connue sous le nom de *corde dorsale* ou de *notocorde*, et qui constitue le premier rudiment de la colonne vertébrale (1), laquelle à son tour devient le fondement et la partie la plus importante de tout le squelette ou charpente intérieure du corps.

Cette notocorde, ou tige rachidienne primordiale, est composée de tissu utriculaire et présente les mêmes caractères chez tous les Vertébrés ; mais, chez les uns, elle se développe beaucoup, et son rôle est permanent dans l'organisme, tandis que chez les autres son existence n'est que temporaire, et elle disparaît plus ou moins promptement pour faire place aux vertèbres (2).

(1) Voyez tome IX, page 456.

(2) Les premières observations relatives à la structure et au mode de développement de la corde dorsale sont dues à Baer. Récemment M. le professeur Ch. Robin a publié sur ce sujet, dans les Mémoires de l'Académie, un travail très-étendu (*a*).

(*a*) Baer, *Ueber die Entwick. der Thiere*, 1828, p. 15, pl. 1, fig. 2 et 3 ; t. II, p. 293. — *Physiol. de Burdach*, t. III.

— Reichert, *Das Entwickelungsleben*, 1840.

— Martin Barry, *On the chorda dorsalis* (*Philos. Trans.*, 1841, p. 195).

— Ch. Robin, *Mém. sur l'évolution de la notocorde, des cavités des disques intervertébraux et de leur contenu gélatineux* (*Mém. de l'Acad. des sciences*, 1870, t. XXXVI, p. 245).

Quoi qu'il en soit à cet égard, le blastème organogénique forme bientôt autour de cette tige utriculaire une gaîne fibreuse qui l'enveloppe de toutes parts, et se continue extérieurement avec des expansions lamelleuses dirigées transversalement et allant rejoindre la couche de substance conjonctive sous-cutanée. Ces cloisons centrifuges sont placées parallèlement entre elles et elles commencent à se montrer dans la région cardiaque du corps de l'embryon en voie de développement; mais elles se multiplient rapidement, et, après avoir envahi la totalité du tronc, elles se constituent de la même façon dans la région caudale (1). Toute la portion pariétale du corps de l'embryon, c'est-à-dire la portion comprise entre les téguments externes et les deux cavités occupées l'une par l'axe nerveux, l'autre par le tube digestif, les principaux vaisseaux sanguins et les autres viscères, se trouve ainsi divisée en une série de tranches ou de tronçons comparables aux *somatomes* dont j'ai parlé précédemment en traitant de la structure des Animaux annelés, et les cloisons qui séparent ces segments entre eux, ainsi que l'axe dont elles partent, sont susceptibles de donner naissance à du tissu scléreux dans l'épaisseur duquel peuvent se développer, soit des membranes fibreuses, soit des ligaments, des cartilages et des os. C'est dans les espaces compris entre ces cloisons centrifuges que se constituent les muscles du système rachidien et que cheminent les nerfs affectés au service de la vie de relation. Elles peuvent aussi se relier entre elles au moyen d'expansions longitudinales dont les principales occupent le plan vertical qui passe par la ligne médiane du corps, et l'ensemble des parties plus ou moins résistantes ainsi formées constitue, avec la notocorde, une sorte de charpente

(1) Ces cloisons somatomiennes naissantes constituent ce que les embryologistes appellent les divisions vertébrales.

rigide sur certains points, flexible ou même molle sur d'autres, qui a été désignée sous le nom de *sclérome* (1).

Plan général de la charpente solide.

Le squelette, dont l'étude va nous occuper, est une portion du sclérome, et, pour avoir des idées justes touchant le plan général de ce squelette et les modifications dont ce plan est susceptible, il faut se rappeler non-seulement que les cartilages, les os, les ligaments, naissent dans le sclérome, et que par conséquent leur position est réglée par la disposition de celui-ci, mais aussi que des parties dures de cet ordre peuvent se développer partout où le sclérome s'étend. Ainsi, sans qu'il y ait aucune différence essentielle dans le tracé général de l'organisme, une même partie du sclérome peut être représentée chez différents Animaux, tantôt par un os ou un cartilage, d'autres fois par une membrane fibreuse, un ligament, un tendon ou même une couche de tissu conjonctif non consolidé. Il en résulte que le squelette, tout en étant construit d'après un même plan général chez tous les Vertébrés, peut varier beaucoup quant au nombre de ses pièces constitutives et au degré de complication auquel il arrive.

C'est à dessein que je parle ici de la multiplicité des éléments organiques et de la complexité de structure comme étant des choses différentes. En effet, par suite de la tendance à la répétition de parties similaires dont nous avons eu tant d'exemples chez les Animaux annelés, le nombre des pièces constitutives

(1) Laurent (de Toulon) a employé le terme *tissu scléreux* pour désigner à la fois les tissus fibreux, cartilagineux et osseux (*a*), et M. Goodsir (d'Edimbourg) a insisté avec raison sur le rôle important de la charpente fibreuse qui constitue la base du squelette. C'est ce dernier qui a introduit dans le langage anatomique le mot *sclérome* (*b*).

(*a*) Laurent, *Mém. sur les tissus animaux en général et sur les tissus élastiques et contractiles en particulier* (*Ann. françaises et étrangères d'anatomie*, 1837, t. I, p. 57). — *Essai sur la théorie générale du squelette des Vertébrés*, 1829 (extrait du *Journ. des progrès des sciences médicales*).

(*b*) Goodsir, *On the Morphological Relation of the Nervous System, the Morphological Constitution of the Skeleton*, etc. (*Edinburgh new Philos. Journal*, new series, 1857, t. V, p. 119).

du squelette des Vertébrés peut être beaucoup augmenté sans qu'il en résulte aucune complication nouvelle : le plan général peut conserver la même simplicité chez un Animal qui aurait cent vertèbres, par exemple, ou qui n'en posséderait que vingt; mais le squelette aura une structure d'autant plus complexe, qu'il se composera d'un plus grand nombre de parties qui ne se représentent pas mutuellement. C'est immédiatement autour de la corde dorsale et dans les portions adjacentes du sclérome que les cartilages et les os du squelette se constituent d'abord et que leur existence est la plus constante.

Les parties périphériques des cloisons circumrachidiennes du sclérome ne donnent naissance à des pièces osseuses que chez les Vertébrés inférieurs, et ces pièces n'ont jamais un rôle important dans la constitution de la charpente solide du corps; mais l'axe rachidien n'est pas le seul centre de production des matériaux organiques de ce genre, et en général le squelette est complété par des groupes de pièces osseuses ou cartilagineuses dont l'origine paraît être différente. Nous aurons donc à considérer plusieurs systèmes d'éléments squelettiques. Le système rachidien est toujours le plus important, mais je crois devoir en distinguer le système maxillo-hyoïdien et le système sternal, ainsi que le système appendiculaire, soit médian, soit latéral. Ce dernier, qui constitue la charpente solide des membres, est de tous le plus indépendant du système rachidien. C'est à tort, ce me semble, que quelques anatomistes, cherchant une simplicité idéale qui n'est pas dans la nature, ont présenté toutes ces parties comme étant similaires, et, détournant le mot *vertèbre* de son acception ordinaire, ont voulu établir que tout dans le squelette, sauf quelques pièces dépendantes de la peau, des organes des sens ou de la tunique muqueuse du tube respiratoire, ne consiste qu'en une série de vertèbres dont les unes conservent leur forme et leurs dimensions ordinaires, tandis que d'autres seraient modifiées d'une manière plus ou moins profonde. Ces vues de l'esprit, vraies, utiles et philosophiques, lorsqu'elles ne dépassent pas certaines limites, me paraissent être en désaccord avec les faits lorsqu'on les étend de la sorte; elles sont alors entachées d'arbitraire et elles nous donnent des idées fausses, car elles tendent à nous faire confondre plus d'une hypothèse gratuite avec des vérités démontrables. Néanmoins là, de même que dans l'étude comparative du squelette extérieur des Animaux articulés, il est à la fois très-intéressant et très-utile de constater quelles sont les pièces de la charpente solide qui, tout en changeant parfois de forme et d'usages, se représentent mutuellement, soit dans diverses parties du corps d'un même Animal, soit dans la même partie chez des Animaux différents (1).

(1) La correspondance de certaines parties du squelette, qui se représentent, mutuellement soit dans différentes régions du corps d'un même Animal, soit dans la même région chez différents animaux, est souvent si manifeste, qu'elle ne pouvait échapper à personne et que tous les anatomistes l'ont saisie sans en faire l'objet d'études particulières. Pendant longtemps on se contenta de l'indication de ces similitudes, et l'on ne chercha pas à découvrir les ressemblances fondamentales qui peuvent exister entre les parties dont les formes ou les usages diffèrent beaucoup. Un anatomiste français, Vicq d'Azyr, fut le premier à entreprendre des études de cet ordre, lorsqu'en 1774 il chercha à établir que chez l'Homme les os des membres thoraciques sont chacun représentés dans les membres inférieurs (a).

Vers la fin du siècle dernier, Gœthe donna une nouvelle direction à ce genre d'investigations par la publication de ses observations sur l'os intermaxillaire (b), et en 1807 Geoffroy Saint-Hilaire (c), dans un mémoire sur

(a) Vicq d'Azyr, *Parallèle des os qui composent les extrémités* (*Mém. de l'Acad. des sciences*, 1774.

(b) Gœthe, *Op. cit.* (*Nova Acta Acad. nat. curios.*, 1786, t. XV). — Voyez aussi les *Œuvres de Gœthe* trad. par M. Ch. Martins.

L'histoire des travaux de Gœthe et de leur influence sur les progrès des idées relatives à l'anatomie philosophique ou théorique a donné lieu à plusieurs études intéressantes, et parmi les publications qui en traitent, je citerai les suivantes :

— Berthold, *Ueber Goethe's Anatome comparata*, 1849.
— Isid. Geoffroy Saint-Hilaire, *Histoire naturelle générale*, t. I, p. 112 et suiv.
— Virchow, *Gœthe als Naturforscher*, 1861.
— Faivre, *Œuvres scientifiques de Gœthe analysées et appréciées*, 1862.

(c) Geoffroy Saint-Hilaire, *Considérations sur les pièces de la tête osseuse des Animaux vertébrés, et particulièrement sur celles du crâne des Oiseaux* (*Annales du Muséum d'histoire naturelle*, t. X, p. 342).

On appelle *homologues*, les pièces ou la réunion de pièces qui sont de la sorte assimilables entre elles, et, comme on vient de le voir, il y a deux sortes d'homologies : l'*homologie sérialaire* et l'*homologie spéciale* (1).

l'os carré et sur quelques autres parties de la tête des Oiseaux, commença une longue série de recherches dont l'influence a été très-considérable sur le caractère des investigations anatomiques pendant la première moitié du siècle actuel (*a*). Oken, Bojanus, Spix, Carus et Blainville ont joué aussi un grand rôle dans la discussion des questions dont nous avons à nous occuper ici. Plus récemment M. R. Owen a publié sur le même sujet un travail très-important (*b*), et je citerai également ici d'autres travaux du même ordre (*c*).

(1) Les anatomistes employèrent d'abord le mot *analogues* pour désigner soit les parties qui chez les divers Animaux remplissent des fonctions semblables (les poumons des Mammifères et les branchies des Poissons, par exemple, sont des organes différents), soit les parties qui, en ayant des formes et des usages plus ou moins différents, sont la réalisation d'un même type essentiel, et se représentent mutuellement dans l'organisme d'un même Animal ou chez des Animaux différents, par exemple l'humérus et le fémur de l'Homme, ou bien encore l'os carré des Oiseaux et l'os tympanique des Mammifères. Mais aujourd'hui la plupart des auteurs mettent dans leur langage plus de précision, et, conservant au mot *analogues* la signification un peu vague d'organes dont les fonctions sont similaires, appellent *homologues* ou *homotypes*, les parties qui se correspondent anatomiquement et qui paraissent être en réalité les mêmes, malgré des différences de forme ou d'usages plus ou moins considérables. Enfin, ils appellent *homologie sérialaire* la représentation d'un même élément anatomique dans différentes parties du corps d'un même Animal, et *homologie spéciale* (ou *spécifique*), la représentation d'un élément anatomique déterminé chez des Animaux différents ; (*d*). Dernièrement quelques zoologistes ont proposé de préciser encore davantage l'expression

(*a*) Les principaux mémoires de Geoffroy Saint-Hilaire sur la constitution générale du squelette et sur la détermination des parties homologues sont réunis dans l'ouvrage intitulé *Philosophie anatomique*.

— Oken, *Ueber die Bedeutung der Schädelknochen*, 1807.

— Spix, *Cephalogenesis*, 1815.

— *Exposé d'un système d'anatomie, de physiologie, etc.* Paris, 1821, p. 41.

— Blainville, *Prodrome, etc.* (*Bulletin de la Soc. philomatique*, 1816, p. 105). — *Ostéographie*, 1839.

(*b*) R. Owen, *Principes d'ostéologie comparée, ou Recherches sur l'Archétype et les homologies du squelette vertébré*, in-8, 1855.

(*c*) Maclise, *Comparative Osteology, being Morphological Studies to demonstrate the Archetype Skeleton of Vertebrated Animals*, 34 pl., 1847. — *Skeleton* (Todd's *Cyclop.*, t. IV, p. 622).

— Coote, *The Homologies of the Human Skeleton*, 1849.

— Huxley, *Lectures on the Elements of Comparative Anatomy*, 1864.

(*d*) Owen, *Principes d'ostéologie comparée*, p. 28.

Notocorde.

§ 2. — La corde dorsale, qui constitue, comme nous venons de le voir, le premier fondement du système rachidien et même de tout le sclérome, atteint son plus haut degré de développement chez l'*Amphioxus*. Elle forme la presque totalité de la charpente solide de cet Animal, et elle s'avance jusqu'à son extrémité antérieure, en dépassant notablement l'axe nerveux qui est situé au-dessus et qui représente à la fois le cerveau et la moelle épinière; enfin, la cavité tubulaire, qui est cloisonnée par des expansions de sa gaîne et qui renferme cet axe nerveux, présente dans toute sa longueur le même mode de conformation. Il n'existe sous ce rapport aucune différence entre la région céphalique et les parties suivantes du corps, et le sclérome est conformé de même, à peu de chose près, d'un bout à l'autre (1).

Mais cette uniformité de structure n'existe chez aucun autre Vertébré, et, ainsi que nous l'avons vu dans une Leçon précédente (2), la gouttière primitive ne s'est pas encore transformée en une cavité close, que déjà sa portion antérieure s'est beaucoup dilatée et a cessé de ressembler à la portion autour de laquelle va se constituer la colonne vertébrale. Le corps du

de nos idées relatives à cette partie philosophique de la science de l'organisation, et d'employer les mots *homogénie* et *homoplasie* pour indiquer, d'une part la descendance d'un type commun, d'autre part la ressemblance due à l'action des mêmes causes modificatrices sur des parties dont les origines en sont différentes (*a*); mais ces expressions ne sont pas d'un usage assez commun pour qu'il soit nécessaire de les employer ici.

(1) Pour plus de renseignements sur le système rachidien et les autres parties de la charpente solide de l'*Amphioxus*, je renverrai principalement à des mémoires spéciaux dus à Goodsir, à J. Müller et à M. de Quatrefages (*b*).

(2) Voyez tome IX, page 463.

(*a*) Lankester, *On the Use of the word Homology* (*Ann. of Nat. Hist.*, 1870, *new series*, t. VI, p. 34 et 342).
— Mivart, *On the Use of the term Homology* (*Ann. of Nat. Hist.*, t. VI, p. 113).

(*b*) Goodsir, *On the Anat. of the* Amphioxus lanceolatus (*Trans. of the Edinb. Roy. Soc.*, 1844, t. XV).
— Müller, *Ueber den Bau des* Amphioxus lanceolatus (*Mém. de l'Acad. de Berlin*, 1844).
— Quatrefages, *Mém. sur le système nerveux et sur l'histologie du Branchiostome ou* Amphyoxus (*Ann. des sciences nat.*, 3ᵉ série, t. IV, p. 235 et suiv.).

jeune embryon en voie de développement se trouve donc divisé en deux portions, la tête et le tronc, auxquels s'ajoutent plus tard les membres.

Pour le moment, je laisserai de côté la région céphalique du corps, et je ne m'occuperai que du tronc, dont la charpente solide est formée principalement par une série longitudinale de cartilages ou d'os développés autour de la corde dorsale, et nommés *vertèbres*.

Système vertébral.

§ 3. — La portion du sclérome qui constitue la gaîne de la corde dorsale donne toujours naissance à deux prolongements ascendants qui plongent dans l'épaisseur des lames dorsales ou parois latérales de la gouttière rachidienne, et, de même que celles-ci, se réunissent en forme de voûte au-dessus de cette gouttière. En général, ces lames fibreuses, après avoir entouré ainsi la moelle épinière, se continuent verticalement le long de la ligne médiane, et forment de la sorte, à la face dorsale de la voûte rachidienne dont je viens de parler, une crête longitudinale ou cloison verticale, à laquelle viennent se réunir de chaque côté les cloisons transversales que nous avons vues précédemment naître aussi de la gaîne de la corde dorsale et diviser le tronc du jeune embryon en une série de tronçons ou somatomes (1).

La gaîne de la corde dorsale acquiert en même temps une consistance cartilagineuse, et forme ainsi une tige solide continue dont l'axe est occupé par le tissu utriculaire qui compose cette corde. Quelquefois même cet état persiste pendant assez longtemps ou même pendant toute la durée de la

(1) Les cloisons somatomiennes, ou divisions vertébrales, commencent à se montrer de très-bonne heure chez l'embryon, et au premier abord on a cru que les tronçons ou somatomes délimités de la sorte étaient autant de vertèbres ; mais il n'en est rien : c'est dans ces espaces que naissent les articulations intervertébrales, ainsi que les muscles situés entre les prolongements périphériques des vertèbres, et ce sont les cloisons elles-mêmes qui correspondent aux vertèbres.

vie (1); mais, d'ordinaire le tissu de la gaîne se modifie et devient fibreux, surtout dans les intervalles compris entre les cloisons somatomiennes, tandis qu'au contraire sa consolidation fait des progrès rapides de distance en distance dans les zones correspondantes à ses points de rencontre avec ces cloisons, et il en résulte une série de pièces solides placées bout à bout et réunies entre elles par la substance fibreuse intermédiaire. Ces pièces constituent les vertèbres, et la réunion des vertèbres constitue l'échine ou colonne vertébrale.

Constitution de la vertèbre.

Toute vertèbre complète se compose de trois parties principales : un corps ou axe, un arc supérieur ou dorsal, et une paire de branches ventrales (2). D'ordinaire aussi l'arc supérieur, réuni au corps, forme un anneau traversé par la moelle épinière, et la réunion de ces anneaux constitue, pour le logement de celle-ci, un canal tubulaire appelé *canal rachidien* ou *canal neural*. Enfin, les branches ventrales concourent à la formation des parois de la chambre viscérale située au-dessous du rachis ou des autres cavités qui sont en continuité avec celle-ci, et qui logent aussi les principaux troncs du système vasculaire. Toujours aussi les vertèbres sont d'abord cartilagineuses; mais, par les progrès du travail organogénique, elles s'ossifient le plus ordinairement, et cette transformation s'opère sur plusieurs points, de façon à donner naissance à un groupe de pièces solides, distinctes dans

(1) Cette chondrification confuse de la gaîne notocordienne est permanente chez quelques Poissons, tels que les Lamproies et les *Lepidosiren*. Elle existe aussi dans la portion du rachis de formation adventive qui se développe dans la queue des Lézards, lorsque cet appareil, après avoir été séparé du tronc, se reproduit.

(2) On doit à Geoffroy Saint-Hilaire des travaux importants sur la constitution de la vertèbre typique (*a*), et plus récemment M. Owen en a fait l'objet d'études approfondies (*b*).

(*a*) Geoffroy Saint-Hilaire, *Sur les tiges montantes des vertèbres dorsales. — Considérations générales sur la vertèbre* (*Mém. du Muséum*, t. IX, p. 76 et 89).

(*b*) Owen, *Report on the Archetype and Homologies of the Vertebrate Skeleton* (*British Association for* 1846).

le jeune âge, mais susceptibles en général de se confondre entre elles plus ou moins promptement et de ne former qu'un seul os (1).

Éléments vertébraux.

§ 4. — Le corps de la vertèbre, appelé aussi le *cycléal* ou le *centrum* (2), se constitue autour de la corde dorsale aux dépens d'une partie de la gaîne de celle-ci, et dans le principe il affecte la forme d'un anneau placé de champ transversalement. Chez les Vertébrés inférieurs, cette espèce de virole reste perforée, et, en grandissant, ses deux surfaces opposées, l'une antérieure, l'autre postérieure, s'éloignent de plus en plus l'une de l'autre, de façon qu'elle acquiert la forme d'un sablier ou d'un disque biconcave; mais, chez les Vertébrés supérieurs, son ouverture se remplit, et elle s'épaissit à peu près autant dans sa partie centrale que dans sa portion périphérique, et constitue ainsi une sorte de rondelle dont les deux faces sont parallèles, ou dont l'une des faces se bombe, tandis que l'autre se creuse. L'ossification du cycléal s'opère de diverses manières; mais, en général, elle a lieu d'abord sur deux ou quatre points qui ne tardent pas à se confondre sur la ligne médiane et envahissent peu a peu

(1) L'ordre suivant lequel les foyers d'ossification s'établissent dans la vertèbre n'est pas le même chez tous les Animaux, et parfois certaines pièces qui d'ordinaire se montrent de très-bonne heure, ne se forment pas, tandis que leurs voisines sont très-bien constituées. Pour plus de détails à ce sujet, je renverrai donc aux monographies embryologiques et à divers travaux spéciaux (*a*).

(2) Le nom de *cycléal* y a été appliqué il y a près d'un demi-siècle par Geoffroy Saint-Hilaire. Récemment M. Owen a jugé préférable de l'appeler *centrum*, mais je ne vois aucun avantage à changer de la sorte le langage anatomique.

(*a*) Voyez Bischoff, *Traité du développement de l'Homme et des Animaux*, p. 378 (*Encyclop. anatomique*).
— Vogt, *Embryologie des Salmones*, p. 106 (Agassiz, *Poissons d'eau douce*, 1846).
— Sappey, *Traité d'anatomie descriptive*, t. I, p. 285.
— Engel, *Die Bildung der Wirbel und Extremitätsknochen* (*Sitzungsber. Wien. Akad.*, 1854, t. XIII, p. 375, pl. 1 et 2).

toute sa portion moyenne, puis, sur ses deux surfaces (antérieure et postérieure), où se développent souvent des plaques ou disques épiphysaires destinés à se souder à la rondelle principale, quand la croissance s'achève. Lorsque la colonne rachidienne est réduite à un grand état de simplicité et n'est plus appelée à fournir à la moelle épinière une gaîne protectrice, ainsi que cela a souvent lieu dans la région caudale, la vertèbre n'est représentée que par le cycléal ou centrum, mais parfois aussi cette partie peut manquer sans que l'arc neural fasse défaut.

Cet arc est formé essentiellement par une paire de pièces qui se développent sur les parties latérales et supérieures de la corde dorsale, et qui s'élèvent en s'inclinant l'une vers l'autre de façon à se rencontrer sur la ligne médiane et à recouvrir en manière de toit ou de pont la portion correspondante du canal spinal où se trouve logée la moelle épinière. Dans les ouvrages d'anatomie un peu anciens, ces pièces sont en général désignées sous le nom de *lames vertébrales*, et M. Owen les appelle *neurapophyses* (1). En général, elles se confondent de bonne heure avec le cycléal par leur base, et, à leur point de rencontre, elles se prolongent supérieurement en formant une épine médiane. Parfois l'apophyse épineuse qui arme la face dorsale de la vertèbre n'a pas d'autre origine, mais souvent cette branche montante médiane est constituée par une pièce distincte, appelée *os épial* par Geoffroy Saint-Hilaire et *neurépine* par M. Owen.

La structure de l'arc neural de la vertèbre peut devenir plus

(1) Geoffroy Saint-Hilaire a employé le nom de *périal* pour désigner cette pièce chez les Mammifères (*a*). Mais la pièce que cet auteur a appelée *périal* en parlant des Poissons, n'y correspond pas, et c'est pour cette raison qu'afin d'éviter toute confusion, j'emploie ici l'expression plus récente de *neurapophyse*, introduite dans la science par M. Owen.

(*a*) Geoffroy Saint-Hilaire, *Op. cit.* (*Mém. du Muséum*, 1822, t. IX).

complexe par le développement d'autres prolongements ou apophyses qui d'ordinaire naissent des neurapophyses et ne constituent pas des pièces distinctes; mais dans quelques cas elles sont autogènes, c'est-à-dire constituées chacune par un centre d'ossification particulier, et par conséquent il faut les compter aussi parmi les parties élémentaires de la vertèbre typique parvenue à son plus haut degré de perfection : ce sont les *zygapophyses*, désignées sous le nom d'*apophyses articulaires* par beaucoup d'anatomistes, et les *diapophyses*, ou *apophyses transverses*. Parmi les prolongements ou apophyses exogènes dont les vertèbres sont souvent pourvues, je citerai les apophyses articulaires accessoires, ou *anapophyses* et l'*hypapophyse*, ou apophyse épineuse inférieure, qui forme parfois une crête médiane à la face ventrale du cycléal.

Enfin, il faut considérer comme des dépendances, souvent même comme des parties intégrantes de la vertèbre, deux branches ventrales qui naissent sur les côtés du cycléal, à la base des diapophyses, et qui concourent à cloisonner, soit la grande cavité viscérale sous-rachidienne, soit un canal ou une paire de canaux qui sont en quelque sorte la continuation de cette chambre et qui logent des troncs vasculaires. Elles constituent les os généralement connus sous le nom de *côtes vertébrales*, et, dans le système de nomenclature générale employé par M. Owen, elles sont appelées *pleurapophyses*. Le plus ordinairement elles sont mobiles et ne tiennent au corps de la vertèbre que par leur extrémité supérieure; mais d'autres fois elles s'y soudent d'une manière non moins intime que le font les autres pièces dont je viens de parler; nous en verrons un exemple lorsque nous étudierons les vertèbres cervicales de l'Homme et des autres Mammifères. Enfin il arrive souvent que dans la région caudale elles se réunissent par leur extrémité inférieure, de façon à constituer une sorte de fourche renversée, qui, à raison de sa forme, est appelée l'*os en V*.

Quelquefois les côtes, et même d'autres parties du système vertébral, portent des branches accessoires qui s'avancent dans l'épaisseur des cloisons somatomiennes entre les muscles : telles sont les épines épicostales des Poissons (1) ; mais ces parties n'ont ni assez d'importance, ni une existence assez constante, pour que nous nous y arrêtions en ce moment (2).

Colonne vertébrale.

§ 5. — Chez tout Animal vertébré à squelette osseux, le système rachidien, considéré dans son ensemble, est composé, comme nous venons de le voir, par une série plus ou moins nombreuse d'os ou de groupes de pièces osseuses qui sont homotypes, c'est-à-dire se représentent mutuellement dans l'organisme, et qui constituent autant de vertèbres. Ces vertèbres sont réunies entre elles de façon à former une tige ou colonne qui devient l'axe de la charpente solide du corps. Elle constitue aussi une gaîne protectrice pour la moelle épinière, et, afin de livrer passage aux nerfs qui naissent de cette partie centrale du système nerveux, elle présente toujours de chaque côté une série d'orifices appelés *trous de conjugaison*, parce qu'ils résultent presque toujours du rapprochement de deux échancrures pratiquées en face l'une de l'autre dans les bords de la portion annulaire des vertèbres (3). Cette colonne présente

(1) M. Goodsir les désigne sous le nom commun d'*actinapophyses* (a).

(2) Au sujet des modifications que subissent les apophyses transverses et les côtes chez divers Vertébrés, je renverrai aux traités généraux d'anatomie comparée et aux publications spéciales de Retzius et de M. Cleland (b).

(3) Chez les Poissons cartilagineux, comme nous le verrons bientôt, les trous qui livrent passage aux nerfs rachidiens ne sont pas constitués de la sorte.

Les Mammifères du genre Pérodictique présentent également une exception à la règle ordinaire relative aux trous de conjugaison, car les orifices qui livrent passage aux nerfs rachidiens sont pratiqués dans les lames vertébrales (c).

(a) Goodsir, *Op. cit.* (*Edinb. new Philos. Journ.*, *new series*, 1857, t. V, p. 120.

(b) Retzius, *Ueber die richtige Deutung der Seitenforsätze an den Rücken- und Lendenwirbel beim Menschen und bei den Säugethieren* (Müller's *Archiv für Anat.*, 1849, p. 593).

— Cleland, *On Ribs and transverse Processes with special Relation to the Theory of the Vertebrate Skeleton* (*Nat. Hist. Review*, 1863).

(c) Flower, *An Introduction to the Osteology of the Mammalia*, p. 48.

toujours une très-grande solidité, et souvent, dans certaines parties où une grande force de résistance semble être la principale condition qu'elle ait à remplir, elle devient complétement rigide par suite de la soudure d'un certain nombre de vertèbres entre elles; mais elle est toujours en totalité ou en partie flexible, et elle doit cette propriété à l'existence d'articulations qui sont disposées de façon à ne l'affaiblir que peu. En effet, chaque vertèbre est mobile sur sa voisine, mais l'articulation qu'elle forme avec celle-ci ne permet que des déplacements de peu d'étendue, et c'est seulement à raison de la multiplicité de ces mouvements partiels, dont les effets s'ajoutent les uns aux autres, qu'en général la colonne jouit d'une flexibilité assez grande. Les articulations rachidiennes sont des amphiarthroses. La totalité ou la majeure partie de la surface postérieure du corps de chaque vertèbre adhère à une rondelle de tissu élastique qui, par sa surface opposée, est fixée à la surface antérieure du cycléal suivant, et qui est désignée sous le nom de *fibro-cartilage intervertébral*. Cette rondelle, à raison de son élasticité, permet aux vertèbres de se mouvoir un peu les unes sur les autres, et, toutes choses étant égales d'ailleurs, plus son diamètre est grand, plus l'articulation est solide. Par conséquent aussi, plus le disque constitué par le cycléal sera grand, plus la résistance de la colonne rachidienne sera considérable. Des expansions fibreuses analogues, formées par les portions non ossifiées du sclérome, qui se trouvent entre les bords des arcs neuraux et des autres dépendances des vertèbres, remplissent des fonctions analogues en reliant les vertèbres entre elles; mais la solidité des articulations vertébrales est due aussi en grande partie à la disposition des apophyses et autres prolongements osseux dont les vertèbres sont garnies. Ainsi les zygapophyses, dont j'ai parlé précédemment, sont dirigées de façon à chevaucher d'une vertèbre sur la vertèbre voisine, et constituent ainsi des pièces d'assemblage appelées *apophyses articulaires :* elles sont souvent disposées comme les tenons et les mortaises de nos charpentiers. Les apophyses épineuses forment par leur réunion une crête dorsale dentelée qui maintient dans d'étroites limites la flexion ainsi que le redressement de la colonne rachidienne dans la direction du plan médian du corps car ; ces épines sont solidement reliées les unes aux autres par les ligaments et d'autres expansions fibreuses (1), et elles sont très-rapprochées entre elles, de façon qu'elles ne peuvent ni beaucoup s'écarter l'une de l'autre par leur extrémité libre, ni se déplacer notablement en sens contraire sans se rencontrer : elles représentent par conséquent autant de leviers dont le bras de résistance est d'autant plus puissant que sa longueur est plus considérable. Les apophyses transverses imposent aussi des limites aux mouvements de flexion latérale, et souvent il y a en outre des apophyses médianes inférieures qui corroborent l'action des apophyses épineuses dorsales. Mais ces divers prolongements osseux ne servent pas seulement à augmenter la force de l'axe rachidien ; ils donnent insertion à une multitude de muscles, et, ainsi que nous le verrons bientôt, leur développement est en rapport avec la puissance que ces organes moteurs doivent posséder.

§ 6. — Les os que nous venons de passer en revue ne sont pas les seules pièces solides du squelette qui se développent dans les cloisons du sclérome où se forment les vertèbres, et dans la bande fibreuse longitudinale médiane qui unit ces cloisons entre elles à la face ventrale de la cavité viscérale, et qui, Système sternal.

(1) La cloison médio-dorsale du sclérome, dans l'épaisseur de laquelle les apophyses épineuses se développent, relie ces leviers entre eux dans toute leur longueur, et présente d'ordinaire, le long de leur partie terminale, un épaississement considérable. Le ligament cervical, dont j'aurai bientôt à parler en traitant du squelette des Mammifères, est une portion de ce système de liens fibreux.

dans la région abdominale chez l'Homme, est connue sous le nom de *ligne blanche*. Là, dans la région moyenne du corps où ces divisions ont commencé à se montrer, on trouve souvent une série de pièces médianes qui correspondent aux vertèbres placées du côté dorsal de la même cavité, et, comme celles-ci, elles donnent naissance à une paire de branches logées dans l'épaisseur de ces mêmes cloisons somatomiennes. Ces pièces médianes constituent par leur assemblage le *sternum*, et sont appelées *sternites* ou *sternèbres* (1); les branches qui en partent sont appelées communément des *côtes sternales*, et sont d'ordinaire unies bout à bout aux côtes vertébrales, de façon à constituer avec elles latéralement, avec le cycléal en haut et avec le sternite inférieurement, un grand anneau qui embrasse la cavité thoracique et qui a beaucoup de ressemblance avec l'anneau neural situé du côté dorsal, au-dessus du cycléal. Aussi quelques anatomistes considèrent-ils toutes ces pièces comme ne constituant qu'un seul et même système auquel ils appliquent le nom de *vertèbre* (2). Mais, comme je l'ai déjà dit, on dénature ainsi ce terme dont la signification est depuis longtemps fixée, et j'ajouterai que les côtes sternales, et les sternites qui s'y rattachent, paraissent ne pas même appartenir au système vertébral.

(1) Cette dernière dénomination a été employée par Blainville (*a*).

(2) Dans la théorie anatomique adoptée par M. Owen, la vertèbre se compose de deux anneaux superposés et réunis par le centrum ou cycléal: l'anneau supérieur, ou neural, se compose essentiellement des neurapophyses et de la neurépine ou épial; l'anneau inférieur (ou anneau hémal) se compose de pleurapophyses (ou côtes vertébrales), des hémapophyses (côtes sternales, etc.), et de l'hémépine (ou sténite). Les pièces sternales seraient donc les représentants de l'apophyse épineuse, et les côtes sternales les représentants des lames vertébrales, ou neurapophyses (*b*).

(*a*) Blainville, *Ostéographie*, t. I.

(*b*) Owen, *Principes d'ostéologie comparée*, p. 171 et suiv., pl. 6, fig. 2. — *On the Anat. of Vertebrates*, t. I, p. 27, fig. 17, 18 et 19.

— Lavocat, *Étude comparée du sternum et des pièces homotypes chez les Animaux vertébrés*. Toulouse, 1865.

En effet, si ces côtes étaient des dépendances des côtes vertébrales, elles devraient, suivant toute probabilité, manquer lorsque celles-ci font défaut, et l'on sait que cela n'a pas toujours lieu. Ainsi, lorsque nous étudierons le squelette des Sauriens, nous verrons que chez plusieurs de ces Animaux le système des côtes sternales est très-développé dans la région abdominale, bien que les vertèbres correspondantes soient dépourvues de branches costales. Le système sternal répète à la face ventrale du tronc les parties dont se compose l'arc neural de la colonne rachidienne, mais il n'en procède pas, et doit être considéré comme un appareil autogène susceptible de rester isolé ou de se réunir au système vertébral. La vertèbre et la sternèbre, avec ses branches costales, sont des produits d'un même segment du sclérome, mais la seconde n'est pas une dépendance de la première.

Charpente des nageoires médianes.

§ 7. — La portion postcéphalique du squelette est formée quelquefois par le système rachidien seulement : chez les Serpents, par exemple ; mais d'ordinaire elle est complétée par le système sternal, et, chez les Vertébrés inférieurs, elle se complique encore plus, car un autre système de pièces solides développées comme les apophyses épineuses dans le plan vertical médian vient s'ajouter au système vertébral, et remplit un rôle important dans la constitution de l'appareil locomoteur. En effet, ces pièces constituent, d'une part les rayons des nageoires impaires du Poisson, et d'autre part les supports qui fournissent à ces leviers leur point d'appui. Mais ce système d'os ou de cartilages appendiculaires impaires ne se rencontre ni chez les Vertébrés allantoïdiens, ni même chez les Batraciens ; et par conséquent on ne peut pas le considérer comme entrant dans le plan organique commun à tout l'embranchement du Règne animal, plan dont l'étude nous occupe en ce moment : je ne parlerai donc de ces parties complémentaires que lorsque j'aurai à traiter spécialement du squelette des Poissons.

Tête. § 8. — Dans les Leçons consacrées à l'histoire du développement de l'embryon des Animaux vertébrés, nous avons vu que chez tous ces êtres, l'*Amphioxus* excepté, la portion antérieure du canal céphalo-rachidien se dilate très-rapidement, et constitue une grande cavité dite *crânienne*, dont la base est percée d'un nombre considérable de trous servant au passage des nerfs qui naissent de l'encéphale.

Dans le principe, la tête ne consiste qu'en ce renflement dans lequel pénètre l'extrémité antérieure de la corde dorsale et où se forme le cerveau, ainsi que les autres parties adjacentes du système nerveux central. La face ne se constitue que plus tard, et, par sa structure et ses usages aussi bien que par son mode de développement, elle diffère essentiellement du crâne. Afin de faciliter l'étude de la charpente solide de la région céphalique, je laisserai donc de côté pour le moment tout ce qui est relatif à la face, et je ne m'occuperai que de la boîte crânienne, qui, articulée sur l'extrémité antérieure de la colonne vertébrale, fait suite à cet axe et est intérieurement en continuité avec le canal spinal ménagé dans l'épaisseur de celle-ci. Les parois du crâne sont d'abord membraneuses, puis en majeure partie cartilagineuses; mais presque toujours, par les progrès du travail organogénique, des pièces osseuses s'y développent en grand nombre et rendent sa structure fort complexe. Chez les Vertébrés inférieurs, ces os primordiaux conservent toujours leur individualité; mais, chez les Animaux plus élevés en organisation, ils se réunissent par groupes et se confondent si complétement, que chez l'adulte leur nombre est fort réduit. Ainsi, chez les Mammifères à l'âge adulte, on n'y distingue en général que huit os : l'occipital, le sphénoïde, l'ethmoïde, le frontal, les deux pariétaux et les deux temporaux ; mais, chez l'embryon,

(Marginal note: Crâne.)

la plupart de ces os sont représentés par deux ou plusieurs pièces, et chez les Reptiles, les Batraciens et les Poissons, ces divisions sont permanentes, tandis que chez les Oiseaux, au contraire, presque toutes les sutures crâniennes disparaissent par les progrès de l'âge. Il en résulte qu'au premier abord on serait disposé à croire que la composition de cette partie du squelette est très-variable ; mais, en l'examinant plus attentivement, on peut se convaincre que chez tous les Vertébrés, non-seulement elle est construite d'après un même plan général, mais se compose essentiellement des mêmes éléments anatomiques. Par son aspect, elle diffère beaucoup de la colonne vertébrale, mais elle est constituée en partie, sinon en totalité, au moyen de pièces qui représentent des éléments vertébraux, et l'on peut même la considérer comme étant composée de trois vertèbres plus ou moins profondément modifiées. Cette manière d'envisager la structure du crâne a été étendue à la tête tout entière et a donné lieu à beaucoup d'hypothèses hasardeuses ; je ne pourrais, sans dépasser les limites assignées à ces Leçons, ni les discuter ni même les exposer, et je me bornerai à indiquer les résultats qui me paraissent les mieux établis (1).

(1) Oken fut le premier à fixer l'attention des anatomistes sur ce que l'on appelle aujourd'hui la théorie vertébrale de la tête osseuse ; mais l'idée fondamentale de cette hypothèse avait été émise précédemment par plusieurs autres naturalistes (*a*), parmi lesquels il faut citer en première ligne Kielmayer (*b*), et vers la fin du siècle dernier Gœthe paraît même en avoir eu une conception très-nette (*c*). En 1807, Oken s'appliqua à établir non-seule-

(*a*) Franck, *De vertebralis columnæ in morbis dignitate oratio academica*. Pavie, 1791. — Burdin, *Cours d'études médicales*, 1803, t. I, p. 16.

(*b*) Kielmayer paraît n'avoir rien publié à ce sujet, mais ses vues relatives à la similitude des vertèbres et du crâne sont citées par ses contemporains.

(*c*) Les observations de Gœthe à ce sujet datent de 1791, et furent communiquées verbalement aux disciples de ce naturaliste philosophe, mais restèrent inédites jusqu'en 1820. Après la mort de Gœthe, Oken les réclama comme étant sa propriété scientifique (*Isis*, 1847), et l'auteur d'un article bibliographique inséré dans l'*Encyclopédie britannique* (8ᵉ édit., t. XVI, p. 501), lui donne gain de cause. Mais, d'après une lettre écrite en 1790, il ne peut y avoir aucune incertitude à cet égard, et ce serait plutôt Oken dont la mémoire semble avoir été infidèle lorsque cet auteur rendit compte de la manière dont il avait été conduit à découvrir la ressemblance entre le crâne et une série de vertèbres. — Voyez Berthold, *Ueber Goethe's Anatome comparata*, 1849. — Virchow, *Goethe als Naturforscher*, 1861. — Faivre, *Œuvres scientifiques de Goethe*, 1862. — Huxley, *Lectures on the Elements of Comp. Anat.*, 1864.

Le crâne se compose de trois segments ou ceintures osseuses :

ment que le crâne représente d'une manière générale la colonne vertébrale, mais qu'il se compose de trois vertèbres dilatées. Il posa aussi en principe que les parties du squelette qui, dans le tronc, sont en connexion avec le rachis, doivent avoir leurs représentants en connexion avec les vertèbres céphaliques, et, conformément à ces vues, il rapporta les dernières parties de la face aux os du thorax, du bassin et des membres (*a*). L'année suivante, Duméril, sans avoir eu connaissance des travaux d'Oken, mais frappé de la ressemblance qui existe entre les vertèbres et la région occipitale de la tête, considéra la boîte crânienne comme n'étant qu'une vertèbre énormément dilatée (*b*). Blainville, Spix, Bojanus, Geoffroy Saint-Hilaire, Carus, et plusieurs autres anatomistes, s'occupèrent ensuite du même sujet (*c*). Leurs idées furent combattues par Cuvier et Rathke. Plus récemment, M. Agassiz, M. Vogt et M. Virchow firent voir que les faits fournis par l'embryologie, tout en étant favorables à une partie des vues présentées par ces philosophes, fournissent de puissants arguments contre l'extension qu'ils donnaient à leurs hypothèses. Enfin, dans ces dernières années, la question a été reprise par M. Owen, à qui on doit un travail très-considérable et très-important sur l'archétype ou plan général du squelette des Vertébrés, et plus particulièrement sur les homologies des pièces constitutives de la tête osseuse. Je citerai aussi à ce sujet des publications plus récentes, dues à M. Goodsir d'Edimbourg, à M. Bruch de Francfort, à M. Huxley de Londres, et quelques autres anatomistes.

(*a*) Oken, *Ueber die Bedeutung der Schädelknochen*. Iena, 1807.

(*b*) Duméril, *Considérations générales, etc. De la tête considérée comme une vertèbre* (*Magazin encyclopédique*, 1808, t. III, p. 125).

(*c*) Blainville, *Prodrome* (*Bullet. de la Soc. philomat.*, 1816, p. 108). — *Ostéographie*, t. I, p. 21, etc.

— Spix, *Cephalogenesis*, 1815.

— Carus, *Lehrbuch der Zootomie*, 1818. — *Urtheilen des Knochen und Schädel-Gerüstes*, 1828. — *Traité d'anatomie comparée*, 1835, t. III, p. 272 et suiv.

— Ulrich, *Annotat. quædam de sensu ac significatione ossium capitis*, 1816.

— Bojanus, *Versuch einer Deutung der Knochen von Kopfe der Fische* (*Isis*, 1818, p. 498).

— *Parergon ad Bojani Anatomen Testudinis, cranii vertebratorum Animalium; scilicet Piscium, Reptilium, Avium, Mammalium comparationem faciens, icone illustrantem*. Vilnæ, 1821.

— Geoffroy Saint-Hilaire, *Composition de la tête osseuse de l'Homme et des Animaux* (*Ann. des sciences nat.*, 1re série, 1824, t. III, p. 173).

— Cuvier, *Histoire des sciences naturelles*, t. V, p. 424 et suiv. — *Histoire naturelle des Poissons*, t. I, p. 307 et suiv.

— Owen, *Report on the Archetype and Homologies of the Vertebrate Skeleton* (*British Association*, 1846). — *Principes d'ostéologie comparée et recherches sur l'archétype et les homologies du squelette vertébré*, 1855.

— Lavocat, *Nouvelle Ostéologie comparée de la tête des Animaux domestiques, suivie d'un Exposé de la construction vertébrale de la tête*. Toulouse, 1864. — *Nouveau fait tératologique démontrant la construction vertébrale de la tête*, 1864.

— Fick, *Ueber die Architectur des Schädels der Cerebrospinalorganismen* (Müller's *Archiv für Anat.*, 1853, p. 88, pl. 2 et 3).

— Bruch, *Die Wirbeltheorie des Schädels, am Skelette des Lachses geprüft*. (*Senckenbergische naturforsch. Gesellsch.*, 1863, t. IV).

— Huxley, *On the Theory of the Vertebrate Skull* (*Proceed. Roy. Soc.*, 1858). — *Lectures on the Elements of Comp. Anat.*, 1864, p. 278 et suiv.

— Seeley, *Outline of a Theory of the Skull and the Skeleton* (*Ann. of Nat. Hist.*, 1866, t. 18).

une zone occipitale, ou segment postérieur, une zone moyenne, ou segment sphéno-pariétal, et une zone antérieure, ou segment présphéno-frontal (1).

Le caractère vertébral du segment occipital est indubitable : de même que les vertèbres postcéphaliques, il naît autour de la corde dorsale ; il embrasse la portion correspondante de l'axe cérébro-spinal, et il se compose d'un groupe de pièces osseuses qui, par leur position, leurs rapports anatomiques, leurs fonctions et même leur forme, ont une ressemblance frappante avec celles qui constituent une vertèbre cervicale. On peut même dire, sans se laisser entraîner à aucune exagération de langage, que cet anneau céphalique postérieur est une vertèbre à peine modifiée, si ce n'est par suite d'un élargissement considérable de son arc neural. L'os basioccipital, connu en anatomie humaine sous le nom d'*apophyse basilaire de l'occipital*, y représente évidemment le cycléal ou centrum des vertèbres ordinaires. Les pièces latérales qui portent les condyles articulaires, et qui sont parfois désignées sous le nom d'*os exoccipitaux*, sont les homologues sérialaires ou homotypes des lames vertébrales ou neurapophyses. L'épial, ou neurépine de la vertèbre typique, y constitue une pièce médiane et supérieure, appelée tantôt *os sus-occipital*, tantôt *os interpariétal*. Enfin, on peut assimiler à des pleurapophyses les pièces dites *mastoïdiennes*, qui dépendent du segment

(1) Il existe parmi les anatomistes un grand désaccord relatif au nombre de vertèbres qui constitueraient la tête. Ainsi Geoffroy Saint-Hilaire en compte sept (*a*) ; Oken et M. Owen, quatre ; et Spix, laissant de côté les os de la face, n'en admet que trois. Mais ces divergences d'opinions portent principalement sur l'interprétation de la composition de la face, et les trois segments crâniens dont il est ici question sont considérés comme les homologues d'autant de vertèbres par tous ces auteurs, bien que ceux-ci diffèrent entre eux quant à la détermination de certaines pièces.

(*a*) Geoffroy Saint-Hilaire, *Composition de la tête osseuse* (*Ann. des sciences nat.*, 1824, t. III). Voyez le tableau placé dans l'*Atlas*, pl. 9.

occipital, bien que dans beaucoup de cas elles semblent s'en détacher pour aller s'unir aux pièces latérales du segment moyen (1).

La similitude entre les deux segments suivants du crâne et la vertèbre est moins évidente, et les faits fournis par l'embryologie sont même défavorables à l'opinion assez généralement admise aujourd'hui, touchant le caractère vertébral de ces zones. En effet, la corde dorsale, qui est pour ainsi dire la base du système rachidien, ne se prolonge pas sous la base du crâne au delà du segment occipital, et le cartilage primordial, qui, chez le jeune embryon, représente le segment moyen de la boîte crânienne, ne se développe pas de la même manière que les cycléaux (2). Aussi quelques naturalistes éminents, notamment Rathke, M. Agassiz et M. Vogt, révoquent-ils en doute la justesse des vues théoriques d'après lesquelles cette zone crânienne consisterait, comme la zone occipitale, en une vertèbre modifiée. Mais l'argument employé par ces embryologistes ne me semble pas décisif, car nous savons que c'est la gaîne notocordienne, plutôt que la corde dorsale elle-même, qui joue un rôle important dans le travail organogénique dont résulte une vertèbre, et le blastème qui donne naissance à toute la région moyenne et antérieure de la boîte crânienne est évidemment en continuité de substance avec celui où se forme cette gaîne. L'absence de la corde dorsale et la division du cartilage crânien sur la ligne médiane, par suite de l'interposition de l'appendice pituitaire de l'encéphale qui, dans ce point, descend vers la fosse buccale, ne me paraissent donc

(1) M. Owen considère ces pièces mastoïdiennes comme étant des parapophyses ou apophyses, transverses inférieures.

(2) La terminaison antérieure de la corde dorsale a été très-bien représentée par Lereboullet chez le Brochet (a).

(a) Lereboullet, *Recherches d'embryologie comparée sur le développement du Brochet, etc.* (*Acad. des sciences, Sav. étrang.*, t. XVII, pl. 2, fig. 49 et 50).

pas être incompatibles avec l'homotypie entre ces anneaux et les anneaux vertébraux. Je pense par conséquent que, dans l'état actuel de nos connaissances, il convient de classer toutes ces parties protectrices de l'axe cérébro-spinal dans une seule et même catégorie.

Si nous nous plaçons à ce point de vue, nous ne pourrons méconnaître dans le corps du sphénoïde postérieur, ou os basisphénoïde, le représentant du cycléal de la vertèbre crânienne moyenne, et dans les grandes ailes du sphénoïde, ou os alisphénoïdaux, les homologues d'une paire de neurapophyses. M. Owen, qui a publié récemment un travail très-important sur la théorie vertébrale de la tête osseuse, pense que l'épine neurale correspondante se transforme ici en une paire de plaques osseuses de façon à constituer les pariétaux, et, pour rendre compte de l'existence de pièces qui se trouvent dans cette région, mais qui n'ont évidemment aucun homotype dans les vertèbres ordinaires, il admet que, tout en étant venu s'associer aux éléments vertébraux pour constituer avec eux les parois crâniennes, ces pièces ont une origine différente. Cela paraît être vrai pour les capsules auditives, qui forment les pièces osseuses appelées *rochers,* et pour les osselets de l'ouïe; enfin je ne vois pas de motifs suffisants pour regarder les os temporaux ou squameux comme des représentants des parties qui, dans les vertèbres postcéphaliques, constituent la racine antérieure de l'apophyse transverse.

Dans le segment crânien antérieur, le sphénoïde principal, ou présphénoïde, est comparable au corps des vertèbres, et les ailes orbitaires du sphénoïde semblent correspondre aux neurapophyses. Enfin, M. Owen voit dans les os frontaux les représentants de la neurépine, ou apophyse épineuse, et dans les apophyses orbitaires externes, ou os frontaux postérieurs, les homotypes des parapophyses.

Chez les Poissons osseux, l'axe céphalique, formé en majeure Face.

partie par le basioccipital, le basisphénoïde et le présphénoïde, est complété en avant par le *vomer*, et offre, avec la tige constituée par les corps des vertèbres postcéphaliques, une ressemblance si grande, qu'on est naturellement porté à considérer cet os facial comme étant aussi un centrum ou cycléal. Je suis donc disposé à croire que là, de même qu'à l'extrémité postérieure du corps, le système rachidien, bien que réduit à sa portion centrale, ne manque pas. On est aussi autorisé à comparer l'ethmoïde à des neurapophyses ; mais je ne puis admettre que la charpente solide de la face soit constituée essentiellement par une vertèbre, comme le supposent M. Owen et beaucoup d'autres anatomistes, et je ne vois aucune utilité à présenter les os nasaux comme étant les représentants des apophyses épineuses, ou les os palatins comme étant les homotypes des côtes. Il me semble même qu'il y a de graves inconvénients à supposer que les maxillaires supérieurs soient les représentants d'une paire de côtes sternales, et les intermaxillaires des hémapophyses ou sternites, ou bien encore à présenter la mâchoire inférieure, dans la composition de laquelle entrent jusqu'à sept paires de pièces osseuses, comme étant pour ainsi dire les côtes sternales de la vertèbre frontale. En effet, nous avons vu précédemment que ces parties si différentes du squelette ne se ressemblent ni par leur mode d'origine, ni par leur structure finale. J'ai eu précédemment l'occasion de faire connaître la disposition générale de cette portion de la charpente solide du corps (1), et j'y reviendrai en parlant des particularités qu'elle présente dans chacune des classes de l'embranchement des Vertébrés ; par conséquent je ne m'y arrêterai que peu ci, et je me bornerai à en rappeler les caractères principaux (2).

(1) Voyez tome VI, page 24, et suiv.; tome VIII, page 481 et suiv.

(2) Parmi les travaux récents sur la morphologie du segment facial,

§ 9. — La face des Animaux vertébrés est toujours divisée en trois régions principales, dont deux sont destinées spécialement à loger les organes de l'odorat et de la vue, et dont la troisième, tout en renfermant l'organe du goût, constitue le vestibule du tube digestif et le principal instrument préhenseur des aliments. L'étendue relative de ces parties varie beaucoup, et la charpente osseuse qui les sépare entre elles est d'autant plus complète que l'Animal est plus élevé en organisation. Ainsi, chez les Poissons, la région nasale occupée par les cavités olfactives est fort réduite et n'est que très-imparfaitement limitée par les os circonvoisins; la région oculaire est de grandeur médiocre, et les fosses orbitaires qui y sont creusées pour loger les yeux ont des parois en majeure partie membraneuses; enfin, la cavité buccale acquiert un développement énorme, mais sa voûte palatine n'est ossifiée que dans une faible partie de son étendue. Chez les Batraciens, les Reptiles, les Oiseaux et les Mammifères, les fosses nasales acquièrent une importance progressive, et leurs parois osseuses se complètent de plus en plus. Chez ces derniers Animaux, non-seulement elles se prolongent en arrière jusque sous la base du crâne, mais elles remontent vers la partie antérieure de cette boîte osseuse en s'enclavant entre les fosses orbitaires. C'est dans la classe des Mammifères seulement que ces dernières cavités ont des parois osseuses bien constituées en arrière et en bas, aussi bien qu'en haut et en dedans. Les os de la mâchoire supérieure, faiblement reliés au crâne chez les Poissons, y sont unis de plus

je citerai principalement ceux de MM. Owen, Huxley et Cleland (*a*).

(*a*) Owen, *Archetype* (*loc. cit.*). — *On the Vertebrate Structure of the Skull* (*Silliman's Journal*, 1847, t. III, p. 224).

— Huxley, *On the Theory of the Vertebrate Skull* (*Proceed. Roy. Soc.*, 1858). — *Elem. of Comp. Anat.*, 1864, p. 113 et suiv.

— Cleland, *On the Relations of the Vomer, Ethmoid and Intermaxillary Bones* (*Philos. Trans.*, 1862, p. 289, pl. 4 et 5).

— Lavocat, *Nouvelle Ostéologie comparée de la tête des Animaux domestiques, suivie d'un Exposé de la construction vertébrale de la tête*. Toulouse, 1864. — *Nouveau fait tératologique démontrant la constitution vertébrale de la tête*. Toulouse, 1864.

en plus intimement chez les Reptiles supérieurs, et mieux encore chez les Mammifères. Enfin, la mâchoire inférieure, suspendue au crâne par l'intermédiaire d'une grande cloison temporo-jugale chez les Poissons, se rapproche davantage de cette partie fondamentale de la tête osseuse chez les Batraciens, les Reptiles et les Oiseaux, mais sans y prendre directement ses points d'appui, et c'est chez les Mammifères seulement qu'elle s'y articule sans intermédiaire. Il est aussi à noter que cette mâchoire, composée toujours de deux branches écartées entre elles en arrière et rapprochées l'une de l'autre antérieurement, acquiert une solidité d'autant plus grande, qu'elle appartient à un Vertébré d'un rang plus élevé. Chez les Poissons, les Batraciens, les Reptiles et même les Oiseaux, chacune de ses branches est formée par la réunion d'un nombre considérable de pièces osseuses en général faiblement unies entre elles, et souvent les branches elles-mêmes sont plus ou moins mobiles l'une sur l'autre; tandis que chez les Mammifères elles sont constituées chacune par une pièce unique, et elles sont très-solidement unies entre elles; souvent même la soudure de leur symphyse devient si complète, que de très-bonne heure elles ne constituent qu'un os unique et impair.

On peut considérer comme une dépendance de la face une dépression plus ou moins profonde qui occupe toujours les côtés de la tête en arrière des fosses orbitaires, et qui sert principalement à loger les muscles releveurs de la mâchoire inférieure. Très-large, mais peu profonde chez les Poissons, elle se creuse davantage chez les Reptiles; mais la cloison osseuse qui la sépare de l'orbite ne se perfectionne notablement que chez les Mammifères supérieurs. Elle peut se subdiviser en deux parties assez distinctes, appelées, l'une *fosse zygomatique*, l'autre *fosse temporale;* enfin elle est souvent limitée du côté externe par une barre osseuse qui s'étend de la joue à la région temporale, et qui est désignée sous le nom d'*arcade zygomatique*.

Système hyoïdien.

§ 10. — Le plancher de la bouche et la portion adjacente de la région cervicale sont cloisonnés par un groupe de pièces osseuses ou cartilagineuses qui ont beaucoup de ressemblance avec la mâchoire inférieure, et qui constituent l'appareil hyoïdien. Nous avons vu précédemment qu'elles naissent à peu près de la même manière, et qu'elles constituent une série plus ou moins nombreuse d'arceaux qui paraissent en être des répétitions. Ce que j'en ai déjà dit (1) pourra suffire pour en donner une idée générale, et je me bornerai à ajouter ici que le système hyoïdien, auquel se rattache la charpente solide des voies respiratoires, ne me paraît devoir être confondu ni avec le système rachidien, ni avec le système sternal.

Pièces labiales, etc.

Enfin la charpente solide de la tête peut se compliquer encore davantage par suite de l'adjonction de pièces cartilagineuses ou osseuses qui n'appartiennent à aucun des systèmes dont je viens de parler, et qui paraissent être des dépendances des téguments ou des membranes aponévrotiques sous-cutanées auxquelles viennent aboutir les cloisons centrifuges du sclérome. Telles sont les pièces labiales dont il a été question dans une précédente Leçon (2), et les pièces jugales sous-orbitaires que l'on rencontre chez beaucoup de Poissons (3).

(1) Voyez tome II, page 218 et suiv. tome IX, page 482.

(2) Voyez tome VI, page 28 et suiv.

(3) Je joins ici, à titre de renseignement, un tableau de la composition vertébrale de la tête admise par M. Owen :

1° VERTÈBRE OCCIPITALE OU ÉPENCÉPHALIQUE :

CENTRUM (ou cycléal, Geoff.) = Portion basilaire de l'occiput ; occipital inférieur ; os basilaire, etc. (*basioccipital*, Owen).

NEURAPOPHYSES = Portions condyliennes de l'occipital, ou occipitaux latéraux (*exoccipitaux*, Ow.).

NEURÉPINE = Occipital supérieur ou interpariétal (*sus-occipital*, Ow.).

PARAPOPHYSES = Apophyses mastoïdes des Mammifères ; occipitaux externes des Poissons, Cuv. (*paroccipitaux*, Ow.).

PLEURAPOPHYSES = Omoplates (*sus-scapulaire* et *scapulaire*, Ow.).

HÉMAPOPHYSES = Coracoïdien, épisternum, etc.

APPENDICES = Humérus, etc.

2° VERTÈBRE PARIÉTALE OU MÉSENCÉPHALIQUE :

CENTRUM = Sphénoïde postérieur (*basisphénoïde*, Ow.).

Membres. § 11. — Les parties du squelette qui appartiennent aux membres sont également indépendantes du système rachidien et du système sternal ; elles s'associent à l'un ou à l'autre, mais elles n'en procèdent pas, et les relations qu'elles ont avec eux sont variables. Ainsi, la charpente solide des membres antérieurs va tantôt s'appuyer sur le sternum et la face externe des côtes ; d'autres fois elle s'enfonce au-dessous de ces derniers os (1), et d'autres fois elle s'unit à la partie postérieure de la tête (2). Les membres abdominaux sont sujets à des déplacements encore plus considérables ; en général ils s'insèrent à la portion de la colonne vertébrale qui se trouve dans

NEURAPOPHYSES = Grandes ailes ou ailes temporales des sphénoïdes (*accisphénoïdes*, Ow.).

NEURÉPINE = Pariétaux.

PARAPOPHYSES = Portion écailleuse des temporaux chez les Mammifères ; os mastoïdiens des Poissons (*mastoïdes*, Ow.).

PLEURAPHOPHYSES = Apophyses styloïdes (*stylohyals*, Ow.).

HÉMAPOPHYSE = Cornes antérieures de l'hyoïde (*épihyal*, Ow.).

HÉMÉPINE = Os lingual, corps de l'hyoïde, etc.

3° VERTÈBRE FRONTALE OU PROSENCÉPHALIQUE :

CENTRUM = Sphénoïde principal, ou sphénoïde antérieur (*prosphénoïde* et *entosphénoïde*, Ow.).

NEURAPOPHYSES = Ailes orbitaires du sphénoïde (*orbitosphénoïdes*, Ow.).

NEURÉPINE = Frontal ou coronal.

PARAPOPHYSES = Apophyses orbitaires externes ou frontaux postérieurs (*postfrontaux*, Ow.).

PLEURAPOPHYSES = Os tympanique, etc.

HÉMAPOPHYSE = Mâchoire inférieure (*mandibule*, Ow.).

4° VERTÈBRE NASALE OU RHINENCÉPHALIQUE :

CENTRUM = Vomer.

NEURAPOPHYSES = Ethmoïde des Mammifères ; préfrontal des Poissons.

NEURÉPINE = Os nasaux.

PLEURAPOPHYSES = Palatins.

HÉMAPOFHYSE = Maxillaires supérieurs.

HÉMÉPINE = Intermaxillaires (*prémaxillaires*, Ow.).

SPLANCHNOSQUELETTE CÉPHALIQUE :

1° Capsules des sens = Rocher ou *pétrosal*, Ow. ; osselets de l'ouïe (*ostéal*, Ow.) ; *sclérotal*, Ow. ; *ethmoturbinal*, Ow. (= portion de l'ethmoïde) ; *turbinal*, Ow. ; os nasaux des Poissons ; cornets inférieurs des Mammifères.

2° Arcs branchiaux.

DERMOSQUELETTE CÉPHALIQUE :

Surorbital, Ow.
Surtemporal, Ow.
Lacrymal, Ow.
Sous-orbital, Ow.
Labial, Ow.

(1) Chez les Tortues.

(2) Chez les Poissons.

le voisinage de l'anus, mais parfois ils s'avancent jusque sous la gorge et même jusqu'à la symphyse du menton. Or, une pareille instabilité dans les connexions anatomiques me semble incompatible avec les idées des auteurs qui considèrent la première paire de ces appendices comme étant une dépendance de la vertèbre occipitale et rapportent la seconde à un segment déterminé de la colonne vertébrale. A mon avis, il n'y a aussi aucune utilité à les comparer à des mâchoires et à y chercher des termes correspondants dans les séries de pièces dont se composent ces parties si différentes de l'organisme.

Le plan d'après lequel les deux paires de membres sont constituées est essentiellement le même, et d'ordinaire tout os qui existe dans l'un de ces appendices a son homotype dans chacun des autres ; enfin la similitude de composition et même de conformation est des plus remarquables entre ces parties, non-seulement chez tous les Animaux d'une même classe, mais aussi chez tous les Vertébrés (1).

La charpente solide de ces membres se compose de deux parties principales : l'une, basilaire, large et peu proéminente, qui constitue un point d'appui plus ou moins fixe ; l'autre, très-saillante, essentiellement mobile, et formant un levier articulé.

(1) Je reviendrai sur ce sujet en traitant du squelette dans chacune des classes de Vertébrés et en étudiant le mode de constitution des divers organes de locomotion ; mais je crois utile d'indiquer ici les principaux travaux généraux qu'il faut consulter sur la morphologie et le développement de cette partie de la charpente solide (*a*).

(*a*) Cuvier, *Anatomie comparée*, 2ᵉ édit., t. I, p. 341 et suiv.
— Owen, *On the Nature of the Limbs*, 1849.
— Gervais, *Comparaison des membres chez les Animaux vertébrés* (*Ann. des sciences nat.*, 3ᵉ série, 1853, t. XX).
— Goodsir, *On the Morphological Constitution of the Limbs* (*Edinburgh new Philosoph. Journ.*, 1857, t. V, p. 178).
— Humphrey, *Observations on the Limbs of Vertebrate Animals; the Plan of their Constitution, their Homology and the Comparison of the fore and hind Limbs* (*Contrib. to the Cambridge Philosophical Society*, 1860).
— Rosenberg, *Ueber die Entwickelung des Extremitäten-skeletes* (*Zeitschr. für wissensch. Zool.*, 1872, t. XXIII).

La portion basilaire est appelée *épaule* ou *hanche*, suivant sa position dans l'organisme, et, lorsqu'elle est constituée d'une manière complète, elle se compose toujours de trois os formant autant de branches divergentes et se réunissant vers le centre du groupe, soit directement, soit par l'extrémité de l'un d'eux, avec lequel les deux autres viennent s'articuler (1). L'une de ces pièces prend le nom d'*omoplate* ou de *scapulum* aux membres antérieurs, et d'*os iliaque* aux membres postérieurs, et elle forme ou concourt à former la cavité articulaire où se loge l'extrémité basilaire du levier constitué par la portion mobile du membre. Les deux autres sont désignées sous les noms de *clavicule* et d'*os coracoïdien*, lorsqu'elles appartiennent aux membres thoraciques; de *pubis* et d'*ischion*, quand elles entrent dans la composition des membres postérieurs. Les os des deux épaules, de même que les os des deux hanches, tendent à se réunir inférieurement, soit directement, soit en s'associant à une pièce intermédiaire fournie par la partie adjacente du squelette et à former autour de la portion correspondante du corps une ceinture partielle qui souvent se complète à l'aide d'une portion du système rachidien. Cette dernière disposition est dominante pour les membres postérieurs, car presque toujours les os des hanches, en se réunissant aux vertèbres dont se composent le sacrum, constituent un large anneau appelé *bassin*, et quelquefois les os de l'épaule se comportent d'une manière analogue; car chez les Poissons ils s'articulent avec la partie postérieure de la tête, et forment ainsi, dans la

(1) Je ne parle ici que du type prédominant des appareils scapulaire et pelvien, car les dispositions d'une importance secondaire varient beaucoup chez les divers Vertébrés, ainsi qu'on peut le voir par le travail qu'un anatomiste anglais, M. Parker a publié récemment sur la composition de la ceinture scapulo-sternale chez ces Animaux (*a*).

(*a*) Parker, *A Monograph of the Structure and Development of the Shoulder-girdle and Sternum in the Vertebrata* (*Ray Society*, 1868).

région jugulaire, une ceinture complète. Mais lorsque, soit les épaules, soit les hanches, perdent de leur importance, elles peuvent se dissocier et cesser d'être en connexion avec la charpente solide du tronc.

La portion mobile de tout membre typique se compose de trois leviers placés bout à bout, réunis par des articulations, susceptibles de jouer les uns sur les autres et offrant une structure d'autant plus complexe qu'ils sont situés plus loin du tronc. Le premier de ces leviers, appartenant soit au bras, soit à la cuisse, est articulé sur la portion basilaire du membre, et se compose d'un seul os long, appelé *humérus* dans le premier cas, et *fémur* dans le second cas. Le levier moyen, représenté par l'avant-bras ou par la jambe, se compose de deux os principaux placés parallèlement entre eux : dans le membre antérieur, on les nomme *cubitus* et *radius ;* dans le membre postérieur, *tibia* et *péroné.* En général, on y trouve aussi une troisième pièce osseuse qui souvent se réunit à l'un des os précédents, mais qui d'autres fois en reste distincte, et qu'on appelle tantôt *rotule*, d'autres fois *olécrâne.* Enfin, la troisième portion du membre, ou levier terminal, constitue les organes appelés le plus ordinairement des *pieds* ou des *mains,* et se subdivise presque toujours en trois parties désignées sous les noms de *carpe* ou de *tarse,* de *métacarpe* ou de *métatarse*, et de *doigts* ou d'*orteils.* Enfin, chacune de ces parties se compose typiquement de plusieurs pièces disposées sur une ou plusieurs rangées transversales. Dans le carpe et le tarse, il y a en général deux de ces rangées composées chacune de quatre ou de trois petits os ; dans le métacarpe, ainsi que dans le métatarse, il n'y a qu'une seule rangée formée par de petits os longs, dont le nombre typique est cinq ; souvent, en apparence ou même en réalité, il y en a moins, soit parce qu'en se développant, plusieurs se confondent entre eux, soit que les termes extrêmes de la série fassent défaut ; quelquefois aussi les pièces qui y correspondent sont en plus grand nombre. Les doigts ont une structure plus complexe : leur nombre typique est aussi de cinq, mais n'offre rien de constant dans l'ensemble de l'embranchement des Vertébrés ; chacun d'eux s'insère sur l'extrémité du métacarpien ou du métatarsien correspondant, et se compose d'une série de petits os longs, appelés *phalanges*. En général il y a trois phalanges pour chaque doigt, mais souvent il n'y en a que deux ou même une seule, tandis que d'autres fois leur nombre est plus grand.

La forme des membres est susceptible de varier beaucoup, suivant les fonctions auxquelles ces organes sont adaptés, et les modifications qu'ils subissent portent principalement sur leur portion terminale. En effet nous verrons, dans une autre Leçon, que ces appendices peuvent être employés à constituer non-seulement des mains et des pieds, mais aussi des nageoires ou des ailes, et que ces transformations peuvent s'opérer sans porter atteinte au plan commun d'après lequel ils sont organisés. Parfois, cependant, les modifications sont si profondes, que la détermination des parties homologues devient très-difficile : nous en verrons des exemples quand nous étudierons la structure des nageoires chez les Poissons ; mais, même dans ces parties, les caractères généraux de la charpente solide restent constants.

Résumé. § 12. — En résumé, nous voyons donc que, dans tout l'embranchement des Animaux vertébrés, le squelette, tantôt plus ou moins simplifié, tantôt compliqué d'une manière insolite, est constitué d'après un même plan général, et se compose essentiellement de parties qui, tout en variant par la forme, la grandeur et le nombre, se représentent mutuellement dans les divers organismes. L'unité du plan est manifeste et la similitude de composition est indubitable.

Il nous faut maintenant entrer dans plus de détails, et étudier le squelette, non-seulement dans chacune des cinq classes d'Animaux vertébrés, mais aussi chez les principaux types secondaires appartenant à ces divers groupes naturels. A certains égards, il serait préférable d'examiner d'abord la charpente solide des Poissons, et de passer ensuite en revue successivement les Batraciens, les Reptiles, les Oiseaux et les Mammifères; car c'est chez les Poissons que cette partie de l'organisme s'éloigne le moins des formes embryonnaires communes, et c'est chez les Mammifères qu'elle offre sous beaucoup de rapports le plus de perfection. Mais, en procédant ainsi, l'étude du squelette présenterait plus de difficultés et nécessiterait des explications plus longues que si nous prenions pour premier terme de comparaison les Mammifères. En effet, la conformation de la charpente solide du corps humain est si généralement connue, qu'il est facile, en l'étudiant, d'acquérir des notions exactes touchant la structure des Animaux dont la structure est à peu près la même; tandis que l'organisme des Poissons s'éloigne tant de tout ce qu'on a d'ordinaire sous les yeux, qu'il n'est pas toujours aisé d'en donner une idée exacte, à moins de pouvoir montrer ce dont on parle, condition que je ne puis remplir dans ces Leçons. Nous passerons donc maintenant à l'examen des particularités anatomiques propres au squelette des Mammifères, et nous nous occuperons plus tard des Vertébrés inférieurs.

QUATRE-VINGT-ONZIÈME LEÇON.

SQUELETTE DES MAMMIFÈRES. — Tête osseuse. — Appareil hyoïdien. — Colonne vertébrale. — Système sternal. — Membres.

Squelette des Mammifères.

§ 1. — En traitant de l'ostéologie des Mammifères (1), je n'ai pas l'intention de passer en revue toutes les particularités que les diverses parties de la charpente solide de ces Animaux peuvent offrir dans les différentes familles, genres ou espèces dont ce groupe zoologique se compose; je me propose seulement

(1) Les principaux ouvrages sur l'ostéologie des Mammifères en général, que je crois devoir citer ici sont, indépendamment des traités spéciaux d'anatomie comparée, dont j'ai déjà eu souvent l'occasion de faire mention, les Mémoires de Cuvier, l'Atlas de Pander et Dalton, l'*Ostéographie* de Blainville, le livre de M. Owen sur l'anatomie des Vertébrés, et un volume publié récemment par M. Flower (*a*).

Pour l'ostéologie de certaines familles, genres ou espèces, je signalerai particulièrement les travaux dont la liste est ci-jointe (*b*).

(*a*) Cuvier, *Rech. sur les ossements fossiles.*
— Pander und Dalton, *Vergleichende Osteologie*, 1821-1827.
— Blainville, *Ostéographie, ou Description iconographique comparée du squelette et du système dentaire des Mammifères récents et fossiles*, 4 vol. in-4°, 1839-1864.
— Huxley, *Elements of Comparative Anatomy*, 1864.
— Owen, *On the Anatomy of Vertebrates*, 2 vol., 1860.
— Flower, *An Introduction to the Osteology of the Mammals*, 1870.
(*b*) Dans cette note les citations sont groupées zoologiquement.

SIMIENS :

— R. Owen, *On the Osteology of Chimpanzees and Orang-Utan* (*Trans. Zool. Soc.*, 1835, t. I). — *Osteological Contributions to the Natural History of Chimpanzees* (*Trans. Zool. Soc.*, 1848, t. III, et 1851, t. IV). — *Mem. on the Gorilla* (*Trans. Zool. Soc.*, 1866, t. V).
— Wyman, *Osteology of the Troglodytes Gorilla* (*Boston Journ. of Nat. Hist.*, t. V, 1847).
— Duvernoy, *Caractères anatomiques des grands Singes pseudo-anthropomorphes* (*Arch. du Muséum*, 1855, t. VIII, pl. 1-6).
— Gratiolet et Alix, *Sur l'anat. des Troglodytes* (*Nouv. Arch. du Muséum*, t. II, pl. 2-4).
— St. George Mivart, *Contributions towards a more complete Knowledge of the Skeleton of the Primates* (*Trans. Zool. Soc.*, 1866, t. VI, p. 175). — *On the Appendicular Skeleton of the Primates* (*Phil. Trans.*, 1867, p. 299).
— Schwartze, *Descr. osteol. capitis Simiæ parum adhuc notæ.* Berlin, 1839.

LÉMURIENS :

— Fischer, *Anatomie der Maki*, 1804.
— Murie and St. George Mivart, *On the Anatomy of the Lemuridæ* (*Trans. Zool. Soc.*, t. VII). — *Addition. Notes* (*Proceed. Zool. Soc.*, 1867).
— Mivart, *On the Skull of* Indris diadema (*Proceed. Zool. Soc.*, 1867).
— Burmeister, *Gattung* Tarsius. Berlin, 1846.
— Owen, *On the Aye-aye* (*Trans. Zool. Soc.*, 1866, t. V).

d'appeler l'attention sur les caractères généraux de cette partie de l'organisme de ces Vertébrés supérieurs, et de signaler brièvement les principales modifications de structure que l'on y remarque. Tête.

La *tête* des Mammifères est remarquable par le grand déve-

INSECTIVORES :

— St. George Mivart, *Notes sur l'ostéologie des Insectivores* (*Ann. des sc. nat.*, 5e série, t. IX).

RONGEURS :

— Fréd. Cuvier, *Sur les Gerboises et les Gerbilles* (*Trans. Zool. Soc.*, 1841, t. II, pl. 24-26).

— *Annotazioni resguardanti l'anat. del* Chloromys (*Mem. della Accad. delle scienze di Bologna*, 1850, t. VI, p. 153, pl. 4).

— Calori, *Sulla struttura del* Helamys cafer (*Mem. della Accad. delle scienze di Bologna*, 1854, t. V, p. 245, pl. 9).

— Bennett, *On Chinchillidæ* (*Trans. Zool. Soc.*, 1833, t. I).

— Brandt, *Ueber die craniologischen Entwickelungsstufen und Class. der Nager* (*Mém. de l'Acad. de Saint-Pétersbourg*, t. VII).

— Alph. Milne Edwards, *Mém. sur le* Lophiomys (*Nouv. Arch. du Muséum*, t. III, 1867).

CARNASSIERS :

— Alessandrini, *Annotaz. anat. intorno il* Paradoxurus typus (*Mem. della Accad. delle scienze di Bologna*, 1851, t. III, p. 20, pl. 4).

— *Illustr. di uno scheletro di Toca* (*Mem. della Accad. delle scienze di Bologna*, 1850, t. II, p. 141, pl. 6 et 7).

— *Osserv anat. sullo scheletro del* Moschus pygmæus (*Mém. de l'Acad. de Bologne*, 1848, t. I, p. 587, pl. 19).

— Hermann de Pommersche, *Comment. de* Ursi longirostris *scelcto*. Berlin, 1820.

— Alph. Milne Edwards et Grandidier, *De l'organisation du* Cryptoprocta ferox (*Ann. des sc. nat.*, 5e série, 1867, t. VII.

ÉDENTÉS :

— Alessandrini, *Cenni sull' anatomia del Dasypo maximo* (*Mem. della Accad. delle scienze di Bologna*, 1850, t. VII, p. 285, pl 15).

— Idem, *Annotazioni anat. sul Formichiere didactylo* (*ibid.*, 1851, t. III, p. 433, pl. 29).

— Idem, *Cenni sulla struttura del Formichiere medio* (*ibid.*, 1853, t. IV, p 391).

— Burmeister, *Monografia de los Glyptodontes* (*Ann. del Museo de Buenos-Ayres*, t. II).

— Huxley, *On the Osteology of the genus* Glyptodon (*Philos. Trans.*, 1865).

— G. Pouchet, *Contribution à l'anatomie des Édentés* (*Journal d'anatomie* de Robin, 1866).

— Messmann, *Descript. osteologica cranii* Myrmecophagæ tetradactylæ. Berlin, 1823.

— Nodot, *Descr. d'un nouveau genre d'Édenté fossile* (*Mém. de l'Acad. de Dijon*, 2e série, 1856, t. V).

SIRÉNIENS :

— Nordmann, *Zur* Rhytina Stelleri (*Soc. scient. Fennicæ*, 1861) t. XVII,.

— Brandt, *Symbolæ sirenologicæ*, 1846-68.

CÉTACÉS :

— Eschricht, *Unters. über die nordischen Walthiere*, 1849.

— *Ni Tavler til Oplysning af Hvaldirenes Bygning* (*Acad. de Copenhague*, 1869 t. IX).

— Eschricht and Reinhardt, *On the Greenland Right Whale* (*Recent. Mem. on Cetacea, Roy. Soc.*, 1866).

Reinhardt, *Pseudorca crassidens* (*Op. cit. Roy Soc.*, 1866).

— Flower, *Descript. of the Skeleton of* Inia Geoffrensis, *etc.* (*Trans. Zool. Soc.*, t. VI). — *Descript. of the Skeleton of the Chinese white Dolphin* (*Trans. Zool. Soc.*, t. VII). — *On the Recent Ziphioid Whales* (*Trans. Zool. Soc.*, t. VIII).— *On the Osteology of the Cachalot* (*ibid.*, t. VI).

— Van Beneden et Gervais, *Ostéographie des Cétacés vivants et fossiles*, in-4°.

— Burmeister, *Descr. del* Epiodon australe (*Ann. del Museo de Buenos-Ayres*, 1860) t. I,.

— Malm, *Hvaldjur i sveriges Museer*. (*Acad. de Stockholm*, 1871, t. IX).

MARSUPIAUX :

— Temminck, *Monographie de Mammalogie*, t. I, pl. 1-7.

— Owen, *On the Osteology of Marsupialia* (*Trans. Zool. Soc.*, 1838, t. II et III).

loppement du crâne et la solidité de la charpente osseuse de la face. C'est chez ces Animaux que les fosses orbitaires acquièrent les parois osseuses les plus complètes, que les fosses nasales atteignent le maximum de leur développement, et que la cavité buccale est le plus fortement organisée comme instrument préhenseur. Il est aussi à noter que l'appareil de l'audition, logé dans l'épaisseur des parois latérales du crâne, comme chez les autres Vertébrés supérieurs, s'y enfonce plus profondément, et que les os tympaniques, au lieu d'être saillants au dehors et de constituer des suspensions pour la mâchoire inférieure, concourent à la formation de ces parois, circonstance qui entraîne l'articulation directe de ce dernier organe avec la base du crâne. J'ajouterai que le mode d'articulation de la tête sur la colonne vertébrale est également différent de ce que nous verrons dans les autres classes du même embranchement zoologique.

Cuvier a insisté avec raison sur la manière dont le développement de la face et le développement du crâne se contre-balancent chez les différents Vertébrés, ainsi que sur les relations qui existent entre la prédominance de l'une ou de l'autre de ces régions céphaliques et le caractère intellectuel de ces Animaux. Plus la boîte crânienne est grande, plus la face est réduite, moins l'influence des appétits est prépondérante sur les actes de ces êtres. Or, sous ce rapport, les Mammifères en général sont mieux constitués que ne le sont les autres Vertébrés, et il existe de Mammifère à Mammifère des différences très-considérables (1); on peut même juger jusqu'à un certain

(1) Cuvier considère la grandeur relative de la face comme étant en rapport avec le développement des organes de la vue, de l'odorat et du goût, qui sont logés dans cette partie de la tête (a); mais cette opinion ne me paraît point exacte. Le volume de la face dépend essentiellement de la

(a) Cuvier, *Anat. comp.*, 2ᵉ édit., t. II, p. 159 et suiv.

point du degré de supériorité relative de ces êtres par la petitesse de leur face comparativement au volume de leur crâne (1). Lorsque nous étudierons les fonctions intellectuelles des Animaux, nous aurons à revenir sur ce sujet, et nous verrons alors qu'on peut assez apprécier le degré de développement relatif, soit de la face, soit du crâne des Mammifères, par la mesure de ce que Camper a appelé l'*angle facial*.

Un autre indice de supériorité nous est fourni par la position du grand trou occipital, orifice par l'intermédiaire duquel la boîte crânienne communique avec le canal rachidien et l'encéphale se trouve en continuité de substance avec la moelle épinière (2).

grandeur de la cavité buccale, qui est une conséquence du développement plus ou moins considérable des mâchoires, et n'a aucun rapport avec le degré de perfectionnement du sens du goût ou du sens de l'odorat. Je dirai même que les Mammifères dont la face atteint le maximum de développement proportionnellement au crâne (savoir, la Baleine et le Cachalot) sont précisément ceux chez lesquels le goût et l'odorat sont les plus imparfaits, et que les Poissons sont, de tous les Vertébrés, les moins bien partagés sous ce rapport, bien que leur face soit, comparativement au crâne, plus grande que dans aucune autre classe.

(1) Pour comparer facilement entre elles ces deux régions céphaliques, Cuvier fait usage d'une section verticale de la tête suivant la ligne médiane, et il mesure sur cette préparation les deux aires limitées, l'une par les parois du crâne, l'autre par le contour de la face vue ainsi de profil (*a*). Chez l'Homme, l'aire de la face ne dépasse guère le quart de l'aire du crâne. Chez les Singes, du genre Sajou, elle correspond à la moitié de cette dernière. Chez les Macaques, les Mandrills et la plupart des Carnassiers, ces deux aires sont à peu près de même grandeur. Chez les Rongeurs, les Pachydermes proprement dits, les Ruminants, etc., l'aire de la face est plus grande que l'aire du crâne, et parfois la différence devient énorme : ainsi les rapports sont comme 1 à 2 chez le Porc-épic ; presque comme 1 à 3 chez l'Hippopotame, et comme 1 à 4 chez le Cheval. Chez les Baleines et les Cachalots, l'aire du crâne est de quinze à vingt fois moindre que l'aire de la face.

(2) Chez l'Homme, le plan du trou occipital est presque horizontal, et cette ouverture est placée vers le tiers postérieur de la face inférieure de la tête (*b*).

(*a*) Cuvier, *Op. cit.*, t. II, p. 167.

(*b*) Daubenton, *Sur les différences de la situation du trou grand occipital dans l'Homme et dans les Animaux* (*Mém. de l'Acad. des sciences*, 1764, p. 568).

Chez les Mammifères inférieurs, cette ouverture est située à la face postérieure du crâne et l'axe basilaire de la tête suit la même direction que l'axe rachidien; mais, chez les Animaux dont l'organisation est plus parfaite, le trou occipital descend de plus en plus vers la base du crâne, et va enfin se placer à la face inférieure de celui-ci, à une distance assez grande de sa face postérieure; disposition qui détermine un changement considérable dans la position de la tête. Effectivement, au lieu d'être placée en prolongation de la colonne vertébrale, comme dans le premier cas, la tête se trouve posée transversalement sur cette tige, comme le fléau d'une balance sur le support qui lui fournit son point d'appui. Ainsi, chez l'Homme, l'articulation de la tête sur le rachis est située à la face inférieure du crâne, tandis que chez les Mammifères inférieurs elle est dirigée directement en arrière et se trouve à la face postérieure de la région occipitale.

Cette articulation se fait au moyen d'une paire d'éminences osseuses, appelées *condyles occipitaux*, qui sont situées latéralement sur le bord du grand trou occipital et qui sont reçues dans des cavités correspondantes de la première vertèbre cervicale. Elle est consolidée par des liens fibreux, et elle ne se prête que très-peu à des mouvements de rotation ou de flexion latérale de la tête sur la colonne rachidienne, mais elle est très-bien disposée pour l'abaissement ou l'élévation de la face dans le plan vertical. Nous verrons bientôt que dans les autres classes d'Animaux vertébrés cette articulation ne présente pas les mêmes caractères.

Occipital. Le segment postérieur du crâne, relié de la sorte à la colonne vertébrale, est formé chez l'adulte par un os unique appelé *occipital*, qui ressemble beaucoup à une vertèbre rachidienne dont l'arc neural serait énormément développé, et constituerait une lame montante très-élargie latéralement et concave en avant, au lieu de se rétrécir en forme de crête ou de stylet, comme le fait d'ordinaire l'apophyse épineuse (1). Le grand trou qui en occupe la partie moyenne est en tout semblable aux anneaux rachidiens contenant la moelle épinière, et sa portion basilaire, qui fait suite à l'axe constitué par les corps des vertèbres, en est évidemment un homotype. Pendant le jeune âge, elle est complétement indépendante des autres pièces du segment occipital ; mais elle ne tarde pas à se souder avec une paire de pièces latérales qui portent les condyles dont je viens de parler et sont les représentants des lames vertébrales, ou neurapophyses. Celles-ci, par leur bord opposé, s'unissent à une large lame montante qui, à raison de sa position et de ses connexions anatomiques, est facile à reconnaître comme étant une neurépine ou os épial. Enfin, l'occipital est complété supérieurement par une pièce médiane qui tantôt se confond avec la précédente de très-bonne heure, ou avorte même (2),

(1) Cette portion montante est souvent désignée sous les noms de *portion lambdoïde* ou d'*écaille* de l'occipital.

(2) La division primordiale de l'os occipital en plusieurs pièces est connue des anatomistes depuis fort longtemps (*a*), mais il reste encore quelque incertitude sur le nombre de centres ostéogéniques ou points d'ossification qui y donnent naissance. Dans le fœtus humain, les quatre pièces principales sont faciles à voir à l'époque de la naissance (*b*). Le basilaire et les deux os condyliens ou occipitaux latéraux naissent chacun par un point d'ossification ; ils sont par conséquent simples dès leur origine, et chez quelques Mammifères ils conservent leur indépendance pendant fort longtemps, notamment chez les Marsupiaux et certains Rongeurs (*c*).

La portion montante ou écailleuse de l'occipital a une constitution plus complexe. Ainsi, dans le fœtus humain, on trouve quatre points d'ossification qui se réunissent entre eux par paires pour constituer deux pièces impaires, lesquelles se confondent à leur tour pour former l'os susoccipital ; enfin on a signalé aussi dans la partie supérieure de cette portion écailleuse d'autres points d'ossification dont naissent les os wormiens.

(*a*) R. Colombius, *De re anatomica, libri quindecim*, 1559.
— Kerckring, *Anthropogeniæ Iconographia*.
(*b*) Voyez Bourgery, *Traité de l'anat. de l'Homme*, pl. 23, fig. 1.
— Rambaud et Renault, *op. cit.*, p. 101.
— Jacquart, *De l'os épactal* (*Journ. d'anat.*, 1865, t. II, pl. 29 et 32).
(*c*) Ex. : l'Helamys, voyez Calori, *Sulla struttura del Helamys cafer* (*Mém. de l'Acad. des sc. de Bologne*, 1854, t. V, pl. 9, fig. 3 et 4).

mais d'autres fois se développe davantage et conserve son indépendance chez l'Animal adulte. Dans l'espèce humaine, ainsi que dans les Singes et beaucoup d'autres Mammifères, elle ne se développe pas ou disparaît très-promptement, à moins de donner naissance à une pièce de forme irrégulière appelée *os wormien;* mais, chez quelques Animaux de cette classe, elle est très-bien délimitée, et constitue sur la ligne médiane du sinciput une pièce appelée *os épactal* ou *os interpariétal* (1). Enfin la ressemblance entre l'os occipital ainsi constitué et les vertèbres rachidiennes est complétée par l'existence d'un prolongement latéral, qui, de chaque côté, naît de l'occipital latéral

(1) Ces os crâniens, dont l'existence a été d'abord signalée chez le Cheval (*a*), constituent en général une pièce impaire, qui forme l'angle supérieur de l'occipital et s'avance plus ou moins entre les pariétaux. Souvent ils se soudent à ces derniers avant de s'unir à la portion adjacente de l'occipital. Chez divers Rongeurs, tels que la Souris (*b*), l'Aulacode (*c*), l'*Helamys* (*d*), le Castor (*e*) et l'Athérure (*f*), chez le Daman (*g*), les Rhinocéros (*h*) et chez la plupart des Marsupiaux, l'os interpariétal reste distinct.

Les os wormiens, ou os épactaux, que l'on rencontre souvent dans la même région du crâne chez l'Homme, ont donné lieu à beaucoup de publications (*i*). Cuvier refuse d'y voir les représentants de l'os interpariétal des Mammifères dont je viens de parler (*j*); mais son opinion à ce sujet n'est adoptée par aucun anatomiste actuel. Otto a donné des figures des os wormiens chez plusieurs espèces de Singes (*k*).

(*a*) Rimini, *Anatomia del Cavallo*, p. 18 et 57, fig. 8.
(*b*) Merrem, p. 59, pl. 2, fig. 11 (d'après Cuvier).
— Meyer, *Prodromus anat. Murium*, 1800, p. 15, fig. 6 et 8.
(*c*) Temminck, *Monographie de Mammal.*, t. I, pl. 25, fig. 3.
(*d*) Calori, *Op. cit.* (*Mém. de l'Acad. de Bologne*, 1854, t. V, pl. 9, fig. 2).
(*e*) Blainville, *Ostéographie*, t. IV, CASTORS, pl. 2.
(*f*) Idem, *Op. cit.* t. III, HYSTRIX, pl. 2.
(*g*) Cuvier, *Ossements fossiles*, t. II, DAMAN, pl. 5.
(*h*) Idem, *Op. cit.*, t. III, pl. 79, fig. 4.
(*i*) Ainsi nommés d'après l'anatomiste danois Olaus Wormius, à qui on en a attribué la découverte.
(*j*) Meckel, *Beiträge zur vergleich. Anat.*, t. I, p. 34.
— G. Fischer, *De osse epactale sive Gœtheriano*, 1811, cum. tab.
— Van der Hoeven, *Observ. acad.*, p. 187.
— Cuvier, *Anat. comp.*, 2e édit., t. II, p. 701.
— Leuckart, *Zool. Bruchstücke*, 1841, t. II.
— Gruber, *Abhandl. aus der menschlichen und vergleich. Anat.*, 1852.
— Jacquart, *De la valeur de l'os épactal comme caractère de race en anthropologie* (*Journ. d'anat.*, 1865, t. I, p. 244 et 465).
(*k*) Otto, *De rarioribus quibusdam sceleti humani cum Animalium sceleto analogiis*, 1839, pl. 1, fig. 2-8.

et qui est comparable aux apophyses transverses de celles-ci. Ces protubérances qui occupent les angles latéraux de l'occipital, et qui sont désignées sous le nom d'*apophyses jugulaires* ou *paramastoïdiennes*, chez l'Homme, prennent un développement considérable chez divers Carnassiers (1).

La portion écailleuse ou montante de l'occipital donne attache aux principaux muscles releveurs de la tête, et son développement est en rapport, non-seulement avec le volume de la portion postérieure de l'encéphale, mais aussi avec le degré de puissance que ces organes moteurs doivent avoir pour faire équilibre au poids de la face. Aussi y remarque-t-on beaucoup de rugosités servant à l'insertion de ces muscles, et souvent sa surface est agrandie par la formation d'une crête transversale qui correspond à ses bords latéro-supérieurs (2); une autre crête, dirigée longitudinalement, se trouve sur la ligne médiane (3), et donne attache à une bande fibreuse, appelée *ligament cervical*, qui va se fixer d'autre part sur les apophyses épineuses des vertèbres rachidiennes et remplit des fonctions analogues à celles des muscles dont je viens de parler. Chez divers Cétacés, cette portion de l'occipital prend un grand développement et chevauche même sur les autres os de la voûte du crâne, ainsi que nous le verrons lorsque nous étudierons la région faciale de la tête chez ces Mammifères pisciformes.

(1) Par exemple chez les Ours, où elles ont été désignées sous le nom d'*apophyses préoccipitales* (a).

(2) Chez l'Homme, ces crêtes n'occupent pas le bord de l'occipital : elles sont peu développées et constituent les saillies appelées *lignes courbes supérieures*.

(3) Dans les traités d'anatomie humaine, on désigne la partie supérieure de cette saillie osseuse sous le nom de *protubérance occipitale externe*, et sa portion inférieure est appelée *crête occipitale externe*; mais dans les ouvrages de zootomie, on applique communément ce dernier nom à la crête transversale qui occupe les bords latéro-supérieurs de l'occipital.

(a) Flower, *On the Value of the Characters of the base of the Cranium*, p. 7, fig. 1 (Extrait des *Proceed. of the Zool. Soc.*, 1869).

Près de la base des condyles de l'occipital, on remarque de chaque côté un trou qui livre passage au nerf hypoglosse (1). Enfin la portion basilaire de l'occipital, plus épaisse que la portion écailleuse, se rétrécit antérieurement et s'avance plus ou moins loin entre les portions latéro-inférieures du second segment crânien (2).

Second segment crânien.

Celui-ci, très-large d'avant en arrière supérieurement et fort rétréci dans la région basilaire de la tête, se compose essentiellement des deux os pariétaux en dessus, des os temporaux et de leurs annexes sur les côtés, du sphénoïde postérieur et de ses dépendances en dessous.

Pariétaux.

Les *os pariétaux* sont simples dès leur origine ; ils ne se constituent pas aux dépens d'un cartilage crânien primordial, comme le font les pièces occipitales dont je viens de parler, et se développent en rayonnant d'un point central (3). En se

(1) Ces ouvertures, appelées *trous condyloïdiens antérieurs*, sont situées au fond d'une paire de fosses qui portent le même nom.

(2) Chez quelques Mammifères, cet os basioccipital présente une division sur la ligne médiane (*a*), et cette particularité, qui rappelle l'anomalie de la colonne vertébrale observée dans quelques cas de monstruosités dans l'espèce humaine et désignée sous le nom de *spina bifida* antérieur, semble indiquer que le cycléal ou centrum doit être primitivement composé de deux pièces paires.

(3) Jadis on pensait que tous les os étaient primitivement des cartilages ; mais les recherches des embryologistes modernes prouvent que les pariétaux et la plupart des autres pièces solides de la voûte crânienne, ainsi que de diverses parties de la face, ne passent pas par cet état, et se constituent directement par le développement d'une substance ostéogène particulière (*b*). En effet, les parois primordiales du crâne des Mammifères ne donnent naissance à un cartilage que dans leur portion basilaire et dans la voûte formée par leur partie supérieure (*c*) ; elles restent dans un état submembraneux jusqu'à ce que

(*a*) Par exemple chez l'*Helamys* ; voyez Calori, *Op. cit.* (*Mem. della Accad. delle scienze di Bologna*, 1854, t. V, pl. 9, fig. 3).

(*b*) Spöndli, *Ueber die Primordialschädel der Säugethiere und des Menschen*, dissert. inaug. Zurich, 1846, fig. 1-8.

(*c*) Rathke, *Ueber die Entwickelung des Schädels der Wirbelthiere* (*Vierter Bericht naturwissensch. Seminar zu Königsberg*).

— Gegenbauer, *Ueber primäre und secundäre Knochenbild.*, *mit besondere Bezeichn. auf die Lehre von Primordialcranium* (*Jenaischen Zeitschr. für Med. und Naturwiss.*, 1866, t. III, p. 54).

— Kölliker, *Die Theorie des Primordialschädels* (*Zeitschr. für Wissensch.*, 5 vol., 1850, t. II, p. 281). — *Elém. d'histologie humaine*, 1869, p. 300.

rencontrant sur la ligne médiane du sinciput, ils s'articulent entre eux par engrenage (1), et restent en général distants jusque dans un âge avancé ; mais, chez beaucoup de Mammifères, ils se soudent assez rapidement l'un à l'autre (2). En arrière, ils s'articulent de la même manière avec la portion montante de l'occipital (3). Leur surface externe est bombée et présente en général une ligne saillante dirigée longitudinalement, qui limite en dessus la fosse temporale et donne insertion à l'aponévrose superficielle du muscle crotaphite (4). Chez l'Homme et les autres Mammifères à mâchoires faibles, elle est placée à peu de distance du bord inférieur du pariétal ; mais chez les Animaux dont les muscles masticateurs ont une grande puissance, elle remonte davantage vers la suture médiane. Chez les Carnassiers, elle s'y réunit souvent à sa congénère et s'élève au-dessus de la boîte crânienne, de façon à constituer une crête verticale située sur la ligne médiane du sinciput et allant se réunir postérieurement avec la crête lamb-

les pièces osseuses s'y constituent. Quelques auteurs ont pensé que ces pièces naissaient à l'extérieur du crâne primordial (a) ou dans l'épaisseur d'une membrane fibreuse qui tiendrait lieu de celui-ci (b). Les choses ne se passent pas tout à fait de la sorte (c), et les recherches les plus récentes sur ce sujet tendent à établir que c'est avant que les couches externe et interne de la paroi crânienne aient revêtu le caractère fibreux, que la couche intermédiaire de substance plastique se transforme directement en os (d).

(1) Cette articulation médiane est communément désignée sous le nom de *suture sagittale*.

(2) Par exemple chez beaucoup de Carnassiers, la plupart des Pachydermes et des Ruminants, les Siréniens, quelques Marsupiaux et les Monotrèmes.

(3) Cette articulation est appelée *suture lambdoïde*.

(4) Voyez tome VI, page 53.

(a) Jacobson, *Ueber das Primordialcranium* (Müller's *Archiv f. Anat.*, 1844, *Bericht*, p. 1844).

(b) Rouget, *Développement et structure du syst. osseux*, 1856, p. 20.

— Robin, *Sur les conditions de l'ostéogénie avec ou sans cartilage préexistant* (*Journal de l'anat. et phys. de l'Homme*, 1864, t. I, p. 593).

(c) Kölliker, *Op. cit.*, p. 301.

(d) Lecourtois, *Essai sur l'anatomie de la voûte du crâne pendant les périodes embryonnaire, fœtale et infantile*, thèse. Paris, 1870.

doïde de l'occipital (1). Chez le Gorille, ce mode de conformation du sinciput est particulièrement remarquable (2). Enfin, on connaît un exemple de cette ossification de l'aponévrose temporale sur la totalité de la région latérale du crâne, et il en résulte une espèce de voûte osseuse qui, de chaque côté, recouvre la fosse temporale et donne à cette partie de la tête une grande largeur (3).

Temporaux. Latéralement et au-dessous des pariétaux, le pénultième segment crânien est constitué de chaque côté par un groupe de quatre pièces principales qui d'ordinaire se réunissent entre elles de façon à former de bonne heure un os, en apparence unique, contenant les parties essentielles de l'appareil auditif et désigné sous le nom de *temporal*. Ces pièces primordiales sont : le *squamosal* ou portion écailleuse du temporal, le *mastoïdien*, le *pétrosal* ou rocher, et le *tympanique* ou cadre du tympan. Chez quelques Mammifères, elles conservent leur indépendance chez l'Animal adulte (4), mais d'ordinaire elles s'ankylosent promptement. Le squamosal est une lame mince qui s'élève presque verticalement pour aller s'articuler avec le bord inférieur du pariétal (5), et qui porte à sa partie inférieure une

(1) Voyez tome VI, page 45.

(2) Chez les jeunes individus, la crête pariétale n'existe pas et n'est que peu développée chez les femelles, mais chez les vieux mâles elle est énorme (*a*).

(3) Cette disposition a été constatée chez un Rongeur appelé Lophiomys. J'ajouterai que cette particularité se retrouve chez certains Reptiles, mais n'a été observée chez aucun autre Mammifère (*b*).

(4) Ce caractère d'infériorité, qui est général chez les Reptiles, se rencontre souvent chez le Koala, le Phascolome et plusieurs autres Marsupiaux (*c*).

(5) En général, les temporaux sont employés en majeure partie comme éléments constitutifs des parois crâniennes; mais chez les Baleines ces os se prolongent beaucoup en dehors, et forment de chaque côté de la tête une sorte d'arc-boutant dont l'extrémité externe va s'unir au frontal et au jugal (*d*).

(*a*) Owen, *Osteological Contributions to the Nat. Hist. of the Chimpanzees and Orangs* (*Trans. Zool. Soc.*, t. VI, pl. 28).

(*b*) Alph. Milne Edwards, *Op. cit.* (*Nouv. Arch. du Muséum*, t. III, pl. 7, fig. 2, 3, 4).

(*c*) Owen, *On the Osteology of Marsupialia* (*Trans. Zool. Soc.*, t. II, p. 383, pl. 71, fig. 6).

(*d*) Cuvier, *Ossements fossiles*, pl. 226, fig. 5 et 6.

apophyse dite zygomatique, ainsi qu'une cavité destinée à l'articulation de la mâchoire inférieure et nommée *fosse glénoïde* (1). L'os mastoïdien occupe l'angle postéro-inférieur du groupe temporal ; il s'unit à la partie adjacente du squamosal et s'articule avec l'occipital en arrière et en bas, où il contribue à la formation de la base du crâne ; en général, il présente en arrière une protubérance dirigée en bas et appelée *apophyse mastoïde* ; enfin, du côté interne, il est creusé de cavités irrégulières qui constituent des dépendances de la caisse du tympan ou chambre de l'oreille moyenne. Le pétrosal, ou rocher, est situé du côté interne du mastoïdien et de la partie inférieure du squamosal; il fait saillie dans l'intérieur de la boîte crânienne; il loge l'oreille interne, et en général il se confond si intimement et si promptement avec le mastoïdien, que plusieurs anatomistes pensent qu'il n'en est jamais séparé. Enfin, le tympanique se montre d'abord sous la forme d'un petit anneau incomplet situé à l'angle antéro-inférieur du groupe temporal et donnant insertion à la membrane du tympan, qui, chez le fœtus, est à fleur de tête; en se développant, ce cadre constitue la majeure partie de la caisse ainsi que du canal auditif externe, et d'ordinaire il se soude promptement avec le rocher, puis avec le squamosal et le mastoïdien (2); mais, chez quelques Mam-

(1) La cavité glénoïdale est en général constituée en partie par cette portion excavée de la base du squamosal, et en partie par la portion adjacente du tympanal, dont la première de ces pièces est séparée par la *fêlure de Glaser*, comme cela a lieu chez l'Homme (*a*). Mais chez quelques espèces, le Potoroo par exemple, le prolongement lamelleux du squamosal qui d'ordinaire limite la fosse glénoïdale, manque, et cette cavité articulaire est complétée postérieurement par le tympanal (*b*).

(2) Chez quelques Marsupiaux, cette soudure ne s'opère que très-tardivement, et même chez l'adulte le canal auriculaire, constitué par le tympanal, se sépare du crâne avec tant de facilité, que souvent il manque dans les têtes osseuses chez ces Animaux, quand la préparation n'en a pas été faite avec beaucoup de soin.

(*a*) Voyez Sappey, *Op. cit.*, t. I, fig. 89.
(*b*) Owen, *Op. cit.* (*Trans. Zool. Soc.*, t. II, pl. 71, fig. 6).

mifères, après s'être uni au premier de ces os, il reste séparé de la base du crâne et suspendu seulement sous la voûte formée par celle-ci. Cette particularité se remarque chez les Cétacés.

La cavité tympanique, ou caisse, située dans la profondeur du temporal ainsi constitué, renferme une série de petits osselets qui appartiennent à l'appareil auditif, et ne jouent aucun rôle dans la constitution de la charpente solide de la tête des Mammifères. J'aurai à en parler quand je traiterai du sens de l'ouïe, et il ne me paraît pas nécessaire de m'y arrêter ici, si ce n'est pour en indiquer l'origine, point sur lequel je reviendrai bientôt (1).

Enfin, le temporal présente souvent à sa partie inférieure une longue épine qui est désignée sous le nom d'*apophyse styloïde*, et qui est constituée par une pièce empruntée à l'appareil hyoïdien. Chez l'Homme et quelques autres Mammifères, elle n'est reliée au reste de cet appareil que par un prolongement fibreux ; mais, chez beaucoup d'autres Animaux de la même classe, elle forme le premier article d'une chaîne continue qui embrasse en dessous la partie antérieure de la région cervicale (2).

Sphénoïde. La portion latéro-inférieure et la portion basilaire du segment crânien dont l'étude nous occupe ici, se confondent de bonne heure avec les pièces adjacentes du segment frontal, et constituent ainsi avec elles un os unique de forme très-complexe, qui appartient à ces deux zones céphaliques et qui est désigné sous le nom de *sphénoïde*. Sa partie médiane et basilaire, appelée le *corps du sphénoïde*, ressemble beaucoup au centrum ou corps d'une vertèbre ordinaire ; mais elle est en réalité plus complexe, et elle serait plutôt comparable à deux de ces pièces vertébrales confondues entre elles et appartenant, l'une au segment pariétal, l'autre au segment frontal. En effet, chez le

(1) Voyez la Leçon suivante. — (2) Voyez tome VI, page 80.

fœtus de la Baleine, les deux tronçons de l'axe crânien ainsi constitués sont faciles à distinguer, et le basisphénoïdal antérieur est aussi bien développé que le basisphénoïdal postérieur (1); mais d'ordinaire il n'en est pas de même, et la première de ces pièces reste plus ou moins rudimentaire. Ainsi, chez l'Homme, le basisphénoïdal postérieur est le seul qui, par sa forme et ses dimensions, rappelle le cycléal d'une vertèbre. Chez le fœtus humain, on le voit se constituer au moyen de quatre paires de points d'ossification. Deux paires de ces osselets primordiaux sont rangées sur la ligne transversale à l'arrière du groupe, et, en s'unissant entre elles, forment bientôt une pièce basilaire médiane à laquelle on peut appliquer le nom de *basisphénoïdal postérieur ;* une troisième paire, située plus en avant, constitue un basisphénoïdal antérieur; et le tout, après s'être creusé d'une cavité appelée *sinus sphénoïdal*, se complète par le développement de deux autres pièces qui conservent plus longtemps leur indépendance, et qui ont reçu le nom de *cornets sphénoïdaux* ou *cornets de Bertin*. La pièce basilaire commune ainsi constituée porte, en dessus, deux paires de lames latérales appelées *ailes du sphénoïde*, qui sont comparables à des neurapophyses, et qui appartiennent, l'une au segment moyen, l'autre au segment antérieur du crâne. Celles de la paire postérieure, ou os alisphénoïdaux, atteignent un développement considérable, et on les appelle pour cette raison les *grandes ailes*. Elles s'articulent avec les os pariétaux par leur bord supérieur, et elles rejoignent les temporaux en arrière, de façon à compléter l'anneau crânien dont ces os constituent la portion supérieure. Les petites ailes ou ailes antérieures du sphénoïde, ap-

(1) Eschricht a très-bien représenté ces tronçons de l'axe crânien chez un fœtus de la Baleine (*a*). M. Van Beneden a insisté avec raison sur la ressemblance qui existe entre cet axe et les parties correspondantes de la tête chez les Poissons (*b*).

(*a*) Eschricht, *Untersuch. über die nordischen Wallthiere*, pl. 12 et 13.
(*b*) Van Beneden et Gervais, *Ostéographie des Cétacés*, p. 67, pl. 4, fig. 3.

pelées aussi *apophyses d'Ingrassias*, s'associent à l'ethmoïde et au frontal pour constituer le segment crânien antérieur. Enfin, le corps du sphénoïde donne attache inférieurement à une paire de pièces autogènes appelées *os ptérygoïdiens*, parce qu'en s'unissant à des prolongemenis descendants des os alisphénoïdaux, elles constituent les ailes inférieures désignées depuis longtemps sous le nom d'*apophyses ptérygoïdes* (1). Nous aurons bientôt à nous en occuper de nouveau, car ces parties entrent dans la composition de la charpente osseuse de la face.

Troisième segment crânien.

Dans le segment crânien antérieur, la voûte est formée par les deux os frontaux qui sont très-analogues aux pariétaux, mais se confondent entre eux de meilleure heure sur la ligne médiane, et ne constituent en général, chez l'adulte, qu'une pièce unique à laquelle on donne parfois le nom d'*os coronal*; en arrière, cet os s'articule avec les pariétaux et avec le sphénoïde; mais, en avant du corps de celui-ci, il laisse un espace libre qui est rempli par l'*ethmoïde*.

Chez la plupart des Mammifères de l'ordre des Ruminants, les os frontaux présentent une particularité remarquable : chacun d'eux donne naissance à un prolongement qui constitue la cheville ou axe solide d'une corne, et parfois ces éminences se complètent en se soudant à une pièce osseuse dermique ou épiphyse. Les dimensions de ces organes peuvent devenir très-considérables. Leur mode de conformation varie suivant les espèces (2), et chez les Cerfs, au lieu d'être persistants, comme

(1) Les os ptérygoïdiens forment l'aile interne de ces apophyses ; l'aile externe est une dépendance de l'alisphénoïde.

(2) Les cornes des Ruminants sont toujours essentiellement constituées par du tissu osseux, et sont de trois sortes, suivant qu'elles sont revêtues d'une gaîne cornée, qu'elles restent cachées sous la peau, ou bien encore qu'elles se dénudent, et, dans ce dernier cas, on les désigne sous le nom de *bois*. Les cornes à téguments pilifères n'existent que chez la Girafe. Les cornes à gaîne, ou à étui corné, sont propres aux genres Bœuf, Mouton, Chèvre et Antilope. Elles n'existent pas ou ne sont que rudimentaires au moment de la naissance, mais leur croissance est très-rapide, et, en grandissant,

d'ordinaire, ils tombent périodiquement et se renouvellent (1).

Il est aussi à noter que la partie antéro-inférieure de l'os frontal prend quelquefois un grand développement, et constitue au-dessus de la face une grosse crête transversale fort saillante, disposition qui est très-remarquable chez le Gorille (2).

Dans le jeune âge, les divers os de la voûte du crâne ne se rencontrent pas dans toute leur étendue, et il existe dans les

Voûte crânienne.

elles se creusent de cavités qui restent petites chez les Antilopes, tandis qu'au contraire chez les Bœufs, les Chèvres et les Moutons, les cellules ainsi constituées deviennent énormes et se mettent en communication avec les fosses nasales par l'intermédiaire des sinus frontaux (*a*).

(1) Les bois du Cerf, qu'on a souvent comparés à des exostoses, se développent sous la peau, et consistent d'abord en une protubérance fibro-cartilagineuse très-vasculaire; ils s'ossifient rapidement, et lorsque leur croissance est terminée, leur base (ou *couronne*) se garnit de petites tubérosités (ou *pierrures*) disposées en forme d'anneaux (ou *meules*), qui compriment les vaisseaux sanguins. Le revêtement cutané situé au delà de ce point cesse alors de vivre, se dessèche, et tombe par lambeaux en laissant à nu la corne osseuse. Enfin cette dernière partie meurt à son tour et se détache ; mais, bientôt après la cicatrisation de la petite plaie résultant de cette séparation, un travail ostéogénique comparable à celui dont résulte la régénération de la substance osseuse à la suite d'une fracture, s'établit à l'extrémité de chaque couronne, et détermine la formation d'une nouvelle paire de cornes, qui est presque toujours plus grande et plus complexe que la précédente. Chez le Cerf commun d'Europe, par exemple, les premiers bois ne se composent que d'une paire de tiges simples, appelées *dagues;* celles qui viennent ensuite (pendant la 3e année) portent deux branches appelées *cors* ou *andouillers*, dont le nombre augmente d'année en année et s'élève souvent à 10 ou 12 (*b*). Chez le Renne, le front est armé de la sorte dans les deux sexes; mais, chez les autres espèces du genre Cerf, les bois ne se développent pas chez les femelles ; quelquefois cependant on en aperçoit des vestiges (*c*).

(2) Cette crête sourcilière devient énorme chez les vieux mâles (*d*).

(*a*) Duhamel, *Observ. qui se rapportent à l'accroissem. des cornes* (*Mém. Acad. des sciences*, 1751). — Sandifort, *Over de vorming en ontwikkeling der Horens* (*Neeuwe Verhandl. Nederlandsche Institut*, 1829, t. II, p. 67). — Numan, *Bijdrage tot de Kennis der Horens van het Rundwee* (Amsterdam, *Verhandl.* B. XIII, 1848). — Vrolik, *Over het verschil van der inwendige Gesteldheid der Horenpitten bij Antilopen* (*Mém. de l'Acad. d'Amsterdam*, 1853, t. I, pl. 1 et 2).

(*b*) H. Prévost, *De l'existence des cornes rudimentaires sur la tête des femelles du Cerf* (*Nouv. Arch. du Muséum*, 1869, t. V, p. 271, pl. 16).

(*c*) Pour plus de détails à ce sujet, voyez Buffon, *Hist. nat. des Mammifères : Descript. du Cerf* par Daubenton.

(*d*) Owen, *Op. cit.* (*Trans. Zool. Soc.*, vol. IV, pl. 27 et 28).

points de convergence de plusieurs de ces pièces lamellaires des lacunes occupées seulement par les tuniques fibreuses de cette portion du squelette et constituant les parties désignées sous le nom de *fontanelles* (1) ; mais, par le progrès de l'âge, les parois de cette grande cavité céphalique se complètent, les sutures s'établissent solidement (2), et même d'ordinaire la plupart des os dont je viens de parler finissent par se souder entre eux.

Il est aussi à noter que l'articulation des os crâniens entre eux est disposée de façon à opposer une grande résistance au déplacement de ces pièces sous l'influence d'une pression exercée de dehors en dedans. Ainsi, dans tous les points où cette pression tendrait essentiellement à écarter ces os les uns

(1) Dans l'espèce humaine, vers la fin de la gestation, les principales fontanelles sont au nombre de six, dont deux médianes et deux latérales de chaque côté.

La fontanelle médiane antérieure est comprise entre les angles antéro-supérieurs des os pariétaux et les angles adjacents de deux coronaux. Elle est la plus grande de toutes, et d'ordinaire ne se comble qu'à l'âge de deux ans ou de deux ans et demi.

La fontanelle médiane postérieure est comprise entre les angles postéro-supérieurs des pariétaux et le sommet de la portion montante de l'occipital. Elle disparaît en général dans le cours de la première année.

Les fontanelles latéro-antérieures sont situées dans les fosses temporales, entre l'angle antéro-inférieur du pariétal et la grande aile du sphénoïde; elles sont beaucoup plus petites que la précédente et disparaissent vers la même époque.

Les fontanelles latéro-postérieures correspondent au point vers lequel convergent de chaque côté de la tête le pariétal, le temporal et l'occipital. En général elles disparaissent avant la naissance.

(2) Chez l'Homme, les sutures du crâne sont pour la plupart si imparfaites au moment de la naissance, que les parois de cette boîte osseuse sont très-élastiques et que leurs principales pièces constitutives sont susceptibles de passer les unes sur les autres. L'ordre suivant lequel les sutures se consolident n'est pas toujours le même, et influe sur la forme de la tête. Dans la race caucasique, d'après Gratiolet, elles se développent d'abord à la partie postérieure du crâne, de sorte que la région frontale grandit le plus longtemps; tandis que dans la race nègre elles disparaissent d'avant en arrière (*a*). La soudure complète des os crâniens ne s'effectue en général que dans la vieillesse.

(*a*) Gratiolet, *Sur le développement de la forme du crâne* (*Comp. rend.*, 1856, t. LIII, p. 428.)

des autres, leurs bords sont unis par engrenage; là où elle tendrait à les enfoncer, ces bords sont taillés en biseaux et chevauchent les uns sur les autres, de façon que la pièce la plus exposée dépasse l'espèce de cadre formé par les pièces circonvoisines; enfin, dans les points où la pression tendrait à rapprocher les parties latérales ou à écraser les pièces intermédiaires, celles-ci sont unies par des surfaces articulaires très-larges. Le premier de ces modes d'articulation existe entre tous les os de la voûte du crâne; les temporaux, situés sur les côtés de la tête, et très-exposés dans les cas de chute latérale, présentent la seconde disposition indiquée ci-dessus; enfin, le corps du sphénoïde, sur lequel se dirigent en dernier résultat la plupart des efforts tendants à rompre la boîte osseuse du crâne, nous offre un exemple du troisième mode d'articulation (1).

Base du crâne.

C'est à la base du crâne que se trouvent les divers orifices destinés à livrer passage aux nerfs cérébraux et aux vaisseaux sanguins de l'encéphale.

Cavité du crâne.

La cavité intérieure du crâne, de forme plus ou moins ellipsoïdale, est très-grande, et sa partie inférieure est incomplétement partagée en trois portions ou fosses, dont la postérieure loge le cervelet, dont la moyenne est limitée en arrière par le rocher et en avant par les petites ailes du sphénoïde et le bord adjacent du frontal, et dont l'antérieure surmonte la face. Chez la plupart des Mammifères, la distinction entre la fosse antérieure et la fosse moyenne est beaucoup moins marquée que chez

(1) C'est surtout dans la tête humaine que ces dispositions mécaniques sont remarquables. Elles ont été étudiées attentivement d'abord par Hunauld, et plus récemment par plusieurs chirurgiens, ainsi que par la plupart des auteurs qui ont publié des ouvrages étendus sur l'anatomie descriptive du corps de l'Homme (*a*). Les modifications déterminées dans la forme du crâne par les progrès de l'âge chez les vieillards ont été récemment l'objet de recherches spéciales (*b*).

(*a*) Hunauld, *Rech. anat. sur les os du crâne* (*Mém. Acad. des sciences*, 1730, p. 553).
— Trélat, *Des conditions de résistance du crâne* (*Bull. de la Soc. anat.*, 1855, p. 125).
— Sappey, *Traité d'anat. descriptive*, 2e édit., t. I, p. 185.
(*b*) Sauvage, *Rech. sur l'état sénile du crâne*, 1870.

l'Homme, et chez celui-ci la portion médiane de cette dernière, appelée *selle turcique* ou *fosse pituitaire*, est plus rétrécie et plus nettement caractérisée par l'effet du développement de ses angles, auxquels on donne le nom d'*apophyses clinoïdes*. Ainsi que nous le verrons par la suite, la cavité crânienne est divisée aussi par de grands replis de la tunique fibreuse appelée *dure-mère*, qui tapisse ses parois, et souvent l'ossification de la voûte crânienne s'étend dans une partie de ces cloisons membraneuses. C'est principalement chez les Carnassiers que ces expansions osseuses se développent avec les progrès de l'âge, et c'est le plus ordinairement dans la cloison nommée *tente du cervelet*, et placée en manière de plafond au-dessus de la loge cérébelleuse, que cette particularité de structure s'observe.

On donne le nom d'*apophyse crista-galli* à une protubérance médiane en forme de crête de coq qui s'élève souvent du plancher de la fosse crânienne antérieure, et qui correspond à l'extrémité du repli longitudinal de la dure-mère appelé *faux du cerveau*.

Face. § 2. — Les os de la *face*, associés à ceux de la portion antérieure de la base du crâne, sont disposés de façon à cloisonner plus ou moins complétement cinq fosses profondes, ouvertes par devant ou sur les côtés et placées à trois étages, savoir : à l'étage supérieur, les deux fosses orbitaires; à l'étage moyen, les deux fosses nasales, et à l'étage inférieur la grande cavité buccale. Nous avons vu précédemment que ces parties solides naissent dans l'épaisseur d'un prolongement frontal du tubercule céphalique primordial, et dans les arcs faciaux ou arcs cervicaux de la première paire qui procèdent de la région auriculaire de la base du crâne, et, après s'être divisées chacune en deux branches, se réunissent par leur extrémité antérieure sur la ligne médiane de la tête, au-dessus et au-dessous de la fosse buccale, de façon à y constituer les deux mâchoires, ainsi que leurs dépendances (1). Toutes ces cavités communiquent entre elles : les orbites avec les fosses nasales, par l'intermédiaire des canaux lacrymaux, et les fosses nasales avec la bouche, au moyen des arrière-narines. Enfin, toutes les pièces osseuses qui constituent cette charpente complexe, à l'exception de celles dont se compose la mâchoire inférieure, sont articulées entre elles et avec la base du crâne, de façon à jouir d'une immobilité complète et d'une solidité très-grande.

Mâchoire supérieure.

§ 3.—Ainsi que nous l'avons vu déjà dans une précédente Leçon (2), la *mâchoire supérieure* est formée principalement par deux paires d'os qui presque toujours se réunissent entre eux sur la ligne médiane et séparent les fosses nasales de la cavité buccale (3). Les plus importants sont les os maxillaires, qui, en avant, sont pourvus chacun d'une branche montante dont l'extrémité supérieure s'articule avec le bord facial de l'os frontal. L'espace compris entre ces deux branches montantes est occupé supérieurement par les os nasaux, petites pièces plates qui s'articulent également avec le frontal par leur bord supérieur. Inférieurement, le même intervalle est en général rempli par les deux os intermaxillaires ou os incisifs, qui complètent en avant l'arcade représentée par la mâchoire supérieure (4) ; mais la portion moyenne de cette région reste ou-

(1) Voyez tome VI, page 24 et suiv.

(2) Voyez tome VI, page 47.

(3) Les Baleines et quelques autres Cétacés font exception à cette règle. Chez ces Mammifères pisciformes, les os maxillaires ne se rencontrent pas sur la ligne médiane, et la voûte du palais se trouve complétée par le bord inférieur du vomer (*a*).

(4) Chez quelques Mammifères, les os intermaxillaires ne se rencontrent pas entre eux, et il existe sur le devant de la mâchoire supérieure un hiatus (ou bec de lièvre) plus ou moins large. Cette disposition se voit chez beaucoup de Cétacés (*b*), et elle est encore plus prononcée chez certaines Chauves-Souris (*c*) et chez l'Ornithorhynque (*d*).

(*a*) Cuvier, *Ossements fossiles*, t. V, pl. 26, fig. 3, etc.

(*b*) Idem, *Op. cit.*, t. V, pl. 26, fig. 2, 6, etc.

(*c*) Exemple : le *Vespertilio noctula* ; voy. Blainville, *Ostéogr.*, t. I, CHÉIROPTÈRES, pl. 8.

(*d*) Cuvier, *Op. cit.*, t. V, pl. 14, fig. 2.

verte et constitue l'entrée des fosses nasales. Chez la plupart des Mammifères, ces os conservent toujours leur indépendance, et souvent leur angle latéro-supérieur se prolonge vers la partie correspondante de l'os nasal, de façon à compléter sur les côtés aussi bien qu'en dessous le cadre nasal. Chez l'Homme, au contraire, les os intermaxillaires se confondent de très-bonne heure avec les maxillaires, et ne forment avec eux, de chaque côté, qu'une seule pièce à laquelle ce dernier nom est appliqué (1).

(1) Galien, en parlant de la composition de la face, fit mention de cette pièce (*a*), et, à l'époque de la renaissance, les anatomistes ont beaucoup discuté sur l'interprétation de ce passage de ses écrits sur l'Homme. La plupart des auteurs, à l'exemple de Vesale, soutenaient que les os incisifs ou intermaxillaires manquent chez celui-ci, et appartiennent exclusivement aux Quadrupèdes.

Vicq d'Azyr et Gœthe furent les premiers à bien montrer que sous ce rapport il y a en réalité similitude chez tous les Mammifères; mais que, chez l'Homme, l'os intermaxillaire s'unit intimement au maxillaire, au lieu d'en rester distinct, comme d'ordinaire. Plus récemment, la question a été traitée de nouveau par plusieurs auteurs (*b*).

Chez l'embryon, le groupe des pièces maxillaires, qui naissent par autant de points d'ossification spéciaux, ne se compose pas seulement des parties dont il vient d'être question. L'os maxillaire proprement dit se développe par quatre points, savoir : 1° un point externe ou malaire, qui constitue toute la portion placée en dehors de la gouttière sous-orbitaire ; 2° un point supérieur ou orbito-nasal, dont naît une lame qui concourt à cloisonner le sinus maxillaire et constitue la partie interne du plancher de l'orbite ; 3° un point inférieur au palatin, qui donne naissance à une portion de la voûte palatine et à la partie interne du bord alvéolaire ;

(*a*) Galien, *Usage des parties*, liv. XI, chap. 15 (*Œuvres*, trad. de Daremberg, t. I, p. 705).

(*b*) Nesbitt, *The Human Osteology*, 1736, p. 195.

— Vicq d'Azyr, *Observations anatomiques* (*Mém. de l'Acad. des sciences*, 1780, p. 489, pl. 7).

— Gœthe, *Acta Acad. nat. curios.*, 1786, t. XV, 1re partie; — *Œuvres d'hist. nat.*, trad. par Martins, p. 79 et 87.

— Weber. *Froriep's Notizen*, 1828, t. XIX, p. 281.

— E. Rousseau, *De la non-existence de l'intermaxillaire chez l'Homme.* — *Sur la question de l'existence de l'os intermaxillaire chez l'Homme.*

— Gratiolet, *Sur l'existence et la composition de l'os intermaxillaire dans l'Homme* (*Ann. franç. et étr. d'anat.*, 1839, t. III, p. 306).

— Pigné, *Rapport, etc.* (*Bull. de la Soc. anat. de Paris*, 1839, t. XIV, p. 145).

— Leuckart, *Untersuch. über das Zwischenkieferbein des Menschen.* Stuttgart, 1840.

— Leydig, *Observ. on the Existence of the Intermaxillary Bone in the Embryo of the Human Subject*, 1849.

— Eudes Deslongchamp, *Note sur une suture insolite et sur l'os intermaxillaire chez l'Homme*, (*Bull. de la Soc. Linnéenne de Normandie*, 1866, t. X.

— Hamy, *L'os intermaxillaire de l'Homme à l'état normal et à l'état pathologique*, thèse. Paris, 1868.

— Broca, *L'ordre des Primates : parallèle anat. de l'Homme et des Singes*, 1870, p. 108.

En arrière, les os maxillaires s'articulent très-solidement avec les os palatins, qui s'unissent aussi entre eux sur la ligne médiane pour compléter la voûte buccale (1), et s'articulent d'autre part avec les branches descendantes du sphénoïde. Enfin, la partie postéro-externe des maxillaires s'articule non moins intimement avec l'os jugal ou malaire, et presque toujours celui-ci donne naissance à une branche postérieure qui s'unit à l'apophyse zygomatique du temporal et forme avec elle l'arcade zygomatique, au moyen de laquelle la mâchoire s'appuie sur la région auriculaire du crâne, et la base de la fosse temporale se trouve limitée du côté externe. Cette arcade zygomatique manque plus ou moins complétement chez quelques Insectivores, tels que les Tenrecs et les Musaraignes (2), ainsi que chez les Fourmiliers et les Pangolins, parmi les Édentés (3). Elle est au contraire extrêmement robuste et saillante chez les Carnassiers. Chez le *Lophiomys*, son bord supérieur et la portion adjacente des os maxillaires se confondent avec la voûte osseuse, qui recouvre presque toute la région tem-

4° un point antéro-interne ou nasal, qui est la branche montante de l'os (*a*).

Il est aussi à noter que ces os ne sont pas précédés d'un cartilage et se développent comme ceux de la voûte du crâne.

(1) Chez beaucoup de Marsupiaux, la portion palatine de la voûte buccale présente des hiatus plus ou moins considérables, qui résultent en général de l'ossification incomplète de l'os palatin dans le voisinage de son articulation avec la lame palatine du maxillaire. Ces pertuis sont particulièrement remarquables chez les Thylacines (*b*), les Péramèles (*c*) et les Potoroos (*d*).

(2) Chez ces Animaux, elle est représentée par deux saillies osseuses plus ou moins longues, situées, l'une en avant, l'autre en arrière de la région temporale (*e*). Elle est extrêmement grêle chez les Dauphins (*f*).

(3) Chez le Pangolin et chez le Fourmilier, l'os malaire ne manque pas, mais il est rudimentaire (*g*).

(*a*) Sappey, *Traité d'anat. descript.*, t. I, p. 190, fig. 43, 44, 45.
(*b*) Owen, *On the Osteology of Marsupialia* (*Trans. Zool. Soc.*, t. II, pl. 70, fig. 1).
(*c*) Idem, *loc. cit.*, pl. 71, fig. 1.
(*d*) Idem, *loc. cit.*, pl. 71, fig. 4.
(*e*) Voyez Blainville, *Ostéographie* : INSECTIVORES, pl. 5 et 6.
(*f*) Cuvier, *Ossements fossiles*, t. V, pl. 21, fig 2, 6, etc.
(*g*) Idem, *Op. cit.*, t. V, pl. 8, fig. 4.

porale. Enfin, chez les Paresseux, elle donne naissance à une grosse branche descendante qui encaisse latéralement la mâchoire inférieure, et qui présente chez quelques Édentés fossiles des dimensions énormes (1). Les arcades zygomatiques présentent aussi un singulier élargissement chez les Rongeurs du genre Paca ou *Cœlogenys* (2).

Fosses orbitaires.

§ 4. — Les *fosses orbitaires*, dirigées en avant chez l'Homme et les Singes, latéralement chez la plupart des autres Mammifères, sont de grandes cavités dont la voûte est formée par la portion inférieure du frontal, le plancher par l'os maxillaire, et le fond par le sphénoïde, qui, dans ce point, est percé d'un grand trou pour le passage du nerf optique. Chez l'Homme et les Singes, leur paroi interne est constituée en grande partie par l'ethmoïde (3). Mais chez la plupart des Mammifères cet os ne s'y montre pas, et un prolongement du frontal va s'articuler directement au bord interne et supérieur du maxillaire, qui s'élève beaucoup. D'ordinaire aussi les ailes orbitaires du sphénoïde se développent de façon à occuper une portion considérable de cette paroi, et quelquefois ces deux os, au lieu de s'écarter entre eux, s'appliquent l'un contre l'autre sur la ligne médiane, de façon à former une cloison interorbitaire très-mince, qui peut même rester en partie membraneuse, ainsi que cela se voit chez les Saïmiris, parmi les Singes, et chez les Chevrotains, dans

(1) Notamment chez le Mylodon (*a*), le Megatherium (*b*) et le Glyptodon (*c*).

(2) Ces arcades forment de chaque côté de la face une sorte de bouclier bombé et rugueux (*d*).

(3) Chez l'Homme, la portion latérale ou lame papyracée de l'ethmoïde occupe plus de la moitié de la face interne de l'orbite, et l'os frontal y descend à peine (*e*). Il en est à peu près de même chez les Singes ; mais chez la plupart des autres Mammifères les frontaux descendent entre le sphénoïde et l'ethmoïde.

(*a*) Owen, *Descript. of the Skeleton of an extinct Gigantic Sloth*, pl. 2.
(*b*) Nodot, *Descript. d'un nouveau genre d'Édenté fossile*, pl. 1.
— Burmeister, *Op. cit.*, pl. 2 et 3.
(*c*) Cuvier, *Ossem. foss.*, t. V, pl. 16, fig. 2.
(*d*) Blainville, *Op. cit.*, t. IV, g. *Cavia*, pl. 4.
(*e*) Voyez Sappey, *Op. cit.*, fig. 64.

l'ordre des Ruminants. Dans le voisinage du nez, la paroi interne de l'orbite est d'ordinaire complétée par une petite pièce osseuse appelée *os unguis* ou *os lacrymal*, et loge l'entrée du canal lacrymal, conduit qui débouche inférieurement dans les fosses nasales. Chez quelques Mammifères, l'os unguis acquiert un très-grand développement, chez la Girafe et les Cerfs par exemple, tandis qu'il manque chez d'autres espèces (1).

Du côté externe (ou postérieur, suivant la direction de ces fosses), le cadre de l'orbite est souvent complété par la rencontre de deux apophyses dont l'une est formée par l'angle externe du frontal, l'autre par une branche montante de l'os malaire ou un prolongement analogue du bord supérieur de l'arcade zygomatique. Chez les Mammifères les plus élevés en organisation, la cavité orbitaire est même presque entièrement cloisonnée de ce côté et séparée de la fosse sphéno-temporale par des prolongements des os adjacents, qui ne laissent entre eux qu'une lacune étroite appelée *fente sphéno-maxillaire ;* mais, à mesure qu'on descend vers les Mammifères inférieurs, on voit cette lacune grandir progressivement et l'orbite communiquer de plus en plus largement avec la fosse sphéno-temporale ; chez beaucoup de ces Animaux, le cadre orbitaire devient incomplet dans ce point, et la séparation entre les deux fosses est à peine indiquée (2). Il est aussi à noter que le plancher de

(1) L'os lacrymal manque chez les Phoques et la plupart des Cétacés (*a*).

(2) Notamment chez les Chéiroptères (*b*), la plupart des Insectivores (*c*), les Carnassiers (*d*), les Rongeurs (*e*), les Édentés (*f*), divers Pachydermes (*g*), etc. Mais il y a beaucoup d'exceptions à cette règle : ainsi le cadre orbitaire est fermé en arrière chez le Cheval (*h*), l'Hippopotame (*i*), les Ruminants, etc.

(*a*) Hyrtl. *Ueber das Ossiculum canalis naso-lacrymalis* (*Sitzungsber. der Wien Akad.*, 1849, t. III, p. 222).

(*b*) Ex. : les Vespertilions ; voy. Blainville, *Op. cit.*, t. I, CHÉIROPTÈRES, pl. 8.

(*c*) Ex. : le Hérisson ; voy. Blainville, *Op. cit.*, INSECTIVORES, pl. 6.

(*d*) Ex. : le Chien ; voy. Blainville, *Op. cit.*, t. II, pl. 4.

(*e*) Ex. : le Castor ; voy. Blainville, *Op. cit.*, t. IV.

(*f*) Ex. : les Tatous ; voy. Cuvier, *Op. cit.*, t. V, pl. 11.

(*g*) Ex. : le Rhinocéros ; voy. Blainville, *Op. cit.*, t. III ; — les Tapirs (*loc. cit.*).

(*h*) Voyez Blainville, *Op. cit.*, t. III, EQUUS, pl. 2.

(*i*) Idem, *Op. cit.*, t. IV, HIPPOPOTAMES, pl. 2.

ces fosses devient souvent très-incomplet, par suite du rétrécissement de la partie orbitaire de l'os maxillaire, et que celle-ci est traversée d'arrière en avant par un canal dont l'orifice antérieur, appelé *trou sous-orbitaire,* est parfois très-grand (1).

Fosses nasales. § 5. — Les *fosses nasales*, situées dans la région moyenne de la face, entre la bouche et les orbites, sont séparées entre elles sur la ligne médiane par une grande cloison verticale dont la partie inférieure est constituée par l'os vomer et la partie supérieure par une lame descendante de l'ethmoïde. Elles s'ouvrent au-dessous par une paire d'orifices correspondants aux narines, et situés en général à peu de distance du bord alvéolaire de la mâchoire supérieure ; mais chez les Mammifères pisciformes, leur embouchure est refoulée très-loin en arrière, à la face supérieure de la tête, et cette particularité de structure entraîne des modifications nombreuses et considérables dans la conformation de presque toutes les parties de la charpente osseuse de la face. Pour le moment, je laisserai donc de côté les Cétacés, et je ne parlerai que des Mammifères ordinaires.

Le plancher des fosses nasales est formé par la face supérieure de la voûte du palais. Leur portion supérieure est constituée principalement par les os nasaux en avant, par l'ethmoïde au milieu, et par le sphénoïde en arrière ; enfin, du côté externe, elles sont limitées par les os intermaxillaires, les os maxillaires et les apophyses ptérygoïdes. C'est entre ces dernières branches descendantes du sphénoïde que sont situées les arrière-narines, ouvertures dont j'ai déjà eu l'occasion de parler en décrivant la conformation du pharynx (2). Dans une

(1) Chez divers Rongeurs, ce trou acquiert de très-grandes dimensions (a) et donne alors passage à l'un des faisceaux du muscle masséter, aussi bien qu'au nerf maxillaire supérieur.

(2) Voyez tome VI, page 48.

(a) Exemple : le Myopotame ; voy. Blainville, *Op. cit.*, t. IV.

autre Leçon, je reviendrai sur la disposition des lames saillantes qui garnissent la paroi externe des fosses nasales, et qui sont désignées sous le nom de *cornets du nez* (1), et ici je me bornerai à ajouter que les cavités dont je viens de parler communiquent avec plusieurs cavernes pratiquées dans l'épaisseur des os circonvoisins et désignées sous le nom commun de *sinus*. Une de ces chambres accessoires occupe l'intérieur de chacun des os maxillaires (2), et d'autres remontent plus ou moins loin dans la région frontale. Ces dernières acquièrent souvent un développement énorme, et, en repoussant en avant la table externe des os du front influent beaucoup sur la forme extérieure de la tête. Dans l'espèce humaine, les sinus frontaux ne commencent à se constituer qu'à l'âge de sept ou huit ans et ne s'élèvent que peu. Chez l'Éléphant, au contraire, ils deviennent extrêmement vastes et s'étendent fort loin sur le sinciput (3). Chez les Bœufs, les Moutons, les Chèvres, ces cellules occupent l'intérieur de la cheville osseuse des cornes, ainsi que la presque totalité de la paroi frontale du crâne, et chez la Girafe elles se prolongent jusqu'à l'occiput (4). Les fosses nasales communiquent aussi avec des sinus creusés dans le corps du sphénoïde (5), et

(1) Voyez la Leçon relative à l'appareil de l'olfaction.

(2) Les sinus maxillaires sont des dépendances de l'appareil olfactif, dont il sera question ultérieurement.

(3) C'est principalement de l'existence d'un grand système de cellules dépendantes des sinus frontaux que résultent l'élévation de la tête et la proéminence de la région frontale de l'Éléphant, dont la cavité crânienne est de grandeur médiocre (a).

(4) L'épaisseur de l'amas de cellules frontales est très-grande sur tout le dessus de la tête de la Girafe (b). Les sinus frontaux prennent aussi un très-grand développement chez les Rhinocéros (c).

(5) Chez l'Homme, les sinus sphénoïdaux commencent à se former vers la fin de la première année, et sont dus d'abord au développement des cornets de Bertin ; puis une portion de la paroi constituée par cette lame osseuse se détruit, et ils s'agrandissent par suite de la résorption du

(a) Cuvier, *Ossem. foss.*, pl. 10, fig. 5.

(b) Owen, *On the Anat. of the Nubian Giraffa* (*Trans. Zool. Soc.*, t. II, pl. 40).

(c) Milne Edwards, *Ann. des sciences nat.*, 5e série, 1868, t. X, pl. 13.

il y a quelquefois des cellules du même ordre dans l'épaisseur des os palatins (1).

Chez les divers Mammifères dont je viens de parler, la direction générale des fosses nasales est à peu près horizontale et parallèle à celle de la cavité buccale ; mais chez les Cétacés elles remontent presque verticalement de la région basilaire du crâne à la face supérieure de la tête, où se trouvent les évents ou narines extérieures de ces Animaux, et cette disposition est accompagnée de plusieurs particularités importantes dans la conformation des parties circonvoisines. Ainsi, les os intermaxillaires et les os maxillaires sont énormément allongés, et ces derniers remontent en arrière jusque dans le voisinage du bord supérieur de l'occipital, en chevauchant sur les pariétaux et sur les frontaux, qui sont fort réduits ou rejetés sur les côtés ; les orbites, très-incomplètes, sont rejetées à la partie inférieure des régions latérales de la tête ; enfin, les palatins ne sont guère représentés que par leur portion horizontale. Chez la Baleine, ce mode de transformation coïncide avec un très-grand aplatissement des frontaux, qui sont réduits presque à leur portion sus-orbitaires, et chez les Cachalots il est accompagné d'une disposition encore plus singulière. En effet, les narines se trouvent au fond d'un vaste bassin qui occupe toute la face supérieure de la tête, et qui est limité en arrière, ainsi que sur les côtés, par une muraille très-élevée, formée en partie

tissu spongieux adjacent, de façon à occuper presque en totalité le corps du sphénoïde (a).

Chez quelques Mammifères, ces cellules sous-crâniennes s'étendent jusque dans l'os basioccipital (b).

(1) Chez l'Homme, ces sinus occupent la portion orbitaire des os palatins (c), mais ils n'ont que peu d'importance. Ils sont au contraire très-développés chez les Singes anthropomorphes (d).

(a) Voyez Sappey, *Op. cit.*, t. I, fig. 10, 20, etc.

(b) Par exemple chez le Rhinocéros ; voy. Milne Edwards, *Sur le Stéréocère* (*Ann. des sciences nat.*, 5e série, t. X, pl. 13).

(c) Voyez Sappey, *Op. cit.*, t. I, fig. 53.

(d) Owen, *Osteological Contributions* (*Trans. Zool. Soc.*, t. IV, pl. 28 et 29).

par les bords montants des os maxillaires et par la crête occipitale, à laquelle ces expansions vont s'unir (1). D'autres particularités moins remarquables, mais cependant dignes d'attention, nous sont offertes par la charpente osseuse de la face du Sanglier et de l'Unau. Chez ce dernier Animal, un os surnuméraire se développe entre les nasaux (2), et, chez le premier, le groin est renforcé par un os mobile développé dans le cartilage nasal (3).

Mâchoire inférieure.

§ 6. — La mâchoire inférieure, comme je l'ai déjà dit, s'articule toujours directement à la base du crâne, et elle présente à cet effet, de chaque côté, un condyle saillant et arrondi qui va se loger dans la cavité glénoïdale du temporal (4). Cette éminence varie de forme suivant les genres de mouvements que la mâchoire doit exécuter (5); mais elle n'est jamais concave, ainsi qu'elle l'est toujours chez les Vertébrés ovipares. Chez quelques Mammifères (6), elle occupe l'extrémité postérieure de l'os et ne dépasse pas le niveau du bord supérieur de la

(1) Chez les Cachalots, l'occipital s'élève presque verticalement à la face postérieure de la tête, et y forme une sorte de grand parapet courbé, contre lequel vient s'appliquer de chaque côté une expansion de la branche montante de l'os maxillaire, dont la largeur est très-considérable et dont le bord externe se relève beaucoup (a).

(2) Cet os internasal a été décrit par Meckel et par Cuvier (b).

(3) J'aurai l'occasion de parler avec plus de détail de l'os du boutoir (c), lorsque je traiterai de l'appareil olfactif.

(4) Chez les Baleines (d), la cavité glénoïdale est située à l'extrémité d'un prolongement de la base du crâne formé par le temporal et affectant la disposition d'un arc-boutant, qui rappelle un peu le mode de conformation de l'os tympanique auquel la mandibule des Oiseaux et des Reptiles est suspendue. Mais cette pièce, tout en devenant très-proéminente, n'en est pas moins une des parties constitutives des parois de la cavité crânienne.

(5) Voyez tome VI, page 51.

(6) Par exemple chez le Cachalot (e).

(a) Cuvier, *Ossements fossiles*, pl. 205, fig. 2-4.
(b) Idem, *Anat. comp.*, t. II, p. 420.
(c) Idem, *ibid.*, p. 703.
— Chauveau, *Anat. des Anim. domest.*, p. 408.
(d) Cuvier, *Ossem. foss.*, pl. 226, fig. 5, 7, 9, 11, etc.
(e) Idem, *Op. cit.*, pl. 225, fig. 10.

branche horizontale de celui-ci; mais, en général, elle s'élève davantage et se trouve supportée par une portion ascendante ou branche montante de la mâchoire dont elle est séparée par un étranglement ou col. Le bord postérieur de cette branche forme en général, avec le bord inférieur du corps ou portion dentifère de l'os, un angle plus ou moins marqué (1), qui parfois se prolonge postérieurement en forme d'apophyse (2). En général aussi, le bord supérieur de la mâchoire porte à peu de distance en avant du condyle une éminence lamelleuse qui est appelée *apophyse coronoïde*, et donne attache au muscle temporal; sa hauteur est quelquefois très-considérable et est en rapport avec le degré de puissance que les muscles masticateurs doivent déployer. Enfin, le corps ou portion alvéolaire de la mâchoire, qui porte les dents à son bord supérieur, varie beaucoup en longueur et en force. Par son extrémité antérieure, il se joint à son congénère. Chez les jeunes Animaux il n'y est que faiblement uni, et chez beaucoup de Mammifères il ne s'y soude pas; mais chez d'autres il se confond avec lui d'une manière si intime, qu'à l'âge adulte le tout ne constitue qu'un os unique.

Chez l'embryon, la mâchoire inférieure est d'abord représentée par une pièce cartilagineuse étroite qui s'étend d'une région auriculaire à l'autre, et qui a été désignée sous le nom de *cartilage de Meckel* ou d'*os maxillaire inférieur temporaire*. Elle est logée dans l'épaisseur de la branche inférieure de l'arc facial, et c'est le long de son bord externe que s'organise l'os maxillaire proprement dit; mais elle n'entre pas dans

(1) Chez l'Homme, l'angle de la mâchoire est très-marqué, quoique obtus; mais la différence de direction entre le corps de l'os et sa branche montante ne se prononce que peu à peu chez l'embryon, et n'est encore que très-faible au moment de la naissance.

(2) Ce mode de conformation existe chez beaucoup de Rongeurs (*a*).

(*a*) Exemple : le *Capromys*; voyez Blainville, *Op. cit.*, t. IV.

la composition de celle-ci, et son existence dans cette partie de la face n'est que transitoire. Sa portion basilaire ou céphalique, appliquée contre le cadre du tympan, donne naissance à la portion externe de la chaîne des osselets de l'ouïe, savoir : au marteau et à l'enclume, circonstance dont nous aurons à tenir compte lorsqu'en étudiant la tête osseuse des Poissons, nous chercherons à déterminer les homologues des pièces operculaires de ces Animaux (1).

§ 7. — La ceinture hyoïdienne, qui fait suite à la mâchoire inférieure et cloisonne d'une manière analogue la portion pharyngienne du tube alimentaire, se constitue aux dépens de deux paires d'arcs cervicaux placés immédiatement derrière les arcs faciaux. Ainsi que nous l'avons déjà vu en étudiant la structure de la cavité buccale des Mammifères (2), cette portion du squelette se compose d'une pièce médiane et inférieure (3) appelée *os basihyal* ou *corps de l'hyoïde*, et de deux paires de branches montantes ou cornes hyoïdiennes, qui partent de la portion Hyoïde.

(1) Ce cartilage, dont la découverte est due à Meckel et dont le rôle organogénique a été étudié par plusieurs autres embryologistes (*a*), se montre chez l'embryon humain vers le deuxième mois, et disparaît vers le sixième mois de la vie intra-utérine. Sa présence a été constatée chez les Oiseaux aussi bien que chez les Mammifères. Il affecte la forme d'un petit arc cylindrique dont les extrémités, appliquées contre le cadre du tympan des deux côtés de la tête, se renflent bientôt et se partagent ensuite en deux portions qui donnent naissance aux osselets auditifs sus-mentionnés. Sa portion moyenne sert de tuteur à la mâchoire inférieure, qui se constitue aux dépens d'une bande de substance blastémique déposée le long de sa face externe et qui bientôt l'encaisse. Bientôt après, cette portion du cartilage de Meckel s'atrophie.

(2) Inférieure quand le corps de l'Animal est placé comme d'ordinaire dans une position horizontale, mais antérieure lorsqu'il est placé verticalement, comme chez l'Homme.

(3) Voyez tome VI, page 80.

(*a*) Meckel, *Manuel d'anat. descript.*, t. III, p. 199.
— Reichert, *Ueber den Visceralbogen der Wirbelthiere* (Müller's *Arch. für Anat.*, 1837, p. 178, pl. 17, fig. 16, pl. 9, fig. 4, etc.).
— Bischoff, *Traité du développement de l'Homme et des Mammifères*, p. 402.
— Magitot, *Note sur un organe transitoire de la vie intra-utérine désigné sous le nom de cartilage de Meckel* (*Comptes rendus des séances de la Soc. de biologie*, 1862, p. 1).

médiane, dont je viens de parler, et se dirigent vers la région auriculaire de la base du crâne. Lorsque ces dernières se développent d'une manière complète, ainsi que cela a lieu chez le Cheval, les cornes antérieures se composent chacune de trois pièces placées bout à bout, et forment une sorte de chaîne suspenseur dont l'extrémité inférieure s'attache au basihyal et dont l'extrémité supérieure se fixe au rocher, où elle constitue l'apophyse styloïde dont il a été question précédemment (1). Mais, chez beaucoup d'autres Mammifères, la portion moyenne de cette chaîne ne s'ossifie pas, et la pièce inférieure reste à l'état rudimentaire, tandis que la pièce supérieure se développe bien et se soude à la face inférieure du rocher (2). Le basihyal, ou corps de l'os hyoïde, n'est alors suspendu à la base du crâne que par des ligaments ou d'autres parties molles, et l'os styloïde, qui se trouve séparé du reste de l'appareil hyoïdien, ne semble être qu'une dépendance des parois de la boîte crânienne ; une disjonction analogue se produit toujours chez l'embryon entre la portion styloïdienne du cartilage primordial, dont naît cette ceinture, et sa portion terminale supérieure. En effet, celle-ci s'enfonce dans la cavité tympanique du rocher et y donne naissance à l'étrier, tandis que la seconde moitié de la portion crânienne de ce même arc cervical devient l'os styloïde. Les cornes postérieures (ou inférieures) de l'hyoïde s'unissent de la même manière au basihyal et se développent dans l'épaisseur de l'extrémité inférieure des arcs cervicaux de la paire suivante, mais ne remontent jamais jusqu'à la base du crâne et ne présentent rien qui puisse être considéré comme un représentant de la portion styloïdienne des cornes antérieures. L'os lingual, que nous avons vu se développer quelquefois sur la ligne médiane, au de-

(1) Voyez, page 318.

(2) Par exemple chez l'Homme, où les branches antérieures ne sont représentées de chaque côté que par l'apophyse styloïde du temporal, par le ligament suspenseur qui y fait suite, et par le tubercule osseux appelé *petite corne de l'hyoïde*.

vant du corps de l'os hyoïde (1), et le cartilage thyroïde, qui fait suite à ce dernier, semblent être des répétitions, ou homologues du basihyal, et je ne vois aucune raison satisfaisante pour ne pas considérer tous les arcs cartilagineux ou osseux de l'appareil trachéen comme appartenant aussi au système hyoïdien ; cela serait incompatible avec l'hypothèse de la constitution vertébrale de la portion maxillo-hyoïdienne du squelette, mais me semble plus en accord avec la réalité. Du reste, je crois devoir ne pas m'arrêter davantage, en ce moment, sur l'étude de cette partie du squelette, parce qu'elle ne joue qu'un rôle peu important dans la constitution générale de la charpente osseuse des Mammifères, et que j'aurai à y revenir quand je traiterai des organes de la voix (2).

Colonne vertébrale.

§ 8. — La colonne vertébrale de ces Animaux se divise toujours en cinq régions bien distinctes, savoir : la portion *cervicale*, la portion *dorsale*, la portion *lombaire*, la portion *sacrée* ou *pelvienne*, et la portion *coccygienne* ou *caudale*. La région dorsale est caractérisée par l'existence de côtes proprement dites articulées à chaque vertèbre ; la région sacrée, par la jonction des vertèbres entre elles et avec les os des hanches ; les trois autres régions sont limitées par les deux portions dont je viens de parler ou comprises entre elles et les deux extrémités de la tige rachidienne. Mais lorsque le bassin est rudimentaire et ne s'articule pas directement à la colonne rachidienne, la distinction entre les vertèbres lombaires, sacrées et caudales est difficile à préciser.

La portion cervicale du rachis varie beaucoup en longueur. Chez les Mammifères pisciformes, elle est d'une brièveté extrême, tandis que chez les Quadrupèdes, dont la tête est petite et le

(1) Voyez tome VI, page 81.

(2) Pour plus de détails sur l'appareil hyoïdien des Mammifères, je renverrai aux auteurs cités précédemment (t. VI, p. 81), et aux traités spéciaux d'anatomie comparée. J'aurai à revenir sur ce sujet, lorsque je parlerai des organes de la voix.

corps haut sur pattes, elle est très-longue (1) ; mais ces différences dépendent seulement de l'épaisseur plus ou moins considérable des vertèbres et non du nombre de ces os, qui est presque toujours de sept. Les seules exceptions à cette règle nous sont fournies par l'Aï, chez lequel il y a neuf vertèbres cervicales (2), et par les Lamentins et le Paresseux de Hoffmann, qui n'en ont que six (3) ; mais chez la plupart des Cétacés, tous

(1) La longueur du cou est ordinairement en raison inverse de la pesanteur de la tête ; et lorsque, chez les Quadrupèdes terrestres, il n'existe aucun organe spécial pour la préhension des aliments, tel que la trompe de l'Éléphant, il y a toujours une certaine harmonie entre la longueur du cou et la longueur des pattes antérieures. En effet, c'est généralement avec la bouche que ces Animaux saisissent à terre leurs aliments ; par conséquent s'ils sont haut sur jambes, il leur faut un long cou, et si le bras de levier constitué par cette portion de la colonne vertébrale est long, la tête doit être petite, car, dans le cas contraire, il faudrait pour la relever une puissance musculaire énorme. Ainsi chez la Girafe, le Lama et le Chameau, qui sont hauts sur pieds et qui ont une petite tête, le cou est très-long ; tandis que chez l'Éléphant, dont la tête est très-grosse, et par conséquent fort lourde, le cou est remarquablement court.

Chez les Mammifères pisciformes, cette harmonie organique entre le développement de la tête et la brièveté du cou est moins nécessaire, mais elle existe : ainsi, chez la Baleine franche, dont l'énorme tête constitue près des deux cinquièmes de la longueur totale de l'Animal, la région cervicale de la colonne vertébrale est d'une brièveté extrême.

(2) Cette exception, observée par Cuvier (*a*), n'est pas aussi nettement caractérisée qu'on l'avait d'abord pensé, car la huitième et la neuvième vertèbre portent chacune une paire de côtes rudimentaires, et sont considérées par quelques auteurs comme étant des vertèbres dorsales à branches costales, trop courtes pour atteindre l'appareil sternal (*b*).

(3) L'existence de six vertèbres cervicales seulement chez le Lamentin a été signalée par Daubenton et confirmée par Cuvier (*c*). Chez une espèce de Paresseux didactyle, le *Cholœpu Hoffmannii*, il n'y a aussi que six vertèbres cervicales (*d*) ; mais chez l'Unau didactyle, qui appartient au même genre, il y en a comme d'ordinaire sept.

(*a*) Cuvier, *Ossem. foss.*, t. V, p. 81, pl. 4.

(*b*) Th. Bell, *Observ. on the Nelk of the three-toed Sloth*, Bradypus tridactylus (*Trans. of the Zool. Soc.*, t. I, p. 113, pl. 17, fig. 1).
— Blainville, *Sur les vertèbres cervicales de l'Aï* (*Ann. franç. et étrang. d'anat.*, 1839, t. III, p. 268).

(*c*) Daubenton, *Descrip. d'un Lamentin* (Buffon, *Mammif.*, édit. in-8°, t. XII, p. 372).
— Cuvier, *Ossem. foss.*, t. V, p. 252.

(*d*) Peters, *Ueber das normale Vorkommen von nur sechs Halswirbeln bei* Cholæpus Hoffmanni (*Monatsber. der Akad. der Wissensch. zu Berlin*, 1864, p. 678).

ou presque tous ces os se soudent entre eux et deviennent en même temps si minces, qu'il est parfois difficile de les distinguer (1).

Une des particularités de structure les plus remarquables de ces vertèbres nous est offerte par les prolongements latéraux, qui sont communément désignés sous le nom d'*apophyses transverses* (2). Au lieu d'être simples et pleines à leur base comme dans les autres parties du rachis, ces apophyses sont compliquées par l'adjonction d'une petite pleurapophyse ou pièce costale, et sont traversées d'avant en arrière par un trou résultant d'un espace vide laissé entre cette pièce et la base de la

(1) Chez les Baleines, les sept vertèbres cervicales s'ankylosent en général non-seulement par la soudure des cycléaux entre eux, mais aussi par la soudure d'un partie de l'arc neural (*a*). Quelquefois cependant la septième vertèbre reste libre (*b*). Chez le Cachalot, la soudure ne s'effectue qu'entre les six dernières vertèbres cervicales, et l'atlas reste libre (*c*).

Chez quelques espèces de la famille des Dauphins, aucune vertèbre cervicale n'est ankylosée, notamment chez le Plataniste du Gange, l'*Inia* de l'Amérique méridionale et le *Begula*. Chez le Narval, cette soudure paraît ne pas être normale. Chez la plupart des autres Cétacés du même groupe, la soudure s'établit entre les deux premières vertèbres, et s'étend souvent à plusieurs des vertèbres suivantes.

La soudure des six dernières vertèbres cervicales entre elles a lieu également chez les Tatous (*d*), les Glyptodons (*e*).

Enfin, chez les Rats-taupes du genre *Siphne*, les cinq vertèbres cervicales qui suivent l'axis sont ankylosées (*f*).

(2) M. Owen a étudié d'une manière très-approfondie la constitution et la disposition de ces apophyses chez divers Mammifères (*g*).

Il est à noter que chez les Baleines les apophyses transverses sont extrêmement développées (*h*).

(*a*) Cuvier, *Op. cit.*, t. V, pl. 26, fig. 13.
— Van Beneden et Gervais, *Ostéographie des Cétacés*, pl. 2, fig. 4, etc.
(*b*) Cuvier, *Op. cit.*, t. V, pl. 21, fig. 13.
— Flower, *On the Osteology of the Cachalot* (*Trans. Zool. Soc.*, t. VI, pl. 39).
(*c*) Flower, *Osteology of the Mammalia*, p. 37.
(*d*) Cuvier, *Op. cit.*, t. V, p. 131, pl. 10, fig. 1.
(*e*) Burmeister, *Op. cit.*, t. II, pl. 29.
(*f*) Alphonse Milne Edwards, *Recherches pour servir à l'hist. nat. des Mammifères*, pl. 9, fig. 18 et 19, pl. 9 *b*.
(*g*) Owen, *On the* Megatherium. *Preliminary Observ. on the exogenous Processes of Vertebræ* (*Phil. Trans.*, 1851, p. 719, pl. 44-51).
(*h*) Struthers, *On the Cervical Vertebræ and their Articulations in ten Whales* (*Journ. of Anat. and Physiol.*, 1872, vol. VII, pl. 1 et 2).

diapophyse correspondante (1). Les trous ainsi disposés livrent passage à l'artère vertébrale, et forment par leur assemblage un canal longitudinal situé de chaque côté à la partie inférieure et latérale de la portion cervicale de l'épine dorsale, et appelé *canal hémal*. Il est aussi à noter que l'apophyse épineuse est généralement courte et que la plupart de ces vertèbres jouissent d'une mobilité assez grande.

La première vertèbre cervicale, appelée *atlas*, s'articule directement au crâne, et présente à cet effet deux surfaces articulaires concaves ou cavités glénoïdes dans lesquelles s'adaptent les condyles de l'occipital. L'apophyse épineuse est rudimentaire ou manque, et le corps de l'os est en général représenté par un arc étroit (2) qui constitue le segment inférieur d'un anneau complété en dessus par une traverse ligamenteuse et destiné à emboîter l'apophyse odontoïde dont le corps de la seconde

(1) Sur quelques-unes de ces vertèbres, particulièrement la pénultième et l'antépénultième, la pièce costale se prolonge souvent de façon à constituer une apophyse lamelleuse descendante, très-remarquable (*a*), que l'on désigne quelquefois sous le nom d'apophyse transverse inférieure.

Chez quelques Cétacés, les deux apophyses latérales, qui constituent ce trou, ne se rencontrent pas à leur extrémité, et par conséquent l'espace intermédiaire, au lieu d'être annulaire, reste ouvert. Cette disposition se voit à partir de la troisième vertèbre, chez le Dauphin du Gange, le Rorqual et la Baleine (*b*).

(2) Le corps de la première vertèbre cervicale reste toujours cartilagineux chez les Marsupiaux des genres *Koala* ou *Phascolarctus* (*c*). Chez d'autres Mammifères du même ordre, il est remplacé par des prolongements des pièces latérales (ou neurapophyses), qui pendant fort longtemps laissent entre elles, sur la ligne médiane, une fente plus ou moins large, ainsi que cela se voit chez les Potoroos et les Kangurous (*d*). Enfin, chez d'autres Marsupiaux, notamment chez les Péramèles (*e*) et la Sarigue cayopolin, le cycléal s'ossifie, mais ne se soude pas aux pièces latérales ou neurapophyses, et reste à l'état de pièce distincte.

(*a*) Par exemple chez le Chien : voyez Flower, *Op. cit.*, p. 22, fig. 7.
(*b*) Cuvier, *Anat. comp.*, t. I, p. 194.
— Van Beneden et Gervais, *Op. cit.*, pl. 10, fig. 3, etc.
(*c*) Owen, Art. MARSUPIALIA (Todd's *Cyclop. of Anat.*, t. III, p. 277, fig. 99).
(*d*) Pander et Dalton, pl. 3, fig. *c* ; pl. 7.
(*e*) Owen, *loc. cit.*, fig. 98.

vertèbre est surmonté (1). Les ailes latérales ou apophyses transverses, sont grandes, et souvent elles présentent même un développement très-remarquable, ainsi que cela se voit chez la plupart des Carnivores, et particulièrement chez l'Hyène (2). Quelquefois l'atlas présente en dessous une ou même deux apophyses (3).

L'*axis*, ou deuxième vertèbre, se fait en général remarquer par l'existence d'une grosse apophyse médiane, dite *odontoïde*, qui naît de la face antérieure du corps de l'os, s'engage dans l'anneau formé par l'atlas, et y occupe souvent la plus grande partie de l'espace rempli d'ordinaire par le cycléal (4). Il en résulte une sorte de pivot qui permet à l'atlas d'exécuter sur l'axis des mouvements de rotation très-étendus, sans que son

(1) Le trou vertébral de l'axis est énorme et se trouve divisé par ce ligament transversal en deux anneaux, dont le postérieur loge comme d'ordinaire la moelle épinière, et l'antérieur forme autour de l'apophyse odontoïde de l'atlas une sorte de virole mobile (*a*). A l'aide de cette disposition, la première vertèbre cervicale peut pivoter sur la vertèbre suivante sans cesser d'y être unie avec une très-grande solidité.

(2) Chez cet Animal, ces apophyses sont aussi larges que longues, et chacune d'elles occupe le tiers du diamètre transversal de l'os (*b*).

(3) Chez le Lapin, l'arc inférieur de cette vertèbre est garni d'une apophyse médiane qui est dirigée obliquement en arrière. Enfin, chez quelques Chauve-Souris (*c*) et chez l'Ornithorhynque (*d*), elle porte en dessous deux apophyses qui peuvent être considérées comme les représentants de la racine antérieure de l'apophyse transverse.

(4) L'apophyse odontoïde n'est pas une dépendance exogène du corps de l'axis, mais le résultat d'une sorte de dédoublement de cette pièce, dont elle est parfaitement distincte dans le jeune âge. Elle naît au moyen d'une paire de points d'ossification et d'une pièce épiphysaire (*e*).

Chez les Cétacés, l'apophyse odontoïde est en général rudimentaire (*f*).

(*a*) Voyez Sappey, *Traité d'anat. descript.*, t. I, p. 530, fig. 188.

(*b*) Voyez Blainville, *Op. cit.*, t. IV, g. HYÆNA, pl. 4.

(*c*) Exemple : le *Noctilio leporinus* ; voy. Blainville, *Op. cit.*, t. I, CHEIROPTÈRES., pl. 9. — Le *Phyllostoma hastatum* ; voyez Pander et Dalton, *Op. cit.*, CHEIROPT., pl. 7, fig. *e*.

(*d*) Cuvier, *Ossem. foss.*, t. V, pl. 14, fig. 25 et 26.

(*e*) Voyez Sappey, *Op. cit.*, t. I, p. 288, fig. 92. — Flower, *Osteology of the Mammalia*, p. 29, fig. 10.

(*f*) Exemple : les Baleines ; voyez Van Beneden et Gervais, *Op. cit.*, pl. 4, fig. 9 ; et l'*Inia*, *loc. cit.*, pl. 32, fig. 2.

articulation avec cette vertèbre cesse d'être extrêmement solide (1). Quelquefois l'axis, au lieu d'être simplement échancré pour concourir à la fermeture des trous de conjugaison, est percé de deux paires d'ouvertures à bords complets servant au passage des nerfs cervicaux de la première paire (2). Il est aussi à noter que, chez la plupart des Mammifères, l'apophyse épineuse de cette vertèbre se développe beaucoup et affecte la forme d'une grande crête lamelleuse (3).

Les cinq vertèbres cervicales suivantes ne présentent parfois que des vestiges de l'apophyse épineuse (4) ; mais d'ordinaire ce levier osseux est bien caractérisé et sa longueur augmente progressivement d'avant en arrière (5). Quelquefois cette apophyse acquiert un développement très-considérable, surtout aux deux ou trois dernières vertèbres cervicales ; cela se remarque surtout chez les espèces dont le cou est court et peu flexible, tandis qu'au contraire, chez les Mammifères dont le cou est

(1) L'atlas n'est pas uni à l'axis par un fibro-cartilage intervertébral, mais est relié à cet os par des ligaments, dont l'un, placé transversalement dans l'intérieur de l'anneau constitué par le premier de ces os, complète l'espèce de collet où se trouve engagée l'apophyse odontoïde. Il est aussi à noter que chez le *Glyptodon*, Édenté fossile gigantesque, l'axis ne s'articule pas avec la vertèbre cervicale suivante de la manière ordinaire ; leurs arcs supérieurs sont réunis au moyen d'une jointure en ginglyme (*e*).

(2) Chez le *Capybara* par exemple (*a*).

(3) Chez l'Homme, cette apophyse est courte et bifide à son extrémité (*b*) ; chez les Singes, elle est plus développée et simple ; chez les Carnassiers, elle est lamelleuse, remarquablement grande (*c*) et très-robuste (*d*).

(4) Chez les Chéiroptères et chez quelques Insectivores, l'apophyse épineuse de ces vertèbres manque ou n'est représentée que par un petit tubercule.

(5) L'apophyse épineuse de la troisième vertèbre cervicale est ordinairement très-courte.

(*a*) Flower, *Op. cit.*, p. 33, fig. 13.
(*b*) Voyez Sappey, *Op. cit.*, t. I, fig. 77.
(*c*) Exemple : le Magot ; voyez Blainville, *Op. cit.*, t. I, g. PITHECUS, pl. 8.
(*d*) Exemple : les Chiens ; voyez Blainville, *Op. cit.*, t. II, g. CANIS, pl. 11.
(*e*) Huxley, *Descr. of a New Species of Glyptodon* (*Proceed. of the Royal Society*, 1862, t. XII, p. 319).
— Serres, *Note sur deux articulations ginglymoïdales nouvelles existantes chez les Glyptodon* (*Comptes rendus de l'Acad. des sciences*, 1863, t. LVI, p. 885-1028).

très-allongé et très-flexible, le Chameau et la Girafe, l'apophyse épineuse est petite ou de grandeur médiocre (1).

Enfin, chez quelques Mammifères, le corps des dernières vertèbres cervicales donne naissance à une crête descendante qui occupe la ligne médiane, et qui constitue parfois une apophyse très-proéminente (2).

Le nombre des vertèbres dorso-lombaires ne présente pas la même fixité que celui des vertèbres cervicales ; mais les variations sont encore plus grandes dans cette région moyenne du rachis, lorsque l'on considère séparément la portion dorsale et la portion lombaire, car très-souvent une ou même deux de ces vertèbres sont affectées, tantôt au groupe dorsal, d'autres fois à la série lombaire, suivant qu'il y a plus ou moins de côtes. Ainsi, chez quelques Singes cynocéphaliens, on ne compte que 12 vertèbres dorsales, tandis que chez d'autres espèces de la même division zoologique on en trouve 13 ; mais chez ces dernières il n'y a que 6 vertèbres lombaires, et chez les autres il y en a 7, de façon que dans l'un et l'autre cas le nombre total est de 19 (3). Le nombre 19 domine aussi chez les Ruminants, tout en se décomposant d'une manière variable (4). Chez les

(1) Chez la Girafe, ces apophyses ne sont représentées que par une crête longitudinale peu saillante (a). Chez les Chameaux (b) et le Lama, elles ne sont bien caractérisées que sur la sixième et la septième vertèbre (c).

(2) Cette crête est très-marquée chez les Ruminants proprement dits (d) et chez les Chevaux (e).

(3) Chez les Singes anthropomorphes, ce nombre total est moins considérable. Chez le Gibbon cendré, de même que chez l'Homme il est de 17 (= D.12 + L.5), et chez l'Orang-outan, il se réduit à 16 (=D.12 + L.4); mais, chez le Chimpanzé, il est de 18 (= D.14 + L.4).

(4) Dans la famille des Cerfs, ce total de 19 est ordinairement constitué par D.13 + L.6; mais chez le Renne ses facteurs sont 14 + 5.

Chez la Girafe, on trouve aussi D.14 + L.5 ; mais chez presque tous

(a) Voyez Blainville, *Op. cit.*, t. IV, *Cameleopardalus*, pl. 1

(b) Idem, *ibid.*, t. IV, *Camel.*, pl. 2.

(c) Idem, *ibid.*, pl. 1.

(d) Exemple : la Girafe ; voyez Blainville, *Op. cit.*, t. IV.

(e) Voyez Chauveau, *Op. cit.*, p. 16, fig. 7.

Carnassiers il y a en général 20 vertèbres dorso-lombaires; mais ce total est constitué tantôt par D.15 + L.5, d'autres fois par D.14 + L.6 ou même par D.13 + L.7 (1). Chez les Pachydermes, ce total s'élève le plus communément à 22 ou 23 (2), et chez les Édentés, où il est extrêmement variable, il s'élève parfois à 27, ainsi que cela se voit chez l'Unau ou Paresseux à deux doigts, ou tomber plus bas que dans aucun autre groupe de la même classe, car chez le Tatou encoubert on ne trouve que 2 vertèbres lombaires précédées de 12 vertèbres dorsales. Les Damans sont au contraire, de tous les Mammifères, ceux où le nombre est le plus élevé, car il atteint 29 ou 30.

les Antilopes ainsi que chez les Chèvres, les Moutons et les Bœufs, il y a D.13 + L.6.

Chez les Chameaux et les Lamas, le même nombre total résulte de D. 12 + L. 7.

Dix-neuf est aussi le nombre dominant chez les Marsupiaux; D. 15 + L. 4 chez les Phascolomes; D. 13 + L. 6 chez les Sarigues, la plupart des Kangurous, et D. 12 + L. 7 chez quelques Phalangers.

Dans l'ordre des Rongeurs, il y a aussi le plus communément 19 vertèbres dorso-lombaires, savoir : D. 12 + L. 7 (*a*), ou D. 13 + L. 6 (*b*), ou D. 14 + L. 5 (*c*). Quelquefois cependant on trouve D. 14 + L. 6 (chez l'Oryctère des dunes), ou même D.16 + L.6 = 22, ainsi que cela se voit chez le *Hontia* ou *Capromys*. Chez la Souris, le nombre normal n'est pas atteint, comme cela a lieu chez le Rat et le Surmulot, car il n'y a que 12 vertèbres dorsales suivies de 6 vertèbres lombaires.

(1) Chez les Ours, ce nombre se compose en général de D. 14 + L. 6; mais chez l'Ours jongleur il y a une vertèbre dorsale de plus et une vertèbre lombaire en moins, combinaison qui se rencontre aussi chez le Blaireau et le Glouton, les Zorilles et le Télagon. Dans le genre Chien et le genre Chat, le même nombre total se rencontre presque toujours, mais résulte de D. 13 + L. 7; chez le Chat domestique il n'y a cependant associées au nombre ordinaire de vertèbres lombaires que 6 vertèbres dorsales (= 19), et chez les Paradoxures il y a D. 14 + L. 7 = 21.

Vingt est aussi le nombre ordinaire chez les Amphibiens, et résulte chez le Morse de D. 14 + L. 6; et chez la plupart des Phoques de D. 15 + L. 5. Chez le Phoque à croissant, on ne compte que D. 14 + L. 5.

(*a*) Par exemple chez l'Écureuil, la Marmotte, les Gerbilles, le Lérot, le Lapin.

(*b*) Par exemple chez le grand Écureuil de l'Inde, le Loir, le Lérot, le Hamster, le Rat, le Lemming, le Rat-taupe, le Cochon d'Inde, l'Agouti et le Paca.

(*c*) Par exemple chez le Castor, le Porc-épic et l'Athéruve. Chez le Coendou il y a D. 16 + L. 5.

Les apophyses épineuses des vertèbres dorso-lombaires ont en général des dimensions considérables (1); celles de la partie antérieure du dos sont presque toujours beaucoup plus longues que les autres, mais grêles, tandis que celles de la région lombaire sont remarquables par leur étendue dans le sens longitudinal (2). Les premières sont plus ou moins inclinées en arrière (3); celles de la région lombaire sont verticales ou dirigées un peu obliquement en avant, et dans le point de rencontre de ces deux séries il y a d'ordinaire un de ces prolongements osseux qui est plus court que ses voisins ou dirigé verticalement, lorsque les suivants sont inclinés en avant (4). L'allongement des apophyses épineuses des premières vertèbres dorsales est très-grand chez les espèces terrestres dont le cou est fort long (5) ou dont la tête est très-lourde (6), et est en rapport avec la puissance du ligament

(1) Chez les Chéiroptères, elles manquent plus ou moins complétement. Chez les Pottos ou Pérodictiques, les apophyses épineuses des deux ou trois premières vertèbres dorsales sont longues, et grêles et percent presque la peau de façon à faire saillie au dehors et à n'être recouvertes que par une portion amincie de la peau.

(2) Quelquefois les apophyses épineuses des vertèbres lombaires sont bifurquées au bout et emboîtent ainsi le bord antérieur de l'apophyse suivante (*a*).

(3) Chez l'Ornithorhynque, cette inclinaison est portée au maximum et existe presque dans toute la longueur du tronc (*b*).

(4) La convergence des apophyses épineuses des deux moitiés de la portion dorso-lombaire de la colonne vertébrale est très-marquée chez les Animaux dont le corps jouit d'une grande flexibilité, par exemple beaucoup de Carnassiers (*c*) et quelques Makis (*d*). Il est aussi à noter que d'ordinaire la longueur des apophyses épineuses diminue notablement vers ce point que l'on appelle le centre de mouvement de la colonne vertébrale.

(5) Par exemple, le Cheval (*e*), et surtout le Chameau (*f*) et la Girafe (*g*).

(6) Par exemple chez les Éléphants (*h*).

(*a*) Flower, *Op. cit.*, p. 47.
(*b*) Cuvier, *Ossem. foss.*, t. V, pl. 14, fig. 1.
(*c*) Exemple : le Lion ; voyez Blainville, *Ostéographie*, t. II.
— La Mangouste ; voyez Blainville, *loc. cit.*, VIVERRA, pl. 1.
— La Loutre ; voyez Blainville, *loc. cit.*, g. MUSTELLA, pl. 5.
(*d*) Exemple : le Maki vari ; voyez Blainville, *Op. cit.*, t. I, g. LEMUR, pl. 3 ; g. FELIS, pl. 1.
(*e*) Voyez Chauveau, *Op. cit.*, p. 4, fig. 3.
(*f*) Voyez Blainville, *Op. cit.*, t. II.
(*g*) Voyez idem, *Op. cit.*, t. IV, Cameleopardalis, pl. 1.
(*h*) Voyez idem, *Op. cit.*, t. III, pl. 1.

cervical et des muscles extérieurs de la colonne rachidienne.

Les apophyses transverses sont généralement de longueur médiocre (1) et simples dans la majeure partie de la région dorsale, où elles donnent insertion aux côtes et présentent, à cet effet, une facette articulaire vers leur extrémité ; mais dans la partie postérieure du thorax, elles commencent à se compliquer par le développement de deux prolongements particuliers, et dans la région lombaire cette disposition se prononce davantage, de façon que de chaque côté de la vertèbre on distingue deux ou même trois apophyses, dont l'une, appelée *métapophyse*, ou *apophyse mamillaire*, se dirige en avant et en haut le long du zygapophyse adjacent (2), dont la seconde se porte en dehors et constitue l'apophyse transverse principale, et dont la troisième se porte en arrière et a reçu le nom d'*anapophyse* (3).

J'ajouterai que chez quelques Mammifères les dernières apophyses transverses s'élargissent beaucoup, et parfois s'articulent entre elles par leur extrémité, ou même se soudent partiellement les unes aux autres par leurs bords (4).

Les apophyses articulaires acquièrent aussi parfois un développement très-considérable et une complication assez grande. Ainsi, chez beaucoup de Quadrumanes, l'apophyse articulaire

(1) Notamment chez les Lémuriens du genre *Galago* (a).

(2) Chez les Cétacés, elles sont au contraire très-longues.

Chez les Monotrèmes, celles de la région lombaire manquent plus ou moins complétement.

(3) Chez les Tatous, cette apophyse transverse ascendante est très-développée dans la région lombaire, et s'y termine par une tête arrondie (b) qui soutient la partie correspondante de la carapace formée par les os dermiques (c).

(4) Pour plus de détails à ce sujet, je renverrai à un travail spécial de M. Owen (d) sur les apophyses exagérées des vertèbres (e).

(a) Cuvier, *Ossem. foss.*, t. V, pl. 10, fig. 1.

(b) Voyez ci-dessus, p. 39.

(c) Owen, *On the Megatherium*, 1re partie, *Preliminary observ. On the exogenous Processes of Vertebræ* (*Phil. Trans.*, 1851, p. 719).

(d) Voyez Chauveau, *Anat. des Animaux domestiques*, p. 23, fig. 9.

(e) Cuvier, *Anat. comp.*, t. I, p. 200.

— Blainville, *Op. cit.*, t. IV, g. HIPPOPOTAMUS, pl. 4.

postérieure des dernières vertèbres dorsales et des premières vertèbres lombaires se bifurque, de façon à constituer une sorte de mortaise dans laquelle s'engage l'apophyse articulaire antérieure de la vertèbre ; souvent, chez plusieurs Édentés, ce mode d'union est même perfectionné davantage, car la morise devient double (1).

Chez le grand Édenté fossile désigné sous le nom de *Glyptodon*, les vertèbres du tronc, au lieu d'être, comme d'ordinaire mobiles les unes sur les autres, se soudent entre elles plus ou moins complétement (2).

Une apophyse épineuse inférieure, ou *hypapophyse*, se développe sur le corps des trois premières vertèbres lombaires chez le Lièvre (3). Il est aussi à noter que chez les Cétacés les épiphyses des corps des vertèbres restent distinctes fort longtemps (4).

On donne le nom de *sacrum* à un os impair qui fait partie du bassin, et qui est constitué par la soudure d'un certain nombre de vertèbres placées à la suite des vertèbres lombaires et

(1) Ainsi, chez le Cheval, les deux et quelquefois les trois dernières vertèbres lombaires, les apophyses transverses, se rencontrent par leurs bords et s'y articulent entre elles dans une étendue plus ou moins considérable (*a*). Chez les Hippopotames, toutes les apophyses transverses de toutes les vertèbres lombaires s'articulent de la sorte entre elles et souvent se soudent les unes aux autres (*b*). Une disposition analogue se rencontre chez les Rhinocéros et les Tapirs.

(2) Ce mode d'articulation est bien caractérisé chez les Tatous et les Fourmiliers (*c*).

(3) Cette soudure a lieu d'une part entre le plus grand nombre des vertèbres dorsales, d'autre part entre les vertèbres lombaires qui se confondent avec le sacrum (*d*). Chez le *Mylodon*, les vertèbres lombaires et les dernières vertèbres thoraciques sont également ankylosées (*e*).

(4) Elle est très-longue et styliforme (*f*).

(*a*) Cuvier, *Anat. comp.*, t. I, p. 199.
(*b*) Flower, *Osteol. of the Mammalia*, p. 55, fig. 22.
(*c*) Burmeister, *Ann. del Museo de Buenos-Ayres*, t. I, pl. 6, fig. 1, et t. II, pl. 1, fig. 1, pl. 5, fig. 5, etc.
(*d*) Voyez Flower, *Op. cit.*, p. 14, fig. 8.
(*e*) Owen, *Descr. of the Skeleton of the* Mylodon robustus, p. 47, pl. 1.
(*f*) Voyez Malm, *Monographie illustrée du Baleinoptère*, pl. 14.

comprises entre les os des hanches. Ce nombre est très-variable ; parfois il s'élève jusqu'à dix, ainsi que cela se voit chez quelques Tatous, et d'autres fois il descend à deux, notamment chez les Marsupiaux. Une, deux ou même plusieurs de ces vertèbres sont caractérisées par le grand développement de leurs portions latérales, constituées principalement par les apophyses transverses, mais dans la composition desquelles entre de chaque côté une pièce costale, et les espèces d'ailes massives ainsi formées s'articulent avec les os iliaques par leur extrémité externe (1).

Les vertèbres sacrées postérieures ne s'étendent pas jusqu'au dernier os, et quoique ankylosées et soudées aux précédentes, elles semblent constituer la portion basilaire de la queue, plutôt que d'être des éléments constitutifs de la ceinture pelvienne.

Considéré dans son ensemble, le sacrum ressemble à un coin enfoncé dans l'espace compris entre les deux os iliaques. Chez les Mammifères dont le corps affecte habituellement ou souvent une position verticale, il présente une largeur considérable, particularité qui est portée au plus au degré chez l'Homme. Souvent ses apophyses épineuses sont très-courtes, par exemple chez les Singes, aussi bien que chez l'Homme ; mais chez les Rongeurs et les Édentés, ces prolongements se développent autant ou même plus que sur les vertèbres lombaires, et chez quelques espèces ils se réunissent entre eux, de façon à constituer une crête médiane continue (2).

(1) Quelques auteurs réservent le nom de vertèbres *sacrées* aux vertèbres constituées de la sorte, et appellent les autres des vertèbres *pseudo-sacrées*. Mais, ainsi que le fait remarquer avec raison M. Flower, nos connaissances relatives au centre d'ossification des vertèbres de la région pelvienne sont encore trop incomplètes, pour qu'on puisse établir cette distinction d'une manière générale (*Op. cit.*, p. 25).

(2) Cette disposition est portée très-loin chez les Taupes et les Musaraignes.

Il y a aussi une crête de même genre chez les Rhinocéros, la plupart des Ruminants, divers Rongeurs et quelques Édentés.

Ainsi que j'ai eu l'occasion de le dire précédemment, il n'existe chez les Cétacés aucune distinction entre les vertèbres lombaires, sacrées et caudales, disposition qui coïncide avec l'absence des membres abdominaux (1).

La portion caudale de la colonne rachidienne est celle qui varie le plus en longueur et par le nombre des vertèbres dont elle se compose. Chez quelques Chauves-Souris elle manque complétement, ou plutôt elle est confondue avec le sacrum; et chez quelques Singes, de même que chez l'Homme, elle est réduite à trois ou quatre vertèbres rudimentaires, et elle est trop courte pour être visible au dehors; mais, chez d'autres Mammifères, elle acquiert une importance considérable, et l'on y compte jusqu'à 46 vertèbres (2). Vertèbres caudales.

En général, ces vertèbres sont de deux sortes : les unes, occupant la portion antérieure de la série, sont pourvues d'un canal rachidien, comme dans le reste de la colonne vertébrale; les autres en manquent, et sont réduites au cycléal seul ou muni de ses dépendances apophysaires. Enfin, chez les Animaux dont la queue acquiert un développement considérable, et constitue un organe de mouvement important, plusieurs ou même la plupart de ces vertèbres portent suspendu à la face inférieure de leur corps un os en chevron, ou os en V, qui ressemble extrêmement à l'arc dorsal surmonté de son apophyse, et qui est formé par la réunion d'une paire d'hémapophyses (3).

§ 9. — Les *côtes* rachidiennes, constituées par le développe- Côtes.

(1) Chez les Siréniens, le bassin rudimentaire est attaché par des ligaments à l'une de ces vertèbres (*a*), qui représente par conséquent un sacrum réduit à sa plus grande simplicité.

(2) Ce maximum est atteint chez un Édenté, le Pangolin à longue queue (*b*).

(3) Les os en chevron sont remarquablement développés chez les Cétacés (*c*) et chez les Kangurous (*d*). Mais c'est chez le *Glyptodon* qu'ils sont le plus grands (*e*).

(*a*) Exemple : le Dugong; voyez Cuvier, *Ossem. foss.*, t. V, pl. 20, fig. 1.
(*b*) Voyez Blainville, *Op. cit.*, t. IV, g. MYRMECOPHAGA, pl. 1.
(*c*) Exemple : le Kangurou géant; voyez Pander et Dalton, *Op. cit.*, pl. 1.
(*d*) Voyez Van Beneden et Gervais, *Op. cit.*
(*e*) Voyez Burmeister, *Op. cit.*, t. II, pl. 1.

ment considérable des dépendances vertébrales dont j'ai déjà parlé plus d'une fois sous le nom de *pleurapophyses*, s'articulent aux vertèbres dorsales par leur extrémité supérieure, et s'unissent par leur extrémité opposée aux côtes sternales correspondantes. On les appelle *vraies côtes* lorsque ce cartilage les relie directement au sternum, et *fausses côtes* lorsque cette pièce complémentaire reste libre inférieurement ou ne s'appuie que sur les cartilages précédents ; mais cette distinction n'a aucune importance anatomique (1). Quelquefois certaines côtes s'articulent bout à bout avec les apophyses transverses, ainsi que cela se voit dans la portion postérieure de la région thoracique de beaucoup de Cétacés ; mais d'ordinaire ces arcs pleuraux présentent près de leur extrémité supérieure un prolongement qui se recourbe un peu en bas, dépasse la surface articulaire en rapport avec l'apophyse transverse, et va s'appuyer sur le corps de la vertèbre, où une surface articulaire est disposée pour le recevoir (2).

Le nombre des côtes varie entre vingt-quatre paires et dix paires, mais est ordinairement de douze, treize ou quatorze paires (3).

(1) Il est à noter que chez le Paresseux à trois doigts il existe au devant des côtes sternales ordinaires deux paires de fausses côtes dépendantes des huitième et neuvième vertèbres cervicales (*a*).

(2) Dans la portion antérieure du thorax, cette surface articulaire destinée à recevoir la tête de la côte, est pratiquée en partie sur le côté du corps de la vertèbre dont cet os dépend, en partie sur la portion adjacente de la côte qui précède. Ainsi la première côte s'articule avec l'apophyse transverse de la première vertèbre dorsale, avec le corps de cette même vertèbre, et en outre avec le corps de la septième vertèbre cervicale.

(3) C'est chez le Paresseux à deux doigts, ou Unau, que les côtes sont le plus nombreuses ; il en existe vingt-quatre paires, 13 vraies côtes et 11 fausses côtes (*b*). Le Tatou noir est le seul Mammifère où le nombre des côtes se trouve réduit à 10 de chaque côté (*c*).

(*a*) Bell, *Op. cit.* (*Trans. Zool. Soc.*, t. I, pl. 17, fig. 1, 2 et 3).
(*b*) Blainville, *Op. cit.*, t. IV, g. BRADYPUS.
(*c*) Cuvier, *Ossem. foss.*, t. V, pl. 10, fig. 1.

Presque toujours ces os sont très-étroits et laissent entre eux des espaces considérables; mais, chez quelques espèces, les côtes s'élargissent beaucoup et se touchent presque, ou chevauchent même un peu les unes sur les autres, ainsi que cela se voit chez le Fourmilier à deux doigts (1).

§ 10. — Le système sternal des Mammifères n'est bien développé que dans la région thoracique, et ses branches costales restent à l'état cartilagineux. Dans la région abdominale, il n'est guère représenté que par des intersections aponévrotiques (2), à moins qu'on n'y rapporte les deux pièces osseuses qui, chez les Marsupiaux et les Monotrèmes, partent de l'arcade du pubis et s'avancent dans l'épaisseur des parois de la cavité viscérale. Sternum.

Le *sternum* est représenté primitivement par une pièce cartilagineuse unique, étroite et allongée (3), qui occupe la ligne médiane, et qui, par les progrès de l'ossification, se segmente et donne ainsi naissance à une série de pièces médianes, ordinairement impaires, quelquefois doubles, et disposées longitudinalement (4). Quelquefois toutes ces pièces, ou du moins la

(1) Leur bord postérieur, mince et arqué, glisse sur la côte suivante (*a*).

(2) Quelquefois cependant le cartilage xiphoïde qui termine le sternum en arrière constitue deux filets grêles qui se prolongent jusqu'auprès du bassin ; cette particularité a été constatée chez le Phatagin ou Pangolin à longue queue (*b*). Elle existe à un moindre degré chez le Pangolin à courte queue (*c*).

(3) Les observations de Rathke sur le développement du thorax chez l'embryon du Cochon montrent que dans le premier temps de sa formation, ce cartilage est lui-même divisé en une paire de pièces linéaires qui se réunissent promptement entre elles sur la ligne médiane (*d*).

(4) Lorsque l'ossification des sternites s'effectue d'une manière régulière, chacun de ces segments se développe par une paire de centres ostéogènes, et souvent les deux pièces ainsi produites restent plus ou moins distinctes entre elles pendant plus ou

(*a*) Voyez Blainville, *Op. cit.*, t. IV, g. MYRMECOPHAGA, pl. 2.

(*b*) Cuvier, *Anat. comp.*, t. I, p. 238.
— Parker, *Op. cit.*, p. 202, pl. 22, fig. 17.

(*c*) Cuvier, *Ossem. foss.*, t. V, pl. 8, fig. 1.

(*d*) Rathke, *Zur Entwickelungsgeschichte der Thiere* (Müller's *Archiv*, 1838, p. 304).

plupart de ces osselets que je désigne sous le nom de *sternites* (1) restent parfaitement distincts entre eux, et ressemblent beaucoup aux cycléaux des vertèbres (2), vice de conformation qui est particulièrement remarquable chez les Carnassiers, où leur nombre s'élève d'ordinaire de huit à neuf (3); mais, en général, ces pièces se soudent entre elles, et l'on ne distingue dans le sternum ainsi constitué que trois parties principales désignées sous

moins longtemps. Ainsi, chez l'Homme, on voit quelquefois des traces permanentes de cette duplicité sous la forme d'un hiatus ou d'une suture médiane (*a*). Chez l'Orang-outan, chaque segment du mésosternum est composé de deux pièces qui en général restent distinctes jusqu'à ce que l'animal ait acquis la moitié de sa taille (*b*); une suture médiane persiste aussi très-fréquemment pendant tout le jeune âge chez le Cochon (*c*). Enfin la séparation entre les deux moitiés de la portion antérieure du sternum persiste pendant plus longtemps encore chez certains Cétacés, notamment chez le Cachalot (*d*).

Il est aussi à noter que le bord antérieur du présternum porte souvent une paire de petits noyaux osseux qui de chaque côté concourent à la formation de la cavité articulaire destinée à recevoir la clavicule (*e*). Ces pièces sont très-développées chez les Tatous (*f*).

(1) Blainville les désigne sous le nom de *sternèbres*, parce qu'il les considère comme des représentants des vertèbres.

(2) Cette ressemblance est encore augmentée chez le Tamanoir et le Tamandua, par le mode de développement des sternites moyens qui, dans le jeune âge, ont à chaque extrémité une pièce épiphysaire. Une disposition analogue persiste fort longtemps che le Chevrotain de Java (*g*).

(3) Le nombre des sternites varie beaucoup chez les divers Mammifères, et s'élève quelquefois plus haut que chez les Animaux dont je viens de parler. Ainsi, chez le Galéopithèque, on en distingue 10 ou 11 (*h*), et chez l'Unau, ou *Bradypus tridactylus*, on en compte 13, mais on ne trouve pas d'appendice xiphoïde (*i*).

(*a*) Breschet, *Rech. sur différentes parties du squelette des Animaux vertébrés encore peu connues, et sur plusieurs cas de vice de conformation des os* (*Ann. des sciences nat.*, 2ᵉ série, t. X, p. 98, pl. 8, fig. 2).
— Otto, *De rarioribus quibusdam sceleti humani cum Animalium sceleto analogis*.
(*b*) Flower, *Op. cit.*, p. 72, fig. 32.
(*c*) Idem, p. 76, fig. 36.
(*d*) Flower, *Osteology of the Cachalot* (*Trans. of the Zool. Soc.*, t. VI, pl. 60, fig. 3).
— Parker, *On the Shoulder-girdle and Sternum*, pl. 29, fig. 12.
(*e*) Breschet, *Op. cit.* (*Ann. des sciences nat.*, 2ᵉ sér., t. X, pl. 8, fig. 1-4).
— Parker, *Op. cit.*, pl. 30, fig. 13.
(*f*) Cuvier, *Ossem. foss.*, t. V, pl. 10, fig. 21.
(*g*) Parker, *Op. cit.*, pl. 29, fig. 6.
(*h*) Blainville, *Op. cit.*, t. I, g. LEMUR, pl. 9.
(*i*) Parker, *Op. cit.*, pl. 21, fig. 16.

les noms de *manubrium* ou de *présternum*, de *mésosternum* et de *xiphisternum* ou d'*appendice xiphoïde*. Chacun des segments primordiaux du mésosternum s'articule latéralement avec une paire de côtes sternales dans son point de rencontre avec le segment suivant. Le manubrium s'articule avec les clavicules, dont j'aurai bientôt à parler, et souvent il s'élargit plus que les sternites suivants, ou s'avance plus ou moins loin sous la base du cou, comme l'éperon d'une galère antique (1); parfois il présente en dessous une crête longitudinale qui est comparable au brechet des Oiseaux (2). Chez les Cétacés, il constitue la presque totalité du sternum, et résulte de la soudure d'une paire de pièces qui restent souvent très-longtemps séparées entre elles sur la ligne médiane (3). Les autres différences

(1) L'allongement de l'épisternum est très-remarquable chez les Taupes (*a*).

Pour plus de détails au sujet de l'épisternum, je renverrai aux publications spéciales faites depuis quelques années (*b*).

(2) Chez les Chauves-Souris, la portion antérieure du sternum est pourvue d'un brechet très-saillant (*c*).

(3) Chez les Baleines, le sternum est fort réduit ; il ne se compose que d'une pièce et il s'articule avec une seule paire de côtes ; enfin sa forme est très-variable (*d*). Mais chez les Célodontes il est formé de plusieurs osselets dont la séparation primordiale sur la ligne médiane reste indiquée, soit par une suture longitudinale, soit par des pertuis (*e*), et il porte plusieurs paires de côtes (*f*).

Chez le Dugong, le mésosternum reste à l'état rudimentaire, et le sternum est formé presque entièrement par le manubrium et le xiphisternum (*g*).

(*a*) Voyez Jacobs, *Anatome* Talpæ Europææ, pl. 1, fig. 3.
— Blainville, *Ostéographie*, t. I, INSECTIVORES, pl. 7.
(*b*) Gegenbauer, *Ueber die episternalen Skelettheile* (*Jenaischen Zeitschr. für Med.*, 1864, t. I, p. 175, pl. 4). — *Upon the Episternal Portion of the Skeleton* (*Nat Hist. Review*, 1865, p. 545).
— Lieschka, *Die ossa suprasternalia* (*Zeitschr. für wissensch. Zool.*, 1853, t. IV, p. 36).
— Parker, *Op. cit.* (*Roy. Soc.*, 1868).
(*c*) Voyez Blainville, *Op. cit.*, t. I, CHEIROPT., pl. 10.
(*d*) Van Beneden et Gervais, *Op. cit.*, p. 22, fig. dans le texte.
— Gervais, *Remarques sur l'anatomie des Cétacés* (*Nouv. Arch. du Muséum*, t. VII, p. 119 pl. 7).
(*e*) Par exemple chez :
— Le Narwal ; voyez Pander et Dalton, *Op. cit.*, Robben, etc., pl. 6, fig. *f*.
— Le Cachalot ; voyez Flower, *Op. cit.* (*Trans. Zool. Soc.*, t. VI, pl. 60, fig. 3).
— Le *Globocephallus melas* ; voyez Van Beneden et Gervais, *Op. cit.*, pl. 51, fig. 12.
(*f*) Exemple : le *Delphinus* (ou *Pontoporia*, Blainville) ; voyez Burmeister, *Op. cit.*, t. I, pl. 26, fig. 3).
(*g*) Flower, *Osteol. of the Mammalia*, p. 80, fig. 41.

qu'on remarque dans la conformation du sternum dépendent principalement du nombre des segments du mésosternum et de la manière dont ces pièces se soudent entre elles (1) ; mais ce sont là des faits de détail dont il n'est pas nécessaire de nous occuper ici, et je me bornerai à ajouter que, chez les Monotrèmes, le bord antérieur du sternum se continue avec une paire d'os en forme de T, qui dépend de la ceinture scapulaire dont nous aurons bientôt à nous occuper.

Membres. § 11. — J'ai indiqué dans une précédente Leçon les caractères généraux de la charpente osseuse des membres (2), et par conséquent ici je me bornerai à signaler les particularités principales que nous offre cette partie du squelette chez les divers Mammifères. Les membres antérieurs sont toujours bien développés ; mais chez les Mammifères pisciformes, c'est-à-dire chez les Cétacés et les Siréniens, les membres postérieurs manquent plus ou moins complétement, et ne se montrent jamais à l'extérieur. Les premiers sont toujours en connexion directe avec la partie antérieure du thorax, et pour cette raison sont appelés *membres thoraciques ;* les seconds sont placés à la partie postérieure du tronc et sont désignés sous le nom de *membres abdominaux.*

Épaules. La portion basilaire des membres thoraciques, dite *ceinture scapulaire*, atteint son plus haut degré de développement chez les Monotrèmes. Là on trouve pour chaque épaule trois os parfaitement distincts entre eux, un scapulum, une clavicule et un coracoïde ; deux de ces pièces, comparables à des arcs-boutants, vont s'articuler avec le sternum, et le scapulum, qui est la pièce principale, est simplement appliqué contre les parois du thorax (3). En général, le coracoïdien manque ou se confond

(1) Chez l'Homme, il existe en général, entre le présternum, qui est souvent mobile, et l'appendice xiphoïde, dont l'ossification est très-tardive, des trous plus ou moins distincts de quatre segments sternaux.

(2) Voyez ci-dessus, page 301.

(3) L'appareil scapulaire de l'Ornithorhynque et de l'Echidné ressemble à celui des Sauriens plus encore qu'à

avec le scapulum en y formant une tubérosité ou une apophyse particulière. Souvent la clavicule fait également défaut ou ne se développe que très-imparfaitement (1), et alors les os de l'épaule ne sont maintenus en place que par des aponévroses ou des muscles dont les plus importants constituent une sorte de sangle qui descend du bord supérieur de l'omoplate vers le sternum et porte le tronc (2), et il est à noter que ce mode d'orga-

celui des Oiseaux, auquel on le compare communément. Il est très-robuste, très-complexe et fort solidement uni au sternum (*a*). Sa partie antéro-inférieure est constituée par un grand os en forme d'Y, qui rappelle tout à fait la fourchette des Oiseaux et qui s'articule avec les omoplates par l'extrémité de ses deux branches, tandis que sa base est unie au bord antérieur du sternum. Dans le jeune âge, cet os fourchu se compose de trois pièces bien distinctes, dont les deux antérieures, grêles et allongées, occupent le bord antérieur des branches et sont des clavicules. La troisième pièce, la plus importante par son volume, présente trois branches dont les deux antérieures, dirigées en dehors, côtoient les clavicules et s'y soudent, et dont la troisième, dirigée en arrière, va rejoindre le sternum et a reçu les noms d'*os épisternal* ou d'*os interclaviculaire*. Les os coracoïdiens, placés en arrière des branches latérales de l'épisternal, sont larges et courts ; ils s'articulent aussi, d'une part avec le sternum, et d'autre part avec l'omoplate.

(1) La clavicule est bien développée, et s'articule directement au sternum ainsi qu'à l'omoplate, chez l'Homme, les Quadrumanes, les Chéiroptères, beaucoup d'Insectivores (tels que les Galéopithèques, les Taupes, les Chrysochlores, les Hérissons et les Musaraignes), divers Rongeurs (notamment les Écureuils, les Marmottes, les Castors, les Rats, les Hamsters, etc., et chez presque tous les Marsupiaux.

Elle n'est unie au sternum que par des ligaments chez les Tatous et les Fourmiliers à deux doigts, tandis que chez les Porcs-épics elle est unie au sternum, mais n'atteint pas le scapulum. Elle est encore plus incomplète chez d'autres Rongeurs, tels que les Lièvres et les Agoutis, et chez beaucoup de Carnivores, tels que les Chats, les Chiens, les Hyènes, les Martes, les Loutres et les Blaireaux.

Enfin, elle manque chez d'autres Carnassiers, tels que les Ours, les Ratons, les Coatis, les Phoques ; les Ongulés ; chez quelques Édentés (notamment le Pangolin, le grand Fourmilier et le Tamandua); chez les Péramèles, parmi les Marsupiaux, et chez les Mammifères pisciformes.

(2) Le principal muscle supérieur du thorax est le grand dentelé qui, de

(*a*) Cuvier, *Ossem. foss.*, t. V, pl. 14, fig. 21 (Échidné), et pl. 14, fig. 5 (Ornithorhynque).
— Meckel, *Ornithorhynchi paradoxi Descr. anat.*, pl. 4, fig. 1.
— Owen, *Anat. of the Vertebrates*, t. II, p. 323, fig. 199.
— Parker, *On the Shoulder-girdle and Sternum*, p. 192, pl. 18, fig. 15 (*Ray. Soc.*, 1868).

nisation est particulier aux Mammifères dont les membres supérieurs sont affectés uniquement à la locomotion et ne se meuvent que dans le sens de l'axe du corps. Lorsque ces membres exécutent des mouvements plus variés et doivent pouvoir s'écarter entre eux ou se rapprocher du plan médian avec force, les arcs-boutants claviculaires destinés à maintenir les épaules écartées sont toujours bien constitués.

Le *scapulum*, ou *omoplate*, est un os plat, à peu près triangulaire, dont la face interne est appliquée contre les côtes et la base dirigée vers la colonne vertébrale. Son sommet, tourné vers le bas quand le corps est placé horizontalement, ou en dehors quand la position est verticale, s'articule avec l'humérus, et présente à cet effet une surface articulaire circulaire ou ovalaire et un peu concave, qui est connue sous le nom de *fosse glénoïdale* de l'omoplate. En général, on remarque près de son bord antérieur une tubérosité ou une apophyse en forme de bec à corbin, qui est appelée *apophyse coracoïde*, et représente l'os coracoïdien des Marsupiaux, des Oiseaux et des Reptiles. Enfin la face externe de l'omoplate est divisée en deux portions de grandeur inégale par une forte crête, dite *épineuse*, dont l'extrémité inférieure s'avance ordinairement beaucoup au-dessus de l'articulation scapulo-humérale et y forme une grosse apophyse appelée acromion, qui s'articule bout à bout avec la clavicule. Quelquefois cette apophyse se bifurque et s'unit à ce dernier os par l'extrémité de sa branche inférieure, tandis que sa branche supérieure, appelée *apophyse métacromiale*, reste libre.

Hanche. La portion basilaire des membres postérieurs qui, unie au

chaque côté de la poitrine, s'attache au bord supérieur de l'omoplate, et s'étale en éventail inférieurement, pour se fixer sur les côtes correspondantes. Il est très-développé chez le Cheval (*a*).

(*a*) Voyez Chauveau, *Op. cit.*, fig. 68, nº 15.

sacrum, constitue le bassin, forme chez la plupart des Mammifères une ceinture complète et très-solidement fixée à la portion de la colonne vertébrale qui constitue le sacrum (1). Chez les Cétacés et les Sauriens, elle n'est représentée que par quelques vestiges suspendus dans l'épaisseur des parois de l'abdomen (2), mais chez les Mammifères ordinaires elle est très-développée, et presque toujours ses deux moitiés se réunissent directement entre elles par leur extrémité inférieure au moyen d'une *symphyse* située sur la ligne médiane à la face ventrale du corps (3). Sa portion supérieure est constituée par l'os ilion, qui est comparable au scapulum et

(1) La partie supérieure de la face interne des os iliaques s'unit au bord externe du sacrum, qui est très-large ; quelquefois les surfaces articulaires s'ankylosent (notamment chez la plupart des Chéiroptères et des Édentés); mais d'ordinaire elles sont unies par du fibro-cartilage.

Parfois la ceinture coxale est renforcée par l'articulation des ischions avec la partie correspondante du sacrum, qui est alors très-large et très-solide en arrière aussi bien qu'en avant. Cette disposition se rencontre chez la plupart des Édentés, particulièrement chez les espèces grimpeuses (*a*), paresseuses (*b*), et chez celles qui se dressent sur leurs membres postérieurs pour atteindre aux feuilles des arbres, par exemple le *Mylodon* (*c*).

(2) Bien que les Cétacés et les Siréniens soient complétement dépourvus de membres abdominaux visibles au dehors, on trouve cachés plus ou moins profondément dans la région pelvienne des vestiges d'un bassin, et même divers osselets qui représentent, à l'état rudimentaire, quelques autres parties du système appendiculaire (*d*) ; mais ces pièces n'ont d'intérêt qu'à titre de témoins de tendance de la nature à conserver chez tous les Animaux d'un même embranchement un plan d'organisation constant.

(3) Le pubis reste ouvert chez quelques Insectivores, notamment chez la Taupe et les Musaraignes, ainsi que chez beaucoup de Chéiroptères et quelques Rongeurs, tels que les Cobayes. Chez beaucoup d'autres Mammifères au contraire, la symphyse s'ankylose : par exemple chez les Solipèdes, les Pachydermes et les Ruminants.

(*a*) Exemple : l'Aï ou Paresseux à deux doigts; voyez Cuvier, *Ossem. foss.*, t. V, pl. 7, fig. 1.
(*b*) Exemple : les Tatous ; voyez Cuvier, *loc. cit.*, pl. 10, fig. 13 et 22.
— Les Pangolins ; voyez Cuvier, *Op. cit.*, pl. 8, fig. 18.
— Les Fourmiliers ; voyez Cuvier, *loc. cit.*, pl. 9, fig. 16.
(*c*) Owen, *Descr. of the Skeleton of a gigantic Sloth*, pl. 10, fig. 1 et 2.
(*d*) Cuvier, *Anat. comp.*, t. I, p. 480.
— Owen, *Anat. of the Vertebrates*, t. II, p. 429.
— Van Beneden et Gervais, *Ostéographie des Cétacés.*

s'unit au sacrum près de son extrémité supérieure ; sa portion inférieure se compose de deux branches à peu près parallèles et réunies à leurs deux extrémités, mais laissant entre elles une grande portion occupée par une membrane fibreuse et appelée *trou obturateur*. La branche antérieure, nommée *pubis* forme, en se réunissant à sa congénère par la symphyse déjà mentionnée, une arcade transversale à laquelle s'insèrent les muscles des parois inférieures de l'abdomen ; sa branche postérieure est constituée par l'*ischion* (1), et c'est au point de rencontre de cette pièce avec l'os iliaque et avec l'os pubien (2), que se trouve l'*acetabulum* ou *cavité cotyloïde*, fosse articulaire correspondante à la fosse glénoïdale de la ceinture scapulaire et destinée à recevoir la tête articulaire du fémur (3). L'espace compris entre l'ischion et le bord extérieur du sacrum constitue une grande échancrure dite ischiatique, qui presque toujours reste ouverte postérieurement, où elle n'est limitée que par une traverse ligamenteuse (4), mais qui est quelquefois convertie en un trou par la jonction de l'extrémité du premier de ces os avec la partie correspondante du sacrum, disposition qui nous est offerte par la plupart des Édentés (5). L'extrémité inférieure

(1) La plupart des anatomistes considèrent l'os pubien comme étant l'homologue sérialaire de la clavicule, et l'ischion comme représentant l'os coracoïdien ; mais il y a aussi des raisons qui militent en faveur de déterminations inverses (a).

(2) Quelquefois il y a, au point de jonction de ces trois pièces pelviennes, un petit os complémentaire, appelé *cotyloïdien*. Cette disposition persiste assez longtemps chez divers Carnassiers.

(3) Chez l'Échidné, le fond de la cavité glénoïdale est largement perforé, ainsi que cela se voit chez les Oiseaux ; mais d'ordinaire le passage des vaisseaux a lieu par une échancrure située sur le bord de cette fosse articulaire.

(4) Ce ligament sacro-sciatique s'ossifie chez les Chevrotains, et par conséquent chez ces Animaux l'échancrure sciatique se trouve convertie en un trou.

(5) Le trou ischiatique remplace ainsi l'échancrure de même nom chez les Tatous, les Pangolins, les Fourmiliers et les Paresseux ; une disposition analogue se rencontre chez

(a) Humphrey, *Observ. on the Limbs of Vertebrate Animals*, 1860, p. 23, pl. 1.

de l'ischion se prolonge plus ou moins en forme de tubérosité, et sert de base de sustentation dans la position assise (1).

D'ordinaire la portion antérieure des os iliaques s'élargit beaucoup en forme d'ailes, et présente ainsi des surfaces très-étendues pour l'insertion des muscles fessiers (2) ; cette disposition donne aussi beaucoup d'évasement à la portion correspondante du bassin, et, lorsque nous étudierons la locomotion, nous verrons qu'elle est en rapport avec l'aptitude de certains Mammifères à affecter la position verticale.

Enfin, chez les Marsupiaux et les Monotrèmes, la structure du bassin se complique davantage par le développement d'une fourche osseuse à deux branches, qui naît du bord antérieur de l'arcade du pubis (3). J'ai déjà eu l'occasion de parler de ces

les Phascolomes, dans l'ordre des Marsupiaux.

(1) Les tubérosités ischiatiques sont remarquablement grosses chez les Singes à callosités fessières.

(2) Chez quelques Mammifères, l'étendue de cette surface, appelée *fosse iliaque externe*, est augmentée par le prolongement de l'os iliaque en forme de crête dorsale au delà de son articulation avec le sacrum.

On donne le nom de *fosse iliaque interne* à la surface plus ou moins concave qui est constituée par la face interne de cette portion des os des hanches, et l'on appelle *détroit antérieur du bassin*, la ligne de démarcation, plus ou moins prononcée, qui est formée par le bord postérieur (ou inférieur) de cette fosse sur les côtés, par le bord antérieur du sacrum en dessus et par le bord antérieur de l'arcade du pubis en dessous. Souvent on désigne, sous le nom de *petit bassin*, la portion de la ceinture pelvienne qui est située au delà de ce détroit antérieur. Les dimensions relatives de ces passages présentent chez la Femme des particularités qu'on n'observe pas chez les autres Mammifères (*a*).

Ainsi que nous l'avons vu ailleurs, les organes génito-urinaires, de même que l'intestin rectum, traversent d'ordinaire cette ceinture pour aller s'ouvrir au dehors. Mais chez la Taupe, où le pubis reste béant en dessous, le bassin est trop étroit pour livrer passage à ces parties, qui se logent au-dessous.

(3) Laurent (de Toulon) a fait voir que les os marsupiaux sont le résultat de l'ossification d'une portion des tendons des muscles obliques externes de l'abdomen, et peuvent être comparés à des *os sésamoïdes* très-allongés (*b*). Ils existent dans les deux sexes.

(*a*) Joulin, *Anat. et physiol. comp. du bassin des Mammifères* (*Arch. gén. de médecine*, 1864).

(*b*) Laurent, *De l'os marsupial du bassin des Didelphes et Ornithodelphes, et de la signification des pièces du squelette des Vertébrés en général* (*Voyage de la Bonite*, Zool., t. I, p. 81). — Owen, *Anat. of Vertebrates*, t. II, p. 356.

pièces complémentaires (1) et il me paraîtrait superflu de nous y arrêter ici.

L'*humérus* et le *fémur*, qui constituent la charpente osseuse du premier segment des membres thoraciques et abdominaux, sont presque toujours des os très-allongés, plus ou moins cylindriques et renflés à leurs deux bouts, où ils sont constitués par des pièces épiphysaires plus ou moins complexes (2). Leur extrémité supérieure, ou tête, est occupée en majeure partie par une surface articulaire très-convexe et souvent même hémisphérique, qui s'engage dans la cavité articulaire correspondante de la portion basilaire du membre. Chez l'humérus, cette tête articulaire est en général terminale et se trouve à peu près dans la direction de l'axe du corps de l'os (3); mais chez le fémur elle est rejetée en dedans et portée sur une espèce de col qui forme un angle avec la portion suivante de l'os. Il est aussi à noter que deux tubérosités plus ou moins développées naissent à peu de distance du bord de cette surface articulaire et servent à l'insertion des muscles; elles sont particulièrement développées aux membres postérieurs, où on les désigne sous les noms de *trochanter* et de *trochantin* (4).

L'extrémité inférieure de ces os est élargie et disposée en manière de poulie pour s'articuler avec les os du second segment du

(1) Voyez tome IX, page 134.

(2) Chez les Mammifères essentiellement aquatiques, l'humérus est très-raccourci (*a*). Chez les Cétacés, cette particularité est portée très-loin (*b*); mais, chez la Taupe, elle devient plus remarquable, à cause de la longueur insolite de l'os et de sa forme bizarre (*c*).

(3) Chez les Chauves-Souris, la tête de l'humérus est disposée en forme de poulie semi-circulaire, et s'articule par ginglyme angulaire avec la cavité glénoïde de l'omoplate. D'ordinaire elle est au contraire arrondie et permet des mouvements orbiculaires.

(4) Le trochanter, ou grosse tubérosité de l'humérus, est séparé du trochantin, ou petite tubérosité du même os, par une gouttière où glisse le tendon du muscle biceps brachial.

(*a*) Par exemple chez les Phoques; voy. Cuvier, *Op. cit.*, t. V, pl. 17, fig. 1 et 6.
(*b*) Cuvier, *Op. cit.*, t. V, pl. 23, fig. 22.
(*c*) Voyez Blainville, *Op. cit.*, t. I, INSECTIVORES, pl. 1 et 8.

membre. Cette jointure est en ginglyme angulaire et ne permet de mouvement que dans le sens du petit diamètre de la tête inférieure de l'humérus et du fémur, où l'on remarque deux éminences à surfaces courbes séparées entre elles par un sillon ou gorge et disposées perpendiculairement au plan dans lequel la flexion s'opère : on les désigne sous le nom de *condyles*. La longueur de ces os diminue beaucoup chez les Mammifères dont le pied s'allonge et ne touche au sol que par l'extrémité des doigts, ainsi que chez ceux dont les membres se raccourcissent en entier. Je reviendrai sur ce sujet lorsque je traiterai des modifications au moyen desquelles les membres sont appropriés à différents genres de locomotion. Ici je me bornerai à ajouter que l'humérus présente à la face postérieure de son extrémité, au-dessus des condyles, une fosse plus ou moins profonde qui reçoit l'apophyse olécrâne du cubitus et qui est quelquefois percée d'un trou. Cette partie correspond morphologiquement à la face antérieure de l'extrémité inférieure du fémur qui est en rapport avec la rotule, tandis que la dépression appelée *creux poplité*, et située à la face postérieure de l'extrémité inférieure du fémur, représente la portion antérieure de l'extrémité inférieure de l'humérus. Cette espèce de transposition semble dépendre d'une torsion subie par le corps de ce dernier os; et si l'on tient compte de ce mouvement, il devient facile de retrouver à leur place respective les homologues de toutes les parties dans les sections suivantes de l'un et l'autre membre (1).

(1) Vicq d'Azyr fut le premier à étudier attentivement les ressemblances qui existent entre le membre thoracique et le membre abdominal dans l'espèce humaine, et à chercher à bien caractériser le plan commun d'après lequel ces deux parties de l'organisme sont constituées (*a*). La question, qui au premier abord paraît très-simple et qui est facile à résoudre lorsqu'on ne l'envisage que d'une manière générale, se complique beaucoup, et présente des difficultés considérables lorsqu'on l'approfondit et qu'on arrive aux détails anatomiques; aussi a-t-elle été l'objet de beaucoup

(*a*) Vicq d'Azyr, *Mém. sur les rapports qui se trouvent entre les usages et la structure des quatre extrémités dans l'Homme et dans les Animaux* (*Mém. de l'Acad. des sc.*, 1778, p. 254).

Les deux os du second segment des membres antérieurs, ou avant-bras, sont le *cubitus* et le *radius*. Ils sont placés côte

de travaux, et, pour interpréter les faits, on a eu recours à des hypothèses diverses (*a*). Vicq d'Azyr et plusieurs de ses successeurs ont considéré le membre supérieur d'un côté comme étant le représentant du membre inférieur du côté opposé. Bourgery adopta en partie les vues de Vicq d'Azyr, mais en supposant un croisement partiel, par suite duquel la tête du tibia représenterait le cubitus, tandis que la moitié inférieure du même os correspondrait au radius, et le péroné serait l'homologue du radius dans sa portion supérieure, mais serait le représentant du cubitus dans sa portion inférieure. Flourens insista avec raison sur la nécessité d'établir la comparaison entre le pied et la main en plaçant celle-ci en pronation, c'est-à-dire avec le pouce en dedans, au lieu d'être en supination, comme l'avaient placée ses prédécesseurs. Mais chacune de ces manières de voir était sujette à des objections graves et ne levait que partiellement les difficultés. M. Martins interpréta d'une autre façon les faits, et en admettant par hypothèse que le corps de l'humérus a subi un mouvement de torsion plus ou moins considérable, il est parvenu à établir une certaine concordance entre les deux parties de cet os et les parties homologues du fémur, ce qui permet de ramener à un plan unique la structure de toute la portion suivante des membres antérieurs et postérieurs. Or, les observations de M. Gegenbauer établissent que l'os du bras éprouve effectivement un mouvement de ce genre pendant les premiers temps du développement de l'embryon ; par conséquent, l'interprétation des homologies proposée par M. Martins me paraît être admissible en ce qui concerne l'humérus et le coude, comparés au fémur et au genou ; mais je ne saurais adopter les vues de cet auteur au sujet de l'interprétation des homologues entre les portions inférieures de l'avant-bras et de la jambe, et je rappellerai que des objections sérieuses y ont été faites par M. Lavocat.

(*a*) Blainville, *Mammifères* (*Nouv. Dict. d'hist. nat.*, t. XIX, p. 90, 1818).

— Gerdy, *Note sur le parallèle des os* (*Bulletin de Férussac*, 1829 ; — *Scienc. méd.*, t. XXVI, p. 369).

— Blandin, *Nouv. Éléments d'anat. descriptive*, 1838, t. I, p. 202.

— Flourens, *Nouvelles Observations sur le parallèle des extrémités dans l'Homme et les Quadrupèdes* (*Ann. des sc. nat.*, 1838, 2ᵉ sem., t. X, p. 35, pl. 3)

— Bourgery, *Traité complet de l'anat. de l'Homme*, 1832, t. I, p. 133.

— Cruveilhier, *Anat. descr.*, 1843, t. I, p. 339.

— Auzias-Turenne, *Sur les analogies des membres supérieurs avec les inférieurs* (*Comptes rendus de l'Acad. des sciences*, 1846, t. XXIII, p. 1148).

— Rigaud, *Sur l'homologie des membres supérieurs et inférieurs de l'Homme* (*Comptes rendus de l'Acad. des sciences*, 1849, t. XXIX, p. 630).

— Lavocat, *Discussion sur le parallèle des membres thoraciques pelviens*, 1868.

— Gervais, *De la comparaison des membres chez les Animaux vertébrés*, thèse. Montpellier, 1853 (*Ann. des sciences nat.*, 3ᵉ série, 1853, t. XX).

— Owen, *Anat. of Vertebrates*, t. II, p. 304.

— Martins, *Nouvelle comparaison des membres pelviens et thoraciques chez l'Homme et chez les Mammifères. déduite de la torsion de l'humérus* (*Mém. de l'Acad. de Montpellier*, 1857 ; — *Ann. des sciences nat.*, 4ᵉ série, t. VIII). — *Ostéologie comparée des articulations du coude*

à côte, et tantôt ils sont soudés entre eux, tandis que d'autres fois ils sont susceptibles de tourner l'un sur l'autre de façon à déterminer un changement complet dans la position de la main, qui est suspendue à leur extrémité supérieure. Le cubitus sert principalement à consolider l'articulation de l'avant-bras avec le bras, et à fournir des points d'appui au radius dont l'extrémité inférieure, plus ou moins éloignée, constitue le principal support de la main. Il en résulte que le premier de ces os acquiert son maximum d'importance et de développement chez les Mammifères où la portion terminale du membre jouit de la mobilité la plus grande, et qu'au contraire son rôle est en général fort réduit chez les espèces où les mouvements ne s'exécutent que dans un même plan, celui de l'extension et de la flexion, sans permettre ni pronation ni supination. Alors le radius devient le principal os de l'avant-bras, et le cubitus n'est souvent représenté que par une pièce complémentaire soudée à la portion supérieure du précédent et le dépassant en arrière de l'articulation du coude pour constituer l'apophyse olécrâne. Chez la plupart des Mammifères à sabots, cette union devient même si intime, que la charpente solide de ce segment des membres antérieurs appelé alors *jambe* plutôt qu'avant-bras, ne semble être constituée que par un seul os, et cet os est un radius renforcé par une pièce empruntée au cubitus(1). L'Éléphant fait exception

(1) Chez le Cheval, par exemple, le cubitus est intimement soudé au radius et se termine par une pointe aiguë vers le quart inférieur de cet os (*a*).

et du genou chez les Mammifères, les Poissons et les Reptiles (*Mém. de l'Acad. de Montpellier*, 1862, t. III, p. 335). — *Comparaison des membres* (*Dict. encycl. des sciences médicales*, 2e sér., t. XI).

— Foltz, *Homologie des membres pelviens et thoraciques de l'Homme* (*Journal de physiologie*, 1863, t. VI, p. 49 et p. 379).

— Gegenbauer, *Ueber die Drehung des Humerus* (*Jenaischen Zeitschrift*, t. IV, p. 50). — *Sur la torsion de l'humérus* (*Ann. des sciences nat.*, 5e série, 1870, t. X).

— Joly, *Discussion sur le parallèle des membres thoraciques et pelviens* (*Acad. des sciences de Toulouse*, 1867).

— Humphrey, *Observ. on the Limbs of Vertebrate Animals, the Plan of their Construction, their Homology*, etc., 1870.

— Huxley, *Hunterian Lectures* (*Medical Times*, 1874).

— Flower, *On the serial Homology of Limbs* (*Trans. of the Linn. Soc.*, t. XXV, p. 395). — *Osteology of Mammalia*.

(*a*) Voyez Chauveau, *Anat. des Animaux domestiques*, p. 74, fig. 33.

à cette règle ; le cubitus, au lieu de s'amincir inférieurement, s'élargit vers le bas, de façon à jouer le principal rôle dans l'articulation du pied, et le radius devient accessoire.

Le principal os de la jambe est toujours le *tibia*, et celui-ci, à raison de ses connexions avec le pouce et l'index, doit être considéré comme le représentant du radius (1). Le *péroné*, qui est l'homologue du cubitus, est souvent réduit à l'état d'un stylet plus ou moins rudimentaire (2), et, quand il est bien développé, il sert principalement à consolider l'emboîtement de la poulie articulaire du pied dans l'espèce de gorge constituée par l'extrémité inférieure de la jambe, où cet os forme la cheville externe, tandis que du côté intérieur la cheville est constituée par un prolongement du tibia. Inférieurement la ressemblance est donc des plus grandes entre l'avant-bras et la jambe, mais supérieurement elle est en quelque sorte masquée par suite de l'espèce de renversement qui s'opère dans le degré d'importance et de développement relatif des deux os du second article, suivant que celui-ci appartient au membre thoracique ou au membre pelvien. Dans le premier cas, c'est la branche externe ou cubitale qui prédomine; dans le dernier cas, c'est au contraire la branche interne ou tibiale qui joue le principal

(1) La plupart des anatomistes, guidés par la considération de la forme de ces os plutôt que par leurs connexions avec le système digital, admettent que le cubitus est le représentant du tibia, et le radius l'homologue du péroné; mais cette hypothèse supposerait un renversement complet dans les relations de ces os avec les appendices terminaux du membre, et le pouce serait suspendu tantôt à l'une, tantôt à l'autre de ces branches. M. Lavocat a publié sur ce sujet des remarques très-judicieuses (*a*).

(2) Le péroné se soude au tibia par ses deux extrémités. Chez beaucoup de Rongeurs et chez plusieurs Ongulés, notamment le Cheval, il est réduit à un rudiment styliforme. Chez l'Ornithorhynque, au contraire, cet os se développe beaucoup supérieurement et dépasse l'articulation cubito-humérale en forme de talon (*b*).

(*a*) Lavocat, *Discussion sur le parallèle des membres thoraciques et pelviens*. Toulouse, 1868.

(*b*) Voyez Flower, *Op. cit.*, p. 305, fig. 113.

rôle dans la constitution de la jointure. Or, le grand muscle extenseur de cet article ou segment s'insère toujours à celui des deux os qui, dans le voisinage de l'articulation appelée *coude* ou *genou*, est le plus puissant; par conséquent, il s'attache au cubitus dans le membre thoracique, et au tibia dans le membre abdominal, et l'os sésamoïde qui se développe dans son tendon, et qui constitue d'une part l'olécrâne, d'autre part la rotule, se trouve relié à des os qui, tout en ayant les mêmes fonctions, ne se représentent pas morphologiquement. Il est aussi à noter que la rotule ne se soude pas au tibia comme l'olécrâne se soude presque toujours au cubitus.

Pieds et mains.

Ainsi que nous l'avons déjà vu, le troisième segment des membres, formant les pieds et les mains des Mammifères, se subdivise en trois portions placées à la file, savoir : le *carpe* ou le *tarse*, le *métacarpe* ou le *métatarse*, et les *doigts*. Chacune de ces parties se décompose à son tour en plusieurs branches placées côte à côte, et les principales modifications qu'on remarque dans la conformation de l'ensemble dépendent, soit du nombre de ces rayons, qui se représentent mutuellement, soit de leur développement relatif et du degré de leur indépendance (1).

Les *doigts*, quand ils sont constitués d'une manière complète, sont composés de trois phalanges placées bout à bout et dont la dernière porte un ongle; presque toujours le premier doigt du côté interne, ou pouce, ne possède que deux de ces os, et c'est chez les Cétacés seulement, animaux dont les membres sont transformés en palettes natatoires, que le nombre

(1) Pour l'étude de cette partie de la charpente solide des Mammifères, je renverrai aux traités généraux d'anatomie comparée déjà cités et à diverses publications spéciales (*a*).

(*a*) Joly et Lavocat, *Étude d'anatomie philosophique sur la main et le pied de l'Homme, et sur les extrémités des Mammifères ramenées au type pentadactyle*. Toulouse, 1853. — *Études paléontologiques tendant à ramener au type pentadactyle les extrémités des Mammifères fossiles*, 1853. — Lavocat, *Rech. comparatives sur les pièces osseuses composant la main et le pied de l'Homme et des principaux Mammifères*. Toulouse, 1855.

de ces pièces digitales s'élève davantage; là on en compte jusqu'à treize (1).

Le nombre typique des doigts est cinq, aucun Mammifère n'en possède davantage; mais chez beaucoup de ces Animaux quelques-uns de ces organes deviennent rudimentaires ou disparaissent même complétement, et c'est toujours le pouce qui manque d'abord (2). Chez d'autres espèces, le doigt externe fait également défaut, ce qui réduit leur nombre à trois (3); quelquefois il n'en reste même que deux (4). Enfin, chez le Cheval et les autres Solipèdes, il n'y en a plus qu'un seul, mais cet organe unique semble représenter deux de ces appendices qui seraient confondus entre eux (5). Il est aussi à noter que presque toujours

(1) Chez les Cétacés, les phalanges ne se distinguent pas des os métacarpiens, et chez une espèce de Dauphin le nombre de ces osselets placés bout à bout s'élève à 14 dans le rayon correspondant au second doigt (*a*).

(2) Chez les Phoques, le pouce est aussi long ou même plus long que les autres doigts (*b*), et il est presque de même longueur chez quelques Carnassiers, tels que les Ours (*c*); mais, en général, il est notablement plus court et quelquefois, sans cesser d'exister, il est caché sous la peau et est réduit à une seule phalange: par exemple chez les Hyènes (*d*).

Les pouces antérieurs, apparents ou non, sont également rudimentaires chez l'Eriode arachnoïde, parmi les Singes, et chez beaucoup de Rongeurs ainsi que chez plusieurs Carnassiers. Enfin ces appendices n'existent jamais, ni chez les Ruminants, ni chez les Pachydermes proprement dits.

(3) Par exemple chez les Rhinocéros, qui sont tridactyles: leur quatrième doigt n'est représenté que par un os métatarsien rudimentaire et manque complétement aux membres antérieurs (*e*).

(4) Par exemple chez le Chameau (*f*).

Chez l'Unau, il n'y a que deux doigts aux membres antérieurs, mais deux autres doigts sont représentés par des os métacarpiens rudimentaires.

(5) Cette vue théorique est corroborée par les cas tératologiques dans lesquels le pied du Cheval est bifide (*g*). Il est aussi très-présumable

(*a*) Flower, *Osteology of Mammalia*, p. 281, fig. 90.

(*b*) Voyez Cuvier, *Ossem. foss.*, t. V, pl. 17, fig. *i*.
— Blainville, *Op. cit.* t. II, g. PHOCA, pl. 8.

(*c*) Voyez Cuvier, *Op. cit.*, t. IV, pl. 23, fig. 14 et 21.

(*d*) Voyez Cuvier, *Op. cit.*, t. IV, pl. 28, fig. 21 et 22.

(*e*) Voyez Blainville, *Op. cit.*, t. III, g. RHINOCEROS, pl. 6 et 7.

(*f*) Voyez Blainville, *Op. cit.*, t. IV, g. CAMELUS, pl. 5.

(*g*) Lavocat et Joly, *Études sur une Mule fissipède* (*Mém. de l'Acad. de Toulouse*, 1853).
— Arloing, *Contribution à l'étude de l'organisation du pied chez le Cheval* (*Ann. des sciences nat.*, 5ᵉ série, 1867, t. VIII, p. 55).

le doigt médius (ou troisième doigt, quand la série est complète) dépasse les autres en longueur ainsi qu'en force ; mais que chez les espèces à pied fourchu, le doigt suivant (savoir le quatrième) n'en diffère ni par ses dimensions ni par sa forme.

En général, la longueur des phalanges du même doigt diminue progressivement (1), et la phalangette, plus courte que les autres, est simple et retirée vers le bout (2). Ces os sont réunis entre eux, ainsi qu'avec tout os qui les porte, par des ginglymes angulaires, et, en général, ils sont susceptibles de se fléchir beaucoup les uns sur les autres vers la face palmaire du membre, sans pouvoir se renverser notablement en sens inverse ; quelquefois cependant la phalange unguéale se redresse dans l'état de repos, ainsi que cela se voit chez les Carnassiers du genre

que les deux doigts confondus de la sorte sont le doigt médius et le doigt annulaire, car, à l'époque tertiaire, il y avait des Chevaux dont le pied était conformé comme celui des Solipèdes actuels mais présentait de chaque côté un doigt surnuméraire : chez ces Animaux, connus sous le nom d'*Hipparions*, il y avait donc virtuellement quatre doigts, et il serait contraire à l'analogie de supposer que l'un de ces appendices était un pouce. Or, en admettant que les deux doigts complémentaires soient l'index et le doigt auriculaire, il faut que le doigt double situé entre ces organes soit constitué par le médius et l'annulaire, et non par le médius et l'index, comme le supposent quelques auteurs.

(1) Chez les Paresseux, les premières phalanges sont très-courtes, tandis que les phalangines et les phalangettes sont fort allongées (*a*).

(2) Quelquefois la phalange unguéale se développe beaucoup vers sa partie moyenne et se prolonge autour de la base de l'ongle, de façon à l'engaîner très-solidement. Cette disposition est fort remarquable chez le Lion et les autres grands Féliens (*b*), mais elle est portée encore plus loin chez les grands Édentés fossiles (*c*).

Il est aussi à noter que chez la Taupe (*d*), le Pangolin (*e*), et quelques autres Mammifères dont les ongles sont employés à la façon d'une bêche pour fouiller la terre et ont besoin de beaucoup de solidité, les phalanges unguéales sont bifurquées au bout.

La même disposition se fait remarquer aux doigts principaux de quelques Marsupiaux (*f*).

(*a*) Voyez Cuvier, *Op. cit.*, t. V, pl. 6, fig. 5.
(*b*) Voyez Blainville, *Ostéogr.*, t. II, g. FELIS, pl. 1.
(*c*) Par exemple le *Megatherium* ; voyez Cuvier, *Ossem. foss.*, t. V, pl. 16.
(*d*) Voyez Flower, *Osteology of Mammalia*, p. 261, fig. 90.
(*e*) Voyez Cuvier, *Ossem. foss.*, t. X, pl. 8, fig. 23.
(*f*) Par exemple chez les Péramèles ; voyez Flower, *Op. cit.*, p. 278, fig. 103.

Chat (1). Il est aussi à noter que, chez les Quadrupèdes à pieds fourchus, les deux phalangettes principales (2), au lieu d'être comme ces dernières des os symétriques, sont aplaties sur les côtés qui se regardent, en sorte qu'étant réunies, elles ressemblent à un gros doigt impair fendu verticalement d'avant en arrière sur la ligne médiane.

Chaque doigt est porté par un os métacarpien ou métatarsien particulier, et cet os ne diffère guère de la phalange avec laquelle il s'articule, si ce n'est que sa mobilité est moindre et qu'il est toujours uni à ses congénères par les parties molles environnantes, tandis que d'ordinaire le doigt est libre (3). Le *métacarpe* typique se compose donc d'une rangée de cinq os placés parallèlement entre eux, et, lorsque le nombre des doigts di-

(1) La rétractilité des griffes du Chat et des autres Animaux du même genre résulte du mode de conformation de l'articulation de la phalange unguéale avec la phalangine. La surface articulaire du premier de ces deux os constitue une sorte de poulie excentrique dont le grand diamètre est longitudinal, et les principaux ligaments élastiques qui s'étendent latéralement de l'un à l'autre sont situés près de leur face dorsale. Il en résulte que, dans l'état de repos, la phalangette est renversée contre la face dorsale de la phalangine, et qu'il faut un effort musculaire pour ramener ces deux os en ligne droite, position dans laquelle l'ongle devient saillant. Rudolphi a donné de très-bonnes figures de ces parties chez le Lion (*a*).

(2) C'est-à-dire les phalangettes des deux grands doigts : le médius et l'annulaire (*b*).

(3) Chez les Animaux à pouce opposable, l'os métacarpien qui porte cet organe, au lieu d'être étroitement uni au métacarpien suivant par des ligaments situés à ses deux extrémités, ainsi que cela a lieu pour ceux des autres doigts, est très-mobile, et peut non-seulement s'écarter beaucoup de son voisin, mais s'infléchir vers la face palmaire de la main. Chez quelques Singes, le métacarpien du pouce est même très-écarté de celui de l'index à sa base aussi bien qu'à son extrémité digitale (*c*).

Chez les Paresseux tridactyles, les os du métacarpe sont au contraire complétement immobiles et soudés entre eux vers leur extrémité carpienne (*d*).

(*a*) Rudolphi, *Ueber die Anat. der Löwen* (*Mém. de l'Acad. de Berlin*, 1818, p. 131, pl. 1, fig. 2 et 3).

(*b*) Par exemple chez le Bœuf, voyez Chauveau ; *Anat. des Animaux domestiques*, p. 86, fig. 40.

(*c*) Notamment chez le Gorille ; voyez Owen, *Anthropoid Apes* (*Trans. Zool. Soc.*, t. V, pl. 10, fig. 1).

(*d*) Voyez Cuvier, *Ossem. foss.*, t. V, pl. 5, fig. 5 et 6.

minue, il arrive presque toujours que les doigts manquants sont représentés par des rudiments des os métacarpiens ou métatarsiens correspondants. Enfin, chez les Mammifères onguligrades, où le pied s'allonge extrêmement, cette disposition est due presque entièrement au grand développement de ces os, et les métatarsiens propres aux deux doigts principaux, ainsi que les métacarpiens correspondants, se soudent entre eux de façon à constituer une pièce unique appelée l'*os du canon* (1).

Les os du *carpe* et du *tarse* forment deux groupes ou rangées transversales. Ceux de la rangée inférieure sont affectés chacun à l'insertion de l'un des quatre premiers os métacarpiens ou métatarsiens, mais le dernier d'entre eux, qui paraît résulter de la fusion de deux pièces primordiales, donne aussi attache au doigt externe, de sorte que leur nombre maximum est de quatre seulement (2). Ceux du groupe supérieur, placés entre les précé-

(1) La duplicité primitive de l'os canon chez les Ruminants a été constatée il y a un siècle par Fougeroux, et observée plus récemment par plusieurs anatomistes (*a*). Elle persiste très-longtemps aux membres antérieurs chez les Traguliens du genre *Hyæmoschus* (*b*), et l'on en voit toujours des traces chez les autres Chevrotains (*c*). Chez les Chameaux, ces deux os, confondus entre eux dans la plus grande partie de leur longueur, restent écartés l'un de l'autre inférieurement (*d*).

Le canon du Cheval ne présente aucune trace de duplicité, et la plupart des anatomistes le considèrent comme ne représentant qu'un seul métacarpien, savoir, le médian (*e*).

Chez les Rongeurs du genre Gerboise, animaux sauteurs dont les pattes postérieures sont extrêmement allongées, ces organes sont pourvus aussi d'un os comparable au canon des Ruminants, mais d'une structure plus complexe, car il résulte de la soudure de trois os métatarsiens (*f*).

(2) Dans un cas tératologique observé récemment chez l'Homme, le nombre de ces os était de cinq, comme chez certains Reptiles (*g*).

(*a*) Fougeroux de Bondaroy, *Mém. sur le changement qu'éprouve l'os de la partie du pied de certains Quadrupèdes appelé le canon* (*Mém. de l'Acad. des sciences*, 1772, p. 502, pl. 14 et 15).

(*b*) Alph. Milne Edwards, *Rech. sur les Chevrotains* (*Ann. des sciences nat.*, 5e série, 1864, t. II, pl. 11, fig. 1 *e*.

(*c*) *Ibid.*, pl. 4.

(*d*) Blainville, *Op. cit.*, t. IV, g. CAMELUS, pl. 5.

(*e*) Owen, *Anat. of Vertebrates*, t. II, p. 308.

(*f*) Flower, *op. cit.*, p. 315, fig. 1.

(*g*) Struthers, *Case of an additional Bone in the Human Carpus* (*Journ. of Anat. and Physiol.*, t. III, p. 354).

dents et le second segment du membre, c'est-à-dire la jambe ou l'avant-bras, sont en général moins nombreux, et offrent aussi dans leur mode d'arrangement moins de régularité. Il y en a trois principaux, qui d'ordinaire existent seuls aux membres postérieurs et souvent aux membres antérieurs ; on y trouve un ou deux carpiens accessoires. Pour désigner tous ces petits os, on a donné à chacun d'eux un nom particulier et ce nom diffère même suivant qu'ils appartiennent aux membres antérieurs ou aux membres postérieurs (1).

Les os tarsiens du groupe inférieur, ou rangée digitale, sont, en allant de dedans en dehors : le *cunéiforme interne*, le *cunéiforme moyen*, le *cunéiforme externe* et le *cuboïde*.

Leurs homologues dans la rangée inférieure des os carpiens sont : le *trapèze*, le *trapézoide*, le *grand os* et le *cunéiforme*.

Le groupe supérieur des os tarsiens se compose : 1° de l'*astragale*, qui s'articule directement au tibia par le moyen d'une grosse poulie dirigée d'arrière en avant ; 2° du *calcanéum*, qui est solidement attaché à la face inférieure de l'astragale et qui se prolonge plus ou moins loin en arrière pour constituer le levier pédieux appelé *talon ;* 3° l'*os naviculaire* ou *scaphoïde*, qui se trouve placé au côté interne du cou-de-pied, entre l'astragale et les trois cunéiformes.

Les trois os principaux du groupe carpien supérieur, ou rangée brachiale du poignet, sont le *scaphoïde* ou *naviculaire*, le *semi-lunaire* et le *cunéiforme* ou *triquètre* (2). Souvent un quatrième os, appelé *intermédiaire* ou *central*, se place entre la rangée

(1) Ainsi, dans cette nomenclature fondée seulement sur la forme de ces pièces chez l'Homme, l'os cunéiforme carpien n'est pas le représentant de l'un des os cunéiformes tarsiens, mais l'homologue du cuboïde.

(2) Chez les Carnassiers, le scaphoïde et le semi-lunaire sont confondus entre eux. Il en est de même chez les Chéiroptères, et quelquefois chez ces derniers le cunéiforme s'unit aux osselets sus-mentionnés, de sorte que la rangée carpienne supérieure n'est représentée que par un seul os. Cette disposition existe chez les grandes Chauves-Souris frugivores, ou Roussettes.

transversale formée par ces trois pièces et la seconde rangée des os carpiens (1). Enfin deux os sésamoïdes très-accessoires peuvent se développer sur les côtés de cette portion du carpe. L'un, situé du côté externe ou cubital du poignet, est appelé *os pisiforme;* il acquiert quelquefois une importance considérable, car il peut s'allonger beaucoup et constituer ainsi une sorte de talon comparable à celui formé par le calcanéum au train d'arrière (2). Très-solidement liés entre eux par des ligaments, le scaphoïde, le semi-lunaire et le cunéiforme constituent la surface articulaire convexe et souvent très-large transversalement, par laquelle la main s'unit à l'avant-bras. Il est aussi à noter que le carpe est disposé de façon à constituer à la face palmaire du poignet une gouttière qui est transformée en canal par des ligaments transversaux, et qui livre passage aux tendons des muscles fléchisseurs des doigts, ainsi qu'aux nerfs, aux artères, etc., et protége ces parties molles contre les effets de la pression, lorsque le poignet pose sur le sol (3).

(1) Cet os central, qu'on peut considérer comme résultant d'un dédoublement du scaphoïde, existe chez tous les Singes (*a*), excepté les Chimpanzés (*b*) et le Gorille (*c*), où les os carpiens sont en même nombre que chez l'Homme. Tous les Lémuriens, à l'exception des Indrisiens, ont aussi un os central. Cette pièce carpienne existe aussi chez la plupart des Insectivores (*d*) et chez plusieurs Rongeurs (*e*), ainsi que chez le Daman (*f*); mais il manque chez les Cheiroptères, chez tous les Carnassiers, chez les Ongulés et chez les Marsupiaux.

(2) Par exemple chez les Hyènes (*g*) et les Ours (*h*).

(3) Chez les Lémuriens du genre des Pérodictiques, ce ligament, qui s'étend du prolongement postérieur du trapèze à l'os pisiforme, est ossifié (*i*).

(*a*) Par exemple chez l'Orang-outan ; voyez Mivart, *Contrib. towards a more complete Knowledge of the Skeleton of the Primates* (*Phil. Trans.*, 1867, pl. 14, fig. 2).

(*b*) Mivart, *loc. cit.*, pl. 14, fig. 1.

(*c*) Owen, *Osteol. Contrib. to the Nat. Hist. of the Anthropoid Apes* (*Trans. of the Zool. Soc.*, t. V, pl. 10, fig. 1).

(*d*) Par exemple chez la Taupe, le Tupaia, le Hérisson, le Tenrec.
— Cet os manque chez les Galéopithèques, le Potamogale, le Chrysochlore et les Musaraignes.

(*e*) Par exemple les Lièvres, les Dasyproctes, l'*Hydrochœrus*, le *Capromys* et le Castor.

(*f*) Voyez Cuvier, *Op. cit.*, t. IV, pl. 58, fig. 21.

(*g*) Voyez Blainville, *Op. cit.*, t. II, g. URSUS, pl. 11.

(*h*) Flower, *Osteol. of Mammalia*, p. 264, fig. 92.

(*i*) Mivart, *Op. cit.* (*Philos. Trans.*, 1867).

Quelquefois le carpe se complique davantage, ainsi que cela se voit chez la Taupe (1). Mais les particularités de cet ordre ne présentent guère d'intérêt que lorsqu'on les considère dans leurs relations avec les fonctions spéciales des membres, et par conséquent je ne m'y arrêterai pas ici, me proposant d'y revenir lorsque je traiterai des mouvements. Je me bornerai à ajouter que, par suite des diverses modifications dont je viens de parler, les membres des Mammifères peuvent affecter des formes très-différentes, et, sans avoir subi aucun changement dans leur plan essentiel, ils constituent ainsi tantôt des pieds ou des mains, tantôt des nageoires, et d'autres fois des ailes.

(1) Chez cet Animal, il se développe sur le bord interne du carpe un os sésamoïde radial très-grand, plat et falciforme, qui longe le métacarpe et augmente beaucoup la largeur de la main (*a*).

(*a*) Daubenton, *Descr. de la Taupe* (Buffon, *Hist. nat.*, QUADRUPÈDES, t. IV, pl. 158, fig. 8 et 9, édit. in-8°).

QUATRE-VINGT-DOUZIÈME LEÇON.

SQUELETTE DES OISEAUX, — des Reptiles, — des Batraciens, — des Poissons.

Squelette des Oiseaux.

§ 1. — Dans la CLASSE DES OISEAUX, le squelette est remarquable par sa légèreté, ainsi que par la délicatesse et cependant la solidité de ses parties constitutives (1). Le premier de ces caractères dépend, comme nous l'avons vu précédemment, de la pénétration de l'air dans l'intérieur de la plupart des os, où ce fluide remplit les espaces occupés par la moelle et les liquides interstitiels chez les autres Vertébrés. Le second résulte de la compacité de la substance osseuse (2) et de la soudure précoce de beaucoup des pièces qui ailleurs restent distinctes entre elles ou ne s'ankylosent que dans la vieillesse extrême.

Crâne.

Cette dernière disposition est particulièrement prononcée dans la boîte crânienne. Les os qui constituent celle-ci ne sont

(1) L'ostéologie des Oiseaux a été traitée d'une manière plus ou moins étendue dans tous les ouvrages généraux d'anatomie comparée, tels que ceux de Cuvier, de Meckel, de Stannius et Siebold, d'Owen; elle a été aussi l'objet de plusieurs publications spéciales, parmi lesquelles je citerai en première ligne les ouvrages suivants (*a*).

(2) La substance osseuse des Oiseaux est moins fibreuse et plus lamelleuse que chez les autres Vertébrés.

(*a*) Dalton, *Skelete der Straussartigen Vögel*, 1827. — *Skelete der Raubvögel*, 1838.
— Brandt, *Beiträge zur Kenntniss der Naturgesch. der Vögel* (*Bull. de l'Acad. de Saint-Pétersbourg*, 6e série, 1839).
— Gurlt, *Anat. der Hausvögel*, 1848.
— Eyton, *Ornithologia Avium*, 2 vol. in-4°, avec supplément, 1867.
— Alph. Milne Edwards, *Rech. anat. et paléont. pour servir à l'histoire des Oiseaux fossiles*. 2 vol. in-4° et atlas de 200 planches.
— Kessler, *Osteol. der Vögelfüsse* (*Bull. de la Soc. des naturalistes de Moscou*, 1831).
— Frémery, *Specimen zoologicum sistens observ. præsertim osteologicas de Casuario Novæ-Hollandiæ*, 1819
— Van der Hoeven, *Annot. de Dromade Ardeòla* (*Acad.*, t. XXXIII).
— Owen, *Descr. of the Skeleton of the great Hauk*. (*Trans. Zool. Soc.*, t. V).
— Parker, *On the Osteol. of Gallinaceous Birds and Tinamous* (*Trans. Zool. Soc.*, t. V, 1866).
— *On the Shoulder-girdle and Sternum* (*Roy. Soc.*, 1868).

séparés entre eux par des sutures que dans le très-jeune âge, et de très-bonne heure leur union devient si intime, qu'ils ne semblent être représentés que par un os unique (1). Il importe également de noter que l'os tympanique n'entre pas dans sa composition, et constitue de chaque côté de la tête un levier à l'extrémité inférieure duquel s'articule la mandibule inférieure. On désigne communément cette pièce sous le nom d'*os carré*.

Un autre caractère anatomique par lequel la tête des Oiseaux se distingue de celle des Mammifères nous est fourni par le mode d'articulation du crâne avec la colonne vertébrale. Au lieu de s'effectuer au moyen d'une paire de condyles situés sur les côtés du trou occipital, cette articulation se fait à l'aide d'un tubercule unique placé sur la ligne médiane, au bord antérieur de l'ouverture dont je viens de parler (2).

(1) Cette fusion des os crâniens en rend la détermination fort difficile, à moins d'en faire l'étude chez de très-jeunes individus (*a*). Elle a lieu moins rapidement chez les Oiseaux qui ne volent pas (l'Autruche, par exemple) que chez les espèces ordinaires. M. Parker a publié récemment un travail très-approfondi sur le développement de la charpente osseuse de la tête chez les Struthioniens (*b*).

(2) Le condyle occipital des Oiseaux est tantôt presque hémisphérique (*c*), d'autres fois plus ou moins allongé transversalement (*d*) ou faiblement bilobé (*e*). En général il est sessile, mais chez le *Dinornis* il est pédonculé (*f*). Au devant de ce tubercule se trouve une petite fosse médiane, destinée à recevoir le corps de l'atlas pendant la flexion de la tête.

Les autres particularités que nous offre le crâne des Oiseaux sont peu importantes. En général, on distingue au milieu de la région occipitale une saillie qui correspond au cervelet, et qui est appelée *protubérance cérébelleuse*. Souvent une fontanelle ou un pertuis se trouve de chaque côté de cette protubérance. En dessus, la ré-

(*a*) Geoffroy Saint-Hilaire, *Consid. sur les pièces de la tête osseuse des Animaux vertébrés, et particulièrement sur celles du crâne des Oiseaux* (*Ann. du Muséum*, 1807, t. X, p. 342).

(*b*) Parker, *On the Structure and the Development of the Skull in the Ostrich Tribe* (*Philos. Trans.*, 1866, p. 113).

(*c*) Par exemple chez l'Autruche : voyez Owen, *Anat. of Vertebrates*, t. II, p. 44, fig. 27. — Chez les Perroquets; voy. Alph. Milne Edwards, *Oiseaux foss.*, t. II, pl. 199, fig. 6 et 7, etc.

(*d*) Par exemple chez le Canard milouin (*Op. cit.*, pl. 20, fig. 21).

(*e*) Par exemple chez l'Aigle (*loc. cit.*, t. I, pl. 6, fig. 7 et 8) ; — le Lophophore (*loc. cit.*, t. II, pl. 122, fig. 9 et 10).

(*f*) Owen, *On Dinornis* (*Trans. Zool. Soc.*, t. IV, pl. 24, fig. 2).

Les os de la face, loin d'être solidement engrenés entre eux et d'avoir la fixité dont ils jouissent chez les Mammifères, sont faiblement unis au crâne et conservent souvent une certaine mobilité (1). Ainsi, chez beaucoup d'Oiseaux, le bec ou mâchoire supérieure ne s'unit au front que par une suture transversale, ou en s'y soudant présente à son bord supérieur assez de flexibilité pour permettre quelques mouvements ; et ceux-ci peuvent être déterminés par le jeu des os tympaniques et des pièces de la région palatine, qui sont disposées en manière d'arc-boutants entre ces deux parties (2) et qui prennent parfois un développement énorme (3). La plus grande partie du bec est constituée par les os intermaxillaires, qui de très-bonne heure se confondent entre eux sur la ligne médiane, de façon à constituer une pièce médiane unique. Quelquefois la région frontale est Os de la face.

gion occipitale est en général limitée par une crête arquée qui devient parfois très-saillante (*a*). Enfin, chez le Cormoran, elle donne insertion à un os styliforme qui descend derrière la partie supérieure de la colonne vertébrale et donne insertion aux muscles élévateurs de la tête (*b*).

(1) On doit à Hérissant des observations intéressantes sur la structure de la charpente osseuse du bec des Oiseaux (*c*). Mais Geoffroy Saint-Hilaire fut le premier à bien déterminer les principales homologies des os de la face de ces animaux (*d*). Le même sujet a été traité ensuite par Oken, Spix et quelques autres anatomistes, notamment M. Parker.

(2) Voyez tome VI, page 40, note 1.

(3) Par exemple chez les Toucans (*e*) et chez les Calaos ; mais le poids du bec n'en est que peu augmenté, car cette partie de la face est alors creusée d'une multitude de cellules pneumatiques dont les parois sont très-minces.

(*a*) Par exemple chez le Héron ; voyez Alph. Milne Edwards, *Op. cit.*, pl. 95, fig. 11 et 12.

(*b*) Brandt, *Osteol. der Vögel* (*Mém. de l'Acad. de Saint-Pétersbourg*, 6e série, t. V, pl. 3).

(*c*) Hérissant, *Observ. anat. sur les mouvements du bec des Oiseaux* (*Mém. de l'Acad. des sc.*, 1748, p. 345, pl. 16 à 23).

(*d*) Geoffroy Saint-Hilaire, *Op. cit.* (*Ann. du Muséum*, t. X). — *De l'os carré* (*Mém. du Muséum*, 1821, t. VII).

— Oken, *Op. cit.* (*Isis*, 1818, p. 283).

— Spix, *Cephalogenesis*, p. 24, pl. 4, fig. 1-10, et pl. 8.

— Owen, *Op. cit.*, t. II.

— Huxley, *Elements of Comp. Anat.*, p. 130 et suiv., fig. 57.

— Parker, *On the Structure and Development of the Skull in the Ostrich Tribe* (*Phil. Trans.*, 1846, p. 113, pl. 7-15).

(*e*) Owen, *Anat. of Vertebrates*, t. II, fig. 53.

surmontée d'une protubérance osseuse dont l'intérieur est cellulaire (1). Les os nasaux sont également très-développés, tandis que les os maxillaires sont fort réduits et ne jouent un rôle important que dans la composition de la voûte palatine (2) et de l'arcade jugale, longue et grêle, qui de chaque côté de la tête va s'appuyer sur l'extrémité de l'os tympanique. Une seconde paire de branches osseuses située en dedans des précédentes, et constituée par les os ptérygoïdiens, s'étend également de la partie postérieure de la voûte du palais à la partie crânienne des tympaniques (3).

Les fosses orbitaires sont grandes, elles communiquent largement avec les fosses temporales; elles manquent de plancher osseux, et elles ne sont séparées entre elles que par une lame osseuse très-mince, dont le milieu reste en général à l'état membraneux. Cette cloison, formée en grande partie par l'ethmoïde, repose sur une espèce de quille constituée par le vomer en avant et par un prolongement rostriforme du présphénoïde en arrière.

La mâchoire inférieure se compose, dans le jeune âge, de cinq paires de pièces, dont les deux premières se confondent de bonne heure entre elles pour constituer une sorte de fourche appelée l'os dentaire, et dont les autres sont désignées sous les noms d'angulaire, de surangulaire, d'articulaire et de sphénal ou operculaire ; mais, à l'âge adulte, ces parties sont unies si

(1) Par exemple chez le Casoar à casque (a) et chez l'*Oreophasis* (b). Chez beaucoup d'autres Oiseaux, l'espace compris entre les deux tables des os de la voûte fronto-crânienne est fort grand et également cellulaire (c).

(2) La portion postérieure de cette voûte est formée comme d'ordinaire par les os palatins.

(3) Pour plus de détails à ce sujet, je renverrai au mémoire de M. Parker sur la tête osseuse des Struthioniens (*Philos. Trans.*, 1866).

(a) Dalton, *Skelete der Straussvögel*, pl. 6, fig. *a*.
(b) Eyton, *Osteol. Avium*, pl. 4 H.
(c) Exemple : le Hibou ; voy. Dalton, *Skelete der Raubvögel*, pl. 1, fig. 6.

intimement entre elles, qu'en général on n'aperçoit aucune trace de leur séparation primitive (1). La pièce unique en forme de V constituée de la sorte présente en dessus, près de l'extrémité postérieure de chacune de ses branches, une cavité articulaire dite *cotyloïdienne*, qui reçoit la tête de l'os tympanique. L'angle ou extrémité postérieure de ces branches se prolonge plus ou moins loin en arrière de cette jointure, et en général on remarque en dedans de sa base une apophyse crochue qui est rattachée à l'os ptérygoïdien correspondant et consolide ainsi l'articulation (2).

Hyoïde.

J'ai déjà eu l'occasion de décrire l'appareil hyoïdien des Oiseaux (3), et son rôle dans la constitution du squelette n'a pas assez d'importance pour qu'on en traite plus longuement ici.

Colonne vértébrale.

§ 2. — La colonne vertébrale présente chez les Oiseaux plusieurs particularités dont il nous est indispensable de tenir compte. Dans sa portion moyenne, qui constitue les régions dorsale et sacrée (4), elle ne permet presque aucun mouvement, mais sa portion cervicale, toujours très-longue, jouit d'une mobilité fort grande. Le nombre des vertèbres du cou est loin d'avoir le degré de constance que nous avons remarqué dans la classe des Mammifères; le plus ordinairement il est de treize ou quatorze, mais parfois il tombe à dix, chez le Gorfou par exemple, et il peut s'élever jusqu'à vingt-trois, ainsi que cela se voit chez le Cygne à bec noir (5). Ces os

(1) Voyez tome VI, page 47.

(2) Elle a été désignée sous le nom d'*apophyse articulaire interne* (a).

(3) Voyez tome VI, page 65 et suiv.

(4) On ne distingue pas de région lombaire chez les Oiseaux.

(5) Chez les Oiseaux de proie et les Passereaux, il y a en général 13 vertèbres cervicales; quelquefois 12 seulement et très-rarement 14 ou 15.

Chez les Gallinacés, on en compte presque toujours 14.

Chez les Échassiers, il y en a souvent davantage par exemple: chez le Casoar de la Nouvelle-Hollande, la Grue commune, le Héron et le Fla-

(a) Par exemple chez l'Aigle; voyez A. Milne Edwards, *Op. cit.*, pl. 6, fig. 9.)

s'articulent entre eux, non par des surfaces presque planes, comme chez les Mammifères, mais par des poulies qui permettent des mouvements très-étendus (1), et la disposition de ces jointures est telle, que dans la partie supérieure la flexion se fait en avant, tandis qu'inférieurement elle se fait en arrière, ce qui permet à l'ensemble de la tige cervicale d'affecter la forme d'une S et de s'allonger ou de se raccourcir beaucoup à la volonté de l'animal. Enfin ces vertèbres peuvent aussi s'incliner latéralement les unes sur les autres. Leur apophyse épineuse est peu développée et affecte la forme d'une crête; les apophyses transverses sont grosses, courtes, et le trou qui les traverse à leur base est complété par une pièce costale styliforme, plus ou moins allongée. L'atlas et l'axis s'articulent entre eux à peu près comme chez les Mammifères ; mais le premier de ces os ne présente en avant qu'une seule fossette glénoïde au lieu de deux, mode de conformation qui est en harmonie avec la disposition de l'occipital dont j'ai fait mention précédemment (2). Enfin les vertèbres de la portion postérieure du cou présentent souvent en dessous une paire de crêtes qui parfois se rencontrent sur

mant 17 ; chez l'Autruche 18, et chez la Grue couronnée 19.

C'est chez les Oiseaux d'eau que l'on rencontre les variations les plus grandes.

(1) A l'exception des deux premières vertèbres cervicales, ces os s'articulent entre eux par des surfaces qui sont concaves suivant l'un de leurs diamètres, et convexes suivant le diamètre opposé, et cette disposition étant inverse sur les deux surfaces en rapport l'une avec l'autre, celles-ci s'emboîtent mutuellement et constituent un ginglyme. La surface articulaire antérieure (ou supérieure) est très-concave transversalement et plus ou moins convexe de haut en bas (ou d'arrière en avant), tandis que la surface postérieure présente une disposition inverse. Ces surfaces sont revêtues d'une lame cartilagineuse mince et lisse. Leurs ligaments présentent dans leur disposition plusieurs particularités (a).

(2) Voyez ci-dessus, page 374.

(a) Borchardt, *Nonnulla de ligamentorum columnæ spinalis comparatione inter Aves et Mammalia* (dissert. inaug.). Berlin, 1833.

la ligne médiane par leur bord inférieur, de façon à circonscrire un canal sous-vertébral.

Les vertèbres dorsales sont presque toujours au nombre de sept ou huit, quelquefois de neuf, de dix ou même de onze (1). Elles se soudent toujours plus ou moins complétement entre elles, et souvent elles s'unissent de la même manière avec le sacrum ; de sorte que la totalité de la portion moyenne du rachis comprise entre la base du cou et l'origine de la queue constitue une tige inflexible. L'ankylose des vertèbres dorsales se fait souvent dans les points de rencontre des apophyses épineuses, qui sont très-développées longitudinalement, et constituent ainsi sur la ligne médiane une crête lamelleuse continue. Cette soudure peut avoir lieu aussi entre les cycléaux, entre l'extrémité des apophyses transverses et même entre les apophyses épineuses inférieures qui garnissent en dessous les premières vertèbres dorsales. Enfin, toutes ces vertèbres présentent de chaque côté deux facettes articulaires costales situées, l'une sur le côté du corps de la vertèbre correspondante, près de la base de l'apophyse transverse, l'autre un peu plus haut sur ce prolongement osseux.

§ 3. — Les côtes dorsales, qui s'articulent ainsi à la colonne rachidienne, présentent à cet effet deux têtes bien distinctes ; dans le reste de leur étendue elles sont très-comprimées latéralement, et dans la portion moyenne du thorax chacune d'elles donne naissance à une apophyse récurrente lamelleuse qui va s'appuyer sur la face externe de la côte suivante et augmente beaucoup la solidité des parois de la poitrine (2). En général, les côtes des Côtes.

(1) On en compte 11 chez le Casoar à casque et le Cygne, 10 chez le Casoar de la Nouvelle-Hollande, la Grue commune, l'Oie et plusieurs autres Oiseaux aquatiques. Chez les Rapaces divers le nombre dominant est 8, et chez les Passereaux il est presque toujours de 7.

(2) Dans le jeune âge cette pièce est distincte et parfois elle reste toujours libre, par exemple chez les Manchots et les Pingouins. Elle manque sur les parties antérieure et postérieure du thorax.

deux premières paires sont libres à leur extrémité inférieure, mais les autres s'articulent sous un angle plus ou moins aigu avec les *côtes sternales*, et celles-ci, au lieu d'être cartilagineuses, comme chez presque tous les Mammifères, sont complétement ossifiées, et à l'exception des dernières, elles s'articulent au bord latéral du sternum par leur extrémité inférieure, qui est élargie.

Sternum. § 4. — Le sternum est très-grand ; il a ordinairement la forme d'un bouclier à peu près quadrilatère, et en général il présente à sa face inférieure une grande crête ou carène médiane appelée *brechet*, qui est très-élevée à sa partie antérieure et diminue peu à peu de hauteur vers son extrémité postérieure. Chez les Oiseaux qui ne volent pas, l'Autruche et les Casoars par exemple, cette crête longitudinale manque complétement ou se trouve très-réduite (1). Ainsi que nous le verrons bientôt, son angle antéro-inférieur s'articule avec la pointe de la fourche formée par les clavicules, et de chaque côté son bord antérieur est creusé d'une cavité articulaire où s'engage l'extrémité inférieure de l'os coracoïdien. Enfin, le bord postérieur du bouclier sternal est presque toujours échancré plus ou moins profondément ou percé de trous qui tiennent lieu de ces découpures, et souvent les branches

(1) Chez l'Autruche, le sternum est très-petit comparativement au volume du corps, et a la forme d'un petit plastron bombé dépourvu de toute trace de carène médiane (*a*). Sa conformation est à peu près la même chez le *Dinornis* (*b*) et chez l'*Apteryx*, où il présente de chaque côté un pertuis (*c*). Le brechet manque également chez le Nandou, mais la ligne médiane est anguleuse (*d*).

Chez le *Notornis*, il y a des vestiges d'un brechet, mais le sternum est extrêmement étroit et excavé en avant (*e*).

Chez les Oiseaux-Mouches, le brechet est au contraire énormément développé (*f*).

(*a*) Voyez Dalton, *Die Skelete der Straussartigen Vögel*, pl. 1 et 7, fig. 9.
(*b*) Owen, *On Dinornis* (*Trans. Zool. Soc.*, t. VII, pl. 8).
(*c*) Owen, *On the Anat. of the Southern Apteryx* (*Trans. Zool. Soc.*, t. II, pl. 55, fig. 2).
(*d*) Voyez Dalton, *op. cit.*, pl. 6, fig. 1.
(*e*) Owen, *Anat. of Vertebrates*, t. II, p. 24, fig. 16.
(*f*) Eyton, *Osteologia Avium*, pl. 1 A *bis*, fig. 1 et 5.
— Owen, *Anat. of Vertebrates*, t. II, fig. 18.

latérales qui limitent en dehors ces échancrures sont constituées par des pièces osseuses distinctes. Dans le jeune âge, le sternum est toujours composé de plusieurs os unis entre eux par des cartilages seulement ; mais ces pièces ne sont pas disposées en série linéaire comme chez la plupart des Mammifères (1). Les détails de sa conformation varient beaucoup dans les divers groupes ornithologiques et fournissent d'utiles caractères pour l'appréciation des affinités naturelles (2). Il est aussi à noter que parfois sa partie antéro-médiane est creusée d'une cavité plus ou moins profonde où se loge une anse de la trachée-artère (3).

(1) D'après Geoffroy Saint-Hilaire, le sternum des Oiseaux serait toujours composé de cinq os principaux, savoir : un *entosternal*, qui en constitue la majeure partie et forme le brechet ; une paire d'*hyosternaux*, qui en occupent les angles latéro-antérieurs, et une paire d'*hyposternaux* situés en arrière et sur les côtés ; parfois il y a aussi en avant et sur la ligne médiane un os, que cet auteur appelle un *épisternal*, et en arrière une ou deux pièces dites *xiphosternales* (a). Mais les observations relatives au mode de développement de ce grand bouclier thoracique montrent qu'il existe à cet égard moins d'uniformité que Geoffroy Saint-Hilaire ne le supposait, et que même il n'y a souvent qu'une seule paire de pièces sternales (b).

(2) Voyez tome II, page 284.

(3) Les faits de cet ordre sont étrangers à l'objet principal de ces Leçons, et par conséquent je me borne à citer les principales sources où il faut puiser pour en faire l'étude (c).

(a) Geoffroy Saint-Hilaire, *Philosophie anatomique*, t. I, p. 135, pl. 2, fig. 15-17.

(b) Cuvier, *Mém. sur les progrès de l'ossification dans le sternum des Oiseaux* (*Ann. des sciences nat.*, 1re série, 1831, t. XXV, p. 260).

— Geoffroy, *Mém. sur les observations de Cuvier au sujet du sternum des Oiseaux* (*Ann. des sciences nat.*, 1832, t. XXVII, p. 189).

— Lherminier, *Rech. sur la marche de l'ossification dans le sternum des Oiseaux* (*Ann. des sciences nat.*, 2e série, 1836, t. VI, p. 107).

— Harting, *L'appareil épisternal des Oiseaux* (*Mém. de la Soc. d'Utrecht*, 1864).

— Parker, *On the Shoulder-girdle and Sternum*, p. 142 et suiv., pl. 13-17 (*Ray. Soc.*, 1868).

(c) Blainville, *Mém. sur l'emploi de la forme du sternum et de ses annexes pour la confirmation ou l'établissement des familles naturelles parmi les Oiseaux* (*Journ. de physique*, 1821, t. XLII, p. 18).

— Lherminier, *Rech. sur l'appareil sternal des Oiseaux* (*Ann. de la Soc. Linnéenne de Paris*, 1827, t. III).

— Berthold, *Das Brustbein der Vögel* (*Beitr. zur Anat., Zool. und Physiol.*, 1831, p. 105).

— Gervais, *Remarques sur les caractères que l'on peut tirer du sternum* (*Ann. des sciences nat.*, 4e série, 1856, t. VI, p. 5).

— Blanchard, *Rech. sur les caractères ostéologiques des Oiseaux appliqués à la classif. nat. de ces Animaux* (*Ann. des sciences nat.*, 4e série, 1859, t. XI, p. 31).

— Alph. Milne Edwards, *Rech. anat. et paléontol. pour servir à l'hist. des Oiseaux fossiles*, 1867-71).

— Eyton, *Osteologia Avium*, 2e partie, pl. 1 à 10.

Bassin. § 5. — Le *bassin* est extrêmement développé, et souvent il envahit même la portion postérieure de la série dorsale des vertèbres (1); mais il ne forme que très-rarement une ceinture osseuse complète, ainsi que cela a lieu d'ordinaire chez les Mammifères, car presque toujours les os pubiens restent écartés entre eux à leur extrémité inférieure (2). Il est très-largement ouvert en dessous, et par sa forme générale il ressemble beaucoup à un bateau renversé dont la quille serait dirigée en haut et en arrière. Le sacrum se compose d'un grand nombre de vertèbres qui sont distinctes entre elles primitivement, mais qui s'unissent d'une manière si intime par les progrès de l'âge, qu'à l'état adulte il est souvent difficile de les compter. Chez les Autruches et les Casoars, environ vingt vertèbres pelviennes s'ankylosent de la sorte; ce nombre descend à dix-sept chez les Canards, à quinze chez les Gallinacés, et se réduit à neuf chez le Martinet, l'Oiseau-Mouche, la Huppe, etc. (3). Leurs apophyses épineuses se confondent pour former, sur la ligne médiane, une crête lamelleuse plus ou moins prononcée, et les lames latérales correspondantes aux apophyses transverses, en restant écartées entre elles dans leur portion moyenne, tandis qu'elles se confondent vers leur extrémité, circonscrivent ordinairement, de chaque côté de cette partie médiane, une série de trous tantôt fort grands, d'autres fois très-étroits. Ces pertuis restent à découvert dans la région pelvienne postérieure, mais ils disparaissent dans la partie antérieure du bassin, où

(1) Les vertèbres dorsales qui se soudent ainsi aux os iliaques par l'extrémité de leurs apophyses transverses sont reconnaissables aux côtes qui s'y articulent comme d'ordinaire : par exemple chez l'*Aptéryx* (a).

(2) Chez les Autruches, les os du pubis se réunissent sur la ligne médiane (b).

(3) Cuvier a donné un tableau numérique des vertèbres de chaque région du rachis chez beaucoup d'Oiseaux (c).

(a) Blanchard, *Organisation du Règne animal* : OISEAUX HOMALOSTERNIENS, pl. 2, fig. 7.
(b) Voyez Dalton, *Op. cit.*, pl. 7, fig. *h*.
(c) Cuvier, *Anat. comp.*, 2e édit., t. I, p. 209.

les os iliaques se prolongent presque toujours en manière de toit au-dessus de la partie correspondante du sacrum et se rencontrent sur la ligne médiane (1). La limite postérieure de la série des vertèbres pelviennes est souvent difficile à préciser, car avec l'âge la soudure de ces os envahit de plus en plus la série des vertèbres qui primitivement appartiennent à la queue. La charpente solide de cet appendice terminal se trouve ainsi fortement réduite chez tous les Oiseaux de la période actuelle ; mais, chez un représentant de la même classe qui vivait à la période jurassique, et que les paléontologistes appellent *Archeopteryx*, il en fut autrement, et la queue, longue et grêle, se composait d'environ vingt vertèbres (2). Quelquefois elle est styliforme vers le bout, mais presque toujours le dernier os coccygien est beaucoup plus grand que les autres et comparable par sa forme à un soc de charrue (3).

Les os iliaques, qui constituent les parties latérales du bassin, sont très-grands et surtout fort allongés ; leur portion antérieure, très-inclinée et un peu concave, constitue les fosses iliaques externes, et leur portion postérieure, tantôt bombée, tantôt ployée longitudinalement, de façon à former deux pans obliques, s'étend fort loin en arrière (4). La cavité cotyloïde, dirigée en

(1) Pour plus de détails sur la conformation du sacrum, je renvoie aux ouvrages spéciaux relatifs à l'ostéologie des Oiseaux (*a*).

(2) La queue de cet Oiseau ressemble beaucoup à celle d'un Reptile ; elle est atténuée graduellement vers le bout (*b*) et garnie de grandes plumes latéralement.

(3) Chez les Pics, qui se servent de leur queue comme arc-boutant lorsqu'ils grimpent aux arbres, cet os est très-élargi, et les apophyses transverses des autres vertèbres coccygiennes sont développées d'une manière remarquable (*c*).

(4) En général, les os iliaques s'unissent au sacrum dans toute l'étendue de leur bord interne, et constituent ainsi avec la portion postérieure de

(*a*) Alph. Milne Edwards, *Oiseaux fossiles*, t. I, p. 38.
— Eyton, *Osteologia Avium*.
— Voyez aussi Owen, *Anat. of Vertebrates*, t. II, p. 29 et suiv.

(*b*) Owen, *On the Archeopteryx of von Meyer* (*Phil. Trans.*, 1863, pl. 1 et pl. 4, fig. 7 et 8).

(*c*) Blanchard, *Organisation du Règne animal*, OISEAUX, pl. 17, fig. 28.

dehors et toujours perforée au fond, est située près du point de rencontre de ces deux portions de l'iléon, et la partie inférieure de son contour se trouve constituée par l'extrémité antérieure de l'ischion. Cette dernière pièce, longue et peu élargie, se dirige en arrière parallèlement au bord de la portion postérieure de l'os iliaque et y laisse un grand espace vide, qui tantôt reste ouvert postérieurement, et forme par conséquent une vaste échancrure ischiatique, d'autres fois se convertit en trou par la rencontre de l'extrémité de cette pièce osseuse avec la partie correspondante de l'iliaque (1). Quant aux os pubiens, ils sont en général réduits à la forme de baguettes grêles qui, par leur extrémité antérieure, se soudent aux os iliaques, près de la cavité cotyloïde, et se dirigent en arrière, puis se recourbent en dedans ; chemin faisant, ils se joignent au bord inférieur des os ischiatiques et circonscrivent ainsi en dessous le trou obturateur (2). Enfin leur portion terminale représente l'arcade du

celui-ci, situé en arrière des cavités cotyloïdes, un grand bouclier pelvien plus ou moins continu (*a*) ; mais quelquefois il y a de chaque côté un grand espace vide entre la partie postérieure des iliaques et la portion correspondante du rachis, qui, alors, semble appartenir à la queue plutôt qu'au sacrum : par exemple chez l'Autruche (*b*).

(1) Ce mode d'organisation est le plus commun. L'autre disposition est portée très-loin chez l'Aptéryx (*c*), ainsi que chez l'Autruche (*d*) et les Tinamous (*e*). Le trou sciatique est très-grand chez le Nandou (*f*), le Casoar à casque (*g*), et même chez les Canards (*h*). Il est au contraire fort réduit chez les Aigles (*i*), etc.

(2) Une traverse osseuse divise souvent cet espace en deux, et alors on réserve le nom de *trou obturateur* au pertuis postérieur, et l'on appelle *trou ovalaire* l'ouverture antérieure (*j*).

(*a*) Par exemple chez l'Aigle ; voy. Alph. Milne Edwards, *Op. cit.*, t. I, pl. 2, fig. 1, 2 et 3.
(*b*) Voyez Eyton, *Op. cit.*, pl. 23.
(*c*) Owen, *On the Southern Apteryx* (*Trans. Zool. Soc.*, t. II, pl. 54 et 55).
— Blanchard, *Organisation du Règne animal* : OISEAUX HOMALOSTERNIENS, pl. 1.
(*d*) Dalton, *Op. cit.*, pl. 1.
— Owen, *Anat. of Vertebrates*, t. II, fig. 24.
(*e*) Parker, *On the Osteology of Gallinaceous Birds and Tinamous* (*Trans. Zool. Soc.*, t. V, pl. 39).
(*f*) Dalton, *Op. cit.*, pl. 2.
(*g*) Idem, *Op. cit.*, pl. 3.
(*h*) Alph. Milne Edwards, *Op. cit.*, t. I, pl. 11, pl. 15, fig. 13-16, etc.
(*i*) Idem, *Op. cit.*, t. I, pl. 2, fig. 1.
(*j*) Idem, *Op. cit.*, t. I, p. 41.

pubis; mais, ainsi que je l'ai déjà dit, ils restent en général très-écartés l'un de l'autre, et ne se réunissent sur la ligne médiane que chez l'Autruche et un petit nombre d'autres Oiseaux.

§ 6. — Les principales particularités que nous présente la charpente osseuse des membres pelviens chez les Oiseaux dépendent du mode de conformation du pied. Le fémur et les os de la jambe n'offrent rien d'important à noter, si ce n'est l'état souvent rudimentaire du péroné et la disposition des surfaces articulaires de l'extrémité inférieure du tibia, qui constituent deux poulies séparées par une gorge profonde et assez semblables par leur forme à celles de l'extrémité inférieure du fémur (1). Chez quelques Oiseaux, cette articulation est disposée de façon à nécessiter un effort musculaire pour ployer le pied sur la jambe, lorsque l'extension du membre est complète (2). Pattes.

La portion postdigitale du pied n'est représentée que par un seul os appelé *métatarsien*, ou *os canon*, qui résulte de la soudure de trois pièces métatarsiennes, et d'une pièce épiphysaire supérieure qui semble tenir lieu de tarse (3). A leur

(1) La portion postérieure de cette *gorge intercondyloïdienne* s'articule avec une pièce ordinairement cartilagineuse, mais quelquefois osseuse, qui, à raison de sa forme et de ses fonctions, rappelle la rotule du genou, mais représente en réalité le talon.

(2) On doit à M. Langer des recherches approfondies sur la forme des surfaces articulaires et la structure de la jointure de la patte des Oiseaux (*a*).

(3) Ces trois os métatarsiens, allongés et placés à peu près parallèlement entre eux, sont parfois distincts chez l'embryon et même chez l'Oiseau nouveau-né : chez l'Autruche, par exemple (*b*). Quelquefois aussi on distingue des traces de leur soudure chez l'adulte (*c*), et très-souvent ils laissent entre eux un ou deux méats ou espaces vides, appelés le *pertuis supérieur* et le *pertuis inférieur* (*d*).

(*a*) Langer, *Ueber encongruente Charnier-Gelenke* (*Sitzungsber. der Akad. der Wissensch.*, Wien, 1858, t. XXVII, p. 185). — *Ueber die Fussgelenke der Vögel* (*Mém. de l'Acad. de Vienne*, 1859).

(*b*) H. C. Heer, *De ossium concretione normali et morbosa* (Diss. inaug.). Breslau, 1836, pl. 1 et 2).

(*c*) Par exemple chez les Apténodytes et les Sphénisques.

(*d*) Par exemple chez l'Aigle (*Op. cit.*, pl. 3, fig. 2).

extrémité inférieure ces trois os métatarsiens ankylosés s'écartent ordinairement entre eux, de façon à former autant de têtes articulaires distinctes et disposées en forme de poulies digitifères. Cet os du pied présente d'ailleurs une multitude de variations dans les détails de sa structure, et fournit ainsi des caractères précieux pour la détermination des espèces éteintes dont on trouve des débris fossiles dans divers dépôts géologiques (1). Mais les faits de cet ordre ne doivent pas nous arrêter ici.

Les doigts ne sont jamais au nombre de plus de quatre et sont parfois réduits à trois, comme chez le Nandou, ou même à deux, comme chez l'Autruche d'Afrique. Le doigt interne, ou pouce, est celui qui manque le plus souvent ; en général, il est rejeté en arrière et articulé plus haut que ses congénères, à un petit os styliforme qui représente un quatrième métatarsien, et se trouve simplement appliqué contre l'os canon à l'aide de ligaments. Le doigt externe peut aussi faire défaut, et quelquefois il se renverse en arrière de façon à former avec l'antépénultième doigt une pince à deux branches (2) ; mais, de même que ce dernier, il s'articule directement au canon. Il est

(1) Les recherches récentes de mon fils, M. Alph. Milne Edwards, montrent tout le parti que l'on peut tirer de ces caractères pour la paléontologie ostéologique (voy. *Recherches pour servir à l'histoire des Oiseaux fossiles*, 4 volumes in-4°, Paris, 1867-1870).

(2) Chez les Oiseaux de proie nocturnes, ce renversement du quatrième doigt en arrière est facultatif ; mais chez les Perroquets et les autres Grimpeurs, il est permanent, de façon que deux doigts seulement sont dirigés en avant.

Il est aussi à noter que chez les Pélicans, les Cormorans et les autres Oiseaux nageurs de la famille des Totipalmes, les quatre doigts sont dirigés en avant et renfermés dans une même membrane. Une disposition analogue existe chez les très-jeunes embryons d'autres Oiseaux, dont les doigts deviennent plus tard libres et dirigés comme d'ordinaire : un en arrière, les trois autres en avant (a).

(a) Agassiz, *On the Structure of the Foot in the embryo of Birds* (*Proceed. Boston Soc. Nat. Hist.*, 1848, t. III, p. 42).

aussi à noter que presque toujours le nombre des phalanges augmente régulièrement de dedans en dehors ; le pouce en ayant deux seulement, le doigt antéro-interne trois, le doigt médius quatre, et le doigt externe cinq.

Appareil scapulaire.

§ 7. — L'appareil scapulaire des Oiseaux ordinaires est très-développé, et se compose presque toujours de trois pièces dont l'importance est considérable : le *scapulaire*, le *coracoïdien*, ou clavicule postérieure, et la *clavicule* proprement dite, ou os furculaire. Chez les espèces qui sont privées de la faculté de voler, il est plus ou moins réduit et chez le *Dinornis*, il n'existe même qu'à l'état rudimentaire (1).

Le scapulaire, ou omoplate, reste distinct, ou ne se soude que très-tardivement aux autres pièces dont je viens de parler (2). Il est allongé, presque toujours fort étroit (3) et renflé à son extrémité antérieure, où se trouvent trois tubercules, dont l'un tourné en dehors, concourt à la formation de la cavité glénoïdale, où s'articule la tête de l'humérus ; dont le second, dirigé en avant, s'unit au coracoïdien, et dont le troisième, plus fort que le précédent, donne attache à la clavicule furculaire.

Les coracoïdiens sont en général fort robustes, et constituent de chaque côté de la base du cou un arc-boutant solide placé obliquement entre l'articulation scapulo-humérale et le bord antérieur du sternum, à peu près comme nous l'avons vu chez les Monotrèmes ; son extrémité supérieure entre largement dans la constitution de la cavité glénoïde et s'articule avec la clavicule, ainsi qu'avec le scapulum.

(1) Chez les *Dinornis*, qui paraissent avoir été des Oiseaux complétement aptères, la cavité glénoïdale manque et est remplacée par une petite crête (*a*).

(2) Cette ankylose entre le scapulum et le coracoïdien a lieu chez les Autruches et les Casoars.

(3) La portion postérieure s'élargit beaucoup chez les Manchots et les Gorfous (*b*).

(*a*) Owen, *Anat. of Vertebrates*, t. II, p. 65.
(*b*) Voyez Eyton, *Op. cit.*, pl. 4 L.

Les deux clavicules proprement dites sont presque toujours confondues entre elles à leur extrémité inférieure, de façon à constituer une fourche à deux branches, ou un os unique en forme d'U dont les pointes supérieures s'articulent, comme je viens de le dire, avec la tête des deux omoplates, et dont la pointe ou portion médiane va s'appuyer sur l'extrémité antérieure du brechet ou corne médiane du sternum, ou du moins s'en rapproche beaucoup. Quelquefois la pointe de cette fourchette claviculaire se soude au sternum, par exemple chez les Pélicans, les Frégates et les Grues (1). Chez les Oiseaux qui sont incapables de voler, les clavicules furculaires peuvent manquer plus ou moins complétement (2), et chez quelques Perroquets, ainsi que chez certains Pigeons, elles sont réduites à des stylets suspendus aux épaules, sans pouvoir ni atteindre le sternum, ni se rencontrer entre elles (3).

Ailes. Chez les *Dinornis*, oiseaux de la Nouvelle-Zélande qui ne vivent plus aujourd'hui, les ailes paraissent manquer complétement (4), et chez les autres espèces qui sont privées de la

(1) Cette soudure entre la fourchette et le sternum est remarquablement large et solide chez la Grue, le Pélican (*a*) et chez la Frégate (*b*). Chez beaucoup d'autres Oiseaux où la fusion des deux clavicules est également complète, l'arc ainsi constitué ne touche pas au sternum (*c*).

(2) Chez l'*Aptéryx*, les os furculaires ne sont représentés que par un noyau rudimentaire à peine visible (*d*).

(3) Pour plus de détails sur la conformation de la fourchette et ses connexions avec l'appareil sternal, je renverrai aux publications suivantes (*e*).

(4) M. Owen est parvenu à reconstituer complétement le squelette de plusieurs de ces Oiseaux gigantes-

(*a*) Alph. Milne Edwards, *Op. cit.*, t. I, pl. 35, fig. 1.
(*b*) Idem, *ibid.*, pl. 35, fig. 2.
(*c*) Exemple : les Canards (*Op. cit.*, pl. 11, etc.).
(*d*) Owen, *Anat. of the Southern Apteryx* (*Trans. Zool. Soc.*, t. II, pl. 55, fig. 2).
(*e*) Allis, *On the Mode of attachment of the os furculum to the sternum in various Grallatorial and Natatorial Birds* (*Proceed. Zool. Soc*, 1835, t. III, p. 154).
— Harting, *L'appareil épisternal des Oiseaux* (*Mém. de l'Acad. d'Utrecht*, 1864, t. I).
— Parker, *Shoulder-girdle*, pl. 14-17 (*Roy. Soc.*, 1868).
— A. Milne Edwards, *Op. cit.*
— Eyton, *Op. cit.*

faculté de voler, ces organes en général sont plus ou moins rudimentaires (1) ; mais, chez la plupart des Animaux de cette classe, les membres thoraciques présentent un grand développement, et leur segment terminal présente des particularités fort remarquables.

L'humérus est conformé à peu près comme chez les Mammifères, et les deux os de l'avant-bras n'offrent en général rien d'important à noter. La main, très-aplatie, a la forme d'une palette allongée, qui donne insertion aux principales pennes de l'aile. Le carpe n'est représenté que par deux os ; le métacarpe est formé primitivement de trois os qui se soudent entre eux par le progrès de l'âge ; les deux os principaux s'allongent beaucoup et s'ankylosent par leurs extrémités, mais laissent entre eux, dans la majeure partie de leur étendue, un espace vide. Enfin, les doigts ne sont qu'au nombre de trois, dont deux plus ou moins rudimentaires. L'un de ces organes, composé d'une seule phalange et placé du côté radial, s'articule près de la base du métacarpe, et on le désigne sous le nom de *pouce* ; un autre, situé du côté opposé et également styloïde, s'insère à l'extrémité opposée du métacarpe ; enfin le doigt médian, ou doigt principal, se compose de deux phalanges, dont la première est grande et très-comprimée.

Je reviendrai sur l'étude de ces parties lorsque je traiterai

ques (*a*), et non-seulement il ne leur a trouvé aucun vestige d'ailes, mais, ainsi que je l'ai déjà dit, il a constaté que leur appareil scapulaire, fort réduit, est dépourvu de la cavité articulaire où s'emboîte d'ordinaire la tête de l'humérus (*b*).

(1) Notamment chez l'Aptéryx, l'Autruche, le Nandou et les Casoars. Il est cependant à noter que chez quelques Oiseaux apténiens les ailes fonctionnent à la façon de nageoires, et alors leur charpente osseuse est bien développée. Les Manchots sont dans ce cas (*c*).

(*a*) Owen, *On Dinornis*, part. 8 (*Trans. Zool. Soc.*, t. IV, pl. 46 et 47).
(*b*) Voyez ci-dessus, page 387.
(*c*) Owen, *Anat. of Vertebrates*, t. II, fig. 19.

des membres thoraciques de l'Oiseau considérés comme organes du vol.

Squelette des Reptiles.

§ 8. — Dans la CLASSE DES REPTILES, la charpente osseuse présente des variations plus grandes que dans l'une ou l'autre des deux classes des Vertébrés supérieurs, dont l'étude vient de nous occuper (1). En effet, elle affecte trois formes principales qui diffèrent considérablement entre elles, et qui sont propres, la première aux Chéloniens, la seconde aux Sauriens, et la troisième aux Serpents. Du reste, par ses caractères généraux, le squelette de tous ces Animaux ressemble à celui des Oiseaux plus qu'à celui des Mammifères, surtout en ce qui concerne la structure de la tête.

Squelette des Chéloniens.

Le caractère le plus saillant du squelette des Chéloniens dépend de la disposition des os du tronc, qui forment chez ces Animaux une sorte de boîte résultant de l'association de deux boucliers, dont l'un, situé sur le dos, est appelé *carapace*, et l'autre, placé à la face ventrale du corps, est désigné sous le nom de *plastron*.

Cette cuirasse béante en avant et en arrière, mais en général complétement zonaire vers le milieu, est d'ordinaire assez grande pour que la tête, la queue et les quatre membres puissent y rentrer et s'y cacher complétement. Elle est placée directement sous la peau, qui y adhère d'une manière très-intime, et, en général, est garnie de grandes plaques cornées

(1) Au sujet de l'ostéologie des Reptiles, je citerai principalement les observations de Cuvier consignées dans son grand ouvrage sur les *Ossements fossiles*, les traités généraux d'anatomie comparée et d'erpétologie (*a*), ainsi que divers mémoires spéciaux indiqués ci-après.

(*a*) Owen, *Anat. of Vertebrates*, t. I.
— Duméril et Bibron, *Erpétologie générale*, pl. 1-8.
— Blanchard, *Organisation du Règne animal* : REPTILES, CHÉLONIENS, pl. 1 et 2 ; — EMYDOSAURIENS, pl. 1 ; — SAURIENS, pl. 1, 2, 3, 9, 10, 11, 14, 16, etc. ; — OPHIDIENS, pl. 5.
— Moquin-Tandon, *Mém. sur l'ostéologie des Reptiles* (*Mém. de la Soc. Linn. de Paris*, 1825, t. IV, p. 141).

dont nous avons vu la disposition dans une précédente Leçon (1).

La *carapace*, lorsqu'elle est développée d'une manière complète, est constituée par l'assemblage : 1° d'une série de pièces médianes et symétriques, qui d'ordinaire reposent sur l'arc neural des vertèbres sous-jacentes et se confondent avec lui ; 2° de deux séries longitudinales de pièces moyennes placées de chaque côté de la série médiane et correspondantes aux côtes vertébrales ; 3° de deux séries de pièces marginales qui constituent une sorte de cadre tout autour de ce bouclier dorsal (2). Ces pièces ont la forme de plaques plus ou moins minces et, se rencontrant entre elles par leurs bords, s'articulent par engrenage. Jusque dans ces derniers temps les anatomistes les ont considérées comme étant constituées, les unes par les apophyses épineuses élargies des vertèbres sous-jacentes, les autres par les côtes vertébrales et les côtes sternales très-dilatées ; mais les observations faites sur le développement du squelette des Tortues montre que toutes ces pièces tergales, ou du moins la plupart d'entre elles, résultent de l'ossification d'une expansion fibreuse qui recouvre les parties du squelette que je viens de nommer, et s'y unit intimement, tout en ayant des connexions non moins étroites avec le système tégumentaire. La carapace paraît donc être due à une extension du travail d'ossification analogue à celui que nous avons vu produire la voûte temporale chez le *Lophiomys*, parmi les Mammifères, et que nous verrons se manifester dans d'autres parties du squelette des Reptiles (3). Ce mode d'origine nous Carapace.

(1) Voyez ci-dessus, page 62. Le contour de ces écailles ne correspond pas aux divisions de la carapace sous-jacente.

(2) Voyez à ce sujet les planches de Bojanus, etc. (*a*).

(3) Cuvier, Geoffroy Saint-Hilaire et la plupart des autres anatomistes de la

(*a*) Bojanus, *Anatome Testudinis europææ*, 1819, pl. 2-6.

permet de comprendre facilement comment quelques-unes de ces pièces osseuses ne sont en connexion ni avec les vertèbres, ni avec les côtes, tandis que les autres se confondent si intimement avec ces os, qu'elles semblent en être des dépendances.

Les pièces médianes ou neurales, qui se confondent plus ou moins intimement avec les vertèbres sous-jacentes, sont en général au nombre de huit; elles sont précédées d'une pièce marginale impaire qui chevauche sur la première vertèbre dorsale sans y adhérer (1), et elles sont suivies d'un nombre variable d'autres pièces impaires qui sont également sans connexions avec les vertèbres sous-jacentes. Les pièces costales ou intermédiaires sont généralement au nombre de huit paires. Chez les Tortues terrestres, elles se confondent avec les côtes situées au-dessous, et, dans toute la longueur de ces os, elles s'étendent de façon à se rencontrer entre elles; mais chez les *Trionyx* elles

première moitié du siècle actuel considéraient les pièces médianes de la carapace comme étant constituées par l'arc supérieur des vertèbres dorsales ou par l'apophyse épineuse devenue tabulaire, et les pièces latérales intermédiaires comme étant les côtes dépendantes de ces mêmes vertèbres. Geoffroy assimilait aussi les pièces marginales à autant de côtes sternales (*a*). Mais les observations de M. Peters, confirmées par les recherches embryologiques de Rathke, et les remarques de plusieurs auteurs plus récents, portent la plupart des anatomistes à admettre aujourd'hui que ces plaques sont des produits de l'ossification du chorion, et par conséquent n'appartiennent pas à l'endosquelette (*b*).

(1) M. Agassiz a constaté que cette pièce médiane antérieure n'est pas un os dermique, comme le sont les pièces marginales latérales, et qu'elle appartient à l'endosquelette (*c*). Dans l'état actuel de nos connaissances, il me paraîtrait donc difficile d'en déterminer le caractère homologique.

(*a*) Geoffroy Saint-Hilaire, *Mém. sur les Tortues molles* (*Ann. du Muséum*, 1809, t. II, p. 5). — *Philosophie anatomique*, t. I, p. 105.

(*b*) Peters, *Observationes ad Anatomian Cheloniorum*, 1838.

— *Ueber die Bildung des Schildkrötensskelets* (Müller's *Arch. für Anat.*, 1839, p. 290).

— Rathke, *Sur le développ. des Tortues* (*Ann. des sciences nat.*, 3e série, 1846, t. V, p. 161). — *Entwickelungen der Schildkröten*, 1848, p. 122.

— Owen, *On the Development and Homologies of the Carapace and Plastron of Chelonian Reptiles* (*Phil. Trans.*, 1849, p. 151).

— Gervais, *Sur la signification des pièces qui composent le plastron des Tortues* (*L'Institut*, 1849, t. XVII, p. 188).

(*c*) Agassiz, *Contributions to the Natur. Hist. of the United States of America*, vol. I, part. 2, p. 265.

laissent inoccupés les espaces intercostaux (1). Chez quelques Animaux de cet ordre, les pièces marginales manquent plus ou moins complétement (2), mais en général elles sont plus nombreuses que les précédentes. Enfin, chez le Sphargis ou Tortue luth, la carapace, au lieu de se souder aux parties sous-jacentes du squelette, y est unie seulement par une couche de tissu fibreux (3).

Le *plastron*, qui revêt la face ventrale du corps, est un bouclier ovalaire composé de neuf pièces : une médiane et antérieure ; les autres disposées par paires, et pouvant se rencontrer complétement entre elles ou rester plus ou moins éloignées de la ligne médiane et constituer une sorte de cadre. Les anatomistes s'accordent généralement pour considérer toutes ces pièces comme appartenant à l'appareil sternal (4), et cette opinion me paraît bien fondée (5). Chez beaucoup de Tortues,

(1) Chez les Tortues d'eau douce et les Chélhydres, les espaces intercostaux ne se remplissent que plus ou moins tardivement (*a*). Chez les Tortues de mer, il reste vers l'extrémité extérieure de ces os un espace occupé seulement par une expansion subcartilagineuse (*b*).

(2) Les pièces marginales de la carapace font complétement défaut chez les Cyclodermes (*c*), ainsi que chez les *Trionyx* (*d*).

(3) M. Gervais a publié récemment une description très-détaillée de la charpente osseuse de ce Chélonien (*e*).

(4) A l'exemple de Geoffroy Saint-Hilaire, les anatomistes désignent ordinairement ces pièces sous les noms de : *entosternal*, *épisternaux*, *hyosternaux*, *hyposternaux* et *xiphosternaux* (*f*).

(5) Carus et M. Peters ont pensé que le plastron était constitué en partie par la portion de l'endosquelette représentant le sternum, en partie par des pièces dermiques (*g*). Rathke, en se fondant sur le mode de développement de ces parties chez l'embryon, les rapporte toutes à l'ossification du

(*a*) Bojanus, *Op. cit.*, pl. 3, fig. 8.
(*b*) Cuvier, *Op. cit.*, t. V, pl. 13, fig. 3.
(*c*) Peters, *Uebersicht auf seiner Reise nach Mozambique, beobachteten Schildkröten* (*Berlin. Monatsber.*, 1854, p. 215).
(*d*) Cuvier, *Op. cit.*, t. V, pl. 13, fig. 8.
— Agassiz, *Op. cit.*, t. I, p. 256.
(*e*) Gervais, *Ostéologie du Sphargis luth* (*Nouv. Archives du Muséum*, 1872, t. VIII, p. 199).
(*f*) Geoffroy Saint-Hilaire, *Philos. anat.*, 1818, t. I, pl. 2, fig. 21.
(*g*) Carus, *Traité d'anatomie comparée*, t. I, p. 203.
— Rathke, *Entwick. der Schildkröten*, 1848, p. 122 et suiv.

le plancher osseux de la chambre viscérale constitué de la sorte s'unit très-intimement, de chaque côté, à un prolongement du limbe de la carapace, mais chez quelques espèces il n'y est fixé que par l'intermédiaire de ligaments (1). Enfin, il est aussi à noter que, chez les Chéloniens appelés, à raison de cette disposition, des Tortues à boîte, la portion antérieure du plastron, ainsi que la portion terminale de ce bouclier, au lieu d'être comme d'ordinaire ankylosées avec la portion médiane, y sont articulées de façon à jouir d'une certaine mobilité et à pouvoir se relever contre les bords correspondants de la carapace (2).

Ceinture scapulaire.

La disposition de la boîte osseuse formée par la carapace et le plastron entraîne d'autres particularités dans les relations anatomiques de la portion basilaire des membres. Ainsi l'appareil scapulaire, composé comme d'ordinaire d'un scapulum, d'une clavicule et d'un os coracoïdien, ne s'appuie pas contre

système tégumentaire, et récemment la même opinion a été soutenue par M. Parker (a). Mais M. Agassiz, au contraire, affirme que chez l'embryon les neuf pièces du plastron se développent d'une manière indépendante du chorion (b); et, quoi qu'il en soit à cet égard, je persiste à croire que ce bouclier est l'homologue du sternum des Oiseaux. J'ajouterai que M. Owen, tout en considérant la pièce médiane, ou entosternale, comme l'homologue du sternum, pense que les pièces latérales sont les représentants d'autant de côtes sternales, ou apophyses sternales, pour me servir de la nomenclature particulière de cet anatomiste éminent (c).

(1) Cette disposition se rencontre chez les Chélonées et les autres Thalassites ou Tortues marines.

(2) Dans le genre Cinosterne, il y a de la sorte deux battants mobiles qui jouent sur une pièce moyenne qui est fixe. Chez la Cistude, les deux portions mobiles se retrouvent aussi, mais elles jouent l'une sur l'autre. Enfin, chez le Sternothère, il n'y a qu'un seul battant mobile situé en avant, et chez quelques Tortues terrestres dont on a formé le genre *Chersus*, la portion postérieure du plastron est mobile, tandis que tout le reste de ce bouclier est immobile.

(a) Parker, *On the Shoulder-girdle and Breastbone*, p. 133.
(b) Agassiz, *Op. cit.*, t. I, p. 265.
(c) Owen, *loc. cit.*, p. 166 et suiv.

la face externe des parois thoraciques, comme cela a lieu chez les Mammifères, les Oiseaux et la plupart des Reptiles; il se loge dans l'intérieur de la chambre viscérale et se trouve suspendu sous la face interne des côtes par les omoplates, qui vont s'articuler à la colonne vertébrale par leur extrémité supérieure, tandis que leur bout opposé se réunit à la clavicule et au coracoïdien pour constituer la cavité articulaire où se loge la tête de l'humérus. Les trois os de l'épaule ainsi disposés forment une sorte de trépied dont les deux branches inférieures se dirigent vers la face supérieure du plastron, à la partie antérieure et médiane duquel les clavicules se fixent par leur extrémité inférieure (1). La ceinture scapulaire, unie à la partie adjacente de la colonne vertébrale, constitue donc dans l'intérieur du thorax un anneau complet fort analogue à celui formé à l'arrière de l'abdomen par les os des hanches associés aux vertèbres du sacrum. Le bassin conserve ses rapports ordinaires avec le rachis, et la position qu'il occupe dans l'intérieur de la cavité comprise entre la carapace et le plastron est seulement une conséquence du développement excessif de la portion postérieure de ces deux boucliers, qui chevauchent en arrière sur les parties du squelette laissées ordinairement à découvert (2).

§ 9. — La charpente osseuse des membres, la queue et la portion antérieure de la colonne vertébrale ne présentent aucune particularité de structure qui me paraisse offrir assez d'intérêt

Pattes

(1) Le scapulaire et la clavicule sont étroits, allongés et soudés entre eux vers leur extrémité externe; le coracoïdien, dirigé en arrière et élargi postérieurement, est réuni aux précédents par une suture qui divise en deux parties la cavité glénoïde (a).

(2) La portion inférieure du bassin est très-développée, et l'ischion aussi bien que le pubis se rencontrent sur la ligne médiane, de façon que la symphyse pubienne est très-longue (b).

(a) Cuvier, *Op. cit.*, t. V, pl. 12, fig. 1-6.
(b) Idem, *Op. cit.*, fig. 16, etc.

pour que je m'y arrête ici (1); mais la tête osseuse mérite de fixer un instant notre attention (2).

Tête. La composition de cette partie du squelette ne diffère que peu de ce que nous avons vu chez les Oiseaux, si ce n'est que les os de la face, au lieu d'être articulés faiblement entre eux et souvent mobiles les uns sur les autres, sont ramassés et très-solidement fixés (3); que la boîte crânienne est fort petite, et que les fosses temporales, au lieu d'être ouvertes en dessus, sont parfois recouvertes d'une voûte osseuse qui part du

(1) Il est cependant à noter :

1° Que l'humérus est très-arqué.

2° Que les os carpiens de la dernière rangée sont au nombre de cinq, comme les métacarpiens, avec lesquels ils s'articulent, et que parfois l'os pisiforme, au lieu d'être en connexion avec les carpiens de la première rangée, descend au niveau du dernier carpien externe et se porte en dehors, de façon à simuler un doigt surnuméraire (*a*). Les os du tarse qui portent les métatarsiens sont aussi au nombre de cinq.

3° Que les doigts sont d'une brièveté extrême chez les Tortues de terre, tandis que chez les Tortues de mer ils s'allongent beaucoup.

J'ajouterai que la première vertèbre dorsale, caractérisée par l'existence d'une paire de petites côtes, reste libre sous la portion antérieure de la carapace, et le nombre total des vertèbres dorsales ne s'élève qu'à neuf ou dix.

Les vertèbres cervicales, au nombre de huit, sont très-mobiles sur les autres.

(2) La composition de la tête osseuse, considérée au point de vue des homologies, a donné lieu à plusieurs travaux importants (*b*).

(3) Les os du crâne, au contraire, conservent leur indépendance beaucoup plus longtemps que chez les Oiseaux, et sont en général délimités par des sutures pendant toute la durée de la vie. Cela se voit non-seulement pour les représentants des grands os crâniens des Mammifères, mais aussi pour les pièces primordiales qui constituent ceux-ci en se soudant entre elles. Ainsi l'occipital reste divisé en six os distincts : un basilaire, deux occipitaux latéraux, un occipital supérieur, et latéralement une paire d'occipitaux extérieurs.

(*a*) Par exemple chez le Caret ; voy. Cuvier, *loc. cit.*, fig. 15.

(*b*) Weidemann, *Anat. Beschreibung der Schildkröten* (*Archiv für Zoologie und Zootomie*, 1802, t. II, p. 177).

— Spix, *Cephalogenesis*, 1815.

— Bojanus, *Parergon ad Anatomen Testudinis, cranii vertebratorum*, etc.—*Anat. Testudinis Europææ*, 1819.

Ulrich, *Annotat. quædam de sensu ac significatione ossium capitis, speciatim de capite Testudinis*. Berlin, 1816.

— Cuvier, *Ostéologie des Tortues*, dans *Ossements fossiles*, t. V, p, 176.

— Owen, *Anat. of Vertebrates*, t. II, p. 126 et suiv.

sinciput et se confond inférieurement avec les arcades zygomatiques, à peu près comme chez le *Lophiomys*, dans la classe des Mammifères (1). Les os tympaniques, ou os carrés, disposés d'ailleurs à peu près comme chez les Oiseaux, concourent à la formation de cette voûte, et sont par conséquent rendus complétement immobiles (2). Les cavités orbitaires communiquent largement entre elles, ainsi qu'avec les fosses adjacentes; mais leur cadre est complet, et sa portion supérieure se trouve constituée principalement par deux pièces osseuses qui correspondent aux angles latéro-postérieurs et latéro-antérieurs du frontal des Vertébrés supérieurs (3). La région nasale est peu développée; la voûte du palais est courte, et très-incomplète; enfin l'articulation de la tête sur l'atlas se fait à l'aide d'un condyle unique et médian, mais formé par la réunion de trois tubercules (4). La mâchoire inférieure, de même que chez les Oiseaux, n'a pas de symphyse, mais sa structure est encore plus complexe que chez ces Animaux. On y compte onze pièces distinctes. Du reste, cette multiplicité des parties constitutives de cet organe n'appartient pas seulement aux Chéloniens, elle est commune à tous les Reptiles, et parfois même elle est portée encore plus loin, notamment chez les Crocodiliens (5).

(1) Voyez tome VI, page 56.

(2) L'os carré contribue très-largement à la formation du cadre du tympan; quelquefois même il se prolonge en arrière de façon à compléter ce cercle osseux (a).

(3) Cuvier désigne ces os sous les noms de frontal *postérieur* et de frontal *antérieur*, réservant le nom de frontal *principal* pour la paire médiane de pièces dont l'ensemble représente le frontal unique des Mammifères. Le frontal postérieur, ou orbitaire externe, est très-développé.

(4) Un de ces tubercules appartient à l'os basioccipital, les deux autres aux os exoccipitaux (b).

(5) Ainsi que nous l'avons vu dans une Leçon précédente (c), chez ces Reptiles, la mâchoire se compose de

(a) Exemple : l'*Emys expansa*; voy. Cuvier, *Op. cit.*, t. V, pl. 11, fig. 9.
(b) Cuvier, *Op. cit.*, t. XV, pl. XI, fig. 4.
(c) Voyez tome VI, page 42.

Squelette des Sauriens.

§ 10. — La tête osseuse des autres Reptiles est construite d'après le même plan général, mais la face acquiert un développement relatif plus considérable, et les pièces constitutives de sa charpente sont d'ordinaire beaucoup moins solidememt unies entre elles. C'est chez les Ophidiens que leurs connexions sont le plus lâches. Chez ces Animaux, les deux branches de la mâchoire inférieure sont presque toujours libres entre elles (1), et souvent même les os maxillaires supérieurs sont très-mobiles. Cette dernière particularité se rencontre chez les Serpents venimeux, et nous avons déjà eu l'occasion de voir comment elle influe sur le jeu des crochets dont la bouche de ces Reptiles est armée (2). Le mode de suspension de la mâchoire inférieure, dont j'ai déjà eu l'occasion de parler (3), mérite aussi d'être rappelé ici. Cette articulation se fait comme d'ordinaire à l'extrémité inférieure de l'os tympanique, mais cet arc-boutant, au lieu d'être fixé directement au crâne, est attaché à l'extrémité postérieure d'un levier très-mobile qui est constitué par l'os mastoïdien et qui s'appuie seulement sur la boîte crânienne par son extrémité antérieure (4). Il est aussi à noter que l'extrémité de l'os tympanique ne trouve pas d'arcade zygomatique pour

six paires de pièces osseuses distinctes savoir : de deux *os dentaires* réunis entre eux, à leur extrémité antérieure, par une suture, et suivis chacun par un *os operculaire* situé à la face interne ; d'un *os angulaire*, d'un *os surangulaire*, d'un *os articulaire*, et d'un *os complémentaire*.

Chez les Chéloniens, les os dentaires sont représentés par une pièce médiane unique (*a*).

(1) Voyez tome VI, page 42.

(2) Voyez tome VI, page 69.

(3) Voyez tome VI, page 43.

(4) Ce mode de suspension de la mâchoire inférieure n'est pas constant dans l'ordre des Ophidiens ; il se rencontre chez tous les Serpents proprement dits ; mais chez les Doubles marcheurs, ou Amphisbeniens, l'os tympanique est immédiatement articulé au crâne, comme chez les Sauriens (*b*).

(*a*) Cuvier, *Op. cit.*, t. V, pl. XI, fig. 25.

(*b*) Cuvier, *Règne animal*, 2e édit., pl. 8, fig. 5.
— Gervais, *Rech. sur l'ostéologie de diverses espèces d'Amphibies* (*Ann. des sciences nat.*, 3e série, 1835, t. XX).

s'appuyer, et que l'arcade intermédiaire de la région palatine, avec laquelle cet os suspenseur est en connexion, s'allonge beaucoup (1).

Chez les Sauriens, les os tympaniques se trouvent également plus ou moins éloignés des parois du crâne, mais les pièces osseuses qui les y relient sont fixées à celles-ci de façon à ne pouvoir exécuter aucun mouvement, et souvent même leur union avec le reste de la tête acquiert une solidité remarquable par le grand développement des arcades zygomatiques (2). Cette disposition est particulièrement prononcée chez les Crocodiliens, et ces arcades présentent dans leur mode de conformation des variations dont l'étude n'est pas dépourvue d'intérêt pour les anatomistes, mais nous entraînerait hors des limites du cadre de ces Leçons, si nous nous y arrêtions ici (3).

Chez tous les Reptiles, la tête s'articule sur la colonne vertébrale à l'aide d'un tubercule impair et médian, comme nous l'avons déjà vu pour les Tortues ; mais ce condyle n'est pas toujours pourvu de trois facettes, et parfois il est simple, tandis qu'ailleurs il est bilobé (4).

(1) Les arcades intermédiaires constituées par les os palatins et les os ptérygoïdiens, sont très-écartées entre elles, et laissent à découvert le vomer ainsi que le sphénoïde (*a*).

Chez les Caméléons, cette voûte évidée au milieu se prolonge beaucoup en arrière, et constitue ainsi de chaque côté de la crête médiane du sinciput une sorte de cadre (*b*).

(2) Une disposition analogue à celle que nous avons rencontrée dans la région temporale des Tortues marines nous est offerte par les Lézards, où le système tégumentaire du sinciput s'ossifie et se confond avec le crâne, de façon à constituer de chaque côté un grand bouclier sus-temporal.

(3) Je me bornerai à ajouter que les frontaux postérieurs, ou os postorbitaires, jouent un rôle très-important dans la constitution des arcades zygomatiques des Sauriens, arcades qui sont quelquefois sans liaison avec les os malaires : par exemple chez les Monitors (*c*) et les Geckos (*d*).

(4) L'existence de deux ou de trois

(*a*) Cuvier, *Op. cit.*, pl. 9, fig. 1.
(*b*) Voyez Cuvier, *Ossem. foss.*, pl. 27, fig. 14.
(*c*) Cuvier, *Op. cit.*, t. V, pl. 16, fig. 1, 2 et 7.
(*d*) Idem, *loc. cit.*, pl. 16, fig. 27.

Rachis des Ophidiens.

§ 11. — La colonne rachidienne des Reptiles atteint son plus haut degré de développement et de mobilité chez les Serpents, où elle constitue avec ses dépendances costales la totalité de la charpente solide du tronc. Dans ce groupe zoologique, le nombre des vertèbres dépasse souvent 200 et atteint 422 (1). Elles ne diffèrent que peu entre elles, et s'articulent les unes aux autres à l'aide d'une cavité hémisphérique creusée à la face postérieure du corps de chacune d'elles et d'une tête arrondie qui occupe la face opposée de la même partie, disposition qui se retrouve aussi, quoique d'une manière moins bien caractérisée, chez la plupart des Sauriens (2). En dessus, les mouvements de cette jointure en genou sont limités par plusieurs apophyses articulaires dont le mode d'arrangement est très-parfait (3). Les apophyses épineuses sont généralement longues et aplaties pour donner insertion à des muscles puissants, mais les apophyses transverses sont d'ordinaire presque rudimentaires. Enfin, la plupart de ces vertèbres portent en dessous une

divisions dans ce condyle occipital unique dépend de ce que tantôt l'os basilaire contribue à sa formation, tandis que d'autres fois cette pièce ne se développe pas assez pour y entrer, et que ce sont les occipitaux latéraux qui sont seuls à le constituer.

(1) Cuvier a constaté ce dernier nombre chez le Python améthyste, et il a compté :

330 vertèbres chez le Boa divin;
289 chez le Trigonocéphale jaune;
255 chez le Naja à lunettes;
229 chez la Couleuvre à collier,
202 chez la vipère commune;
230 environ chez l'Orvet, l'Amphisbène, etc.;
102 chez l'*Acontias* (a).

(2) Chez les Geckos, les vertèbres sont au contraire biconcaves (b). Il en est de même chez un Saurien très-remarquable de la Nouvelle-Zélande, connu sous le nom de *Hatteria* (c).

Ce caractère anatomique est encore plus prononcé chez les Ichthyosaures et chez les *Archegosaurus*, fossiles de la période carbonifère, où la corde dorsale est persistante.

(3) On compte chez les Serpents jusqu'à huit articulations intervertébrales accessoires.

(a) Cuvier, *Anat. comp.*, 2e édit., t. I, p. 221.
(b) Hunter, *Observ. on the Animal Economy*, t. I, p. 142.
(c) Gunther, *Contributions to the Anatomy of* Hatteria (*Phil. Trans.*, 1867, p. 595, pl. 27, fig. 22 et 23).

crête médiane, ou même une apophyse épineuse inférieure, soit simple, soit double.

Toutes ces vertèbres, à l'exception des deux premières et de celles plus ou moins rudimentaires qui terminent la série rachidienne en arrière, portent des côtes mobiles, et toutes les côtes sont libres à leur extrémité ventrale (1). En effet, le squelette des Ophidiens est caractérisé par le manque du système des pièces sternales, aussi bien que par l'absence complète ou presque complète des membres (2). Côtes.

§ 12. — Chez les Sauriens, la colonne rachidienne est également pourvue de côtes plus ou moins mobiles dans presque toute sa longueur. Chez les Crocodiliens, ces appendices latéraux existent même à l'axis et à l'atlas; (3) mais, chez les Sauriens proprement dits, ils ne commencent à se montrer que sur la troisième vertèbre, comme chez les Serpents (4), ou même plus loin (5). Dans la région cervicale, les côtes sont libres à leur Sauriens.

(1) Les côtes des Serpents sont creusées d'une grande cavité médullaire, et leur extrémité inférieure est garnie d'un petit cartilage.

(2) On trouve sous la peau les rudiments des membres postérieurs chez quelques Serpents, et parfois même ces vestiges sont visibles au dehors (*a*).

(3) Par exemple chez le Lézard (*b*).

(4) Chez les Varans, la première paire de côtes naît de la 6e vertèbre (*c*).

(5) Chez les Crocodiliens, il y a sept paires de côtes cervicales, dont la longueur diminue progressivement; puis deux paires de côtes beaucoup plus longues, qui touchent au sternum, mais sans s'y articuler. La plupart d'entre elles sont très-élargies à leur extrémité libre et s'y appuient les unes sur les autres.

Les premières côtes thoraciques s'articulent aux vertèbres correspon-

(*a*) Meyer, *Sur les membres postérieurs des Ophidiens* (*Ann. des sciences nat.*, 1826, 1re série, t. VII, p. 170, pl. 6).
— Idem, *Fernere Untersuch. über die hintere Extremität der Ophidien* (*Treviranus Zeitschr. für Physiol.*, 1829, t. III, p. 249).
— Heusinger, *Ueber die Extremitäten der Ophidien* (*Zeitschr. für Organ. Phys.*, 1829, t. III, p. 481.
— H. Müller, *Regeneration von Eidechsenschwänzen* (*Verhandl. der phys. med. Ges. in Würzburg*, 1852, t. II, p. 66).
— Berlin, *Ueber die rudimentaren Rücken- und Extremitätenknochen bei den Ophidien* (*Arch. für holland. Beitr.*, 1857, t. I, p. 258).

(*b*) Voyez Blanchard, *Organisation du Règne animal*, REPTILES SAURIENS, pl. 30, fig. 1.

(*c*) *Ibid.*, pl. 10.

extrémité antérieure, tandis que dans la région thoracique elles s'articulent avec des côtes sternales, qui, à leur tour, s'articulent au sternum. Plus loin, dans ce que l'on pourrait appeler la région lombaire, les côtes rachidiennes se raccourcissent de nouveau et restent libres par leur extrémité inférieure ; mais elles ne manquent ni dans cette partie du tronc, ni dans la majeure partie de la région caudale, où elles sont d'ordinaire rejetées en dessous et constituent des os en V.

Chez les Dragons ou Lézards volants, les côtes de la région moyenne du tronc présentent des particularités remarquables : au lieu d'être arqués et de ceindre la cavité viscérale, ces os, dont la longueur est très-considérable, se portent directement en dehors, et servent à soulever un repli de la peau des flancs disposé en manière de parachute (1).

Système sternal.

Le système des pièces sternales présente, chez les Crocodiliens, un développement très-remarquable ; cependant le sternum est en majeure partie cartilagineux (2), et dans la

dantes par deux têtes très-écartées entre elles, et dont l'une s'attache au corps de ces deux os, l'autre à l'apophyse transverse (*a*); mais plus en arrière; le col de la tête supérieure se raccourcit de plus en plus, et les côtes se trouvent suspendues à l'extrémité des apophyses transverses seulement.

(1) Les trois ou quatre premières côtes thoraciques sont reliées au sternum, comme d'ordinaire, et suivies de cinq paires de côtes très-longues et libres latéralement ; les côtes terminales se raccourcissent beaucoup (*b*).

(2) La partie antérieure du sternum est constituée par un os étroit et allongé, dont la moitié antérieure est libre et saillante, tandis que la moitié postérieure est engagée dans une pièce cartilagineuse : cet os est appelé communément le *manubrium* ou *épisternal*. Mais dans le système de nomination employé par M. Parker, elle porte le nom d'*interclaviculaire*. Les côtes sternales des deux premières paires naissent du cartilage antérieur dont je viens de parler, et cette pièce médiane est suivie d'un second cartilage sternal qui se bifurque postérieurement et donne insertion aux huit paires de côtes sternales suivantes. Les fausses côtes sternales qui nais-

(*a*) Cuvier, *Op. cit.*, t. V, pl. 4, fig. 4.
(*b*) Duméril et Bibron, *Erpétologie*, pl. 5, fig. 2. — Owen, *Op. cit.*, t. I, p. 580, fig. 5.

région abdominale, où les côtes sternales sont bien constituées, il n'est représenté que par l'expansion fibreuse nommée ligne blanche. Ces dernières pièces, que l'on pourrait appeler des *fausses côtes sternales*, ne s'articulent pas avec les côtes vertébrales correspondantes et en restent même très-éloignées ; mais, chez quelques Sauriens proprement dits, elles s'y unissent de façon à compléter, dans la plus grande partie de la région abdominale, une série de zones costales semblables à celles du thorax, si ce n'est qu'elles ne sont pas en connexion avec un sternum. Les Caméléons et les Anolis nous offrent ce mode d'organisation (1).

Ceinture scapulaire.

§ 13. — La ceinture scapulaire est constituée principalement par les omoplates, dont le bord supérieur est garni d'un prolongement cartilagineux lamellaire et par les coracoïdiens, qui vont s'appuyer sur les bords latéro-antérieurs du sternum. Chez les Crocodiliens et les Caméléons, les clavicules manquent; mais chez les autres Sauriens elles affectent la forme de petites tiges osseuses situées sous les coracoïdiens et s'étendant du bord antérieur de l'omoplate à l'épisternum.

Cet appareil scapulaire ne fait jamais complétement défaut chez les Sauriens, lors même que les membres auxquels il donne ordinairement attache manquent.

sent de la ligne blanche et garnissent en dessous l'abdomen, se composent chacune de deux pièces très-étroites et placées bout à bout. En arrière, la ligne blanche s'élargit beaucoup et s'attache à l'extrémité antérieure des deux os pubiens (*a*).

Cette partie du squelette est très-développée chez les Plésiosaures.

(1) Chez les Caméléons, les côtes rachidiennes commencent à la 4e vertèbre cervicale; celles des 6e, 7e, 8e et 9e vertèbres sont reliées au sternum; celles des huit ou dix paires suivantes s'articulent à autant de fausses côtes sternales, et plus en arrière il y a encore plusieurs paires de ces côtes, tant rachidiennes que sternales, qui se correspondent, mais sans se rencontrer (*b*).

(*a*) Duméril et Bibron, *Erpétologie*, pl. 4.
— Carus et Otto, *Tabul. Anat. compar. illustr.* Paris, t. II, pl. 4, fig. 10.
— Blainville, *Ostéographie*, CROCOD., pl. 3.
(*b*) Blanchard, *Organisation du Règne animal*, REPTILES SAURIENS, pl. 1, fig. 1.

Bassin. La ceinture pelvienne est constituée, comme d'ordinaire, de chaque côté par trois os réunis dans le voisinage de l'articulation fémoro-coxale et divergents entre eux, savoir : un os iliaque, qui s'articule avec les vertèbres sacrées ; un ischion, qui s'unit à son congénère au-dessous de la région anale, et un os pubien, dont la disposition varie. Chez les Sauriens proprement dits, il constitue, comme d'ordinaire, une arcade en s'articulant avec son congénère ; mais, chez les Crocodiliens il en reste écarté de celui-ci, et son extrémité interne est libre.

Membres. La charpente osseuse des membres ne présente, chez les Sauriens, que peu de particularités importantes à noter. Chez quelques-uns de ces Animaux, ces organes appendiculaires sont plus ou moins rudimentaires, et ils peuvent même manquer complétement, ainsi que cela se voit chez les Ophisaures, Reptiles serpentiformes qui semblent établir le passage entre l'ordre des Sauriens et l'ordre des Ophidiens, tout en se rapprochant davantage du premier de ces groupes (1). Quelquefois les membres antérieurs restent seuls (2), mais en général ce sont les membres postérieurs qui persistent le plus (3). Il est aussi

(1) Chez les Ophisaures, petits Reptiles américains, qui ressemblent beaucoup à nos Orvets, les membres font complétement défaut, bien qu'il existe quelques vestiges d'un bassin aussi bien que d'une ceinture sterno-capulaire (*a*).

Chez les Scheltopusicks, ou *Pseudopus*, que Pallas appelait des Lézards apodes, les membres antérieurs, représentés seulement par une paire de petits tubercules osseux attachés à la ceinture sterno-scapulaire, sont complétement cachés sous la peau, et les membres postérieurs, presque aussi rudimentaires, sont à peine sensibles au dehors (*b*).

(2) Ce mode d'organisation nous est offert par les Bimanes, ou *Cherotes* de Cuvier, qui habitent le Mexique (*c*).

(3) Chez les Chalcidiens (ou Anguins), que les erpétologistes ont désignés sous le nom de Bipèdes, et que l'on appelle aujourd'hui des *Sclérotes*, des *Prépédites* et des *Ophiodes*, les membres antérieurs manquent, mais les membres postérieurs sont plus ou moins bien constitués. Chez ces derniers Sauriens serpentiformes, ces organes ne sont représentés que par une

(*a*) Duméril et Bibron, *Op. cit.*, pl. 7, fig. 1.
(*b*) Idem, *Op. cit.*, pl. 7, fig. 5 et 9.
(*c*) Voyez l'*Atlas du Règne animal* de Cuvier, REPTILES, pl. 23, fig. 1 et 1 *b*.

à noter que le nombre des doigts diminue beaucoup chez ces divers Sauriens serpentiformes, et que parfois ces divisions terminales des membres sont rudimentaires ou manquent même complétement (1). Chez quelques Reptiles nageurs de la période jurassique, savoir certains Ichthyosaures dont les membres étaient transformés en rames, on compte plus de cinq doigts ; mais d'ordinaire ce nombre typique est réalisé, et les doigts acquièrent souvent une longueur considérable sans offrir dans la constitution de leur charpente osseuse aucune particularité importante à signaler ici (2).

Squelette des Batraciens.

§ 14. — Dans la CLASSE DES BATRACIENS (3), le squelette est moins bien constitué que chez la plupart des Reptiles dont nous venons de nous occuper, et présente parfois même des indices d'une dégradation très-grande.

La tête de ces animaux est fort déprimée et très-élargie en

paire d'appendices styliformes (*a*). Il en est de même chez les Prépédites; mais chez les Sclérotes les pattes sont terminées par deux doigts.

(1) Les Chamésaures, ou Lézards monodactyles, sont pourvus de deux paires de membres, mais ces appendices ne sont pas divisés en doigts.

Les divers Saurophides sont tétradactyles.

(2) Pour plus de détails sur l'ostéologie des Sauriens, je renverrai aux *Recherches* de Cuvier *sur les ossements fossiles* et aux autres ouvrages cités précédemment. J'ajouterai que M. Calori a publié sur ce sujet plusieurs mémoires (*b*).

(3) Pour l'ostéologie des Batraciens, je citerai principalement les ouvrages suivants (*c*).

(*a*) Duméril et Bibron, *Op. cit.*, pl. 7, fig. 7.

(*b*) Calori, *Sullo scheletro del* Monitor terrestris (*Mem. della Accad. delle scienze di Bologna*, 1857, t. VIII, p. 161, pl. 10-12). — *Sullo scheletro della* Lacerta viridis, *sulla reproduzione della cauda nelle Lacerte, sulle ossa cutanee del Teschio de' Saurii* (*Mem. della Accad. delle scienze di Bologna*, 1858, t. IX, p. 345, pl. 21-24). — *Sullo scheletro del* Phrynosoma (*Mem. della Accad. delle scienze di Bologna*, 1861, t. XII, p. 189, pl. 1-3). — *Sullo scheletro dello* Stellio vulgaris (*loc. cit.*, 1859, t. X, p. 309, pl. 21-23). — *Sullo scheletro del* Platydactylus guttatus (*loc. cit.*, 1861, t. XII, p. 149, pl. 1). — *Sullo scheletro dell'* Uromastix spinipes (*loc. cit.*, p. 159, pl. 1 et 2). — *Sullo scheletro dell'* Agama aculeata (*loc. cit.*, p. 179, pl. 1 et 2).

(*c*) Cuvier, *Ossements fossiles*, t. V, chap. IV.

— Duméril et Bibron, *Erpétologie générale*, t. VIII, p. 60 et suiv., pl. 9 et 10.

— J. Müller, *Beitr. zur Anatomie und Naturgesch. der Amphibien* (*Treviranus Zeitschr. für Physiol.*, 1832, t. IV, p. 213, pl. 18, 19 et 20).

— Dugès, *Rech. sur l'ostéologie et la myologie des Batraciens à leurs différents âges*, 1834.

— Martin Saint-Ange, *Rech. anat. et physiol. sur les organes transitoires et la métamorphose des Batraciens* (*Ann. des sciences nat.*, 1re série, 1831, t. XXIV, p. 366).

— Parker, *On the Structure and Development of the Skull of the common Frog* (*Phil. Trans.*, 1871, p. 137).

arrière, bien que le crâne soit extrêmement étroit ; elle se fait en général remarquer par le grand développement des fosses orbito-temporales qui manquent complétement de plancher, et communiquent par conséquent librement avec la cavité buccale lorsque les parties molles n'existent plus (1). Le mode d'articulation de la tête avec la colonne vertébrale mérite aussi d'être signalé ici. En effet, cette jonction a lieu à l'aide d'une paire de condyles occipitaux situés latéralement, à peu près comme chez les Mammifères, disposition que nous n'avons rencontrée ni chez les Reptiles, ni chez les Oiseaux,

La colonne rachidienne présente dans sa conformation des variations très-considérables. Chez les Anoures, le nombre des vertèbres est remarquablement petit. On n'en compte de la tête au bassin que huit, et chez le Pipa l'atlas est soudé à l'axis ; le sacrum n'est représenté que par une seule vertèbre, et chez l'adulte le rachis se termine par un long stylet osseux qui ne dépasse pas le bassin en arrière, mais qui est en général mobile et semble constituer alors un coccyx (2). Chez les Pérennibranches, les vertèbres sont beaucoup plus nombreuses, et la région caudale prend un grand développement. La conformation des vertèbres présente aussi des différences considérables chez les Batraciens Anoures et chez les Batraciens

(1) Chez le Crapaud sonneur, ou *Bombinator fuscus*, les fosses temporales sont au contraire cachées sous une voûte osseuse qui se continue inférieurement avec les arcades zygomatiques (*a*) et ressemble à celle que nous avons déjà rencontrée dans la même région, chez les Tortues marines et les Lézards.

(2) Cuvier considère cette pièce comme étant une seconde vertèbre sacrée, et en effet, chez le Pipa, elle se soude à la vertèbre précédente (*b*) et entre dans la composition du bassin ; mais d'ordinaire ce stylet est libre, et la plupart des anatomistes le rapportent au coccyx (*c*).

(*a*) Dugès, *Op. cit.*, p. 14, pl. 2, fig. 11-14.

(*b*) Cuvier, *Ossem. foss.*, t. V, pl. 24, fig. 29.
— Mayer, *Anleitung für vergl. Anat.*, pl. 2, fig. 6.

(*c*) Schultze, *Ueber die ersten Spuren des Knochensystems* (Meckel's *Deutsches Archiv für die Physiol.*, 1818, t. IV, p. 381).

pisciformes : chez ces derniers, de même que chez le Têtard des Anoures, les cycléaux sont biconcaves, tandis que chez les premiers tous ces os, à l'exception de celui appartenant à l'atlas (1), sont convexes en arrière, et la surface articulaire ainsi constituée est reçue dans la cavité qui occupe la face postérieure du corps de la vertèbre suivante. En général, la plupart de ces segments rachidiens sont pourvus d'apophyses transverses bien développées (2) ; mais chez les Pérennibranches ces prolongements latéraux ne sont représentés que par des crêtes peu saillantes. Les apophyses épineuses sont d'ordinaire peu prononcées.

La particularité la plus importante que nous offre le squelette des Batraciens consiste dans l'absence ou l'état rudimentaire des côtes. Chez la Grenouille et les autres Anoures, ces os font en général complétement défaut (3), et chez les Urodèles, où ils existent, ils sont tellement courts, qu'ils ne contribuent presque en rien à la constitution des parois solides de la cavité viscérale (4). L'appareil sternal manque parfois complétement,

(1) La première vertèbre présente à la face antérieure de son corps deux facettes articulaires qui se joignent aux condyles de l'occiput.

(2) Chez le Pipa, les apophyses transverses de la troisième et de la quatrième vertèbre sont extrêmement longues et portent à leur extrémité une petite pièce costale cartilagineuse (*a*).

(3) Chez le Crapaud accoucheur, on trouve, à l'extrémité des apophyses transverses des deuxième, troisième et quatrième vertèbres, une petite pièce costale distincte (*b*).

(4) Ainsi, chez la Salamandre, les côtes sont de petits os styliformes s'articulant bout à bout avec les apophyses transverses et se dirigeant obliquement en dehors, mais trop courts pour gagner les parties latérales du corps. La première vertèbre en manque, ainsi que les vertèbres caudales (*c*).

Chez les Périnnibranches, elles sont encore plus courtes et cessent d'exister à partir de la neuvième vertèbre (*d*).

(*a*) Cuvier, *loc. cit.*, pl. 24, fig. 29.

(*b*) C. Morren, *Observ. ostéologiques sur l'appareil costal des Batraciens*, fig. 13 (*Mém. de l'Acad. de Bruxelles*, 1836, t. X).

(*c*) Cuvier, *Op. cit.*, t. V, pl. 25, fig. 1.

(*d*) Exemple : le Protée ; voy. Cuvier, *loc. cit.*, pl. 27, fig. 14. — La Sirène lacetine ; voy. Cuvier, *loc. cit.*, pl. 27, fig. 1.

et en général il n'est représenté que par des pièces cartilagineuses ou très-imparfaitement ossifiées, qui complètent en dessous la ceinture scapulaire, comme nous allons le voir bientôt. Il n'y a aucune trace de côtes sternales (1).

Dans la classe des Batraciens, de même que dans la classe des Reptiles, les membres peuvent manquer complétement ou n'être représentés que par une seule paire d'appendices. Le premier de ces modes d'organisation nous est offert par les Cécilies, et le second par les Sirènes; mais dans la grande majorité des cas il y a chez ces Animaux, comme chez la plupart des autres Vertébrés, quatre membres, et la charpente solide de ces appendices est constituée à peu près de même que chez ces derniers. La première particularité que je signalerai ici consiste dans l'état d'imperfection de l'appareil scapulaire, qui est en grande partie cartilagineux, mais se compose ordinairement de trois pièces osseuses : une omoplate, un coracoïde et une clavicule. Ces deux dernières pièces partent de la cavité glénoïdale située à l'extrémité de l'omoplate et divergent beaucoup entre elles; d'ordinaire elles sont réunies l'une et l'autre par leur bout inférieur au moyen d'une lame cartilagineuse qui en dessous rencontre sa congénère sur la ligne médiane du thorax, de façon à y former un plastron sternal dont l'extrémité postérieure s'articule avec une lame cartilagineuse médiane. Cette dernière pièce représente le sternum ou plutôt la portion xiphoïdienne du sternum, et souvent elle s'ossifie pareillement. Chez les Batraciens supérieurs, il y a aussi en avant un cartilage ou un os épisternal comparable au manubrium dont il a été plus d'une fois question dans la ceinture sterno-scapulaire des autres Vertébrés; mais chez les Batraciens pérennibranches toutes ces pièces sternales

(1) A moins qu'on ne considère comme des homologues de ces pièces les branches sus-pubiennes dont il sera fait mention ci-dessous chez les Salamandres.

peuvent manquer complétement, et les appareils scapulaires restent alors séparés entre eux à la face inférieure du corps aussi bien que du côté dorsal. Les Protées et les Ménobranches nous offrent ce mode d'organisation (1).

Le bassin des Anoures présente une forme très-singulière. Les os iliaques, très-allongés et très-étroits, sont fixés au rachis par leur extrémité antérieure, et se réunissent entre eux par leur extrémité postérieure, où ils constituent avec les pièces pubiennes et ischiatiques un disque vertical et médian dont les faces latérales sont creusées par les fosses cotyloïdiennes. Il en résulte que les articulations coxo-fémorales, au lieu d'être comme d'ordinaire plus ou moins écartées entre elles, sont réunies sur la ligne médiane, disposition dont nous verrons l'utilité, lorsque nous étudierons le mécanisme de la natation. La tête du fémur n'est pas portée sur un col; le périoné est confondu avec le tibia (2); les deux os principaux du tarse sont très-allongés et soudés entre eux à leurs deux extrémités ou même dans toute leur longueur (3); enfin il existe au bord externe du tarse un petit appendice qui peut être considéré comme le rudiment d'un sixième doigt.

Chez les Batraciens urodèles le bassin, est fort réduit.

Chez les Salamandres, on y remarque en avant du pubis une

(1) Pour plus de détails sur la conformation de cette partie du squelette de Batraciens, je renverrai particulièrement au travail spécial publié récemment sur la ceinture scapulo-sternale par M. Parker, et accompagné de nombreuses figures (*Ray's Society*, 1868).

(2) Souvent la distinction entre ces deux os persiste à l'intérieur, ou leurs canaux médullaires restent séparés (*a*).

(3) Cette fusion a lieu chez le Crapaud accoucheur, ou *Obstetricus punctatus* (*b*); mais d'ordinaire il existe entre ces deux os un espace vide (*c*), et chez le *Bombinator fuscus* ils restent toujours distincts (*d*).

(*a*) Exemple : la Salamandre ou Triton à crête ; (voy. Martin Saint-Ange, *Op. cit.* (*Ann. des sc. nat.*, 1824, t. XXIV, pl. 13, fig. 8).

(*b*) Dugès, *Op. cit.*, pl. 4, fig. 39.

(*c*) Idem, *Op. cit.*, p. 4, fig. 38.

fourche cartilagineuse à deux branches, qui s'avance dans l'épaisseur des parois musculaires de l'abdomen, et rappelle un peu, soit les os sus-pubiens des Crocodiles, soit les os marsupiaux des Mammifères didelphiens (1).

Le squelette des Axolotls ressemble beaucoup à celui des Salamandres, mais chez d'autres Pérennibranches le bassin se simplifie, les pieds ne s'ossifient qu'incomplétement, et le nombre des doigts est très-réduit. Ainsi chez l'*Amphiuma means* il n'y a que deux doigts presque rudimentaires (2), et chez le Protée les pattes postérieures sont également didactyles, tandis que les pattes antérieures sont tridactyles.

Squelette des Poissons.

§ 15. — Le squelette des POISSONS (3) s'éloigne davantage de ce que nous avons vu jusqu'ici. Quelquefois il perd beaucoup de son importance ordinaire, et alors il varie considérablement dans son mode de conformation ; d'autres fois, au contraire,

(1) Cette pièce cartilagineuse est bien constituée chez la Salamandre terrestre (*a*).

(2) Chez l'Axolotl (*b*), il y a comme d'ordinaire quatre doigts aux pattes antérieures et cinq doigts aux pattes postérieures ; chez les Monobranches, il y a, à toutes les pattes, quatre doigts peu distincts ; chez une espèce d'Amphiume, il n'y a que trois doigts (*c*), et chez une autre espèce du même genre ce nombre est réduit à deux (*d*).

(3) Les principales publications sur le squelette des Poissons sont, indépendamment des traités généraux d'anatomie comparée déjà cités, les ouvrages dont voici les titres (*e*) ; mais je crois utile d'indiquer aussi quelques

(*a*) Funk, *De Salamandra terrestre tractatus*, pl. 2, fig. 21.

(*b*) Cuvier, *Mém. du Muséum*, t. XIV, pl. 4.

— Calori, *Sulla anat. dell' Axolotl* (*Mem. della Accad. delle scienze di Bologna*, 1851, t. III, p. 269, pl. 22).

(*c*) Cuvier, *Sur un genre de Reptiles batraciens nommé* Amphiuma (*Mém. du Muséum*, 1827, t. XIV, pl. 2, fig. 15-18).

(*d*) Wagler, *Descript. et icones Amphibiorum*, pl. 19, fig. 2.

(*e*) Cuvier et Valenciennes, *Hist. nat. des Poissons* (ostéologie de la Perche), t. I, pl. 1-3.

— Rosenthal, *Ichthyologische Tafeln*, in-fol. Berlin, 1812-1839.

— Kuhl, *Beitr. zur Osteologie der Fische* (*Beitr. zur Zool. und vergleich. Anat.*, 1820, t. I, p. 181).

— J. Van der Hoeven, *Dissert. inaug. de sceleto Piscium*. Leyde, 1822.

— Bakker, *Osteographia Piscium*. Groningue, in-8°, 1822. — *Icones ad illustrandum Piscium Osteographiam*, in-4°.

— Agassiz et Vogt, *Anatomie des Salmonés* (*Mém. de la Soc. des sciences nat. de Neufchâtel*, t. III, 1845).

— Agassiz, *Rech. sur les Poissons fossiles*, t. I, chap. 5, p. 91, et t. V, pl. M.

— Owen, *Teleology of the Skeleton of Fishes* (*Edinb. new Philos. Journal*, 1846, t. XLII, p. 216).

tout en offrant, à certains égards, des caractères d'imperfection très-grande, il présente une complication de structure beaucoup plus considérable que chez aucun autre Vertébré. Nous avons déjà eu l'occasion de voir le grand développement que prennent chez ces Animaux l'appareil hyoïdien (1) et la charpente osseuse de la face (2) ; le système rachidien s'enrichit aussi de pièces qu'on ne rencontre pas chez les Vertébrés supérieurs, et, indépendamment des parties constituées par le système appendiculaire latéral, c'est-à-dire par les membres et leurs dépendances, il y a presque toujours une multitude d'osselets impairs situés sur la ligne médiane et occupant la périphérie du tronc, où ils soutiennent des replis de la peau et constituent un système de rayons en connexion avec la colonne vertébrale, sans en être une dépendance, disposition qui appartient exclusivement à la grande division zoologique dont l'étude va nous occuper. Le système sternal au contraire manque, ou n'est représenté que par des vestiges sans importance.

autres sources où l'on trouve des détails sur l'ostéologie spéciale de divers types ichthyologiques (*a*).

(1) Voyez tome II, p. 209 et suiv.

(2) Voyez tome VI, page 24 et suivantes.

(*a*) Treviranus, *Vergl. Beschr. des Skelets von Rochen und Haifische* (Wiedemann's *Archiv. für Zool.*, 1805, t. IV, p. 2).
— Wellenberg, *Observationes anatomicæ de Orthragorisco Mola*, Leyde, 1840.
— Cleland, *On the Anatomy of the short Sun-fish* (*Nat. Hist. Review*, 1862, t. II, p. 173, pl. 5 et 6).
— Baer, *Ueber das Skelet der Nawaga-Gaden Nawago* (*Bull. de l'Acad. de Saint-Pétersbourg*, 1838, t. III, p. 359).
— Erdl, *Beschr. des Skeletes von* Gymnarchus niloticus (*Abh. der Bayr. Akad.*, 1847, t. V, p. 209).
Cleland, *On the Skeleton of Malapterurus* (*Edinb. new. Philos. Journ.*, 1858, new series, t. VIII, p. 177).
— Dareste, *Observ. sur l'ostéologie du Poisson appelé Triodon macroptère* (*Ann. des sciences nat.*, 3e série, 1849, t. XII, pl. 1). — *Études sur les types ostéologiques des Poissons osseux* (*Comptes rendus de l'Acad. des sciences*, 1873).
— Hollard, *Monogr. de la famille des Balistides* (*Ann. des sciences nat.*, 3e série, 1853, t. XX, p. 83, pl. 1-3). — *Monogr. de la famille des Ostracionides* (*Op. cit.*, 1857, t. VII, p. 121). — *Études sur les Gymnodontes, et en particulier sur leur ostéologie* (*Op. cit.*, 1857, t. VIII, p. 277). — *Mém. sur le squelette des Poissons plectognathes étudié au point de vue des caractères qu'il peut fournir pour la classification* (*Op. cit.*, 4e série, 1860, t. XIII, p. 5, pl. 2 et 3).
— J. Müller, *Vergl. Anat. der Myxinoiden*, 1835, t. I.
— Gunther, *Descr. of* Ceratodus (*Phil. Trans.*, 1871, p. 511).
— Henle, *Ueber Narcine*, pl. 4.

Ainsi que je l'ai déjà dit, le squelette des Poissons est tantôt osseux, tantôt cartilagineux seulement ou très-imparfaitement ossifié (1). Les Poissons osseux sont les plus nombreux, et c'est chez eux que la conformation de la charpente solide offre le moins de variabilité. Les Poissons cartilagineux ne forment pas un groupe naturel, comme le pensent quelques naturalistes, et se rapportent à deux types bien distincts : les Sélaciens ou Plagiostomes d'une part, les Cyclostomes d'autre part.

Système rachidien.

Chez tous ces Animaux, la tige rachidienne se constitue chez l'embryon de la même manière que chez les Vertébrés supérieurs ; mais, en se développant, elle ne subit pas des changements aussi grands, et elle conserve toujours, à certains égards, un caractère juvénile dont les Batraciens ichthyomorphes nous ont déjà offert des exemples. En effet, la notocorde primordiale ne disparaît pas, et elle occupe chez l'Animal parfait l'axe de la colonne formée par les cycléaux ou représentant cette série de pièces centrales.

Chez quelques Poissons de l'ordre des Cyclostomes, les Branchiostomes et les Myxines, par exemple, le rachis conserve même presque entièrement son état primordial. La corde dorsale, en se développant, ne se segmente pas, et chez l'Animal

(1) Ainsi que nous l'avons vu dans une Leçon précédente (a), le tissu osseux du Poisson diffère du tissu osseux des Animaux supérieurs par l'absence d'ostéoblastes ou corpuscules osseux. Quelquefois ce tissu présente si peu de dureté, que, tout en ayant les caractères histologiques essentiels des os, il se laisse couper en tranches même avec la plus grande facilité. Cette structure se rencontre chez l'*Orthragoriscus Mola*, où beaucoup de parties du squelette restent à l'état cartilagineux, et Duméril a désigné le tissu osseux de ces Poissons sous le nom de *cartilage fibreux* (b). Mais les observations récentes de M. Harting montrent que l'apparence particulière de cette substance dépend d'une certaine alternance de tissu ossifié et de parties fibreuses.

(a) Voyez ci-dessus, page 202.

(b) Harting, *Notice zool. anat. et histol. sur* l'Orthragoriscus (*Acad. des sciences d'Amsterdam*, t. X, p. 27, pl. 4-8).

adulte, comme chez l'embryon, la colonne vertébrale est constituée par un cylindre de tissu utriculaire logé dans une gaîne membrano-fibreuse continue et épaisse. Cette gaîne se compose de deux feuillets qui restent intimement unis entre eux en dessous et sur les côtés, mais qui s'écartent l'un de l'autre en dessus, de façon à laisser sur la face dorsale du cylindre un espace libre, lequel y constitue un tube longitudinal où se loge la moelle épinière. La voûte de ce canal rachidien correspond à la série des arcs neuraux ou lames vertébrales de la colonne rachidienne des Vertébrés supérieurs, et sur la ligne médiane elle donne naissance à une expansion lamelleuse longitudinale qui s'élève verticalement à la façon de la crête formée d'ordinaire par la série des apophyses épineuses. Enfin, dans la portion postérieure du corps, la corde rachidienne est garnie d'une seconde expansion de même nature, mais dirigée en sens inverse. Ce prolongement circonscrit à sa base un canal hémal analogue au canal rachidien, mais occupé par des vaisseaux sanguins seulement, et il descend en manière de cloison médiane entre les muscles de la région caudale.

Chez les Lamproies, qui appartiennent également au groupe naturel des Cyclostomes, la portion centrale du système rachidien conserve aussi sa forme primordiale (1); mais l'arceau dorsal du canal neural, au lieu d'être constitué seulement par une lame membrano-fibreuse, est renforcé de chaque côté par une série de petites pièces cartilagineuses analogues aux neurapophyses des vertèbres ordinaires. Ainsi, chez ces Animaux, la

(1) Cuvier n'a pas méconnu la nature de la tige rachidienne des Lamproies (*a*); mais on n'a pu se rendre bien compte des caractères anatomiques de cette partie du squelette qu'après avoir étudié le mode de développement de la colonne vertébrale en général (*b*).

(*a*) Cuvier, *Mém. sur la composition de la mâchoire supér. des Poissons, etc.* (*Mém. du Muséum*, 1815, t. I, p. 129).
(*b*) Müller, *Vergl. Anat. der Myxinoiden*, t. I, pl 4, fig. 1-4; pl. 5, fig. 2, etc.

segmentation de l'appareil rachidien s'effectue dans l'arceau dorsal, tandis que le cylindre représentant le corps des vertèbres reste indivis.

Un mode d'organisation analogue, quoique perfectionné, se rencontre chez les *Lepidosiren* (1), chez les Esturgeons (2)

(1) Chez le *Lepidosiren*, le système vertébral se compose principalement d'une tige cylindrique sub cartilagineuse qui est revêtue d'une gaîne fibreuse et d'une série de pièces neurales paires, disposées en manière de toit au-dessus de la moelle épinière et soudées entre elles sur la ligne médiane, où elles portent une apophyse épineuse styliforme. Dans la région caudale, ces apophyses montantes cessent d'être distinctes des pièces neurales et leur base est simplement bifurquée. Les rayons de la nageoire dorsale s'articulent bout à bout avec ces apophyses. Latéralement, la tige rachidienne donne insertion à des côtes osseuses qui se dirigent en dehors dans la région abdominale et qui, dans la région caudale, sont remplacées par des apophyses épineuses descendantes, bifurquées à leur base, mais impaires et médianes dans le reste de leur étendue (*a*).

(2) La tige rachidienne des Esturgeons (*b*) est constituée principalement par la corde dorsale revêtue de sa gaîne, surmontée d'une double série de neurapophyses et portant en dessous des apophyses descendantes; la corde dorsale conserve une consistance gélatineuse et se compose de grandes cellules transparentes. D'après M. Molin, son axe serait occupé par un petit canal (*c*), et à sa surface on trouve une couche mince de cellules très-petites (*d*). La gaîne fibreuse présente des vestiges d'une série de cycléaux (*e*). Les neurapophyses (ou pièces crurales) sont triangulaires et se réunissent en ogive au-dessus de la moelle épinière; dans la région ventrale, elles portent une apophyse épineuse, mais dans la région caudale elles en sont dépourvues et ne sont même réunies entre elles que par une membrane fibreuse. Les arcs supérieurs, ainsi constitués, sont séparés entre eux par des pièces intercrurales, comme chez les Plagiostomes (*f*), et dans le voisinage de la tête leur bord inférieur descend sur les côtés de la corde dorsale, de façon à rejoindre la base des apophyses inférieures (*g*). Dans la portion antérieure du corps,

(*a*) Bischoff, *Descr. anat. du* Lepidosiren paradoxa (*Ann. des sciences nat.*, 2ᵉ série, 1840, t. XIV, pl. 7, fig. 1).
— Owen, *Descr. of the* Lepidosiren annectens (*Trans. of the Linn. Soc.*, 1839, t. XVIII, pl. 23, fig. 4).
(*b*) J. Muller, *Vergl. Anat. der Myxinoiden*, t. I, pl. 9, fig. 10.
(*c*) Molin, *Sullo skeletro del* Acipenser ruthenus (*Sitzungsber. der Wien. Akad.*, 1851, t. VII, p. 363).
(*d*) Leydig, *Anat. hist. Untersuch. über Fische und Reptilien*, p. 3.
(*e*) Mayer, *Ueber die Chorda dorsalis bei den Tauben* (*Arch. f. Naturgesch.*, 1865, p. 342).
(*f*) Stannius, *Die periph. Nervensystem*, 1849, pl. 4, fig. 3.
(*g*) Agassiz, *Op. cit.*, t. II, p. 278, pl. E.
— Molin, *loc. cit.*, pl. 1, fig. 3.

et chez quelques Plagiostomes (1) ; mais chez la plupart de ces derniers Poissons cartilagineux, l'individualité des vertèbres devient complète, et chacun de ces tronçons de la colonne rachidienne se compose d'un centrum ou pièce cycléale, d'un arceau dorsal et souvent d'un arceau ventral (2). Le centrum, ou corps de la vertèbre, est un disque épais dont l'une et l'autre face sont ordinairement creusées d'une cavité conique très-profonde (3). Les sommets de ces fosses se rencontrent presque ; mais à l'état frais ils sont séparés entre eux par un

les apophyses inférieures affectent la forme de côtes, mais, plus en arrière, elles se raccourcissent beaucoup et embrassent l'aorte ; enfin, dans la queue elles donnent naissance à une apophyse médiane (*a*).

Chez la Chimère, on aperçoit dans la gaîne fibreuse de la corde dorsale une multitude de petits anneaux cartilagineux, dont le nombre est beaucoup plus grand que celui des pièces neurales (*b*).

(1) La structure des vertèbres chez les Plagiostomes a été l'objet de plusieurs travaux spéciaux, parmi lesquels je citerai principalement ceux de J. Müller, de Stark, de M. Kölliker, etc. (*c*).

(2) Chez le Squale griset (*Hexanchus griseus*) et le Squale perlon (*Heptanchus cinereus*), que Cuvier réunissait sous le nom générique de *Notidanus*, la gaîne fibreuse de la tige vertébrale est continue; de sorte qu'extérieurement elle ne présente pas de segmentation visible, mais à l'intérieur la corde dorsale est divisée en rondelles par des lames membraneuses percées au centre (*d*). Les arcs vertébraux sont distincts entre eux.

Chez les Raies, la portion antérieure de la colonne rachidienne est constituée par une seule pièce solide (*e*).

(3) Chez quelques Plagiostomes, les deux surfaces du corps de la vertèbre, au lieu d'être creusées de la sorte, sont planes : par exemple, chez le Squale renard (*f*).

(*a*) Rosenthal, *Ichthyotomische Tafeln*, pl. 27, fig. 1.
— J. Müller, *Vergl. Anat. der Myxinoiden*, pl. 5, fig. 1.
(*b*) Brandt et Ratzburg, *Med. Zool.*, t. II, pl. 4, fig. 1 et 3.
(*c*) J. Müller; voyez Agassiz, *Poissons fossiles*, t. III, p. 360 et suiv., pl. 40 *b*.
— Stark, *On the existence of an osseous Structure in the vertebral Column of Cartilagineous Fishes* (*Trans. Roy. Soc. of Edinburgh*, 1844, t. XV, p. 643).
— Kölliker, *Weitere Beobachtungen über die Wirbel der Selachien, insbesondere über die Wirbel der Lemnoidei, nebst allgemeinen Bemerkungen über die Bildung der Wirbel der Plagiostomien* (*Senkenb. Abhandl. Frankfurt*, 1863, t. V).
— Aug. Müller, *Zur vergl. Anat. der Wirbelsäule* (J. Müller's *Archiv f. Anat.*, 1853, p. 260, pl. 8).
(*d*) Müller ; voyez Agassiz, *Poissons fossiles*, t. III, p. 263, pl. 40 *b*.
(*e*) A. Duméril, *Hist. nat. des Poissons*, t. I, p. 14, pl. 10, fig. 9.
(*f*) Idem, *Op. cit.*, t. I, p. 17.

tissu subcartilagineux (1), de façon que le canal primordial de la corde dorsale est interrompu, et que les espaces intervertébraux résultant du rapprochement des cavités coniques contiguës, appartenant à deux vertèbres, se trouvent complétement clos (2). Le centrum, ou cycléal, peut rester cartilagineux ou s'ossifier plus ou moins complétement (3), et l'on rencontre, dans la disposition des couches au moyen desquelles ce disque s'accroît, des différences qui influent beaucoup sur ses caractères extérieurs, sans avoir cependant une importance considérable (4).

(1) Par la macération, ce tissu se détruit facilement, de façon que, sur les préparations anatomiques, les vertèbres de ces Poissons cartilagineux sont en général perforées au centre comme le sont celles des Poissons osseux.

(2) Un fibro-cartilage très-épais adhère aux bords de la fosse conique creusée dans le corps de la vertèbre, et joint solidement ce bord à la partie correspondante de la vertèbre adjacente (*a*). La chambre intervertébrale formée de la sorte est occupée principalement par un liquide coagulable dont l'abondance est parfois très-grande et dont les usages dans le mécanisme de l'articulation des vertèbres est facile à comprendre (*b*). Par sa composition chimique, ce liquide a de l'analogie avec le mucus (*c*).

(3) Les vertèbres sont complétement cartilagineuses pendant toute la vie chez les *Echinorhinus* et les *Notidanus* (Hexanchus et Heptanchus).

Chez d'autres Plagiostomes, le corps des vertèbres est très-incomplétement ossifié, et présente tantôt des couches demi-ossifiées qui alternent avec les couches cartilagineuses, ainsi que cela se voit chez les *Squatines;* tantôt une couche osseuse très-mince à la surface des cavités articulaires et dans sa partie centrale, qui est enveloppée par des cartilages : par exemple chez les *Acanthias*, les *Centrines* et les *Spinax;* et d'autres fois une sorte d'écorce osseuse commune, disposition qui se voit chez les *Scymnus*.

Enfin, chez les *Scyllium*, les *Carcharias*, les *Zygæna*, les *Mustelus*, les *Galeus* et les *Galeocerdo*, l'ossification du corps des vertèbres est presque complète, et l'on ne trouve du tissu cartilagineux qu'à la base des pièces crurales et transversales. Il en est à peu près de même chez les *Lamna*, les *Selache*, les *Alopias*, etc. Seulement la périphérie, au lieu d'être lisse, est sillonnée par de nombreuses fissures remplies de cartilage.

(4) Chez plusieurs Sélaciens, les couches annulaires et concentriques

(*a*) Blainville, *Mém. sur le Squale pèlerin* (*Ann. du Muséum*, t. XVIII).

(*b*) Edward Home, *An Anat. Account of the* Squalus maximus (*Phil. Trans.*, 1809).

(*c*) Chevreul, *Expériences chimiques sur le cartilage du* Squalus peregrinus (*Ann. du Muséum*, 1811, t. XVIII, p. 154).

L'arceau neural présente chez les Plagiostomes des particularités remarquables : les pièces cartilagineuses qui en forment la base, et qui correspondent aux neurapophyses des vertèbres ordinaires, sont doubles, et chacune de ces pièces est pourvue d'un trou spécial ou d'une échancrure pour le passage de l'une des racines du nerf spinal correspondant. Tantôt ces pièces se rejoignent en dessus du canal spinal ; d'autres fois elles sont séparées entre elles à leur bord supérieur par une pièce complémentaire qui représente l'apophyse épineuse (1).

Chez la plupart des Poissons osseux, les vertèbres se per-

au moyen desquelles se fait l'accroissement du cycléal ne s'étendent pas dans les parties où s'insèrent les pièces neurales et hémales, qui restent à l'état cartilagineux, et il en résulte que les racines de ces pièces demeurent implantées dans le disque comme autant de chevilles molles qui seraient disposées en croix. Ce mode d'organisation se voit chez le Squale pèlerin ou *Selache maximus* (a). Une structure analogue existe chez le Squale renard, où les couches d'accroissement, au lieu d'être concentriques, sont rayonnantes (b).

(1) J. Müller, à qui l'on doit une étude approfondie de cette partie du squelette des Plagiostomes (c), désigne sous le nom de *pièces crurales*, les pièces qui surmontent directement le cycléal ou corps de la vertèbre, et d'*intercrurales* celles qui sont intercalées entre les précédentes et correspondent aux articulations intervertébrales ; enfin, il appelle pièces *surcrurales*, ou *intervertébrales*, les médianes supérieures.

Tantôt les cartilages cruraux et les cartilages intercruraux sont à peu près de même grandeur, et rangés sur une même ligne : par exemple, dans la portion antérieure du rachis du *Rhina Squatina* (d) ; d'autres fois les intercruraux sont repoussés au-dessus des cruraux et forment une seconde rangée, ainsi que cela se voit dans la partie postérieure du corps chez le même Poisson (e).

Chez le *Rhinobatus lævis*, les cartilages cruraux se prolongent inférieurement sur les côtés du corps de la vertèbre, et vont rejoindre les cartilages transversaux qui dépendent de l'arceau hémal ; il en résulte une sorte de grillage qui cache la plus grande partie de l'axe du rachis (f).

(a) Blainville, *Op. cit.*
— Owen, *Anat. of Vertebrates*, t. I, p. 33, fig. 1.
(b) A. Duméril, *Op. cit.*, pl. 1, fig. 8.
(c) Voyez Agassiz, *Poissons fossiles*, t. III, p. 380, pl. 40 b.
(d) Duméril, *Op. cit*, pl. 1, fig. 4.
(e) Idem, *Op. cit.*, pl. 1, fig. 3.
(f) Idem, *Op. cit.*, pl. 1, fig. 5.

fectionnent davantage, mais leur corps reste perforé au centre, et la corde dorsale, quoique très-réduite et fort étranglée au milieu de chaque segment rachidien, conserve son intégrité. Chaque cycléal, en grandissant, s'évase en avant aussi bien qu'en arrière; l'une et l'autre de ses surfaces se trouvent donc creusées en forme d'entonnoir, et les deux fosses coniques, conjuguées par leur sommet, communiquent entre elles par le pertuis traversé par la notocorde. Le corps de la vertèbre affecte donc une forme assez semblable à celle d'un sablier qui serait couché longitudinalement (1), et en s'unissant à ses congénères, il circonscrit en avant comme en arrière une cavité biconique occupée par une substance gélatineuse due à la persistance du tissu utriculaire de la corde dorsale (2). Le Lépidostée fait exception à cette règle : la face antérieure du corps de chaque vertèbre se développe en forme de tête arrondie, et se loge dans une cavité glénoïdale dont la face postérieure de la vertèbre adjacente est creusée (3).

L'articulation des vertèbres entre elles se fait principalement, souvent même uniquement, par les bords des cavités coniques dont je viens de parler (4). Chez quelques Poissons,

(1) Les parois des cavités coniques du corps de la vertèbre sont compactes, lisses et en général annelées, mais à l'extérieur la portion intermédiaire de l'os est d'ordinaire plus ou moins caverneuse, et présente de chaque côté des fossettes plus ou moins profondes (*a*).

(2) Dans le principe, le tissu de la corde dorsale est composé seulement d'utricules mêlées à une très-petite quantité de substance intercellulaire amorphe; mais, par les progrès du travail organogénique, des fibres élastiques s'y développent en nombre croissant, d'abord dans la partie périphérique, ensuite vers le centre (*b*).

(3) Chez les Lépidostées, les cycléaux s'articulent donc entre eux par ginglyme, comme chez les Reptiles (*c*).

(4) Des expansions fibreuses garnissent ces bords et relient les vertèbres entre elles.

(*a*) Par exemple chez les *Carcharias*; voyez Agassiz, *Op. cit.*, t. III, pl. 40 *b*, fig. 12 et 13.

(*b*) Agassiz et Vogt, *Anat. des Salmonés*, p. 56.

— Wyman, *On the Development of the dorsal Chord of Alosa* (*Proceed. Boston Soc. of Nat. Hist.*, 1856, t. V, p. 394).

(*c*) Agassiz, *Poissons foss.*, t. II, p. 13, pl. B'', fig. 1.

plusieurs de ces os se soudent entre eux dans le voisinage de la tête, mais cette disposition est rare (1).

Les branches montantes qui constituent l'arc neural et complètent en dessus le canal vertébral, se rapprochent rapidement l'une de l'autre, et se réunissent bientôt pour constituer une apophyse épineuse médiane ; il est rare qu'elles restent distinctes du cycléal (2), et d'ordinaire elles représentent à la fois les neurapophyses et l'os spinal (3). Presque toujours les apophyses épineuses, ainsi constituées, sont grêles et très-allongées (4) ; à l'extrémité du rachis, elles s'élargissent souvent et se soudent entre elles de façon à constituer une lame verticale dont le bord donne insertion à la nageoire caudale.

Les apophyses transverses, ou parapophyses, ne manquent que rarement chez les Poissons osseux ; mais la disposition qu'elles affectent est très-différente dans la région caudale et dans la région abdominale (5). Dans cette dernière partie, au

(1) Chez la Fistulaire, ou Bec-en-flûte, les quatre premières vertèbres sont soudées de la sorte, et se font aussi remarquer par l'excessif allongement de leur corps (*a*).

Chez les Pleuronectes, il y a quelquefois soudure entre les deux premières vertèbres caudales, qui simulent ainsi un sacrum (*b*).

(2) Souvent les deux branches montantes de cette apophyse épineuse, avant de se confondre entre elles, sont réunies par une traverse qui complète la voûte du canal rachidien et laisse au-dessus une petite ouverture traversée par un ligament filiforme (*c*).

(3) Chez les Polyptères, l'apophyse épineuse reste distincte de l'arc vertébral sous-jacent et n'y est unie que par une articulation ligamenteuse. Ce mode d'organisation existait aussi chez les Ganoïdes fossiles (*d*) ; mais chez les autres Poissons il y a ankylose ou fusion primordiale entre les parties.

(4) Chez quelques Poissons, elles sont au contraire courtes et lamelleuses : par exemple chez le Tétraptérure, où elles constituent une crête médiane presque continue (*e*). Chez le Thon, elles présentent une forme analogue vers la partie postérieure du corps.

(5) Chez les Poissons, le système rachidien ne se divise pas en plusieurs

(*a*) Rosenthal, *Ichthyologische Tafeln*, pl. 9, fig. 8-13.
(*b*) Owen, t. I, p. 42, fig. 3 *b*.
(*c*) Exemple : les Salmonés ; voyez Agassiz et Vogt, pl. E, fig. 14.
— L'Esturgeon ; voyez Brandt et Ratzeburg (*Med. Zool.*, t. II, pl. 4, fig. 4).
(*d*) Agassiz, *Poissons foss.*, t. II, p. 46.
(*e*) Cuvier et Valenciennes, *Hist. des Poissons*, t. VIII, pl. 227.

lieu de se diriger en dehors comme d'ordinaire, elles se portent en bas, se rapprochent l'une de l'autre, et bientôt se confondent de façon à constituer une épine médiane descendante qui répète en tout la conformation de l'épine ascendante due à l'union des neurapophyses avec l'apophyse épineuse, et qui est perforée d'avant en arrière à sa base pour livrer passage aux gros troncs médians du système vasculaire. Le canal sous-rachidien résultant de la succession sérialaire de ces pertuis ressemble beaucoup au canal rachidien, qui est situé du côté dorsal du rachis et qui loge la moelle épinière (1). Souvent ces apophyses épineuses inférieures s'élargissent et se soudent entre elles à l'extrémité postérieure de la région caudale, de façon à constituer une lame osseuse verticale qui donne attache à la nageoire caudale, et en même temps la portion correspondante de la tige rachidienne se relève, puis s'atrophie; de sorte que la base de la nageoire dont je viens de parler, au lieu d'être inférieure, devient terminale (2).

Dans la région abdominale, les apophyses transverses sont peu développées, mais elles portent presque toujours des côtes vertébrales qui cloisonnent latéralement la chambre viscérale et sont libres à leur extrémité inférieure (3). Parfois ces côtes s'articulent directement avec le corps des vertèbres correspondantes, et chez quelques Poissons elles accompagnent les premières épines descendantes constituées, comme nous venons

régions, comme chez les Vertébrés supérieurs, et n'est partagé qu'en deux portions, dont l'une, faisant suite à la tête, correspond à la totalité de la cavité viscérale ou abdominale, et l'autre appartient à la queue.

(1) Tantôt ces apophyses épineuses inférieures se soudent au corps de la vertèbre correspondante; d'autres fois elles y sont articulées seulement : par exemple chez les Salmones (*a*), les Brochets, les Cyprins, etc.

(2) Cette transformation de la portion postérieure du système rachidien se voit très-bien chez les Truites (*b*).

(3) Les côtes manquent complétement, ou en majeure partie, chez les Baudroies (*c*), les Fistulaires, les Cycloptères ou Poissons-lunes, les Diodons, les Tétrodons, les Syngnathes, etc.

(*a*) Agassiz et Vogt, *Op. cit.*, p. 37.
(*b*) Agassiz et Vogt, *Op. cit.*, pl. A.
(*c*) Agassiz, *Op. cit.*, t. V, pl. M.

de le voir, par le rapprochement des parapophyses (1) ; mais, en général, elles n'envahissent pas la portion caudale du système rachidien (2). Il est aussi à noter que souvent les expansions aponévrotiques qui en partent donnent naissance à des stylets osseux, et que ces pièces annexes simulent parfois des côtes surnuméraires (3). Quelquefois même des stylets analogues

(1) Par exemple, chez les Saumons.

(2) Agassiz résume de la manière suivante la série des différences présentées par la colonne vertébrale dans la classe des Poissons (*a*) :

§ 1. Corde dorsale continue, avec une gaîne fibreuse qui forme un tube pour la moelle épinière. Point de pièces solides ; point de divisions vertébrales. — *Myxinoïdes*, *Ammocètes*.

§ 2. Corde dorsale continue ; à la face extérieure du tube de la moelle des neurapophyses cartilagineuses qui ne sont pas fermées ; des apophyses intercalaires. — *Petromyzontes*.

§ 3. Corde dorsale continue ; neurapophyses fermées et hémapophyses cartilagineuses. Côtes cartilagineuses ; des apophyses épineuses supérieures. — *Accipenser*, *Chimères*, *Polyodons*.

§ 4. Corde dorsale continue ; neurapophyses et hémapophyses ossifiées et fermées ; des apophyses épineuses supérieures et inférieures. Côtes et apophyses osseuses. — *Lepidosiren* ; *la plupart des Ganoïdes fossiles*.

§ 5. Corde dorsale continue, avec des compartiments intérieurs invisibles à l'extérieur. Pièces périphériques complètes, cartilagineuses. — *Notidanus* ou *Grisets*.

§ 6. Vertèbres distinctes, incomplétement ossifiées, creusées en doubles cônes. Pièces périphériques cartilagineuses. — *Acanthias*, *Centrina*.

§ 7. Vertèbres distinctes, ossifiées ; apophyses incomplétement ossifiées ; des apophyses intercalaires. — *Requins en général*.

§ 8. Vertèbres distinctes, en doubles cônes ; des apophyses intercalaires ; des pièces surnuméraires pour la fermeture des neurapophyses. — *Scyllium*, *Galeus*, *Carcharias*, *Musteluus*.

§ 9. Vertèbres en doubles cônes ; apophyses ossifiées ; des apophyses musculaires. — *Tous les autres Poissons, excepté ceux mentionnés dans les paragraphes suivants*.

§ 10. Vertèbres en doubles cônes ; de véritables apophyses transverses. — *Polyptères*, *Pleuronectes*.

§ 11. Vertèbres à face articulaire antérieure bombée et à face postérieure concave (type des Reptiles). — *Lepidostée*.

(3) Cela a fait dire à Cuvier que, chez quelques Poissons, on trouve deux paires de côtes dépendantes d'une même vertèbre (*b*).

(*a*) Agassiz, *Poissons fossiles*, t. I, p. 100.
— Voyez aussi à ce sujet : Kölliker, *Weitere Beobachtungen über die Wirbel des Selachier*, etc. (*Senkenberg Abhandl.*, 1863, t. V).
— Heckel, *Ueber das Wirbelsäulenende bei Ganoiden und Teleosteen* (*Sitzungsber. der Akad. der Wissensch.*, Vienne, 1850, t. V, p. 143).

(*b*) Cuvier, *Anat. comp.*, 2ᵉ édit., t. I, p. 266.

partent du corps de la vertèbre et de l'arceau neural ; il en résulte une grande multiplicité des branches centrifuges du système rachidien, ainsi que cela se voit chez le Hareng, où les arêtes, comme chacun sait, sont à la fois très-fines et extrêmement nombreuses (1).

Chez les Cyprins, les Loches et les Silures, il existe sous la portion antérieure de la colonne vertébrale diverses pièces osseuses qui sont en relation avec la vessie natatoire et qui ont été considérées par quelques anatomistes comme étant les représentants des osselets de l'ouïe des Vertébrés supérieurs, mais qui ne paraissent être en réalité que des dépendances du système vertébral plus ou moins modifiées (2).

(1) On distingue entre elles ces pièces accessoires par des noms tirés de leurs connexions avec les diverses parties de la vertèbre ou de ses annexes.

Chez le Hareng, on compte deux cent cinquante-six paires de ces arêtes annexes (*a*).

On peut considérer comme étant des productions du même ordre les apophyses montantes accessoires qui, chez les Hypostomes, se trouvent sur les côtes des apophyses épineuses des sept premières vertèbres et supportent autant de plaques osseuses du système tégumentaire.

(2) Chez la Carpe, on trouve sous le corps de la seconde vertèbre une chaîne de quatre osselets, qui s'étend de l'extrémité antérieure de la vessie natatoire à la base du crâne, où elle est en relation avec l'appareil auditif. Weber les considérait comme étant les représentants du marteau, de l'enclume, du lenticulaire et de l'étrier de l'oreille humaine (*b*). Cette opinion fut combattue par Geoffroy, mais sans être remplacée par une autre hypothèse plus acceptable (*c*), et la question ne fit que peu de progrès (*d*), jusqu'à ce que M. Baudelot eût publié sur les connexions anatomiques de ces parties de nouvelles observations tendantes à établir que les osselets de Weber sont des démembrements de l'arceau inférieur de deux vertèbres confondues entre elles (*e*).

Chez la Loche (*Cobitis fossilis*), où

(*a*) Cuvier et Valenciennes, *Op. cit.*, t. XX, p. 46, pl. 593.

(*b*) E. H. Weber, *De aure et auditu Hominis et Animalium*, p. 46, pl. 3, fig. 9, etc.

(*c*) Geoffroy Saint-Hilaire, *Mém. de l'Acad. des scienc.*, 1827, t. VII, p. clxvij.

(*d*) S. Mulder, *Iets aangaande de Beentjes, du men bij de Cyprini aan de eerste Wervels verbonden vindt* (*Bijdragen tot de Natuurkundige Wetenschappen verzamelt door v. Hall Vrolck en G. Mulder*, 1831, t. VI, p. 84, pl. 1).

— Breschet, *Rech. sur les organes de l'ouïe des Poissons*, pl. 13, fig. 6 (*Mém. de l'Acad. des scienc.*, *Sav. étrang.*, 1838, t. V).

— Duvernoy, *Anat. comp. de Cuvier*, 2e édit., t. VIII, p. 723.

(*e*) Baudelot, *Rech. d'anat. comp.*, p. 7.

Ainsi que j'ai eu l'occasion de le dire précédemment, le système sternal manque dans toute cette classe d'Animaux (1) ; quelques anatomistes ont cru pouvoir y rapporter un os impair qui est souvent en connexion avec l'extrémité antérieure de la ceinture scapulaire, mais cette pièce dépend du système hyoïdien (2).

Rayons médians.

§ 16. — Le système des pièces périphériques qui occupe la ligne médiane du corps, et qui complète la charpente solide du tronc chez la plupart des Poissons, et prend chez les espèces à squelette osseux un très-grand développement, se compose d'une série longitudinale de rayons articulés par leur base au sommet d'autant d'os *interépineux*, qui, à leur tour, sont ordinairement en connexion avec les apophyses spiniformes, tant ventrales que dorsales, des vertèbres. Dans le jeune âge, la

la vessie natatoire est renfermée dans une grosse bulle osseuse, sous la deuxième et la troisième vertèbre, les osselets sont logés dans un canal entouré de tissu spongieux développé également au-dessous de l'arceau inférieur de ces vertèbres (*a*).

Chez les Silures, plusieurs vertèbres sont confondues entre elles, et concourent à la formation de l'appareil en question, ainsi que du réceptacle osseux de la vessie natatoire (*b*).

(1) Voyez tome II, page 218.

(2) Geoffroy Saint-Hilaire assimilait aux diverses pièces sternales la branche de suspension de l'appareil branchial (*c*).

Parfois le système sternal semble être représenté par une série de petites pièces médianes qui se trouvent à la partie ventrale du corps ; et quelquefois même ces osselets affectent la forme de chevrons et sont en connexion avec le bout inférieur des côtes vertébrales par l'extrémité de leurs branches, de façon à simuler non-seulement un sternum, mais aussi des côtes sternales, ainsi que cela se voit chez le Hareng (*d*). Mais ces pièces paraissent être des dépendances du système tégumentaire, et aujourd'hui on est généralement d'accord pour les considérer comme ne faisant pas partie de l'endosquelette (*e*).

(*a*) Weber, *Op. cit.*, pl. 6, fig. 43-48.
— Baudelot, *Op. cit.*, p. 20.
(*b*) Weber, *Op. cit.*, pl. 5, fig. 30, etc.
— Baudelot, *Op. cit.*, p. 22.
(*c*) Geoffroy Saint-Hilaire, *Philosophie anatomique*, p. 440, pl. 3, fig. 30 ; pl. 10, fig. 116.
(*d*) Cuvier et Valenciennes, *Hist. des Poissons*, t. XX, pl. 593, fig. 1 et 2.
(*e*) Aug. Müller, *Op. cit.* (*Arch. f. Anat.*, 1853, pl. 8, fig. 10).
— Owen, *Anat. of the Vertebrates*, t. I, p. 194, fig. 37.

nageoire médiane, dans l'épaisseur de laquelle cette partie du squelette se développe, est en général continue et s'étend depuis le dessus de la tête jusqu'à l'extrémité caudale du rachis, contourne celle-ci, et revient jusque dans le voisinage de l'ombilic à la face inférieure du corps; mais le plus ordinairement elle s'atrophie et disparaît sur certains points, tandis que sur d'autres elle se développe, et elle se trouve ainsi partagée en trois ou même un plus grand nombre de portions isolées entre elles et connues sous les noms de *nageoires dorsales*, *nageoire caudale* et *nageoires anales*. C'est dans les parties permanentes de ce grand repli cutané que les rayons et leurs supports se constituent, sans avoir, dans le principe, aucune connexion avec les vertèbres adjacentes (1). Les rayons sont tantôt osseux et spiniformes, tantôt cartilagineux, multiarticulés et branchus vers le bout; souvent ils résultent évidemment de la soudure d'une paire de pièces filiformes (2); quelquefois certains d'entre eux présentent des formes plus ou moins anormales. Leur base est élargie, et presque toujours elles s'articulent par ginglyme avec les os interépineux correspondants. Ces dernières pièces, comme leur nom l'indique, s'engagent en général plus ou moins profondément dans les intervalles que les apophyses épineuses des vertèbres laissent entre elles; mais il n'y a rien de constant, ni dans les connexions, ni dans les rapports numériques de ces parties. Ainsi, tantôt chaque apophyse épineuse est en con-

(1) Les transformations de la nageoire médiane ont été étudiées par plusieurs naturalistes (*a*) ; mais les observations sur le mode de développement des rayons à l'intérieur de ces organes locomoteurs sont peu nombreuses.

(2) Cette duplicité symétrique des rayons de la nageoire dorsale est très-distincte chez la Morue (*b*). Cuvier la considère comme la règle générale.

(*a*) Rathke, *Abh. zur Bildungs- und Entwickelungsgeschichte der Menschen und der Thiere*, 1833, t. II, pl. 2.
— Agassiz et Vogt, *Op. cit.*, p. 254.
— Sundeval, *Am Tiskyngols utveckling* (*Mémoires de l'Académie de Stockholm*, 1855, t. I. pl. 1-5).
(*b*) Bakker, *Op. cit.*, pl. 6, fig. 2.

nexion avec un seul os interépineux ; d'autres fois le même espace interosseux correspond à deux ou même à trois de ces pièces, et ailleurs celles-ci manquent complétement ; enfin les rayons seuls ou munis de leur support ordinaire peuvent exister dans la région ventrale, où les appendices spiniformes des vertèbres manquent, et même sur le dessus de la tête (1). On ne saurait donc considérer ce système de pièces médianes comme étant une dépendance de l'appareil vertébral (2).

Les éléments organiques fournis de la sorte sont susceptibles de diverses transformations, et constituent parfois des instruments physiologiques qui, au premier abord, ne paraissent avoir rien de commun avec les nageoires : nous citerons comme exemple le disque adhésif dont le dessus de la tête du Rémora est garni (3).

(1) Par ex., chez les Turbots (*a*), etc.

(2) Geoffroy Saint-Hilaire regardait les os interépineux et le rayon qui y fait suite comme étant des parties constitutives de l'apophyse épineuse de la vertèbre parvenue à son maximum de développement (*b*) ; mais cette hypothèse, combattue par Cuvier, est généralement abandonnée aujourd'hui.

A leur extrémité périphérique, les os interépineux sont élargis et reliés entre eux par une bande fibreuse médiane dont ils semblent être une dépendance.

(3) L'organe adhésif de ces Poissons présente une structure très-complexe ; il est de forme ovalaire et se compose principalement d'une série de plaques transversales mobiles (*c*).

Chez la Baudroie, des appendices homologues, mais isolés, filiformes et très-allongés, constituent sur le dessus de la tête les organes appelés les *filets pêcheurs* (*d*).

Chez les Balistes, un de ces os prend un grand développement, et s'articule d'une manière fort remarquable sur une plaque osseuse postoccipitale (*e*). Sa base est percée d'un trou qui est

(*a*) Rosenthal, *Op. cit.*, pl. 11, fig. 9.

(*b*) Geoffroy Saint-Hilaire, *Sur les tiges montantes des vertèbres dorsales* (*Mém. du Muséum*, 1822, t. XXII, p. 76).

(*c*) Blainville, *Note sur la structure et l'analogie de la plaque dorso-céphalique des Rémoras* (*Bull. Soc. philom.*, 1822, p. 119).

— Rosenthal, *Op. cit.*, pl. 20, fig. 1 et 5-8.

— Baudelot, *Étude du disque céphalique des Rémoras* (*Ann. des sciences nat.*, 5ᵉ sér., 1865, t. VII, p. 153, pl. 5).

(*d*) Bailly, *Descr. des filets pêcheurs de la Baudroie* (*Ann. des sciences nat.*, 1824, t. II, pl. 16).

— Geoffroy Saint-Hilaire, *Sur l'analogie des filets pêcheurs de la Baudroie avec une partie des apophyses montantes des vertèbres* (*Mém. du Muséum*, 1827, t. X, p. 132).

(*e*) Voyez Agassiz, *Op. cit.*, t. II, pl. F.

— Owen, *Anat. of Vertebrates*, p. 193.

La nageoire caudale, constituée par la portion postérieure de ce système d'appendices médians, varie dans sa forme. Celle-ci peut être rapportée à trois types principaux. Tantôt la colonne vertébrale se prolonge en ligne droite dans la majeure partie de sa longueur ; les rayons supérieurs et les rayons inférieurs sont développés à peu près également, et progressivement s'inclinent de plus en plus en arrière, de façon à devenir parallèles et à se rencontrer à l'extrémité postérieure de la rame qui est arrondie au bout (1). D'autres fois la tige rachidienne, tout en continuant à s'avancer jusque vers l'extrémité de la nageoire, se relève beaucoup, et les rayons de la rangée supérieure ne se développent que peu, tandis que ceux de la rangée inférieure s'allongent beaucoup (2). Enfin, d'autres fois encore le rachis s'arrête à la base de la nageoire, et celle-ci se bifurque souvent à son extrémité (3).

traversé par une barre osseuse dépendant de la plaque sus-mentionnée, et parvient à constituer une charnière des plus solides.

(1) Ce type est caractérisé au plus haut degré chez le *Ceratodus* (*a*) et les *Lepidosiren* (*b*) ; on le retrouve chez les Anguilles (*c*) et beaucoup de jeunes Poissons.

(2) Ce mode de conformation (*d*) se rencontre chez la plupart des Ganoïdes ainsi que chez les Squales (*e*).

(3) Par suite de l'atrophie de la portion terminale de la tige vertébrale ou de la soudure des apophyses épineuses supérieures et inférieures, le rachis paraît tronqué presque verticalement à la base de la nageoire caudale. Ce mode de conformation existe chez la plupart des Poissons osseux (*f*), et il est à noter que souvent ce redressement de l'extrémité postérieure de la colonne rachidienne se voit très-distinctement dans la partie basilaire de la nageoire ainsi constituée : par exemple chez les Truites (*g*) et chez les Mormyres. Il en résulte que ce mode de conformation paraît être le résultat d'une exagération de la disposition existante dans la nageoire caudale du second type.

Chez l'*Orthragoriscus Mola*, la na-

(*a*) Gunther, *Op. cit.* (*Phil. Trans.*, 1871, pl. 30, fig. 2).

(*b*) Owen, *Description of the* Lepidosiren annectens (*Transactions of Linn. Soc.*, t. XVIII, pl. 23, fig. 4).

(*c*) Agassiz, *Poissons foss.*, t. V. pl. D.

(*d*) Par exemple chez le Lépidostée ; voyez Agassiz, *Op. cit.*, t. I, pl.

— L'*Amia clavata ;* voyez : *Kölliker*, *Uber das ende der Wirbelsaule der Ganoiden*, pl. 2 (1860).

(*e*) L'Esturgeon ; voyez Owen, *Anat. of Vertebratès*, t. I, fig. 29.

(*f*) Par exemple chez la Perche ; voyez Cuvier et Valenciennes, *Op. cit.*, t. I, pl. 1.

(*g*) Agassiz et Vogt, *Anat. des Salmonés* (*Poissons d'eau douce*), pl. A, B et C.

§ 17. — La charpente solide de la tête des Poissons osseux présente une structure extrêmement complexe ; les pièces qui la composent sont plus nombreuses que chez les autres Vertébrés et restent toujours distinctes entre elles. Celles qui constituent le crâne et la portion médiane de la face sont articulées entre elles de façon à être complétement fixes ; mais les autres ne sont en général que très-faiblement réunies et se déplacent facilement. L'axe de cet édifice, constitué par le basioccipital, le basisphénoïde, le présphénoïde et le vomer, ne semble être qu'un prolongement de la tige rachidienne formée par les corps des vertèbres (1), et la boîte crânienne qui en surmonte la portion postérieure est peu développée. Dans la région orbitaire, cet axe est séparé de la portion frontale de la tête par un grand espace vide ; mais dans la région nasale il s'y joint, et l'ensemble ainsi constitué affecte une forme à peu près conique, ou simule plutôt une pyramide à trois faces très-allongée, dont la base serait tournée en arrière et l'une des arêtes dirigée en bas. Tête osseuse.

geoire caudale présente une disposition très-singulière : les rayons en petit nombre qui en forment la charpente sont très-écartés entre eux, et les os interépineux correspondants vont s'appuyer au bord postérieur de l'apophyse épineuse et de l'apophyse inférieure de l'avant-dernière vertèbre ; de sorte que le système rachidien paraît être brusquement tronqué en arrière (*a*).

(1) L'articulation de la tête à l'extrémité de la colonne vertébrale ressemble à celle des vertèbres entre elles. En effet, la face antérieure du corps de la première vertèbre, creusée d'une fosse conique, s'unit aux bords d'une autre fosse semblable, mais dirigée en sens inverse et pratiquée dans l'os basioccipital. Souvent il y a aussi sur les côtés du trou occipital une paire de petites fossettes qui reçoivent l'extrémité des apophyses articulaires de la même vertèbre (*b*).

Chez les Esturgeons, la corde dorsale reste très-développée et se continue sans interruption, de l'axe de la colonne vertébrale dans la portion basilaire du crâne (*c*).

(*a*) Marausen, *Die Familie der Mornzren, ein anat. zool. Abhandlung* (*Mém. de l'Acad. de Saint-Pétersbourg*, 7e série, 1864, t. VII, n° 4, pl. 5, fig. 1).
(*b*) Exemple : la Perche ; voyez Cuvier et Valenciennes, *Op. cit.*, t. I, pl. 2, fig. 4.
(*c*) Agassiz, *Poissons foss.*, pl. E.

La mâchoire supérieure, composée comme d'ordinaire d'une paire d'os prémaxillaires et d'une paire d'os maxillaires (1), est articulée au sommet de cette pyramide (2). Chez les Balistes, les Diodons et les autres espèces qui, à raison de cette disposition, ont reçu le nom de *Plectognathes*, cette articulation se fait par engrenage, et ne permet que peu ou point de mouvements (3); mais, chez la plupart des autres Poissons osseux (4), tous les os de cette partie de la face jouent librement les uns sur les autres et sont souvent susceptibles de se déplacer beaucoup, ainsi que nous l'avons déjà vu en étudiant la constitution de la bouche (5). Les détails que j'ai donnés précédemment sur la structure de cette portion de la charpente faciale, ainsi que sur l'appareil suspenseur très-complexe qui soutient la mâchoire inférieure et cloisonne latéralement la grande cavité buccale (6), me permettront de ne pas m'arrêter ici sur ce sujet, et je me bornerai à rappeler qu'en arrière, cette partie jugale de la tête est en continuité avec l'appareil operculaire, dont nous avons vu la disposition lorsque nous nous occupions des organes de la respiration (7), et dont nous examinerons la signification homologique lorsque nous étudierons l'appareil auditif (8).

(1) Chez le Brochet (*a*), la Truite et quelques autres Poissons, il existe de chaque côté, à l'extrémité latérale de la mâchoire, une troisième pièce osseuse dite sus-maxillaire.

(2) Voyez tome VI, page 35.

(3) La disposition des os de la face des Balistes a été étudiée avec soin par Hollard (*b*).

(4) Les Espadons ou *Xiphias*, les Orphies ou *Belone*, les Polyptères, etc., ont la mâchoire supérieure solidement fixée au crâne.

(5) Voyez tome VI, page 37.

(6) Voyez tome VI, page 31 et suiv.

(7) Voyez tome II, page 229.

(8) Geoffroy Saint-Hilaire considérait les os de l'opercule des Poissons comme étant les représentants de la chaîne des osselets de l'ouïe des Vertébrés qui sont pourvus d'une oreille moyenne. Nous verrons, dans une

(*a*) Agassiz, *Op. cit.*, t. V, pl. K, fig. 10 et 12.

(*b*) Hollard, *Monographie de la famille des Balistides* (*Ann. des sciences nat.*, 1853, t. XX, p. 98, pl. 1, fig. 1, 4, etc.).

Les fosses orbitaires sont mal délimitées; elles sont fermées en dessus par la voûte frontale, et en général leur cadre est complété en dessous par une chaîne de petites plaques osseuses dépendantes des téguments; quelquefois même ces plaques s'étendent sur toute la région jugale, ainsi que cela se voit chez les Trigles et les autres Poissons de la famille des Joues cuirassées (1); mais rien ne sépare ces cavités de la région occupée par les muscles temporaux, et elles n'ont pas de plancher solide, si ce n'est dans le point occupé par la lame étroite qui constitue l'arc-boutant palatin dont j'ai parlé précédemment. D'ordinaire, chez les Poissons comme chez les autres Vertébrés, les deux chambres oculaires, ainsi constituées, sont placées symétriquement de chaque côté du plan médian de la tête; mais chez les Turbots, les Soles et les autres Pleuronectes il n'en est pas de même, et, par suite d'un mouvement de torsion que la face fait en se développant, les deux orbites sont dirigées du même côté (2).

autre occasion, que si cette idée n'est pas inadmissible pour ce qui concerne le marteau, elle est en désaccord complet avec ce que nous savons surtout de l'origine de l'étrier.

(1) Le système de pièces sous-orbitaires se compose communément de six os dermiques minces, larges et à surface canaliculée, et s'étend depuis l'extrémité antérieure des frontaux, où il recouvre l'appareil olfactif, jusqu'au bord temporal de l'os frontal postérieur, en décrivant une courbe et en simulant le bord orbitaire inférieur constitué par les os lacrymal, maxillaire et malaire chez les Vertébrés supérieurs (a). Ces plaques jugales n'existent ni chez la Baudroie, ni chez les Anguilles. Chez quelques Silures, elles sont au nombre de sept de chaque côté; mais chez les Trigles, où elles recouvrent quelquefois la totalité de la région ptérygo-temporale, on n'en compte que trois (b).

(2) Ces métamorphoses singulières ont été étudiées avec beaucoup de soin par MM. Van Beneden et Steenstrup (c).

(a) Ex. : la Perche, où les pièces sous-orbitaires sont très-petites; voyez Cuvier et Valenciennes, *Op. cit.*, t. I, pl. 1.
— La Truite, où elles sont grandes; voyez Agassiz et Vogt, *Op. cit.*, pl. E, fig. 1.

(b) Agassiz, *Poissons fossiles*, t. IV, pl. F.

(c) Van Beneden, *Note sur la symétrie des Poissons pleuronectes dans leur jeune âge* (*Ann. des sciences nat.*, 3e série, 1853, t. XX, p. 340).
— Steenstrup, *On Skjævheden hos Flynderne*. Copenhague, 1863. — *Observations sur le développement des Plectognathes* (*Ann. des sciences nat.*, 5e série, 1864, t. II, p. 353).

Les cavités qui logent les organes olfactifs sont très-petites, limitées principalement par les os nasaux et sans relations avec la cavité buccale. Celle-ci est extrêmement grande, et, comme nous l'avons vu dans une Leçon précédente, son plancher ainsi que toute sa portion pharyngienne sont formés par l'appareil hyoïdien, dont le développement est plus grand que dans aucune autre classe de Vertébrés; nous en connaissons déjà les caractères ostéologiques (1), et par conséquent je n'en parlerai pas ici.

Il n'y a chez les Poissons osseux ni méat auditif, ni caisse tympanique, et, comme nous le verrons dans une prochaine Leçon, l'oreille interne est logée dans la cavité crânienne. En général, le crâne est surmonté d'une crête médiane (2).

Chez les Plagiostomes, la charpente solide de la tête est formée presque uniquement par le cartilage crânien, et les mâchoires suspendues à l'extrémité d'un arc-boutant tympanique très-simple, dont j'ai fait connaître la disposition en traitant de l'appareil buccal de ces Poissons (3). L'appareil operculaire manque (4), et l'appareil hyoïdien, au lieu d'être logé dans la tête, se trouve reporté plus en arrière, sous la portion antérieure de la colonne vertébrale (5). C'est dans sa portion basilaire que la boîte crânienne est le mieux constituée; sa voûte est souvent en grande partie membraneuse (6), et l'on y aperçoit toujours des pertuis qui mènent à l'appareil auditif et qui peu-

(1) Voyez tome II, page 218.

(2) Cette crête est parfois très-élevée (a), et elle est souvent accompagnée d'expansions latérales.

(3) Voyez tome VI, page 27 et suivantes.

(4) Chez les Esturgeons, qui, par leur mode d'organisation, se rapprochent beaucoup des Plagiostomes, l'appareil operculaire ne manque pas, mais est rudimentaire.

(5) Voyez tome II, page 226.

(6) Chez les Squales du genre *Galeus*, cette espèce de fontanelle est très-étendue : elle occupe presque tout le dessus de la tête.

(a) Par exemple chez les Coryphènes; voyez Carus, *Tabul. Anat. comp. illustr.*, t. II, pl. 7, fig. 1.

vent être comparés à la fenêtre ovale des Vertébrés supérieurs, bien que leur position soit différente (1). Les parties latérales et antérieures du cartilage crânien varient beaucoup dans leurs formes. En général, la région orbitaire est concave et limitée par deux petites apophyses orbitaires, dont l'une antérieure, l'autre postérieure ; mais chez les Sélaciens du genre Marteau ou Zygène, elles se développent énormément et offrent une forme des plus bizarres (2).

En général, la région nasale du cartilage crânien se prolonge plus ou moins en forme de rostre et loge en dessous les cap-

(1) Ainsi que nous le verrons ailleurs, on donne ce nom à un orifice qui, de chaque côté de la tête, fait communiquer l'oreille interne avec l'oreille moyenne ou caisse du tympan.

Les trous mentionnés ci-dessus sont situés à la face supérieure de la boîte crânienne.

(2) La boîte crânienne des Plagiostomes est constituée par une seule pièce cartilagineuse dont les différentes régions correspondent à peu près aux principaux os de la tête chez les Vertébrés à squelette osseux. Les fosses orbitaires sont, en général, séparées de la région temporale par une petite saillie, dite apophyse orbitaire postérieure, qui, chez les Anges (ou Squatines), est assez développée (*a*). L'apophyse orbitaire antérieure se développe davantage ; souvent elle est très-large, et chez les Raies elle se prolonge latéralement en forme de corne (*b*).

Chez le Squale marteau et les autres Poissons du même genre, les prolongements latéraux de la face qui ont valu à ces Poissons leur nom vulgaire, sont formés principalement par les parties correspondantes à ces apophyses (*c*).

Il est aussi à noter que chez certains Sélaciens, la partie basilaire de ces prolongements latéraux du cartilage crânien est creusée de fosses servant à loger les organes olfactifs (*d*).

Souvent les fosses orbitaires sont dépourvues de plancher, mais chez quelques Squales elles sont limitées en dessous par un prolongement lamelleux de la base du crâne qui s'avance beaucoup latéralement (*e*).

L'apophyse orbitaire postérieure est très-développée chez les Anges, ou Squatines, et donne naissance à une branche postérieure qui va rejoindre la région latérale de l'occiput (*f*).

(*a*) Voyez l'*Atlas du Règne animal* de Cuvier, POISSONS, pl. 5.
(*b*) Owen, *Anat. of Vertebrates*, t. I, fig. 64.
(*c*) Rosenthal, *Op. cit.*, pl. 26, fig. 1 et 2.
(*d*) Par exemple chez l'*Acanthias vulgaris* ; voyez Molin, *Op. cit.* (*Mem. del Istituto venete*, 1860, t. VIII, pl. 6, fig. 5 et 6).
(*e*) Par exemple chez le *Mustelus vulgaris* ; voyez Molin, *loc. cit.*, pl. 4, fig. 1 et 3.
(*f*) Molin, *loc. cit.*, pl. 8, fig. 1.

sules olfactives (1). Chez les Esturgeons, elle s'avance beaucoup, et chez les Polyodons ou Spatulaires, où elle est très-déprimée, elle prend un développement énorme (2). Mais c'est chez le Poisson-scie (ou *Pristis*) que ce rostre atteint son maximum de développement, car il forme au devant de la face une sorte de glaive énorme dont les bords latéraux sont armés de grosses épines osseuses qui ressemblent à des dents et sont implantées par gomphose (3).

Nous avons vu précédemment que chez les Plagiostomes l'appareil tympanique, qui de chaque côté prend son point d'attache sur la partie postérieure de la boîte crânienne, et tient suspendue à son extrémité opposée la mâchoire inférieure, n'est que peu développé (4), et que les deux mâchoires sont reliées

(1) Chez quelques Squales, ce rostre est composé de trois branches, l'une, inférieure, provenant de la région vomérienne, et deux latérales supérieures, qui partent des angles orbitaires antérieurs ou de la région fronto-ethmoïdale. Ces prolongements se réunissent entre eux par leur extrémité antérieure, et forment ainsi une pyramide creuse à trois arêtes (*a*). D'autres fois le rostre est plat en dessus, mais excavé en dessous.

Chez les Chélorhynques, deux de ces cornes nasales s'avancent beaucoup et restent écartées entre elles dans toute leur longueur (*b*).

Chez les Torpilles, de chaque côté de la région frontale, une grande branche cartilagineuse part de la base du museau et se dirige en dehors pour aller à la rencontre de l'extrémité antérieure de la nageoire pectorale, et concourir ainsi à la formation du cadre occupé par l'organe électrique (*c*). Chez les Torpilles du genre Narcine, le bord antérieur de cette pièce est branchu (*d*).

(2) Pour plus de détails sur la conformation du cartilage crânien des Esturgeons, je renverrai à un travail spécial de Kittary (*e*).

(3) Chez les Spatulaires, le museau, ainsi constitué, devient foliacé et prend un développement énorme (*f*).

(4) Chez la plupart des Plagiostomes, cet arc-boutant, ou *suspensorium*, ne se compose que d'une seule pièce.

(*a*) Par exemple chez la petite Roussette ou *Squalus Catulus*; voyez Rosenthal, *Op. cit.*, pl. 25. — L'Empissole ou *Mustelus vulgaris*; voyez Molin, *loc. cit.*, pl. 4, fig. 1 et 2.

(*b*) Müller, *Vergl. Anat. der Myxinoiden*, pl. 4, fig. 2.

(*c*) J. Davy, *Researches Physiol. and Anat.*, t. I, pl. 8.

(*d*) Henle, *Ueber Narcine*, pl. 4, fig. 1 et 2.

(*e*) Kittary, *Rech. anat. sur les Poissons du genre* Acipenser (*Mém. de la Soc. des nat. de Moscou*, 1850, pl. 1).

(*f*) A. Wagner, *De Spatularium anatome* (dissert. inaug.), Berolini, 1848, fig. 1.

entre elles postérieurement (1). Enfin les pièces palatines, qui acquièrent un développement si considérable chez les Poissons osseux, paraissent manquer complétement, ou n'être représentées que par des cartilages rudimentaires (2).

Je rappellerai aussi que chez les Cyclostomes la plus grande partie de la charpente solide de la face est constituée par des pièces labiales qui ne sont représentées qu'à l'état de vestige chez les Plagiostomes, et qui manquent complétement chez les autres Vertébrés (3). La boîte crânienne, formée par le développement de la gaîne fibro-cartilagineuse de la notocorde, loge dans l'épaisseur de sa portion basilaire l'extrémité antérieure de cette tige rachidienne, et elle est unie latéralement à une paire de capsules auditives. Chez les Lamproies, elle est mieux constituée que chez les autres Poissons du même ordre (4), et présente de chaque côté une arcade horizontale qui limite du côté externe une sorte de fosse orbitaire. Une capsule olfactive repose sur sa partie antérieure, et au-dessous de cet organe on voit partir de la région frontale une grande lame en forme de bouclier ou de cuilleron qui s'avance beaucoup et recouvre la base d'un second cartilage à peu près de même forme, à l'extrémité antérieure et inférieure de laquelle se trouve suspendu le grand anneau labial dont j'ai déjà fait connaître la disposition en décrivant le suçoir de ces Poissons. Chez les Myxines, la charpente faciale, tout en étant plus compliquée, offre moins de solidité (5).

(1) Tantôt l'arceau supérieur du cadre buccal, ou mâchoire supérieure, s'articule avec l'extrémité antérieure du cartilage crânien ; mais d'autres fois il est reporté plus en arrière, et se trouve suspendu sous la portion moyenne de la région faciale (*a*).

(2) Voyez tome VI, page 29.

(3) Voyez tome VI, page 97.

(4) Chez les Myxines, la voûte du crâne est fibro-cartilagineuse seulement, et chez le Bdellostome elle n'est qu'incomplétement cartilagineuse.

(5) Voyez tome VI, page 99, note 1. Chez les Bdellostomes, cette charpente se compose de lames cartilagineuses encore plus grêles (*b*).

(*a*) Par exemple chez le *Squalus Centrina* ; voyez Carus, *Tabul. Anat. comp.*, p. 2, pl. 3, fig. 1.

(*b*) J. Müller, *Vergl. Anat. der Myxinoiden ; Fortsetzung*, pl. 2, fig. 1, 2, 3 et 5.

Nageoires.

§ 18. — Les membres des Vertébrés supérieurs sont représentés chez les Poissons par les nageoires latérales, ou paires, que l'on distingue en nageoires pectorales et nageoires ventrales. Chez les Malacoptérygiens de l'ordre des Apodes, qui comprend les Anguilles, les Gymnotes, etc., ces dernières manquent, et chez quelques espèces, les Murènes par exemple, les nageoires pectorales font également défaut (1). La position des nageoires ventrales varie beaucoup. Les pectorales sont plus développées que les précédentes, et elles occupent toujours les côtés de la portion antérieure de la région abdominale. Mais chez les Poissons osseux, ces membres, au lieu de prendre leurs points d'appui sur les côtes thoraciques, sont en général suspendus au crâne, et la ceinture scapulaire entoure la région pharyngienne, en s'avançant sous la gorge entre les branches de suspension de l'appareil hyoïdien. Les anatomistes ne sont pas d'accord sur les relations homologiques des diverses pièces constitutives de cette ceinture avec les os de l'épaule des Vertébrés terrestres; mais les pièces supérieures doivent certainement être considérées comme les représentants du scapulaire, et la pièce principale, qui se dirige en bas et en avant pour aller s'unir à sa congénère, sur la ligne médiane, paraît être une clavicule (2). En général, la nageoire pectorale y est unie par

(1) Les nageoires pectorales, ainsi que les nageoires ventrales, manquent également chez les Cyclostomes.

(2) La pièce principale de ce groupe d'*os en ceinture* (Cuvier), celle qui donne directement insertion à la base de la nageoire pectorale, et qui se réunit à sa congénère sous la gorge, avait été d'abord considérée comme le représentant de l'omoplate (*a*). Cuvier a cru devoir la comparer à un humérus (*b*), et M. Owen en fait un coracoïdien (*c*); mais, à l'exemple de Geoffroy Saint-Hilaire, presque tous les anatomistes s'accordent aujourd'hui à la désigner sous le nom de clavicule (*d*).

(*a*) Gouin, *Hist. des Poissons*, p. 64, pl. 2, fig. 6.
(*b*) Cuvier, *Hist. des Poissons*, t. I, p. 372, pl. 3, fig. 1 et 4.
(*c*) Owen, *Anat. of Vertebrates*, t. I, p. 163.
(*d*) Geoffroy Saint-Hilaire, *Premier Mémoire sur les Poissons, où l'on compare les pièces osseuses de leurs nageoires pectorales avec les os de l'extrémité antérieure des autres Animaux à vertèbres* (*Arch. du Muséum*, 1807, t. IX, p. 357, pl. 29). — *Philosophie anatomique*, t. I, pl. 9, fig. 104-106).

l'intermédiaire d'un groupe de trois petits os plats qui semblent correspondre aux os du bras et de l'avant-bras (1), et qui sont suivis d'une rangée transversale de petites pièces qui ressemblent beaucoup à des os carpiens (2). Enfin, ces dernières pièces portent à leur bord postérieur une série de rayons qui ont à peu près la même forme que les rayons des nageoires médianes, mais qui représentent autant de doigts. Leur nombre est en général très-considérable; presque toujours ils sont multiarticulés, et d'ordinaire ils deviennent fasciculés vers le bout.

Il est enfin à noter que, chez certains Poissons osseux, quelques-unes des pièces constitutives de ces nageoires pré-

La pièce tantôt simple, tantôt double, qui la surmonte et qui est suspendue à l'arrière du crâne, est l'homologue du scapulaire ; mais il y a plus d'incertitude au sujet de la détermination de l'os styliforme, qui, en partant de la portion moyenne de la ceinture scapulaire, se dirige en arrière, au milieu des muscles du flanc, et qui est presque toujours composé de deux pièces. Geoffroy Saint-Hilaire l'assimilait au coracoïdien ; mais, dans le travail récent de M. Parker, il est appelé post-clavicule, et le nom de coracoïdien est appliqué à une autre partie. Je dois même ajouter que les idées de ce dernier auteur relativement aux homologies des pièces constitutives de la nageoire pectorale des Poissons sont presque toutes en désaccord avec celles de ses devanciers.

(1) La plupart des anatomistes considèrent ces pièces, qui d'ordinaire sont au nombre de trois, comme étant les homologues du radius, du cubitus et de l'humérus (*a*); mais M. Parker croit devoir les assimiler aux os coracoïdiens (*b*). L'une d'elles est souvent plus ou moins cachée sous les autres, et Cuvier, dans son anatomie de la Perche, n'en a pas fait mention (*c*). Pour plus de détails sur la conformation de cette partie du squelette des Poissons, je renverrai aux publications suivantes (*d*).

(2) Les os carpiens sont en général au nombre de quatre. M. Parker les considère comme étant les homologues des pièces brachiales des Vertébrés supérieurs (*Op. cit.*).

(*a*) Agassiz et Vogt, *Anatomie des Salmonés*, p. 41, pl. 1, fig. 6 et 7.

(*b*) Parker, *op. cit.*, p. 46, fig. 6 D.

(*c*) Cuvier et Valenciennes, *Hist. des Poissons*, t. I, pl. 3, fig. 4.

(*d*) Mettenheimer, *Disquisitiones anatomico-comparativæ de membro Piscium pectorali*. Berlin, 1847, pl. 1 et 2.

— Bruch, *Ueber die Mittelhand der Fische* (*Zeitschr. für wissensch. Zool.*, 1861, t. XI, p. 165, pl. 15 B).

sentent des particularités de forme plus ou moins considérables (1), et sont parfois modifiées au point de pouvoir constituer des organes spéciaux. Ainsi, chez les Silures, le premier os carpien, allongé en forme de grosse épine dentelée, est libre et articulé de façon à pouvoir être rapproché du corps ou redressé perpendiculairement, et il constitue alors une arme très-dangereuse (2). Chez les Trigles, les trois premiers rayons de la nageoire pectorale sont également libres et constituent autant d'appendices digitiformes très-mobiles (3). Chez les Discoboles, au contraire, tous les rayons des deux nageoires pectorales sont réunis en un seul repli cutané qui constitue autour de la gorge une sorte de collerette épineuse. Enfin, chez les Dactyloptères et quelques autres Poissons volants, les rayons se développent de façon à constituer des espèces d'ailes, comme nous le verrons lorsque nous étudierons l'appareil du vol.

Chez les Plagiostomes, la ceinture scapulaire est attachée

(1) Ainsi, chez la Baudroie, les pièces carpiennes, réduites au nombre de deux, sont tellement allongées, qu'elles semblent constituer un avant-bras (*a*). Les pièces brachiales sont très-réduites et soudées à la clavicule.

Chez les Scombéroïdes du genre *Lampris*, l'une des pièces brachiales (celle désignée communément sous le nom de cubitus, et que M. Owen appelle le radius) prend un développement énorme, et constitue de chaque côté de la région pectorale un grand bouclier qui descend jusqu'au niveau du bord inférieur du corps (*b*).

(2) Geoffroy a considéré à tort cette épine comme étant constituée par la pièce de la ceinture scapulaire désignée sous le nom de coracoïdien (*c*) ; elle fait partie du groupe des pièces carpiennes (*d*).

(3) Ces appendices, contigus à la portion palmée de la nageoire pectorale, en sont complétement séparés et articulés sur les deux premiers os carpiens (*e*).

(*a*) Geoffroy Saint-Hilaire, *Philos. anat.*, t. I, pl. 9, fig. 104.
(*b*) Bakker, *Osteographia Piscium*, pl. 9, fig. 6.
(*c*) Geoffroy Saint-Hilaire, *Philos. anat.*, t. I, pl. 9, fig. 99-102.
(*d*) Cuvier, *Hist. des Poissons*, t. I, p. 375.
— Geoffroy, *loc. cit.*
— Mettenheimer, *Disquisit. de membro Piscium pectrale*, pl. 2, fig. 10 et 11.
(*e*) Rosenthal, *Op. cit.*, pl. 8, fig. 1 et 3.

à la portion post-pharyngienne de la colonne vertébrale. Chez les Squales, elle y est suspendue à l'aide de ligaments (1); mais chez les Raies elle s'y unit directement, et présente ainsi une disposition analogue à celle de la ceinture pelvienne qui, chez les Vertébrés pulmonés, se joint aux vertèbres sacrées pour constituer le bassin, et les nageoires qui en naissent, au lieu d'affecter la position ordinaire, s'étalent horizontalement en dehors de façon à ressembler à des ailes; elles prennent un développement énorme, et les cartilages carpiens que portent les rayons représentent deux cornes divergentes dont l'une longe le côté de la tête et gagne souvent la région frontale, tandis que l'autre se dirige en arrière, borde la cavité abdominale, et va parfois rejoindre la nageoire ventrale placée à l'arrière du tronc (2).

Enfin, chez le *Lepidosiren*, Animal qui, à certains égards,

(1) Chez ces Poissons, la conformation de la ceinture varie : chez les *Carcharias* et les *Scyllium*, elle est largement ouverte en dessous, divisée en deux parties, tandis que chez d'autres espèces, telles que l'*Acanthias*, les Mustèles, les Squatines, la fusion est complète sur la ligne médiane, de façon que le tout ne forme qu'un seul et même cartilage transversal. Quoi qu'il en soit à cet égard, chaque moitié se compose de deux branches, l'une descendante et scapulaire, l'autre horizontale ou dirigée obliquement en dedans et comparable à une clavicule. C'est au point de rencontre de ces deux portions de l'épaule que s'insère la nageoire. Les pièces brachiales ne paraissent être représentées que par une proéminence du cartilage scapulaire, et la base de la nageoire est constituée par une rangée transversale de trois pièces carpiennes auxquelles s'articulent les rayons : ces derniers appendices sont formés, pour la plupart, de trois ou quatre pièces phalangiennes placées bout à bout et dont la dernière est quelquefois remplacée par des filaments cartilagineux.

(2) Chez un Poisson de l'Australie appelé *Ceratodus*, la structure des nageoires diffère beaucoup de tout ce qui existe ailleurs. Ces rames sont parcourues dans toute leur longueur par une tige composée de pièces placées bout à bout, et c'est sur les deux bords de cette tige que s'insèrent les rayons, à peu près de la même manière que les rayons de la nageoire caudale s'insèrent sur les deux bords opposés de la portion terminale de la colonne vertébrale chez ce singulier animal (*a*).

(*a*) Gunther, *Op. cit.* (*Philos. Trans.*, 1871, pl. 30, fig. 2).

paraît être intermédiaire aux Poissons et aux Batraciens, les nageoires pectorales ne sont représentées que par une paire d'appendices styliformes très-simples, et la ceinture scapulaire est réduite à un état rudimentaire.

§ 19. — Les membres abdominaux, ou nageoires ventrales, ont en général une structure moins compliquée que les nageoires pectorales, et l'appareil coxal est très-imparfait ; il ne consiste d'ordinaire qu'en une paire de pièces osseuses ou cartilagineuses, triangulaires et articulées entre elles à leur extrémité postérieure, ou soudées l'une à l'autre par leur bord interne (1). Ainsi que je l'ai déjà dit, sa position varie beaucoup : tantôt ce bassin rudimentaire (2) est suspendu librement dans les chairs (3), à l'extrémité postérieure de l'abdomen ; mais d'autres fois il s'attache à la ceinture scapulaire immédiatement au-dessous des nageoires pectorales, ou s'avance même davantage et va se placer sous la gorge. Ces membres sont plus développés chez les Plagiostomes que chez la plupart des Poissons osseux. Chez les premiers, on y trouve des pièces brachiales, mais chez les derniers les rayons s'articulent directement sur les pièces coxales, et quelquefois même ces appendices sont réduits à un simple filament. Chez les Poissons

(1) Cuvier considère ces pièces comme étant les représentants des os de la cuisse et de la jambe (*a*).

(2) Tout en étant toujours très-incomplet, comme bassin, les pièces coxales acquièrent parfois des dimensions assez considérables pour qu'elles constituent à la face inférieure du centre une sorte de plastron qui, par sa forme et sa portion, simule un sternum : chez les Balistes, par exemple (*b*).

(3) D'après Otto, les osselets pelviens se voient suspendus à la colonne vertébrale par un ligament, chez le *Salmo Fario* (*c*); mais les recherches de MM. Agassiz et Vogt infirment cette assertion (*d*).

(*a*) Cuvier, *Anat. comp.*, t. I, p. 507.

(*b*) Rosenthal, *Op. cit.*, pl. 12, fig. 3.

— Hollard, *Op. cit.* (*Ann. des sc. nat.*, 4ᵉ série, 1853, t. XX, pl. 1, fig. 1.

(*c*) Otto, *Ueber ein Rudiment vom Becken bei einer Forellen-Art* (Treviranus) *Zeitschr. für Physiol.*, 1820, t. II, p. 301, pl. 14, fig. 9).

(*d*) Agassiz et Vogt, *Anatomie des Salmonés*, p. 42 (*Mém. de la Soc. des sc. nat. de Neuchâtel*, t. III).

osseux de la famille des Discoboles, les nageoires ventrales sont au contraire très-développées, et constituent, sous la ceinture scapulaire, une sorte de disque. Chez les Cératodes, elles sont distiques, comme les nageoires pectorales.

Enfin nous avons vu précédemment que, chez les Squales, une lame cartilagineuse enroulée, qui constitue la charpente de l'organe copulateur du mâle, s'insère à la base de ces nageoires et paraît en être une dépendance (1).

§ 20. — En terminant l'étude du squelette intérieur des Poissons, je dois rappeler que, chez plusieurs de ces Animaux, les pièces osseuses dépendantes du système tégumentaire, et par conséquent plus ou moins comparables à celles dont se compose le squelette extérieur des Animaux articulés, jouent un rôle important dans la constitution de la charpente solide, et souvent s'associent intimement aux éléments appartenant au système rachidien ou à d'autres parties de l'endosquelette. J'ai déjà cité des faits de cet ordre en parlant de la cuirasse jugale des Trigles (2). Mais c'est particulièrement chez les Ganoïdes que ces parties complémentaires du squelette ordinaire acquièrent une importance considérable (3), et il est à noter que la même disposition était portée encore plus loin chez beaucoup de Poissons anciens, dont les débris se trouvent à l'état fossile dans le terrain devonien ou vieux grès rouge. Enfin, chez quelques Plectognathes, ainsi que nous l'avons vu dans une précédente Leçon (4), le squelette extérieur envahit la presque

(1) Chez le Cycloptère lump, par exemple (*a*).

(2) Voyez tome VIII, page 478.

(3) Chez les Esturgeons, la couverture osseuse de la tête se compose d'un grand nombre de pièces lamelleuses appelées boucliers céphaliques, situées dans la peau, qui est très-glutineuse, et articulées entre elles (*b*).

(4) Voyez ci-dessus, page 76.

(*a*) Rathke, *Bemerk. über den Bau des* Cycloptorus Lumpus (Meckel's *Deutsches Archiv für die Physiol.*, 1822, t. VII, p. 498, pl. 6).
— Baudelot, *Rech. d'anat. comp.*, p. 32.

(*b*) Kittary, *Op. cit.* (*Bull. de la Soc. des natur. de Moscou*, 1850, t. XXIII, pl. 7).

totalité du corps et a valu à quelques-uns de ces Animaux le nom de Coffres.

§ 21. — Jusqu'ici je n'ai considéré la charpente solide du corps que sous le rapport de sa constitution et de son rôle comme appareil protecteur; mais il est non moins nécessaire de l'étudier à un autre point de vue. En effet, elle remplit des fonctions d'une grande importance dans le mécanisme de la locomotion, et il me faudra revenir sur son étude lorsque j'aurai traité des agents moteurs, sujet que j'aborderai dans la prochaine Leçon.

QUATRE-VINGT-TREIZIÈME LEÇON.

Organes moteurs. — Sarcode. — Tissu musculaire. — Structure interne des muscles. Leur mode d'insertion. — Tendons, aponévroses, etc.

§ 1. — La MOTILITÉ, c'est-à-dire la faculté d'exécuter des mouvements spontanés, est un des caractères les plus remarquables de l'Être animé. Les végétaux en sont presque tous complétement privés (1), tandis que chez les Animaux elle existe toujours avec plus ou moins de puissance, et elle résulte d'une propriété vitale de certaines parties de leur substance constitutive appelée *contractilité*, propriété en vertu de laquelle ces parties, sans avoir subi aucun allongement préalable, sont susceptibles de se raccourcir temporairement par suite du rapprochement de deux ou de plusieurs de leurs points. Elle peut être mise en jeu, soit par des excitants mécaniques ou physiques, soit par des stimulants physiologiques, tels que l'influence nerveuse, mais elle n'est dépendante d'aucun de ces agents, et elle appartient en propre au tissu organique dans lequel ses effets se manifestent. Motilité.

Chez les Animaux les plus inférieurs, la contractilité n'est l'apanage d'aucun instrument physiologique particulier (2), elle est répandue dans toutes les parties de l'organisme et réside

(1) Sous ce rapport, comme sous beaucoup d'autres, la ligne de démarcation entre le Règne végétal et le Règne animal n'est pas tracée d'une manière aussi absolue qu'on pourrait le supposer au premier abord, et chez quelques plantes (la Sensitive, par exemple) on voit se manifester des mouvements qui paraissent ne différer en rien de ceux exécutés par les Animaux. Il y a aussi des corps vivants qui, durant la première période de leur existence, se meuvent spontanément et paraissent être animés, tandis que plus tard ils présentent tous les caractères du végétal. L'étude de la motilité chez ces êtres ambigus, qui semblent lier entre eux les deux Règnes organiques, présente beaucoup d'intérêt, mais nous entraînerait au delà des limites assignées à ces Leçons.

(2) Les observations de Cavolini et

dans la substance molle et d'apparence gélatineuse qui constitue le corps tout entier, et qui est désignée sous le nom de *sarcode* ou de *protoplasma*. Mais dans l'immense majorité des cas, elle réside exclusivement dans le *tissu musculaire*, substance qui constitue ce qu'on nomme la chair des Animaux.

Sarcode. § 2. — Le *sarcode* est une substance très-molle, hyaline, en apparence amorphe, et sans forme déterminée. On aperçoit bien dans sa profondeur quelques petites granulations qui sont susceptibles de se déplacer, et l'on y remarque souvent des espaces qui sont des vacuoles éphémères occupées par des liquides. Ces cavités ne semblent être produites que par l'afflux de ces liquides sur certains points variables, et qui disparaissent peu de temps après s'être montrées; aucune membrane ou enveloppe ne les limite, et quand elles viennent à se rencontrer, elles se confondent entre elles. Les mouvements du sarcode sont très-lents, mais déterminent, dans le corps des petits êtres constitués par cette substance, des changements des plus remarquables, qui se renouvellent sans cesse. En se resserrant sur quelques points, cette substance d'apparence glutineuse émet dans d'autres parties des expansions qui tantôt ont la forme de lobes, d'autres fois celle de filaments simples ou rameaux, et que les zoologistes appellent des *pseudopodes*. Ainsi que nous le verrons bientôt, ces prolongements constituent pour ces petits êtres des organes de locomotion, mais ils ne sont limités par aucune membrane tégumentaire, et, dans

de Grant (a) avaient fait penser que les Éponges étaient complétement dépourvues de cette faculté; mais des expériences faites en 1828 sur la Téthye orange ont démontré l'existence de l'irritabilité chez ces Spongiaires (b). Elle est constatable aussi chez les Spongilles (c).

(a) Grant, *Observ. et expériences sur la structure et les fonctions des Éponges* (*Ann. des scienc. nat.*, 1re série, 1827, t. XI, p. 171).

(b) Audouin et Milne Edwards, *Recherches sur les Animaux sans vertèbres* (*Ann. des sciences nat.*, 1828, t. XV, p. 17).

(c) Lieberkühn, *Ueber die Bewegungserscheinungen bei den Schwämmen* (*Arch. für Anat.*, 1863, p. 717). — *On Motile Phænom. in Sponges* (*Quart. Journ. of Microsc. Sc.*, 1861, p. 189).

les points où ils se rencontrent, ils se soudent entre eux de façon à ne laisser aucune trace de leur séparation préalable ; enfin leur existence n'est jamais permanente, et d'ordinaire, à peine développés, ils se rétractent, rentrent dans la masse commune, et bientôt disparaissent complétement. Les Animalcules que les naturalistes appellent des Protées ou des Amibes sont constitués essentiellement de sarcode, et ils doivent leur nom aux changements sans cesse renouvelés qui s'opèrent ainsi dans leur forme générale.

C'est à Dujardin, micrographe français d'une grande habileté, que l'on doit la connaissance des principaux faits relatifs à l'histoire physiologique du sarcode (1). Ce naturaliste considérait cette substance comme étant susceptible de constituer des muscles lorsqu'elle est étirée en forme de fils, et les observations plus récentes de plusieurs physiologistes sont venues corroborer jusqu'à un certain point ses vues en nous faisant connaître d'autres traits de ressemblance entre les diverses substances contractiles qui entrent dans la constitution des organismes vivants (2).

(1) Les premières observations de Dujardin sur le sarcode datent de 1833; il poussa beaucoup trop loin ses idées relatives à la semi-fluidité de la substance organique chez les Animaux inférieurs, mais il rendit à la science un service considérable en insistant sur l'existence d'une matière contractile amorphe (*a*). Des idées analogues ont été développées plus récemment par M. Max Schultze et quelques autres micrographes (*b*).

M. Ecker considère la substance contractile du corps de l'Hydre, ou Polype d'eau douce, comme étant du sarcode amorphe entourant des vacuoles (*c*); mais d'autres observateurs pensent que ces espaces clairs sont des cellules contractiles.

(2) M. Kühne a constaté que cette

(*a*) Dujardin, *Rech. sur les organismes inférieurs* (*Ann. des sciences nat.*, 2ᵉ série, 1835, t. IV, p. 343). — *Observations sur la substance glutineuse qui constitue en grande partie le corps des Animaux inférieurs* (*Ann. franç. et étrangères d'anat. et de physiol.*, 1838, t. II, p. 379). — *Mém. sur le sarcode* (*Op. cit.*, t. III, p. 65).

(*b*) Max Schultze, *Ueber das Organismus der Polythalamien*, 1854.

— Auerbach, *Ueber die Einzelligkeit der Amœben* (*Zeitschr. für wissensch. Zool.*, 1855, t. VII, p. 365).

— Carter, *On the Organisation of Infusoria* (*Ann. of Nat. Hist.*, 1856, t. XVIII, p. 115.)

(*c*) Ecker, *Zur Lehre vom Bau und Leben der contractilen Substanz der niedersten Thiere*, (*Zeitschr. für wissensch. Zool.*, 1849, t. I, p. 218, pl. 18).

Tissu musculaire.

§ 3. — Lorsque la substance contractile se perfectionne, elle devient de plus en plus distincte des parties de l'organisme qui sont dépourvues de mobilité, et elle prend le nom de *tissu musculaire*.

Par lui-même, ce tissu est d'un blanc jaunâtre ; mais chez les Vertébrés supérieurs il contient du sang en si grande abondance, qu'il paraît rouge (1). Sa composition chimique est caractéristique. Il est constitué essentiellement par une matière albuminoïde qui ressemble beaucoup à la fibrine du sang dont l'étude nous a occupé au commencement de ce cours (2). Jusque dans ces derniers temps, les chimistes désignaient ces deux substances sous le même nom ; mais, ayant reconnu que la fibrine des muscles diffère à certains égards de la fibrine du fluide nourricier, ils ont cru utile d'y donner un nom particulier, et ils l'appellent maintenant *syntonine* ou *musculine* (3). Ce principe

substance contractile non figurée réagit de la même manière que le tissu musculaire sous l'influence des excitants physiques et chimiques (*a*).

(1) Le tissu musculaire peut être coloré aussi par d'autres matières étrangères à sa constitution essentielle. Ainsi, chez les Saumons et quelques autres Poissons dont la chair est dite *saumonée*, les muscles sont colorés en rose jaunâtre par une matière grasse particulière à laquelle M. Fremy a donné le nom d'*acide salmonique* (*b*). On connaît aussi des Poissons dont les muscles sont en totalité ou en partie colorés en brun par des matières grasses particulières.

La teinte d'un blanc mat que nous offre la chair de quelques autres Poissons, le Squale griset (*Hexanchus griseus*), par exemple, est due également à des corps gras.

On rencontre aussi des exemples de coloration du tissu musculaire en rouge chez les Mollusques : ainsi cette particularité a été observée chez la Paludine et dans l'appareil buccal du Buccin ondé (*c*).

(2) Voyez tome Ier, p. 157.

(3) M. Kölliker pense que la coloration des muscles ne dépend pas seulement de la quantité de sang contenue dans leur tissu, car il y a trouvé une matière colorante rouge très-analogue à celle des globules sanguins, mais indépendante de ces corpuscules (*d*).

(*a*) Kühne, *Untersuch. über das Protoplasma und die Contractilität*, 1864.

(*b*) Fremy et Valenciennes, *Rech. sur la composition des muscles dans la série animale* (*Compt. rend. de l'Acad. des sc.*, 1855, t. XLI, p. 738).

(*c*) Lebert, *Rech. sur la formation des muscles* (*Ann. des sciences nat.*, 3e série, 1850, t. XIII, p. 170).

(*d*) Kölliker, *Microscopische Anat.*, t. II, p. 248.

immédiat est associé à une série d'autres matières albuminoïdes coagulables par la chaleur, mais mal définies encore, la *myosine* par exemple (1), à beaucoup d'eau, à des matières salines dont plusieurs ont pour base la potasse (2), et à divers produits organiques, parmi lesquels je citerai la créa-

(1) Liebig a publié des travaux importants sur les matières contenues dans le suc propre des muscles, ou plasma musculaire (*a*). On doit aussi à M. Kühne des expériences très-intéressantes sur la coagulabilité des muscles. Ce savant a retiré du tissu musculaire une matière albuminoïde particulière qu'il appelle *myosine*; elle se solidifie à une température beaucoup moins élevée que celle nécessaire pour déterminer la coagulation des autres substances de la même famille, et sa coagulation est la cause de la mort des Animaux qui périssent par l'action de la chaleur; car, dès que la température intérieure de leur corps atteint un certain degré, ce phénomène se manifeste, et détermine chez eux un état analogue à la roideur cadavérique. La température à laquelle la myosine se coagule varie suivant les espèces : ce changement dans son état moléculaire se manifeste à 34 degrés pour les muscles de la Grenouille, à 45 degrés pour les muscles des Mammifères, et puis à 48 degrés pour le muscles des Oiseaux (*b*).

(2) La proportion d'eau contenue dans le tissu musculaire frais est très-considérable ; en général elle s'élève à plus de 77 pour 100 (*c*). Les matières minérales obtenues par l'incinération de la chair ne nous éclairent que peu sur la constitution des fibres musculaires, car elles proviennent en grande partie du sang et des autres matières étrangères contenues dans le tissu musculaire. Pour plus de détails à ce sujet, je me bornerai donc à renvoyer aux travaux des chimistes (*d*). J'ajouterai seulement ici que la réaction acide signalée dans les muscles paraît être un phénomène cadavérique (*e*), et qu'elle dépend non de la présence de l'acide lactique libre, comme on le supposait jadis, mais de l'existence d'une certaine quantité de phosphate acide de potasse. M. Fremy a constaté que ce sel est abondant dans les muscles des Mammifères, mais manque presque complétement dans les muscles des Crustacés (*f*).

(*a*) Liebig, *Ueber die Bestandtheile der Flüssigkeiten des Fleisches* (*Annalen*, 1847, t. LXII, p. 257; — *Ann. de chimie et de physique*, 1848, t. XXIII, p. 129).

(*b*) Kühne, *Untersuch. über das Protoplasma*.

(*c*) Lehmann, *Op. cit.*, t. III, p. 90.

(*d*) Idem, *Physiol. Chem.*, t. III, p. 74.

— Bibra, *Ueber das Muskelfleisch der Menschen und der Wirbelthiere* (*Arch. für physiol. Heilkunde*, 1845, t. IV, p. 536).

— Voyez aussi Frey, *Traité d'histologie*, p. 352.

— Day, *Chemistry in its relations to Physiology*, 1860, p. 401 et suiv.

(*e*) Du Bois-Reymond, *Ann. de chim. et de phys.*, 3ᵉ série, 1859, t. LVII, p. 353.

(*f*) Fremy, *Comptes rendus de l'Acad. des sciences*, 1855, t. XLI, p. 738.

tine (1), la créatinine (2), et l'acide oléophosphorique (3).

Structure intime des muscles.

§ 4. — Considéré sous le rapport de sa structure intime, le tissu musculaire présente des caractères très-remarquables (4). Il est constitué par un assemblage d'organites qui ont chacun leur individualité anatomique aussi bien que physiologique; ces parties sont autant de muscles élémentaires, et pour la

(1) Voyez tome Ier, page 201, et tome VII, page 407. La créatine ainsi que la créatinine manquent dans les muscles des Mollusques, et y sont remplacées par la *taurine*, substance dont j'ai déjà fait mention en parlant de la composition de la bile (t. VI, p. 479).

(2) Je citerai également, parmi les matières trouvées dans les liquides que renferment les muscles, l'*inosite*, substance cristallisable, hydrocarbonée et soluble dans l'eau (*a*).

On a donné le nom de *scyllite* à une substance qui a beaucoup de ressemblance avec l'inosite, et qui a été obtenue du liquide musculaire des Poissons plagiostomes (*b*).

(3) Cet acide gras phosphoré est combiné avec la soude et se trouve en proportion variable suivant les espèces, mais en général croissante avec l'âge. Il se décompose par l'action de la chaleur, et contribue à donner à la chair de quelques Animaux (les Poissons par exemple) la saveur particulière qui s'y développe par l'action du feu (*c*).

(4) L'étude de la structure intime des muscles date des premiers temps de la micrographie. Pendant la seconde moitié du XVIIe siècle, elle fut abordée vers la même époque par Malpighi, Borelli et Leeuwenhoek (*d*). Elle occupa successivement beaucoup d'autres observateurs; mais l'imperfection des instruments dont on se servait pendant le XVIIIe siècle, ainsi que pendant le premier quart du siècle actuel, ne permit d'arriver qu'à peu de résultats satisfaisants (*e*), et c'est surtout depuis trente ans que cette partie de l'histologie a fait des progrès considérables. Un travail important de

(*a*) Scherer, *Ueber eine neue aus dem Muskelfleische gewonnene Zuckerart* (*Ann. der Chem. und Pharm.*, 1850, t. LXXIII, p. 332). — *Bemerk. über den Triosit* (*Verhandl. der phys. med. Gesellsch. in Würzburg*, 1852, t. II, p. 212).

(*b*) Frerich et Städeler, *Erdmann's Journ.*, t. LXXIII, p. 48).

(*c*) Fremy, *Op. cit.* (*Compt. rend.*, t. XLI, p. 738).

(*d*) Malpighi, *Opera posthuma*, 1700, p. 3.

— Borelli, *De motu Animalium*, 1681, p. 5,

— Leeuwenhoek, *Opera omnia*.

(*e*) Muys, *Investigatio fabricæ quæ in partibus musculos componentibus exstat*.

— Prochaska, *De carne musculari*, 1778.

— Fontana, *Observ. sur la structure primitive du corps animal* (*Traité sur le venin de la Vipère*, etc., 1781, t. II, p. 227).

— Home, *Philos. Trans.*, 1818-1820.

— Milne Edwards, *Mém. sur la structure élémentaire des tissus* (*Arch. gén., de méd.* 1823).

— Prévost et Dumas, *Mém. sur les phénomènes qui accompagnent la contraction musculaire* (*Journ. de physiol.*, 1823, t. III).

— Valentin, *Historiæ evolutionis syst. muscularis prolusio*, 1832.

— Skey, *On the Elementary Structure of Muscular Fibre* (*Phil. Trans.*, 1837, p. 371).

— Ficinus, *De fibræ muscularis forma et structura* (dissert. inaug.). Lipsiæ, 1836.

— Mandl, *Anat. microscopique*, 1838 t. I, p. 5.

commodité du langage on peut les désigner sous le nom de *protomyes*. Chacun d'eux se compose de deux parties essen-

M. Bowman inaugura cette nouvelle période, et, afin de faciliter les recherches que le lecteur pourra désirer faire sur ce sujet, je donnerai ici les titres de diverses publications utiles à consulter (*a*).

(*a*) Bowman, *On the Minute Structure and Movements of voluntary Muscle* (*Phil. Trans.*, 1840, p. 457). — *Muscle* (Todd's *Cyclop. of Anat. and Physiol.*, t. III, p. 506). — *Physiological Anatomy*, t. I, p. 151.

— Martin Barry, *On Fibre* (*Philos. Trans.*, 1842, p. 89).

— Holst, *De structura musculorum*. Dorpat, 1846.

— Dobie, *Obs. on the Minute Structure and Mode of Contractions of the Voluntary Muscular Fibres* (*Ann. of Nat. Hist.*, 2ᵉ série, 1849, t. III, p. 109).

— Harting, *Hil mikroskoop deszelfs gebruit geschiedenis en togenvoondige toestand*, 1848.

— Lebert, *Rech. sur la formation des muscles et sur la structure de la fibre musculaire.* (*Ann. des sc. nat.*, 1849, t. XI, et 1850, t. XIII).

— Aubert, *Ueber die eigenthümliche Struktur der Thoraxmuskeln der Insecten* (*Zeitschr. für wissensch. Zool.*, 1853, t. IV, p. 388).

— Leydig, *Ueber Tasthornchen und Muskelstruktur* (Müller's *Archiv f. Anat.*, 1856, p. 150).

— Fick, *Ueber die Anheftung der Muskelfasern an die Sehnen* (Müller's *Archiv für Anat.*, 1856, p. 425).

— Rollett, *Ueber freie Enden quergestreifter Muskelfäden* (*Sitzungsber. der Wien. Akad.*, 1856, t. XXI, p. 176).

— Böttcher, *Arch. für pathol. Anat.*, t. XIII, p. 227).

— Lister, *On the Minute Structure of Involontary Muscular Fibres* (*Edinb. Phil. Trans.*, 1857, t. XXI, p 540).

— Biesiadecki et Herzig, *Die verschiedenen Formen der quergestreiften Muskelfasern* (*Sitzungsbericht der Wien. Akad.*, 1858, t. XXXIII, p. 146).

— Herzig, *Sitzungsber. der Wien. Akad.*, t. XXX, p. 73.

— Budge, *Ueber die Fortpflanzung der Muskeln* (Moleschott's *Untersuch. zur Naturlehre*, 1859, t. VI, p. 40).

— C. Amici, *Sulla fibra muscolare* (*Nuovo Cimento*, 1859, t. IX).

— Margo, *Neue Untersuch. über die Entwick. und feinern Bau der Muskelfasern.* Vienne, 1859. — *Ueber die Muskelfasern der Mollusken*, 1860.

— Weismann, *Ueber die Muskulatur des Herzens* (*Arch. für Anat.*, 1861, p. 41).

— Deiters, *Arch. fur Anat.*, 1861, p. 393.

— Aeby, *Zeitsch. für rat. Med.*, t. XIV, p. 182 ; t. XVII, p. 195.

— Wittich, *Beitr. zur Histologie der quergestreiften Muskeln* (*Konigsb. med. Jahrb.*, 1861, t. III, p. 46).

— L. Clarke, *On the Development of striped Muscular Fibres in Man, Mammalia and Birds* (*Quart. Journ. of Microsc. Sciences*, 1862, p. 522, et 1863, p. 1).

— G. A. Wagner, *Ueber die Muskelfaser der Evertebraten* (*Arch. für Anat.*, 1863, p. 211).

— Kühne, *Die Muskelspnideln* (*Arch. f. pathol. Anat.*, 1863, t. XXVIII, p. 528).

— Rouget, *Mémoire sur les tissus contractiles* (*Journal de physiologie* de Brown-Séquard 1863, t. VI, p. 647).

— Weismann, *Ueber die zwei Typen contractilen Gewebes* (*Zeitschr. für rat. Med.*, 1862, t. XV, p. 60 et 279). — *Zur Histologie der Muskeln* (*Op. cit.*, 1864, t. XXIII, p. 26).

— Beale, *On the Structure and Formation of Sarcolemma of striped Muscles*, etc. (*Quart. Journ. of Microsc. Sciences.*, 1864, p. 94).

— Coehnheim, *Ueber den feinern Bau der quergestreiften Muskelfaser* (*Arch. f. pathol. Anat.*, 1865, t. XXXIV, p. 606).

— Schneider, *Ueber die Muskeln der Würmer* (*Arch. für Anat.*, 1864, p. 590).

— Krause, *Ueber den Bau der quergestreiften Muskelfaser* (*Gatt. Nachr.*, 1868, p. 17-18 ; — *Zeitschr. für rat. Med.*, 1868, t. XXIII et 24).

— Schwalbe, *Ueber den feinern Bau der Muskelfasern Wirbelthiere* (*Arch. für microsk. Anat.*, 1869, t. V, p. 209).

— G. R. Wagener, *Ueber die quergestr. Muskelfibrille* (Schultze's *Arch.*, 1873, t. IX, p. 712). — *Ueber einige Erscheinungen an der Muskelnlibindeger Corethra-Larven* (*Op. cit.*, t. X, p. 293).

tielles, savoir : 1° d'une tunique propre ou enveloppe membraniforme, appelée *sarcolemme* (1), dont la surface interne porte un ou plusieurs corpuscules désignés sous le nom de *noyaux* (2); 2° d'une substance fondamentale, ou *myosome*, qui tantôt ressemble beaucoup à du sarcode, d'autres fois se condense sur certains points, de façon à constituer des glomérules d'une grande petitesse, dont la disposition est telle que, par leur réunion, ils peuvent se grouper, soit en séries longitudinales et former des fibres, soit en couches dirigées transversalement et représentant des rondelles ou disques superposés.

Les protomyes, ou organites primaires du système moteur, constitués de la sorte, peuvent donc être considérés comme des cellules à contenu contractile, et parfois ils conservent la forme d'utricules arrondies, tout en étant aptes à se resserrer dans tous les sens, et ils constituent alors un tissu cellulaire contractile. Mais ce mode d'organisation ne se rencontre que très-rarement dans le Règne animal, et d'ordinaire l'accroissement du protomye s'effectuant dans un sens beaucoup plus rapidement que dans tout autre, il s'allonge plus ou moins, et il acquiert ainsi la forme d'un fuseau ou d'un cylindre. Les histologistes désignent communément sous le nom de *cellules-fibres* les protomyes qui, médiocrement allongés et très-atténués aux deux bouts, sont nettement fusiformes; et on les appelle *fibres musculaires*, lorsqu'ils sont très-allongés et res-

(1) Pour mettre en évidence cette gaîne membraneuse, il suffit de déchirer le myosome en le tordant; les deux tronçons de celui-ci s'écartent l'un de l'autre et laissent vide la portion intermédiaire du sarcolemme. Des préparations de ce genre sont figurées dans la plupart des livres d'histologie (*a*).

(2) Lorsqu'on examine ces noyaux à l'aide d'un microscope suffisamment puissant, ils présentent l'apparence de vésicules ovoïdes ou arrondies, contenant un ou deux nucléoles; ils sont logés dans des lacunes fusiformes dont les extrémités, très-allongées, contiennent une substance granuleuse (*b*).

(*a*) Voyez Kölliker, *Op. cit.*, p. 199, fig. 104. — Frey, *Traité d'histologie*, p. 339, fig. 263.

(*b*) Rollett, *Op. cit.* (*Sitzungsber. der Wien. Akad.*, t. XXIV, p. 291). — Frey, *Op. cit.*, p. 340, fig. 264.

semblent à des cylindres grêles ou à des bandes plutôt qu'à des clostres (1).

D'autres différences dans la conformation des protomyes, ou organites élémentaires du système musculaire, dépendent du mode d'arrangement des parties constitutives du myosome, ou de l'influence que ce mode d'arrangement exerce sur le sarcolemme. Tantôt ces fibres ou cellules fusiformes sont lisses ; d'autres fois elles sont striées transversalement, et ces particularités, sur l'examen desquelles je reviendrai bientôt, correspondent à des différences importantes dans la manière dont ces parties fonctionnent.

Effectivement, envisagés au point de vue physiologique, les muscles se divisent en deux groupes. Les uns sont susceptibles d'être excités, c'est-à-dire mis en action, par l'influence de la volonté, les autres sont soustraits à l'empire de cette force. En général, les premiers sont composés de fibres striées ; les seconds, de fibres lisses ou de cellules fusiformes dépourvues de stries. Mais il n'y a rien de constant à cet égard : nous avons déjà eu l'occasion de voir que dans le cœur, dont les mouvements sont involontaires, les fibres musculaires sont striées (2), et à l'aide du microscope on peut constater que chez beaucoup d'Animaux inférieurs, des muscles à fibres lisses sont les seuls agents par l'action desquels les mouvements volontaires sont produits (3). On ne peut donc établir, entre ces caractères histologiques et les propriétés physiologiques dont je viens de

(1) Chez l'Homme, ces fibres musculaires (appelées aussi *faisceaux primitifs*) ont de $0^{mm},009$ à $0^{mm},060$.

(2) Voyez tome III, page 486.

(3) Ainsi, chez les Échinodermes, tous les muscles sont lisses (*a*). Il en est généralement de même chez les Mollusques (*b*) ; mais des fibres striées

(*a*) Exemple : Astéries ; voyez Lebert, *Op. cit.* (*Ann. des sciences nat.*, 1850, t. III, p. 162, pl. 6, fig. 2).

(*b*) Ex. : Les Myes ; voyez Lebert, *loc. cit.*, pl. 6, fig. 6.
— Les Tridacnes ; voyez Vaillant, *Ann. des sciences nat.*, 5ᵉ série, 1865, t. IV, p. 86.
— Les Colimaçons ; voyez Lebert, *loc. cit.*, pl. 6, fig. 6.
— Les Calmars ; voyez Lebert, *loc. cit.*, pl. 6, fig. 7.

parler, aucun rapport constant; mais il est facile de voir qu'il existe une certaine relation entre l'existence des stries musculaires et le degré d'aptitude des protomyes à se contracter avec force et rapidité. Les muscles les mieux organisés sont toujours des muscles striés, et les fibres contractiles qui les constituent, lisses dans le très-jeune âge, ne présentent le premier de ces caractères que lorsqu'elles sont arrivées à l'état parfait (1). Enfin, chez la plupart des Animaux, comme je l'ai

se trouvent dans les muscles rétracteurs du pied chez le *Pecten* (a).

Chez les Helminthes, les fibres musculaires sont presque toujours lisses, et l'unique exemple connu de fibres striées a été constaté, non dans le système locomoteur, mais dans l'utérus de l'*Echinorhynbhus nodulosus* (b).

(1) Le tissu musculaire n'apparaît que tardivement dans le corps de l'animal en voie de formation : ainsi, chez l'embryon humain, il ne commence à être reconnaissable que vers la fin du second mois. Il consiste d'abord en une substance blastématique amorphe, et la plupart des micrographes s'accordent à reconnaître que cette matière donne naissance à des cellules pourvues de leur noyau et destinées à former ultérieurement des fibres. Mais je dois ajouter que M. Rouget (de Montpellier) fait à cette théorie organogénique de nombreuses objections. Dans le principe, les cellules myogènes sont arrondies et ne paraissent pas différer de celles dont se composent principalement les autres tissus; mais en se développant, elles changent de forme : tout en ne s'élargissant que peu, elles s'allongent beaucoup et deviennent ainsi fusiformes. Dans quelques parties, elles restent toujours dans cet état, et elles constituent alors des protomyes unicellulaires à parois lisses. Ailleurs elles se compliquent, et cette complication semble pouvoir se produire de diverses façons. Ainsi, dans certains cas, les noyaux se multiplient sans que la cellule paraisse cesser d'être unique; d'autres fois plusieurs cellules réunies bout à bout, ou chevauchant les unes sur les autres par leurs extrémités effilées, semblent se souder entre elles et se confondre en perdant leur tunique propre dans les points de soudure. Enfin, le myosome des cellules-fibres simples ou complexes peut rester indivis ou se concentrer de distance en distance, se fractionner, et donner ainsi naissance à des éléments sarceux distincts, reliés entre eux en séries linéaires longitudinales, mais disposés aussi par assises, et contribuant ainsi à former les lignes transversales qui caractérisent les muscles striés. Le striage de la fibre est donc la conséquence d'un dernier degré de perfectionnement dans la constitution du

(a) Wagner, *Lehrb. der vergl. Anat.*, t. II, p. 470. — Lebert, *loc. cit.*, p. 166.

(b) Leydig, *Traité d'histologie*, p. 148.

déjà dit, ce sont des muscles striés seulement qui entrent dans la composition de l'appareil locomoteur, appareil dont l'étude nous occupe spécialement ici.

Examinons donc de plus près quelle est la structure et quelles sont les propriétés de ces agents moteurs.

tissu contractile, et il ne se manifeste que plus ou moins tardivement (*a*).

L'accroissement des muscles paraît être dû principalement à l'augmentation du nombre des fibrilles musculaires; car chez l'adulte celles-ci ont à peu près le même diamètre que chez le fœtus, tandis que dans les premiers temps de la vie les faisceaux primitifs augmentent rapidement en diamètre aussi bien qu'en longueur (*b*). Chez quelques animaux, la Grenouille par exemple, cette production de fibrilles paraît se continuer chez l'adulte (*c*), et elle est très-remarquable chez les Insectes, à l'époque où ces Animaux subissent leurs métamorphoses (*d*). On sait aussi que, contrairement à l'opinion généralement reçue jadis, le tissu musculaire est susceptible de se régénérer dans les cas de plaie avec perte de substance. On observe aussi des phénomènes de même ordre à la suite de diverses maladies qui déterminent une atrophie temporaire des muscles (*e*).

(*a*) Voyez au sujet du développement des muscles :

— Lebert, *Op. cit.* (*Ann. des sciences nat.*, 3e série, 1849, t. XI, p. 348).

— Moritz, *Untersuch. über die Entwicklung der quergestreiften Muskelfasern* (dissert. inaug.). Dorpat, 1860.

— Schulze, *Zur Entw. der quergestreiften Muskelfasern* (*Arch. für Anat.*, 1863, p. 385).

— Clarke, *On the Development of striped muscular Fibres in Man, Mammalia and Birds* (*Journ. of Microsc. Sciences*, 1863, n° 9, p. 1).

— Peremeschko, *Die Entwicklung der quergestreiften Muskelfasern aus Muskelkerner* (*Arch. für pathol. Anat.*, 1863, t. XXVII, p. 116).

— Fox, *On the Development of striped Muscular Fibres* (*Trans. Philad. Acad.*, 1868).

— Eberth, *Zur Entwicklungsgesch. der Muskeln* (*Arch. für microsk. Anat.*, 1866, t. II, p. 504).

— Brandwood, *On the Development of striped Muscular Fibres in the Vertebrate* (*Med. Chir. Review*, 1866, p. 447).

— Rouget, *Mém. sur les tissus contractiles, etc.* (*Journ. de la physiol. de l'Homme et des Animaux*, 1863, t. VI, p. 647). — *Mém. sur le développement embryonnaire des fibres musculaires* (*Op. cit.*, p. 159).

(*b*) Harting, *Op. cit.*, p. 59.

(*c*) Kunckel, *Sur le développement des fibres musculaires striées chez les Insectes* (*Comptes rendus de l'Acad. des sciences*, 1872, t. LXXV, p. 359).

(*d*) Budge, *Ueber die Fortpflanzung der Muskeln* (Moleschott's *Untersuch. zur Naturlehre*, 1859, t. VI, p. 40).

— Schmitz, *De incremento musculorum observationes physiologicæ*, 1858 (Moleschott's *Untersuch.*, t. VI, p. 51).

— Weismann, *Op. cit.* (*Zeitschr. für rat. Med.*, 1860, t. X, p. 263).

— Wittich, *Op. cit.*

(*e*) Hepp, *Die pathologischen Veränderungen des Muskelfaser*, (dissert. inaug.). Zurich,

— Waleyer, *Ueber die Veränderungen der quergestreiften Muskeln*, etc., *sowie über die Regeneration derselben* (Virchow's *Archiv*, 1865, t. XXXIV, p. 473).

— Maslouski, *Ueber die Neubildung und die Heilung des quergestreiften Muskelgewebes* (*Wien. med. Wochenschrift*, 1868, n° 12).

— Neumann, *Ueber die Heilungsprocesse nach Muskelversetzungen* (*Arch. für microsk. Anat.*, 1868, t. IV, p. 323).

— Dagott, *Die Regeneration der quergestreiften Muskeln* (dissert. inaug.). Königsberg, 1869.

§ 5. — Lorsqu'on étudie à l'aide d'un microscope très-puissant le myosome, ou substance intérieure d'une fibre musculaire striée, on voit que cette substance n'est pas homogène; on y distingue une multitude de points obscurs ou corpuscules, qui sont séparés entre eux par une matière transparente. Jadis on les appelait des globules; mais aujourd'hui les histologistes préfèrent leur donner les noms de particules primitives du tissu musculaire ou d'*éléments sarceux*, changement que je ne repousserai pas, car il n'a d'autre inconvénient que de donner une apparence de nouveauté à une vieille idée. La disposition de ces particules d'une petitesse extrême n'est pas facile à déterminer avec les moyens d'observation dont nous disposons; mais, lorsqu'on étudie les fibres musculaires les plus élevées en organisation, on voit que les points en question constituent des séries linéaires dirigées dans le sens de l'axe de la fibre. Souvent on parvient même à séparer ces séries longitudinales entre elles; l'opération est facilitée par l'action de divers réactifs chimiques, et, lorsqu'elle réussit, le myosome paraît être constitué par un faisceau de *fibrilles* élémentaires plus ou moins comparables à des chapelets, ou mieux encore à un cylindre ou à un prisme à angles arrondis, qui résulte de la superposition d'une multitude de petites rondelles ou de polyèdres (1). Quelquefois même ce mode d'arrangement est visible à travers le sarcolemme et produit sur la surface de la fibre des

(1) Lorsqu'on observe ces fibres avec de mauvais microscopes (comme l'étaient la plupart de ceux employés à cet usage il y a cinquante ans), les éléments sarceux paraissent plus renflés qu'ils ne le sont réellement; c'est pour cette raison que dans les figures publiées vers cette époque, on représentait ces parties comme étant de petites sphères et qu'on les désignait sous le nom de globules (*a*). L'aspect particulier des fibres dont il vient d'être question a été interprété d'une autre manière par Barry. Ce micrographe l'attribuait à l'existence d'une bande étroite située dans l'intérieur de la gaîne sarcolem-

(*a*) E. Home, *Op. cit.*
— Milne Edwards, *Op. cit.*

stries longitudinales. Enfin la structure fasciculée de ces fibres élémentaires me semble être également mise en évidence par l'apparence de la surface d'une section horizontale qui présente l'aspect d'une mosaïque d'une délicatesse extrême (1). Il me paraît donc bien démontré que les protomyes dont je viens de parler peuvent être composés de filaments ou fibrilles élémentaires réunies par une substance interstitielle amorphe et semi-fluide (2); cependant je ne puis me prononcer avec le même degré de confiance sur le mode de constitution de ces fibrilles. Quelques observateurs pensent que celles-ci sont des cylindres continus de matière sarcodique simplement élargis ou étranglés de distance en distance, et variant de densité entre les parties délimitées de la sorte; mais j'incline à penser que chaque corpuscule apparent est en réalité une individualité histogénique.

Un fait important dont on doit la connaissance à M. Bowman vient corroborer cette manière de voir. Dans certaines circonstances, la fibre striée, au lieu de se résoudre en un écheveau de fibrilles, se divise transversalement en une série de rondelles. Or, cette espèce de clivage serait difficile à expliquer si les fibrilles étaient des cylindres continus; tandis qu'on peut s'en rendre facilement compte dans l'hypothèse de la composition de ces cylindres par la juxtaposition d'élé-

mique et tordue en spirale (*a*); mais cette hypothèse a été renversée par les observations de M. Bowman (*b*).

(1) La disposition des aires occupées sur ces sections par les fibrilles élémentaires du myosome, ou petites colonnes musculaires, au milieu de la substance interstitielle circonvoisine, a été étudiée avec beaucoup de soin par M. Cohenheim et M. Kölliker (*b*).

(2) L'existence d'une substance particulière entre les éléments sarceux a été démontrée par les expériences de MM. Häckel, Reisner et autres (*d*).

(*a*) Martin Barry, *On Fibre* (*Philos. Trans.*, 1841, p. 98).

(*b*) Bowman and Todd, *Physiol. Anat.*, t. I, p. 155, fig. 39.

(*c*) Cohenheim, *Op. cit.* (*Arch. für pathol. Anat.*, 1865, t. XXXIV, p. 606).

— Kölliker, *Ueber die Cohenheims Felder der Muskelquerschnitte* (*Zeitschr. für wiss Zool.*, 1866, t. X, p 374).

(*d*) Häckel, *Ueber die Gewebe des Flusskrebses* (Müller's *Archiv*, 1857, p. 486).

— Reiser, *Die Einwirkung verschiedener Reagentien auf den quergestreiften Muskelfäden*, Diss. inaug Zurich, 1860.

ments sarceux distincts. En effet, les points obscurs attribués à ceux-ci sont situés sur le même niveau dans les différentes séries longitudinales, et représentent par conséquent des assises horizontales qui peuvent se séparer entre elles, sans que leurs matériaux constitutifs, empruntés à toutes les séries longitudinales réunies en faisceau, se soient disjoints (1). Chez les Vertébrés supérieurs, ces éléments sarceux sont d'une petitesse extrême; je crois cependant être parvenu à les isoler. Mais chez d'autres Animaux ils ont des dimensions beaucoup plus considérables et ils sont faciles à disjoindre (2). Ailleurs, au contraire, ils s'effa-

(1) Fontana avait depuis longtemps attribué l'apparence striée des fibres musculaires à la situation sur un même plan transversal des globules ou points obscurs et renflés des diverses fibrilles réunies en faisceaux dans une gaîne commune (*a*) ; mais c'est à M. Bowman que l'on doit la connaissance de cette tendance de la fibre à se diviser transversalement en disques, aussi bien qu'à se résoudre en filaments longitudinaux. M. Bowman pense que, dans l'état normal, les éléments sarceux des muscles (ou globules) sont simplement juxtaposés d'une manière régulière dans tous les sens, sans constituer ni fibrilles ni disques, et que leur clivage dans telle ou telle direction dépend d'influences non physiologiques, telles que les manipulations auxquelles le micrographe a recours pour la préparation des objets soumis à ses investigations (*b*). Un des moyens les plus efficaces pour obtenir la division des fibres charnues en disques est la macération dans l'acide chlorhydrique ou dans l'acide acétique convenablement dilués (*c*). M. Leydig se montre favorable à l'opinion de M. Bowman, relative à la non-existence de fibrilles primitives dans l'état physiologique (*d*) ; mais il rappelle avec raison que dans quelques cas, elles sont évidentes : par exemple dans les muscles thoraciques des Insectes et dans les muscles sous-cutanés des *Mermis* (*e*).

(2) Ainsi, chez l'Écrevisse, ils paraissent avoir de 2 à 9 millièmes de millimètre, et, après les avoir fait gonfler dans l'eau, M. Häckel est parvenu à les séparer entre eux : ils se présentaient alors sous la forme d'un prisme à six pans (*f*).

Chez le Protée et l'Axolotl, les éléments sarceux sont aussi moins petits

(*a*) Fontana, *Traité sur le venin de la Vipère, et observ. sur la structure primitive du corps animal*, 1781, t. II, p. 229.

(*b*) Bowman, *On the Minute Structure and Movements of Voluntary Muscles* (*Philos. Trans.*, 1840, p. 445).

(*c*) Lehmann, *Physiological Chemistry*, t. III, p. 83.

(*d*) Leydig, *Traité d'histologie*, p. 44.

(*e*) Meissner, *Anat. und Physiol. von* Mermis albicans (*Zeitschr. für wissensch. Zool.*, 1854, t. V, p. 214).

(*f*) Häckel *Ueber die Gewebe des Flusskrebses* (Müller's *Archiv für Anat.*, 1857, p. 495, pl. 19, fig. 13).

cent de plus en plus ou cessent d'être visibles, si ce n'est sous l'influence de réactifs qui modifient évidemment la constitution du tissu, et un passage graduel s'établit ainsi entre les fibres striées et les fibres lisses, ou les cellules fusiformes et autres protomyes du même ordre (1). Il est aussi à noter que les propriétés optiques des éléments sarceux et de la substance interstitielle ne sont pas les mêmes ; on peut s'en assurer en les observant au moyen de la lumière polarisée (2), et il y a même lieu de penser que le liquide situé entre ces éléments organiques n'est pas de même nature que la substance située entre ceux-ci et le sarcolemme (3).

et moins difficiles à observer que chez les Mammifères (*a*). Il est aussi à noter que, chez la Mouche domestique, la substance intermédiaire aux éléments sarceux est particulièrement abondante (*b*).

(1) Quelques auteurs pensent que dans l'état physiologique, les corpuscules en question n'existent pas, et que leur formation est due, soit à une sorte de coagulation spontanée s'opérant après la mort, soit aux agents dont les micrographes se servent pour les mettre en évidence (*c*). Certains physiologistes pensent même qu'à l'état vivant, le myosome est liquide (*d*).

(2) M. Brücke, à qui l'on doit un travail important sur ce sujet, a cru pouvoir déduire de ses observations que chaque segment correspondant à ce qu'on appelle communément un élément sarceux est constitué par un groupe de très-petits corpuscules qu'il désigne sous le nom de *disdiaclastes* (*e*). Mais ses conclusions relatives à la constitution de la fibre musculaire ont été combattues par d'autres micrographes (*f*).

(3) La division des fibres en fibrilles longitudinales est favorisée par certains réactifs, tandis que leur division transversale en disques superposés est provoquée par l'action d'autres liquides. Ainsi l'alcool et le bicarbonate de potasse déterminent la première de ces altérations ; tandis que l'acide chlorhydrique très-étendu détermine la seconde. Il en faut conclure

(*a*) Frey, *Traité d'histologie*, p. 344, fig. 267.

(*b*) Amici, *Sulla fibre muscolare* (*Nuovo Cimento*, 1859, t. IX, p. 5).

(*c*) Kölliker, *Traité d'histologie*, p. 202.

— Leydig, *Op. cit.*

(*d*) Kühne, *Ueber sogenannte idiomusculare Contraction* (*Arch. für Anat.*, 1859, p. 418 ; — Virchow's *Arch.*, t. VI, p. 222).

— Hermann, *Grundriss der Physiol. des Menschen*, 1863.

(*e*) E. Brücke, *Untersuch. über den Bau der Muskelfasern mit Hülfe des polärischen Lichtes* (*Denkschriften*, Wien, 1858).

(*f*) Valentin, *Die Untersuch. der Pflanzen- und Thiergewebe in polarisirten Lichte*, 1861.

— Rouget, *Des phénomènes de polarisation qui s'observent dans quelques tissus des Végétaux et des Animaux* (*Journ. de la physiol. de l'Homme et des Animaux*, 1862, t. V, p. 247).

Les fibres, quelle que soit leur constitution élémentaire (1), ont la forme de polyèdres à angles arrondis et en général atténués à leurs deux extrémités; leur diamètre varie suivant les espèces, les individus et même les régions du corps où on les examine. C'est chez les Oiseaux qu'elles sont le plus grêles, et parmi les Vertébrés ce sont les Poissons qui nous offrent les plus grosses (2). Parfois leur longueur est très-considérable (3), mais en général elle est de beaucoup inférieure à celle du faisceau dont la fibre fait partie.

Les fibres et les cellules constitutives des muscles peuvent se grouper de diverses manières. Quelquefois elles affectent une disposition radiaire, ou s'enchevêtrent de façon à donner naissance à une sorte de réseau (4); mais presque toujours elles sont réunies en faisceaux et unies entre elles d'une manière

que la substance qui unit entre eux les éléments sarceux d'une même série longitudinale, n'est pas de même nature que la substance située entre ces séries et les séries circonvoisines (*a*).

(1) Chez les Insectes, les Crustacés les Limules et les Arachnides, les muscles sont striés, et, d'après quelques auteurs, l'axe des fibres serait tubuliforme et occupé par une substance granuleuse claire et des sphérules ou noyaux disposés en une ou plusieurs séries longitudinales; mais cette opinion paraît être due à une illusion d'optique (*b*).

(2) Pour plus de détails à ce sujet, je renverrai aux observations de MM. Bowman, Harting, etc. (*c*). Chez l'Homme, le diamètre des fibres en question varie entre 11 et 67 micromillimètres (ou millièmes de millimètre), et c'est aux muscles de la face qu'elles ont le plus de finesse (*d*). Sous ce rapport, les Insectes sont supérieurs aux Poissons, et les Mammifères se placent entre les Reptiles et les Oiseaux.

(3) Chez les Vers du genre *Gordius*, chaque faisceau primitif, ou cylindre musculaire, s'étend sans interruption dans toute la longueur du corps (*e*).

(4) Cette disposition s'observe quand les fibres musculaires se ramifient, au lieu de rester simples : on la rencontre dans le cœur de l'Homme (*f*), la langue de la Grenouille, etc.

(*a*) Häckel, *Op. cit.* (Muller's *Archiv für Anat.*, 1857, p. 491).
— Reiser, *Die Entwicklung verschiedener Reagenten auf den quergestreiften Muskelfäden.* Zurich, 1860.
(*b*) Wagner, *Op. cit.* (*Arch. für Anat.*, 1863, p. 211).
(*c*) Bowman, *Op. cit.* (*Philos. Trans*, 1840, p. 460).
— Hartig, *Microscop*, t. IV.
(*d*) Kölliker, *Élém. d'histol.*, 1869, p. 207.
(*e*) Meissner, *Zur Anat. und Physiol. der Gordiaceen* (*Zeitschr. für wiss. Zool.*, 1856, t. VII).
(*f*) Frey, *Op. cit.*, p. 348, fig. 271.

lâche par du tissu conjonctif (1), qui constitue aussi à la surface de ces agrégats une sorte de tunique particulière appelée *perimysium* (2).

Les faisceaux ainsi constitués sont parfois simples, c'est-à-dire composés de fibres qui en occupent toute la longueur; mais le plus ordinairement ils sont formés par l'assemblage de fibres beaucoup plus courtes, qui se succèdent dans la direction longitudinale en chevauchant les unes sur les autres par leurs extrémités effilées (3). Ces faisceaux s'agrègent entre eux pour

(1) Quelquefois ces faisceaux sont, pour ainsi dire, empâtés dans la substance des tissus circonvoisins et sont très-difficiles à séparer : chez les Némertes, par exemple.

(2) La forme des fibres varie notablement suivant les Animaux. Quelques histologistes ont cherché à classer d'une manière rigoureuse toutes les variétés du tissu musculaire en deux divisions : celle des *cellules musculaires*, et celle des *fibres musculaires* (a). Mais, ainsi que M. Kölliker l'a fait remarquer avec beaucoup de raison, il y a une multitude de passages entre ces deux formes, et même la distinction entre les muscles lisses et les muscles à fibres striées n'est pas toujours naturelle (b). Il faut dire seulement que d'ordinaire les fibres-cellules ou fibres lisses ne produisent que des mouvements involontaires, et qu'en général aussi les mouvements volontaires résultent de l'action de fibres striées.

L'auteur que je viens de citer résume de la manière suivante les modifications observées dans la structure du tissu musculaire.

1° *Cellules musculaires simples à noyau unique*, arrondies, fusiformes ou étoilées, avec ou sans stries transversales.

2° *Réseaux de cellules musculaires fusiformes ou étoilées*, dont les cellules sont avec ou sans stries transversales.

3° *Fibres et réseaux de fibres résultant de la fusion de cellules arrondies*, et dont les deux éléments ne sont plus distincts.

4° *Fibres musculaires striées, allongées, à noyaux multiples*, répondant, au point de vue du développement, à des cellules simples, mais, au point de vue physiologique, à des séries de cellules.

M. Ranvier a constaté dernièrement des différences de structure entre les muscles rouges et les muscles pâles (c).

(3) Cette disposition (d) est démontrée par l'existence d'une multitude de fibres fusiformes dont les extrémités

(a) Weismann, *Op. cit.* (*Zeitschr. für rat. Med.*, t. XV et t. XXIII).

(b) Kölliker, *Traité d'histologie*, p. 3.

(c) *Comptes rendus de l'Acad. des sc.*, nov. 1873, p. 1030.

(d) Rollett, *Ueber freie Enden quergestreifter Muskelfäden im Innern der Muskeln* (*Sitzungsbericht der Wien. Acad.*, 1856, t. XXI, p. 176, fig. 1-3).

— Herzig, *Spindelförmige Elemente quergestreifter Muskeln* (*Sitzungsber. der Wien. Akad.*, 1858, t. XXX, p. 73).

former des bottes plus grosses, et l'on donne le nom de muscle à ces assemblages, toutes les fois qu'ils sont distincts des faisceaux adjacents et disposés de façon à remplir une fonction particulière (1).

Vaisseaux et nerfs des muscles.

Les vaisseaux nourriciers des muscles se ramifient dans les espaces interfasciculaires, mais ne traversent pas le sarcolemme pour pénétrer dans l'intérieur des protomyes; et lorsque le système vasculaire manque, comme chez les Insectes, ces canaux irrigateurs sont remplacés par les lacunes capillaires situées entre ces fibres, espaces qui communiquent librement avec les grandes cavités sanguifères, ainsi qu'on peut facilement s'en convaincre à l'aide d'injections colorées poussées dans la chambre viscérale.

Les nerfs qui se distribuent aux muscles passent transversalement sur les fibres et y forment des plexus ou des anses auxquels quelques physiologistes ont attaché beaucoup d'importance (2) ; mais les branches nerveuses terminales se rendent jusque sur le sarcolemme, et il y a même lieu de penser qu'elles pénètrent dans l'intérieur de la gaîne formée par cette tunique : souvent, en y arrivant, elles s'y étalent d'une manière fort remarquable (3), et dans d'autres cas elles y forment un

se voient au milieu de la substance charnue de beaucoup de muscles.

(1) Le réseau capillaire formé par les artérioles est très-riche et ses mailles sont très-allongées parallèlement aux fibres (*a*).

(2) Cette disposition, signalée par MM. Prévost et Dumas (*b*), a donné lieu à une hypothèse pour l'explication de la contraction musculaire, qui, au premier abord, paraissait fort plausible, mais qui a dû être abandonnée, comme nous le verrons ci-après.

(3) Cette disposition a été observée d'abord par Doyère chez les Tardigrades, puis chez un Mollusque par M. de Quatrefages (*c*). Elle a été constatée chez un grand nombre d'autres Animaux par M. Rouget, et depuis quelques années a donné lieu à plusieurs publications intéressantes (*d*).

(*a*) Frey, *Op. cit.*, p. 350, fig. 274.

(*b*) Prévost et Dumas, *Op. cit.* (*Journ. de Magendie*, 1823, t. III).

(*c*) Doyère, *Mém. sur les Tardigrades* (*Ann. des sciences nat.*, 2ᵉ série, 1840, t. XX, p. 300, pl. 11, fig. 12).

(*d*) Rouget, *Sur la terminaison des nerfs moteurs dans les muscles chez les Reptiles, les Oiseaux et les Mammifères* (*Comptes rendus de l'Acad. des sciences*, 1862, t. LV, p. 548).

réseau (1). Nous aurons à revenir sur ce sujet, lorsque nous étudierons spécialement la structure du système nerveux.

§ 6. — Par leurs extrémités, les fibres musculaires sont attachées les unes aux autres ou fixées aux parties adjacentes, soit directement, soit par des organes conducteurs du mouvement comparables à des cordes ou à des lanières, et désignés sous les noms de *tendons*, d'*aponévroses*, de *ligaments*, suivant leur forme. Tendons, etc.

Dans le premier cas, ces fibres charnues sont, comme je l'ai déjà dit, amincies au bout; mais, dans le second, leur extrémité est en général arrondie ou même élargie, pour mieux s'appliquer sur le tendon ou l'aponévrose qui y donne insertion. Du reste, c'est principalement au moyen du sarcolemme ou des enveloppes de tissu conjonctif des faisceaux musculaires, désigné sous le nom général de *perimysium*, que l'adhérence s'établit, et ce tissu est en continuité de substance avec celui de même nature, qui entre dans la composition du tendon ou du représentant fonctionnel de cet organe, le périoste ou le périchondre par exemple (2).

Du reste, il me paraît probable que la substance nerveuse du cylindre-axe ne se termine pas dans ces plaques et se continue au delà.

(1) Il existe parmi les micrographes beaucoup de divergences d'opinions au sujet des relations des filets terminaux des nerfs avec les fibres primitives des muscles, ainsi qu'on peut le voir par les écrits cités ici (*a*).

(2) Il est aussi à noter que le mode de terminaison des fibres sur leur tendon d'insertion varie suivant qu'elles se continuent avec les filaments con-

— Kühne, *Ueber die peripherischen Endorgane der motorischen Nerven*, 1862.

— Krauss, *Bemerk. über einige histologische Controversen* (*Zeitschr. für rat. Med.*, 1862, t. XV, p. 184).

— Margo, *Ueber die Endigung der Nerven in der quergestreiften Muskelsubstanz*, 1862 (*Zeitschr. für rat. Med. Bericht*, p. 47).

— Engelmann, *Untersuch. über den Zusammenhang von Nerven und Muskelfaser*, 1865.

(*a*) Kühne, *Untersuch. über Bewegung und Veränderungen der contractilen Substanzen* (*Arch. für Anat.*, 1867). — *Zusam. von Nerven und. Muskelf.* (Virchow's *Arch.*, t. XXIX, p. 207).

— Beale, *On the Distribution of Nerves to the elementary Fibres of the striped Muscle* (*Phil. Trans.*, 1860, p. 611). — *Further Observ.*, etc. (*Philos. Trans.*, 1862, p. 889, pl. 41-44). — *Quart. Journ. of micros. sc.*, 1864 et 1865.

— Kölliker, *Untersuch. über die letzten Endigungen der Nerven* (*Zeitschr. für wissensch. Zool.*, 1863, t. XII, p. 149, pl. 13-16).

— Arndt, *Ueber die Endigung der Nerven in der quergestreiften Muskelfasern* (*Arch. für Microsk. Anat.*, 1873, t. IX, p. 481).

Les tendons et les aponévroses d'insertion, qui ne sont, pour ainsi dire, que des tendons membraniformes, se composent de fibres comme les muscles, mais ces fibres ne sont pas contractiles ; elles sont formées essentiellement de tissu conjonctif dont les cellules sont allongées et disposées longitudinalement en faisceau. Elles sont d'un blanc nacré, et par l'analyse chimique, au lieu de donner de la fibrine, elles fournissent la matière qui, par l'ébullition dans l'eau, se transforme en gélatine (1).

Il arrive souvent que le tissu constitutif des tendons, et même des aponévroses, s'ossifie en partie. Les os accessoires du squelette désignés sous le nom d'*os sésamoïdes* sont des produits de ce genre, et, chez quelques Animaux, certains tendons, principalement ceux des muscles de la patte, s'ossifient dans presque toute leur longueur. Une consolidation analogue se fait remarquer dans les prolongements intérieurs du système tégumentaire qui donnent attache aux muscles chez divers Animaux articulés, et qui constituent les *apodèmes d'insertion* (2).

§ 7. — Les muscles dont l'étude nous occupe en ce moment, c'est-à-dire les muscles producteurs des mouvements volontaires, sont tantôt des dépendances de l'appareil tégumentaire, d'autres fois des annexes du squelette intérieur, et ils constituent ainsi deux systèmes : un système sous-cutané, et un système intermédiaire indépendant de la peau et situé autour de

stitutifs de celui-ci, ou qu'elles forment avec eux un angle plus ou moins ouvert : dans le premier cas elles s'atténuent vers le bout, tandis que dans le second cas elles paraissent s'interrompre subitement (*a*). Dans l'un et l'autre cas, la portion du sarcolemme qui revêt l'extrémité de la fibre est soudée à la partie adjacente du tendon (*b*).

(1) Le tissu constitutif des tendons contient aussi une certaine quantité de phosphate de chaux, de chlorure de sodium et de chlorure de potassium.

(2) Voyez ci-dessus, page 201.

(*a*) Kölliker, *Op. cit.*, p. 213, fig. 116.

(*b*) Weismann, *Ueber die Verbindung der Muskelfasern mit ihren Ansatzpunkten* (*Zeitschr. für rat. Med.*, 1871, t. XII, p. 126).

la charpente intérieure du corps, dans l'espace compris entre l'enveloppe tégumentaire externe et les tuniques constitutives du tube digestif. Chez les Animaux invertébrés, le premier de ces deux systèmes est en général le seul existant, et il forme la totalité des parties actives de l'appareil locomoteur. Chez les Vertébrés, au contraire, le système musculaire sous-cutané est toujours très-réduit, et son rôle n'a que très-peu d'importance, tandis que le système musculaire intermédiaire ou squelettique acquiert un grand développement et intervient seul dans la production des mouvements généraux de l'Animal. Du reste, que le muscle appartienne à l'un ou à l'autre de ces systèmes organiques, ses fonctions sont les mêmes; il exerce une certaine traction sur les parties auxquelles il est fixé, et de la sorte les déplace en totalité ou en partie.

Pour aller plus avant dans l'histoire physiologique des mouvements, il nous faut donc étudier les muscles en action, et chercher à nous rendre compte du mécanisme à l'aide duquel ils déterminent ces effets. Dans la prochaine Leçon, nous nous occuperons donc de la faculté motrice dont ces organes sont doués.

QUATRE-VINGT-QUATORZIÈME LEÇON.

De la contraction musculaire. — Relations de ce phénomène avec l'électricité. — Relations entre le développement de la puissance musculaire et la combustion physiologique.

Irritabilité ou contractilité musculaire.

§ 1. — Les fibres musculaires, comme les autres tissus de l'économie animale, jouissent d'un certain degré d'élasticité. Mais, ainsi que je l'ai déjà dit, elles possèdent en même temps une autre propriété qui est plus importante et qui leur appartient presque exclusivement, savoir : la *contractilité* (1). Les mouvements dépendants de ces deux propriétés ont entre eux plus d'analogie qu'on ne le suppose d'ordinaire, mais ils diffèrent les uns des autres par un caractère essentiel. En vertu de chacune de ces propriétés, les fibres musculaires sont susceptibles de se raccourcir, et d'exercer ainsi un certain effort sur les corps auxquels leurs extrémités sont fixées. Mais ce raccourcissement, ou rétraction, est une conséquence de leur élasticité : il ne s'effectue qu'à la suite d'un allongement déterminé par une charge ou force mécanique étrangère, et amène un repos moléculaire (2). La *contraction*, au contraire,

(1) Beaucoup de physiologistes, à l'exemple de Haller (a), désignent aussi sous le nom d'*irritabilité* la faculté de se contracter sous l'influence de certaines excitations, soit immédiates, soit extérieures. Mais cette expression est appliquée aussi à la faculté que possèdent les nerfs de provoquer des contractions musculaires lorsque ces organes sont soumis à l'influence de certains stimulants, et par conséquent, afin d'éviter toute ambiguïté dans le langage, il me paraîtrait préférable de ne pas employer le mot *irritabilité* comme synonyme de contractilité. La découverte de la contractilité des muscles paraît appartenir à Érasistrate.

(2) La propriété que les physiologistes désignent sous le nom de *tonicité musculaire* n'est autre chose que l'élasticité propre au tissu musculaire

(a) Haller, *Mém. sur les parties sensibles et irritables des parties du corps animal*, 1756.

n'est pas un phénomène consécutif, elle n'est pas dépendante d'un allongement préalable ; elle trouve son principe d'action dans le corps qui se meut et qui revient à l'état de repos lorsqu'elle cesse de se manifester ; enfin elle est susceptible d'être mise en jeu par l'application directe d'une multitude de stimulants étrangers à celui-ci : par exemple la piqûre produite par un instrument pointu, le contact d'un caustique et d'autres agents chimiques, l'électricité et l'influence nerveuse.

Agents excito-moteurs

Nous avons vu précédemment que les muscles sont de deux sortes : les uns obéissent à la volonté, les autres en sont complétement indépendants et sont mis en jeu par d'autres mobiles. En traitant des fonctions du cœur, j'ai eu l'occasion de parler des propriétés physiologiques de ces dernières (1), et ici je n'aurai pas à y revenir ; car les mouvements à l'aide desquels la

vivant. Lorsqu'un muscle est dans l'état de repos comme organe contractile, il peut ne pas l'être comme corps élastique, et en effet, dans l'économie animale, il est en général maintenu dans un certain degré d'allongement par la résistance des parties auxquelles ses extrémités sont attachées ; aussi, lorsqu'il vient à être divisé transversalement, on voit les deux portions s'écarter entre elles et se raccourcir plus ou moins. Il en résulte que le muscle, sans se contracter, exerce une certaine traction sur les corps auxquels il est fixé, et, lorsque cette extension forcée cesse, il se raccourcit d'autant plus, toutes choses égales d'ailleurs, que sa longueur est plus grande.

Des expériences faites sur le muscle sphincter de la vessie chez les Lapins par Heidenhain et Colberg montrent bien la différence qui existe dans le degré de rétractilité des fibres charnues pendant la vie et après la mort. Ayant rempli d'eau ce réservoir urinaire, ils ont mesuré à l'aide d'un manomètre la pression nécessaire pour vaincre la résistance du sphincter et déterminer l'écoulement du liquide. Quand l'Animal était vivant, cette pression était représentée par une colonne d'eau ayant 27 centimètres de hauteur, tandis qu'immédiatement après la mort elle descendit à 5 centimètres (a). Du reste, l'action nerveuse réflexe paraît exercer une influence considérable sur ces phénomènes de tonicité (b).

(1) Voyez tome IV, p. 134 et suiv.

(a) Heidenhain und Colberg, *Versuche über den Tonus des Blasenschliessmuskels* (Müller's *Archiv für Anat.*, 1858, p. 437).

(b) Brondgeest, *Ueber den Tonus der willkürlichen Muskeln* (*Archiv für die holländische Beiträge zur Natur- und Heilkunde*, 1858, t. II, p. 329).

locomotion s'effectue sont toujours des mouvements volontaires.

L'action de la volonté s'exerce sur les muscles par l'intermédiaire des nerfs qui se rendent à ces organes, et, lorsque nous étudierons les propriétés du système nerveux, nous verrons comment ces conducteurs de la force excito-motrice fonctionnent. Ici je me bornerai à dire que, mis en jeu par d'autres agents, ils provoquent également les contractions musculaires, et que celles-ci peuvent être déterminées aussi, sans l'intermédiaire des nerfs, par l'action directe de divers stimulants sur la substance constitutive du muscle.

Les stimulants ou excitants de la contractilité musculaire peuvent être classés en trois catégories, savoir : les excitants physiologiques ou vitaux, tels que l'influence de la volonté ou une action nerveuse réflexe ; les excitants physiques et les excitants chimiques.

Comme exemples de ces derniers, je citerai l'acide chlorhydrique extrêmement dilué, et l'acide cholique, qui se trouve dans la bile.

Les stimulants physiques sont très-variés, et leur emploi est si fréquent dans l'étude de la contractilité, qu'il est nécessaire de nous y arrêter ici un instant. Les uns sont mécaniques, d'autres sont thermiques ou électriques.

Ainsi la contraction peut être provoquée par la piqûre du nerf moteur, par un choc imprimé à ce conducteur des agents excitateurs, ou par des actions analogues exercées directement sur le tissu musculaire.

L'irritabilité musculaire est en général affaiblie par le froid et augmentée par une chaleur douce ; mais elle est détruite par une température suffisamment élevée pour altérer la structure du muscle en déterminant la coagulation de la myosine (1). Certains

(1) Voyez ci-dessus, page 445.

muscles peuvent aussi être mis en action par des changements de température (1); mais les muscles de la vie animale, les seuls dont nous ayons à nous occuper ici, sont en général *athermosystaltiques*, c'est-à-dire non irritables par l'influence de variations de ce genre (2).

La propriété excito-motrice de l'électricité est plus développée et plus importante à connaître. Vers le milieu du XVIIe siècle, dès qu'Otto de Guericke eut inventé la machine électrique, les physiciens constatèrent que l'étincelle fournie par cet instrument est capable de déterminer dans les muscles de l'Homme ou des autres Animaux des contractions involontaires, et, un siècle après, les expériences de Galvani firent voir que l'électricité développée d'une autre manière produit sur ces organes vivants des effets encore plus semblables à ceux que la volonté y produit dans les circonstances ordinaires (3).

Le 20 septembre 1781, ce physiologiste illustre, occupé

(1) On a appelé *muscles thermosystaltiques*, ceux qui peuvent être mis en mouvement par des changements brusques de température, comme nous l'avons déjà vu pour les fibres charnues du cœur (*a*). Cette propriété se rencontre aussi chez beaucoup de fibres musculaires non striées, par exemple celles du dartos, de l'utérus et des intestins.

(2) Chez le fœtus, il n'en est pas de même; tous les muscles sont alors thermosystaltiques.

(3) Vers le milieu du XVIIIe siècle, les expériences physiologiques faites par Muschenbrock au moyen de la bouteille de Leyde excitèrent vivement l'attention des médecins et des physiciens. Nollet et beaucoup d'autres expérimentateurs cherchèrent à tirer parti des commotions électriques comme agents curatifs, et ce furent des investigations de cet ordre qui conduisirent Galvani à faire les découvertes auxquelles son nom est resté attaché. En 1772, il avait communiqué à l'Académie de Bologne un mémoire sur l'irritabilité hallérienne, et l'année suivante il présenta au même corps savant un travail sur les mouvements musculaires de la Grenouille; mais sa grande découverte, quoique faite en 1781, ne fut publiée par la voie de la presse qu'en 1791 (*b*). L. Galvani, professeur d'anatomie à l'université de Bologne, naquit en 1737 et mourut en 1791.

(*a*) Voyez tome IV, p. 122.

(*b*) Galvani, *De viribus electricitatis in motu musculari commentarius* (*Comment. del Istituto di Bologna*, 1791, t. VII; — *Collezione delle opere edite ed inedite del prof. Galvani*, p. 61, édit. 1841).

depuis longtemps de recherches expérimentales sur les mouvements que l'étincelle électrique provoque dans les muscles de la Grenouille, fut conduit par le hasard à observer un des phénomènes les plus singuliers et les plus importants parmi ceux dont la science moderne nous a révélé l'existence. Ayant suspendu à un balcon de fer, à l'aide d'un crochet métallique passé dans les nerfs sciatiques, le train postérieur d'une Grenouille récemment tuée et dépouillée de sa peau, il vit celle-ci agitée de convulsions violentes chaque fois que, poussée par le vent, ses muscles ainsi mis à nu allaient toucher le fer du balcon. Une observation analogue avait été faite précédemment par un naturaliste dont le nom a déjà été prononcé plus d'une fois avec éloge dans ces Leçons, Swammerdam (1); mais, à l'époque où vivait cet observateur, la science n'était pas mûre pour féconder sa remarque, et elle passa inaperçue, tandis qu'entre les mains de Galvani et de ses contemporains, le même fait excita au plus haut degré l'attention des physiciens, et donna lieu à une longue série de découvertes du premier ordre. L'invention de Volta fut une de ces découvertes, et l'étude des courants électriques développés par l'appareil qui porte son nom, ou par d'autres moyens dont il serait inutile de nous occuper ici, contribua puissamment aux progrès de nos connaissances relatives à l'histoire physiologique des mouvements musculaires. J'aurai bientôt à revenir sur les relations qui existent entre les

(1) Ce naturaliste éminent s'est beaucoup occupé de l'étude des mouvements musculaires, et, dans une de ses expériences, il a vu qu'un muscle de Grenouille séparé du corps de l'Animal vivant et suspendu par son nerf à un fil d'argent, se contractait chaque fois que ce fil métallique était mis en contact avec un anneau de cuivre placé dans le voisinage (a). Mais Swammerdam interpréta mal le phénomène dont il avait été témoin, et son observation resta inaperçue jusqu'en 1841, époque où Duméril la signala à l'attention des physiciens (b). Le mérite de Galvani n'est donc aucunement diminué par la priorité des observations de Swammerdam.

(a) Swammerdam, *Biblia Naturæ*, 1738, t. II, p. 480.
(b) Duméril et Bibron, *Erpétologie générale*, 1841, t. VIII, p. 315.

phénomènes électriques et l'action des muscles ; mais pour le moment je n'envisagerai ce sujet que sous un seul point de vue, savoir, l'influence exercée sur la contractilité par l'électricité en mouvement (1).

Le muscle d'un Animal vivant ou récemment mort est un galvanomètre d'une sensibilité exquise : traversé par un courant électrique, il se contracte toutes les fois que ce courant change d'intensité ou de direction, et les effets de cet agent excitateur se manifestent par le raccourcissement des fibres charnues, soit qu'il agisse directement sur leur substance, soit qu'il agisse sur le nerf moteur de ces organes. Les muscles de la Grenouille sont particulièrement favorables pour la démonstration des phénomènes de cet ordre, et l'on désigne communément sous le nom de *Grenouille rhéométrique* ou *Grenouille galvanique* un de ces animaux préparé de façon à être facilement employé à cet usage (2).

(1) L'histoire des découvertes faites successivement sur ce sujet a été présentée d'une manière très-lucide par le professeur Pouillet dans un rapport sur les travaux de M. du Bois-Reymond (*a*). Ici je me bornerai à citer les titres des principaux ouvrages ou mémoires qu'il convient de consulter sur ce sujet (*b*).

(2) Pour préparer une Grenouille à la *manière de Galvani*, on fait choix d'un individu bien vivace et on le coupe en deux, un peu au-dessous des membres antérieurs. Le tronçon postérieur est ensuite dépouillé de sa peau et des viscères ; puis on introduit une des lames d'une paire de ciseaux entre les nerfs lombaires et le bassin, et l'on coupe cette dernière partie de façon à ne conserver que le train de derrière et un tronçon de la colonne vertébrale reliés entre eux par les nerfs scia-

(*a*) Pouillet, *Rapport sur les mém. relatifs aux phénomènes électro-physiologiques* (*Comptes rendus de l'Acad. des sciences*, 1850, t. XXXI, p. 22).

(*b*) Sue, *Histoire du galvanisme*, 1802.

— Humboldt, *Expériences sur le galvanisme, et en général sur l'irritation des fibres musculaires et nerveuses*, trad. par Jodelot, 1799.

— Nobili, *Esperienze elettro-fisiologiche* (*Brugnatelli Giornale*, 1825, t. VIII, p. 189). — *Comparaison entre les deux galvanomètres les plus sensibles* (*Bibl. univers. de Genève*, 1828, t. XXXVII, p. 10). — *Analyse expérimentale et théorique des effets électro-physiologiques de la Grenouille* (*Bibl. univ.*, 1830, t. XLIV). — *Expér. sur l'électricité animale* (*Op. cit.*, 1834, t. LVII).

— Marianini, *Mém. sur la secousse qu'éprouvent les Animaux au moment où ils cessent de servir d'arc de communication entre les pôles d'un électromoteur* (*Ann. de chim.*, 1829, t. XL).

— Matteucci, *Traité des phénomènes électro physiologiques des Animaux*, 1844. — *Leçons sur les phénomènes physiques des corps vivants*, 1847. — *Lettre sur l'électricité animale*, 1853. — *Corso di elettro-fisiologia*, 1861. — *Letture sull' elettro-fisiologia*, 1867.

— Du Bois-Reymond, *Ann. de Poggendorf*, 1843 ; — *Ann. de chim. et de phys.*, t. XXX, p. 18.

Quelle que soit la source de l'électricité mise en mouvement, on voit le muscle se contracter au moment où le circuit dont celui-ci fait partie est fermé, et où, par conséquent, le courant s'y établit; mais dès que ce courant devient continu et constant, la contraction cesse, pour se manifester de nouveau au moment où le circuit vient à être interrompu. Il en résulte que, pour provoquer dans un muscle des contractions fréquentes, il suffit de le mettre en communication avec les rhéophores d'un appareil où le développement de l'électricité est intermittent, par exemple la machine d'induction de Clarke, celle de Ruhmkorff, ou tout autre instrument analogue.

L'irritabilité est une propriété vitale du tissu musculaire.

§ 2. — L'irritabilité des muscles, c'est-à-dire la faculté dont jouissent ces organes de se contracter sous l'influence des stimulants dont je viens de parler, est une propriété physiologique. Elle n'existe pas dans les muscles morts, mais elle n'est pas dépendante de la vie générale de l'animal; elle est une conséquence de la vitalité propre des parties où elle se manifeste; elle y persiste pendant un temps plus ou moins long après que la vie de l'individu est éteinte, et elle existe également dans ces organes après qu'ils ont été séparés du reste du corps vivant (1).

Cette persistance de la contractilité est de courte durée chez

tiques. Matteucci appelle *Grenouille galvanoscopique* le membre postérieur d'un de ces animaux dépouillé et amputé vers le genou, mais en y conservant le nerf sciatique dans une grande longueur. La patte ainsi préparée est placée dans un tube de verre, et le nerf, laissé pendant au dehors, est mis en contact avec les conducteurs de l'appareil électromoteur.

(1) On doit à Nysten un grand nombre d'expériences sur la persistance relative de la contractilité des différents muscles du corps humain, après la mort par décapitation ou par maladie, et chez divers Animaux.

Il a vu que chez les suppliciés les muscles de la vie animale conservent leur irritabilité plus longtemps que les muscles dont les mouvements ne sont pas soumis à l'influence de la volonté, et que, parmi les premiers, ceux des membres, et surtout ceux des membres abdominaux, conservent cette propriété plus longtemps que ceux du tronc. Le résultat général que ce physiologiste tira de ses expériences sur divers Animaux, est que les Animaux supérieurs, où la division du travail vital est portée fort loin et où tous les phénomènes physiologiques résultant de l'action d'agents différents sont associés d'une manière si intime, qu'ils se trouvent dans une dépendance mutuelle plus ou moins complète. Mais chez les Animaux inférieurs, où l'indépendance des diverses parties de l'organisme est portée de plus en plus loin, la vie propre du muscle peut durer très-longtemps sans le concours des actions vitales exercées par d'autres instruments physiologiques, et tant que cette vie locale se manifeste, elle se révèle par l'irritabilité spéciale dont résulte la contraction (1).

Pendant longtemps les physiologistes n'ont pu décider si la puissance vitale dont dépend la contraction appartient en propre au tissu musculaire, ou si elle a sa source dans le système nerveux. En effet, les relations entre l'irritabilité nerveuse et la contractilité musculaire sont si intimes, que la solu-

la durée de l'excitabilité musculaire après la mort est en raison inverse de l'énergie musculaire développée pendant la vie (*a*). Des expériences du même ordre ont été faites plus récemment par d'autres physiologistes (*b*).

A l'aide d'injections de sang rouge dans les artères, M. Brown-Séquard est parvenu à maintenir pendant quarante et une heures l'irritabilité dans les muscles d'une patte de Lapin séparée du reste du corps (*c*). Ce physiologiste a constaté aussi que la durée de cette propriété, après la mort générale, est abrégée par un exercice violent préalable, ainsi que par l'action des poisons qui déterminent des convulsions (*d*).

(1) On trouve dans les ouvrages des anciens physiologistes beaucoup d'observations intéressantes sur la durée de l'irritabilité musculaire, soit dans des parties séparées du corps d'un Animal vivant, soit chez des Animaux morts, ou, pour parler plus exactement, dont la vie générale avait cessé. Ainsi Redi a vu les muscles d'une Tortue se contracter vingt-trois jours après que l'Animal avait été décapité (*e*).

(*a*) Nysten, *Recherches de physiologie et de chimie pathologiques*, 1811, p. 307 et suiv.

(*b*) Longet, *Recherches expérimentales sur les conditions nécessaires à l'entretien et à la manifestation de l'irritabilité musculaire* (*l'Examinateur médical*, 1841).

— Wilgenroth, *Pericula nonnulla in Animalibus violenter necatis facta*. Berlin, 1833.

(*c*) Brown-Séquard. *Exp. Researches*, 1853, p. 92.

(*d*) Brown-Séquard, *Des relations qui existent entre l'irritabilité musculaire, la rigidité cadavérique et la putréfaction* (*Comptes rendus de la Soc. de biologie*, 1847, t. I).

(*e*) Redi, *Observ.* (*Collect. academ.*, t. IV, p. 518).

tion de cette question était fort difficile, et jusque dans ces derniers temps la plupart des auteurs, contrairement aux idées de Haller, supposaient que la fibre musculaire puisait dans son nerf sa puissance motrice. Cela semblait même d'autant plus probable, que les effets produits par les stimulants sont en général moins grands quand ces agents sont appliqués directement à la substance musculaire que lorsqu'ils agissent sur celle-ci par l'intermédiaire des nerfs moteurs (1). Mais, ainsi que je l'ai déjà dit en parlant des mouvements du cœur (2), cette opinion n'est pas fondée. On peut le démontrer de deux manières. On a constaté que certains stimulants qui provoquent des contractions lorsqu'ils agissent directement sur le tissu musculaire, sont incapables de produire cet effet lorsqu'ils sont appliqués sur les nerfs moteurs, tandis que d'autres substances font contracter le muscle quand elles sont mises en contact avec le nerf, mais ne déterminent aucune contraction quand elles agissent directement sur la partie contractile (3). On a constaté aussi que la contractilité musculaire peut persister après la suspension ou l'abolition de la propriété excito-motrice des nerfs (4). Ainsi que j'ai dit précédemment, ce dernier fait, le plus probant de tous, a été parfaitement établi par les belles expériences de M. Claude Bernard, sur les effets du curare (5).

(1) Dans certains cas, la différence paraît être même très-considérable (*a*).

(2) Voyez tome IV, p. 134 et suiv.

(3) Ainsi, la glycérine concentrée appliquée sur les parties d'un muscle qui ne contient que peu de filets nerveux ne provoque pas de contractions, tandis qu'elle en détermine lorsqu'elle agit sur les nerfs excito-moteurs (*b*).

(4) Un muscle pourvu de son nerf moteur et séparé du reste du corps conserve son irritabilité longtemps après que ce nerf a perdu la faculté de provoquer ses contractions (*c*).

(5) Voyez tome IV, page 142.

(*a*) Rosenthal, *Ueber die relative Stärke der directen und indirecten Muskelreizung* (Moleschott's *Untersuchungen zur Naturlehre*, 1856, t. III, p. 185).

— Kühne, *Myologische Untersuchungen*, p. 74.

(*b*) Kühne, Idem, *ibid.*, p. 87.

(*c*) Sticker, *Ueber die Veränderungen der Kräfte durchschnittener Nerven, und über Muskelreizbarkeit* (Müller's *Arch. für Anat.*, 1834, p. 202).

— Longet, *Traité de physiol.*, t. II, p. 606.

Changements de forme dans le muscle qui se contracte.

§ 3. — Lorsqu'un muscle entre en action, il se durcit, ses extrémités se rapprochent (1) et il se gonfle, mais il ne change pas sensiblement de volume ; ce qu'il perd en longueur est compensé par ce qu'il gagne en épaisseur ou en largeur (2), et, après être resté dans cet état de tension pendant un certain temps, il se relâche, reprend sa forme première, s'allonge par conséquent et rentre dans l'état de repos.

Il est également facile de constater par l'observation directe que, dans un même muscle, les diverses fibres constitutives de cet organe se contractent indépendamment les unes des autres ; souvent l'une d'elles reste en repos, tandis que ses voisines

(1) Les effets de ce raccourcissement sont tellement évidents sur nous-mêmes, ainsi que sur une multitude d'Animaux, qu'en général on peut se dispenser de les démontrer expérimentalement ; mais cette démonstration est facile à donner, soit par l'observation microscopique, soit à l'aide d'un petit appareil très-simple. Un muscle isolé étant fixé par l'une de ses extrémités, et attaché par l'autre bout au petit bras d'un levier mobile sur un pivot, on provoque une contraction, et le raccourcissement est rendu visible par le mouvement imprimé à l'extrémité libre du levier. Ces expériences de cours peuvent être variées de diverses manières (*a*).

(2) Contrairement aux opinions avancées par quelques anciens physiologistes, tels que Swammerdam, Banski, Glisson, Carlisle, et plus récemment Ermann (*b*), le muscle, en se contractant, n'augmente ni ne diminue de volume, et les petites différences qu'on peut quelquefois y observer sous ce rapport sont dues à l'état de réplétion plus ou moins grande des vaisseaux sanguins situés entre les fibres contractiles, ou à d'autres causes accidentelles du même ordre. On a pu s'en assurer en plaçant le muscle dans un bain et en mesurant la hauteur du liquide avant, pendant et après la contraction (*c*). Les expériences sur la densité du muscle en repos ou en contraction n'indiquent aussi que des variations insignifiantes ($\frac{1}{1300}$), lesquelles ne paraissent pas pouvoir être attribuées aux modifications subies par les fibres contractiles elles-mêmes (*d*).

(*a*) Cl. Bernard, *Leçons sur les propriétés des tissus vivants*, p. 193.
(*b*) Voyez Müller, *Manuel de physiologie*, t. II, p. 36.
(*c*) Blane, *Lecture on Muscular Motion* (*Philos. Trans.*, 1791).
— Barzellotti, *Esame di alcune moderne teorie intorno alla causa prossima della contrazione muscolare*. Siena, 1796. — *Bibl. Britann.*, 1806, t. XXXI, p. 221.
— Prévost et Dumas, *Mém. sur les phénomènes qui accompagnent la contraction musculaire* (*Journ. de Physiol.* de Magendie, 1823, t. III).
— Matteucci, *Leçons sur les phénomènes physiques des corps vivants*, 1847.
— Marey, *Du mouvement dans les fonctions de la vie*, 1868, p. 270.
(*d*) Valentin, *Beitr. zur Kenntniss des Winterschlafes der Murmelthiere*. 4ᵉ partie, p. 193.

sont en pleine activité, et cette indépendance s'étend même aux différentes parties d'une même fibre. Celle-ci ne se raccourcit pas en même temps dans toute son étendue; certaines parties sont en repos pendant que d'autres se contractent (1).

Il est aussi à noter que les observations microscopiques faites sur les animaux vivants par M. Bowman ont permis à ce physiologiste de constater que dans la partie de la fibre où le renflement corrélatif de la contraction se déclare, les segments ou disques dont cette fibre paraît être composée se rapprochent entre eux, soit dans toute leur étendue, soit dans une portion de leur diamètre seulement.

Différences dans le mode de contraction d'une fibre.

§ 4. — Lorsqu'on veut aller plus avant dans l'étude de la contraction musculaire, il devient nécessaire d'analyser le phénomène, et en procédant ainsi, on est conduit à distinguer dans la fibre charnue deux modes d'action : la contraction simple et la contraction complexe. La première, brusque et de courte durée, est provoquée par une excitation mécanique, par l'étincelle électrique, par l'établissement d'un courant électrique, ou par la rupture de ce courant, et on la désigne communément sous le nom de *secousse musculaire*. La contraction que j'appellerai complexe s'établit moins rapidement et dure davantage; elle peut être déterminée aussi par des moyens artificiels, mais elle est réalisée de la manière la plus complète par l'influence de la volonté : c'est la contraction physiologique normale.

(1) Beaucoup de physiologistes avaient pensé que la fibre musculaire, en se contractant, se raccourcissait en même temps sur tous les points de son étendue. D'autres avaient supposé qu'elle se contractait successivement sur chacun de ces points, et se trouvait ainsi parcourue par une sorte d'onde. Mais on n'avait pu rien constater à ce sujet, jusqu'au moment où M. Bowman eut repris l'observation microscopique du phénomène, et démontré l'indépendance fonctionnelle des différentes parties d'une même fibre (*a*). Plus récemment, M. Brücke, de Vienne, confirma par d'autres moyens le résultat obtenu par M. Bowman.

(*a*) Bowman, *On the minute Structure and Movements of Voluntary Muscle* (*Philos. Trans.*, 1840, p. 488 et suiv.).

Ces différences, visibles au microscope, ne peuvent être que difficilement démontrées à l'aide des moyens d'observation dont les physiologistes disposaient il y a quelques années; mais aujourd'hui on peut les mettre bien en évidence. Grâce à l'emploi de divers instruments d'une extrême sensibilité dont l'usage a été introduit récemment dans un grand nombre de recherches relatives à des questions de mécanique animale, plusieurs expérimentateurs ont pu même faire de ces phénomènes une étude approfondie, et arriver ainsi à des résultats importants (1).

L'un des instruments les plus utiles dans les expériences de cet ordre est un appareil enregistreur appelé *myographe*. Il ressemble beaucoup à l'appareil employé depuis fort longtemps par Poncelet et M. le général Morin pour la démonstration des lois de la chute des corps, et, de même que le *kymographe*, dont j'ai déjà eu l'occasion de parler dans une autre partie de ce cours (2), il consiste essentiellement en un levier très-léger

(1) Les résultats fournis par l'observation microscopique des muscles en action, et formulés d'une manière très-nette par M. Bowman, ont été pleinement confirmés par les expériences de mécanique physiologique dont il va être question ici ; mais les principaux faits rendus faciles à démontrer par ces procédés sont loin d'avoir la nouveauté que la plupart des auteurs récents leur attachent. Pour en fournir la preuve, il me suffira de citer ici textuellement les conclusions que M. Bowman a tirées de ses études microscopiques faites en 1840 et qu'il a consignées dans son ouvrage classique : 1° La contraction active (*a*) ne se manifeste jamais dans le muscle entier en même temps, ni dans la totalité d'une fibre élémentaire; elle est toujours partielle à un instant donné. — 2° Toute contraction active d'un muscle, quelque prolongée qu'elle puisse paraître, est seulement un phénomène instantané dans chacune des parties ou particules de cet organe. — 3° La contraction prolongée d'un muscle est le résultat d'un nombre inférieur de contractions partielles et momentanées qui changent de place et envahissent de nouvelles parties successivement (*b*).

(2) Voyez tome IV, page 233.

(*a*) Ce physiologiste désigne sous le nom de *contraction passive* la propriété appelée communément *tonicité*.

(*b*) Bowman and Todd, *Physiological Anatomy and Physiology of Man*, 1856, t. I, p. 183.

dont un des bouts repose sur le corps soumis à l'expérience et en suit tous les mouvements, et dont l'autre branche, beaucoup plus longue, rencontre à son extrémité libre une bande de papier animé d'un mouvement progressif uniforme et y trace une ligne qui s'abaisse ou s'élève proportionnellement aux déplacements subis par la branche opposée. Appliqué sur un muscle en action, cet appareil enregistre donc tous les changements de forme que cet organe peut subir successivement dans le point étudié ; il amplifie énormément ces mouvements dans la figure tracée sur le cylindre tournant où se trouve le papier en contact avec la pointe libre du levier, et pour mesurer la grandeur de ces mouvements ainsi que leur mode de succession, il suffit de comparer les longueurs relatives d'une série de lignes verticales (ou *ordonnées*) abaissées de distance en distance de la courbe ainsi tracée sur une ligne horizontale (ou *ligne des abscisses*), qui représente le temps pendant lequel l'expérience a duré (1).

A l'aide de cet instrument, on peut démontrer que dans une

(1) M. Helmholtz paraît avoir été le premier à employer ces appareils enregistreurs dans l'étude des phénomènes de la contraction musculaire (*a*) ; mais des instruments analogues étaient depuis longtemps d'un usage vulgaire parmi les physiciens, et M. Marey, à qui l'on doit plusieurs perfectionnements dans la construction du myographe, a donné dans un de ses ouvrages des indications curieuses sur l'histoire de ces inventions mécaniques. Je renverrai à son livre pour ces détails ainsi que pour la description du myographe (*b*). Ce mode d'expérimentation a été employé plus récemment par plusieurs physiologistes (*c*).

(*a*) Helmholtz, *Messungen über den zeitlichen Verlauf der Zuckung animalischer Muskeln* (Muller's *Archiv für Anat. und Physiol.*, 1850, p, 276).

(*b*) Marey, *Du mouvement dans les fonctions de la vie*, p. 107, et suiv.; p. 200.

— Voyez aussi : Thiry, *Neue Myographion* (*Zeitschr. für rat. Med.*, 1861, t. XXI, p. 300).

— Fick, *Ein neue Myographion* (*Vierteljahrsschrift der Naturforschergesellschaft in Zürich*, 1862, p. 307).

(*c*) Volkmann, *Ueber das Zustandkommen der Muskelcontractionen im Verlauf der Zeit* (*Leipzig Bericht*, 1851). — *Ueber die Kraft welche in einem gereizten Muskel des animalen Lebens thätig ist* (*Op. cit.*, 1851). — *Versuche über Muskelreizbarkeit* (*op. cit.*, 1856) ; — *Versuche über Muskelcontractilität* (*Archiv für Anat.*, 1858).

— Bœck, *Bidrag til Kundskab om Muskelcontractionernes Form* (Stockholm, *Ofversigt*, 1855).

— Wundt, *Die Lehre von der Muskelbewegung nach einigen Untersuchungen bearbeitet*, 1858.

— Valentin, *Die Zuckungsgesetze der lebenden Nerven und Muskeln*, 1863.

— Fick, *Untersuch. über electrische Nervenreizung*, 1864.

— Marey, *Du mouvement : — La machine animale*, 1873.

contraction musculaire simple, malgré la rapidité avec laquelle le phénomène s'accomplit, il s'opère dans la partie en action une série de modifications importantes à noter. Le renflement de la fibre qui accompagne son raccourcissement, et qui se traduit par une élévation dans la ligne tracée par le myographe, ne s'établit que progressivement, et après avoir atteint son maximum d'intensité, il diminue. Il y a donc dans toute contraction deux temps ou périodes : la période d'accroissement, pendant laquelle les effets mécaniques augmentent, et la période de décroissement ou de relâchement, au bout de laquelle la fibre reprend sa forme primordiale et reste dans l'état de repos (1). Or, dans les circonstances ordinaires, la période contraction croissante dure plus longtemps que la période de de relâchement progressif; mais les conditions physiologiques dans lesquelles le muscle se trouve peuvent faire varier beaucoup la courbe qui représente ces modifications successives de forme dans un même point, ou, ce qui revient au même, la courbe correspondante à la forme du renflement ou ventre considéré dans son ensemble. Ainsi, sous l'influence de la fatigue, non-seulement la secousse diminue d'amplitude, et par conséquent les ordonnées de la courbe se raccourcissent, mais la durée de la secousse se prolonge, et cette prolongation porte sur la période de contraction décroissante plus que sur la période de contraction ascendante (2).

(1) M. Helmholtz appelle *pose* le laps de temps qui s'écoule entre l'application du stimulant et le moment où la contraction commence. Il appelle *periode de relâchement* le troisième temps, et il réserve le nom de *contraction* à la seconde période. Mais cette dernière manière de s'exprimer ne me paraît pas bonne ; car le muscle est réellement en état de contraction plus ou moins énergique tant qu'il n'est pas revenu à sa longueur initiale, et par conséquent le troisième temps est une période de contraction aussi bien que la seconde période; seulement, pendant celle-ci, la contraction est croissante, tandis que pendant la troisième période la contraction est décroissante, c'est-à-dire s'affaiblit progressivement.

(2) Ces faits ont été très-bien observés par M. Bœck (de Christiania),

Toutes choses étant égales d'ailleurs, l'amplitude de la contraction simple croît avec l'intensité de l'agent excitateur ; mais elle atteint bientôt un maximum qu'elle ne dépasse pas (1), et la période pendant laquelle l'effet produit ne diffère que peu de ce maximum est d'autant plus courte que celui-ci est plus grand. Le degré d'amplitude des contractions est subordonné aussi à la longueur du muscle en action (2).

Un emploi judicieux du myographe a permis à M. Aeby, en Allemagne, et à M. Marey, en France, de reconnaître que dans la production d'une contraction simple ou secousse musculaire, le renflement des fibres corrélatif de leur raccourcissement est d'abord limité au voisinage immédiat du point excité et n'y dure que très-peu de temps, mais se propage le long de ces mêmes fibres, comme le ferait une onde solitaire à la surface d'un liquide. Effectivement, si l'on pose sur un même muscle convenablement disposé pour ce genre d'expérience deux leviers myographiques situés à une certaine distance l'un de l'autre, et qu'ensuite on irrite le muscle à l'une de ses extrémités, on voit bientôt le levier le plus rapproché s'élever sous l'influence du renflement musculaire ou *ventre* (3) dû à la contraction du point correspondant, puis s'abaisser par suite du relâchement

mais ils ont été mis beaucoup en évidence par les graphiques publiés récemment par M. Marey (*a*).

(1) Ce fait a été bien constaté par les expériences de M. Fick, et plus récemment par celles de M. Marey. Un résultat analogue est obtenu en faisant varier la distance comprise entre le muscle et le point de son nerf moteur, auquel le stimulant est appliqué (*b*).

(2) Ainsi, M. Weber a démontré ce fait en faisant exécuter une série de contractions par un même muscle dont il diminuait progressivement la longueur (*c*).

(3) Cette expression, empruntée à l'acoustique, signifie, en physique, le point où les vibrations acquièrent leur maximum d'amplitude.

(*a*) Bœck, *Op. cit.*
— Marey, *Op. cit.*, fig. 106, 107, etc.
(*b*) Fick, *Op. cit.*
— Pflüger, *Ueber die durch constante Ströme erzeugte Veränderung der motorischen Nerven* (*Med. Centralzeitung*, 1856).
— Marey, *Op. cit.*, p. 336, fig. 104.
(*c*) Weber, *Muskelbewegung* (Wagner's *Handwörterbuch der Physiologie*, t. III, 2e partie).

des fibres dans ce même point, et pendant que ces mouvements s'exécutent, le second levier reste en repos; d'où l'on peut conclure que la contraction ne s'est pas manifestée dans la portion du muscle en rapport avec cet instrument. Mais bientôt après, ce second levier se meut à son tour, et dénote ainsi l'arrivée du ventre ou renflement musculaire dans le point auquel il correspond. L'onde de contraction marche trop rapidement pour qu'on puisse saisir l'intervalle compris entre ces deux mouvements successifs; mais la position occupée par les élévations correspondantes sur les lignes tracées par l'appareil enregistreur indique clairement qu'ils se sont manifestés l'un après l'autre et dans un ordre conforme à la position respective des deux parties observées par rapport au point d'application du stimulant (1). La vitesse de propagation de cette onde de contraction est considérable : chez la Grenouille, on peut l'estimer à environ un mètre par seconde (2).

L'effet produit sur la longueur totale de la fibre par une de ces secousses musculaires ou contractions simples ne peut être qu'extrêmement petit; mais ce raccourcissement persiste pendant toute la durée de la progression de l'espèce d'onde dont je viens de parler, et l'on comprend facilement que si une nouvelle secousse se produit avant que la première soit arrivée

(1) L'instrument employé de la sorte par M. Aeby était d'une complication extrême (a); mais M. Marey a rendu l'expérience très-simple et facile à exécuter. Le procédé dont il fait usage est décrit dans son livre *Du mouvement dans les fonctions de la vie* (p. 277, fig. 84).

(2) Pour obtenir cette évaluation, M. Marey compare la distance comprise entre les sommets des deux courbes tracées par le myographe à la distance qui, dans les mêmes conditions, sépare les anses décrites par les vibrations d'un diapason donnant un son plus ou moins grave, et exécutant par conséquent en un temps donné des nombres connus de vibrations. L'évaluation faite ainsi par ce physiologiste ingénieux ne diffère que peu de celle présentée par M. Aeby.

(a) Aeby, *Untersuchungen über die Fortpflanzungsgeschwindigkeit der Reizung in den quergestreiften Muskelfasern*, 1862.

au terme de sa course, les effets de ces deux contractions s'ajouteront et le raccourcissement total sera doublé. Or, l'expérience démontre que l'irritation directe et simultanée de la fibre sur deux points placés à distance provoque en même temps dans chacun de ceux-ci le développement d'un ventre ou renflement caractéristique de la contraction longitudinale. Si ces deux renflements sont suffisamment écartés entre eux, ils voyagent comme d'ordinaire en se suivant et sans se confondre; mais lorsqu'ils sont très-rapprochés, soit qu'ils aient été produits par deux irritations appliquées à un même point et se succédant presque immédiatement, soit qu'ils résultent de deux actions simultanées portées sur des points très-rapprochés, ils se confondent (1).

On conçoit donc la possibilité d'une contraction complexe qui se manifesterait en même temps dans toute la longueur du muscle, et qui résulterait, soit d'une répétition suffisamment rapide de secousses ou contractions simples développées sur un seul point, et se confondant à mesure qu'elles se propagent, soit d'une multitude d'excitations dirigées simultanément sur des points très-rapprochés de la même fibre. La contraction dans chaque partie, au lieu d'être de très-courte durée, se prolongerait alors tant que l'agent irritant exercerait son action et que le muscle conserverait son irritabilité (2).

La première de ces conditions a été réalisée expérimentalement et a donné le résultat prévu. Si l'on détermine une série de secousses musculaires à l'aide d'un appareil percutant ap-

(1) Lorsque la rapidité avec laquelle les chocs d'un courant électrique interrompu est extrêmement grande, et que par conséquent les intermittences sont de très-courte durée, les effets physiologiques paraissent se rapprocher beaucoup de ceux produits par un courant continu d'intensité constante.

(2) Cette fusion des secousses musculaires qui se succèdent à de très-courtes distances a été constatée par M. Helmholtz et étudiée avec plus de précision par M. Marey (*a*).

(*a*) Marey, *Op. cit.*, p. 373 et suiv.

pelé *tétanomoteur* (1), ou d'un appareil électrique à courant intermittent, et qu'on accélère progressivement les excitations produites de la sorte, on voit, par la représentation graphique du phénomène obtenu au moyen du myographe, que les ondes correspondantes au passage de la contraction dans le point d'application du levier de ce dernier instrument sont d'abord parfaitement distinctes et écartées entre elles, mais qu'elles se rapprochent et se confondent de plus en plus à mesure que la fréquence des secousses augmente. Quant au degré de proximité des ondes de contraction ou renflements nécessaire pour amener la transformation d'une série de secousses musculaires en une contraction complexe continue, il peut y avoir des différences considérables, suivant que chacune de ces ondes, considérée isolément, est plus ou moins longue. En effet, pour que la fusion s'opère entre deux ondes, il faut que la seconde arrive au point occupé par la première avant que celle-ci ait quitté ce point, et, toutes choses égales d'ailleurs, elle y restera d'autant plus longtemps que sa longueur sera plus considérable. Or, les observations microscopiques de M. Bowman et les expériences faites à l'aide du myographe nous apprennent qu'il existe sous ce rapport de grandes différences d'Animal à Animal. La durée de la secousse, ou contraction simple, dans un point donné de la fibre, est particulièrement longue chez les Crustacés, tels que les Crabes et les Écrevisses, et les représentations graphiques du phénomène obtenues par M. Marey montrent que chez les Oiseaux sa durée est cinquante ou soixante fois moindre que chez la Tortue. Chez les Mammifères, ces contractions simples sont moins brèves que chez les Oi-

(1) L'instrument désigné sous ce nom par M. Heidenhain (*a*) se compose d'un petit marteau très-léger qui est disposé de façon à frapper le nerf à des intervalles plus ou moins courts, suivant la volonté de l'expérimentateur.

(*a*) Heidenhain, *Ein mechanischer Tetanomotor für Vivisectionen* (Moleschott's *Untersuchungen zur Naturlehre des Menschen und der Thiere*, 1858, t. IV, p. 124, pl. sans numéro).

seaux. Leur longueur varie aussi dans les différents muscles d'un même Animal, et elle est modifiable par les conditions physiques dans lesquelles l'organisme est placé.

Pour estimer la vitesse avec laquelle les secousses musculaires se succèdent quand ces contractions, chevauchant pour ainsi dire les unes sur les autres, se transforment en une contraction continue, quelques physiologistes ont eu recours à un procédé fort ingénieux. Nous avons vu précédemment que l'action musculaire est souvent accompagnée d'une certaine production de sons (1), et les observations microscopiques de M. Bowman avaient conduit cet auteur à penser que ce phénomène acoustique devait être dû au mouvement des ondes de contraction frottant sur les parties adjacentes, comme l'archet frotte sur la corde sonore (2). M. Helmholtz profita de cette idée pour compter les secousses musculaires. Il constata d'abord que le son émis par le muscle masséter correspond à ceux produits par environ 32 vibrations par seconde, et il trouva que, produisant dans le même espace de temps 32 secousses au moyen d'autant de décharges électriques fournies par une bobine d'induction, ce muscle était mis en état de contraction permanente (3).

La contraction tétanique artificielle, ou contraction permanente, déterminée ainsi par des décharges électriques suffisamment rapprochées, peut être provoquée aussi par d'autres moyens (4), et de même que la contraction volontaire, elle est

(1) Voyez tome IV, page 36, note 1.

(2) Bowman et Todd, *Physiol. anat.*, t. Ier, p. 183.

(3) Pour plus de détails à ce sujet, je renverrai aux publications récentes faites par M. Helmholtz et plusieurs autres physiologistes (*a*).

(4) Des effets analogues sont produits quand on détermine avec une rapidité suffisante une série de variations dans le degré d'intensité de la contraction des muscles mis en mouvement par la volonté. Ainsi, M. Roth a constaté qu'en serrant dans la main

(*a*) Helmholtz, *Versuche über das Muskelgeräusch* (*Monatsber. der Berlin. Acad.*, 1864). — *Ueber den Muskelton* (*Verhandl. des Naturhistor. Vereins zu Heidelberg*, 1867, t. IV).
— Marey, *Op. cit.*, p. 373 et suiv.

accompagnée de la production d'un son qu'on sait résulter de 32 ou 35 vibrations par seconde. Il paraît donc extrêmement probable que la sonorité du muscle en action dépend de la succession rapide des secousses qui s'y produisent, et que dans les cas particuliers dont il vient d'être question, les secousses se confondent de façon à se transformer en une contraction complexe continue dès que leur nombre dépasse 30 par seconde (1).

Il est évident que si l'agent excitateur qui met en jeu l'irritabilité du muscle, au lieu d'être appliqué à une seule tranche de la fibre musculaire, agissait en même temps sur toutes les tranches de celle-ci, la fusion des secousses serait complète dès le début du phénomène et la contraction serait générale et continue. Or, dans l'action musculaire déterminée par la volonté, les choses paraissent se passer de la sorte, soit à raison de la rapidité extrême avec laquelle l'action nerveuse se propage dans les nerfs, soit à raison de la multiplicité des points par lesquels les branches terminales du nerf moteur se trouvent en relation avec la même fibre charnue. Une expérience due à M. Aeby vient à l'appui de cette manière de voir: en opérant sur un muscle dont le nerf moteur se divisait en deux branches avant d'y pénétrer, et ayant coupé préalablement une de celles-ci, il a examiné au myographe la manière dont la contraction s'effectue sous l'influence de l'excitation

un cylindre qui tournait excentriquement autour de son axe, et qui déterminait ainsi des alternances dans la longueur des muscles de l'avant-bras, il suffisait d'imprimer à ce mouvement rotatoire une certaine rapidité pour qu'il en résultât dans ces muscles une contraction tétanique (a).

(1) Dans les expériences faites par Weber, la contraction tétanique s'est manifestée dès que les excitations électriques devenaient très-rapprochées (b), et le même état a été déterminé par l'action mécanique du tétanomoteur dans les expériences de M. Heidenhain (c).

(a) Weber, *Op. cit.*

(b) Roth, *Ueber Muskelcontraction durch Contact mit vibrenden Körpern* (Poggendorff's *Ann.*, 1861, t. CXII, p. 159).

(c) Heidenhain, *Op. cit.* (Moleschott's *Untersuch.*, 1858, t. IX, p. 124).

du tronc nerveux ainsi mutilé. Dans la partie du muscle qui était restée en communication directe avec le tronc nerveux, la contraction se manifestait en même temps partout; tandis que dans la portion du muscle où les secousses n'étaient pas provoquées directement, la communication nerveuse étant interrompue, les ondes ne se fusionnaient pas et se succédaient avec leur lenteur relative et en s'avançant de la partie dont je viens de parler vers l'extrémité opposée du muscle (1).

La durée des contractions simples ou secousses musculaires est du reste très-variable, suivant la nature du tissu en action et suivant les Animaux dont ce tissu fait partie. Ainsi elles sont beaucoup plus brusques dans les fibres striées que dans les fibres lisses; leur durée est augmentée par la fatigue, et, ainsi que je l'ai déjà dit, elle est beaucoup plus grande chez certains Animaux que chez d'autres, sans qu'on puisse saisir aucune relation constante entre cette particularité et le degré de perfection physiologique offert par l'ensemble de l'organisme. Ainsi, sous ce rapport, les Poissons se placent entre les Oiseaux et les Mammifères. Chez les Animaux à température variable, la durée des secousses est augmentée par le froid (2).

Comparaison entre la contractilité et l'élasticité.

§ 5. — Tous les faits dont je viens de rendre compte tendent à prouver que la contraction est due à des actions moléculaires, et que chaque fibre se compose d'une multitude d'unités physiologiques susceptibles d'agir isolément, et provoquant par leur action individuelle une action semblable dans leurs voisines. Pour faire un pas de plus dans l'étude de ce phénomène vital, nous nous trouvons donc conduits à porter notre

(1) Une figure théorique représentant la fibre musculaire se contractant ainsi en même temps sur chacun des points excités a été donnée par M. Aeby et reproduite par M. Marey (*op. cit.*, p. 282, fig. 87).

(2) M. Marey dit que chez la Marmotte engourdie par le froid, les secousses musculaires ont une durée presque aussi longue que chez la Tortue; mais qu'elles deviennent de plus en plus brèves à mesure que l'animal s'éveille (*a*).

(*a*) Marey, *Op. cit.*, p. 368.

attention sur des questions de mécanique moléculaire dont les physiologistes ne s'occupent d'ordinaire que peu; et comme il semble y avoir, à cet égard, beaucoup de ressemblance entre la contractilité et l'élasticité, il me paraît utile d'examiner en premier lieu ce qui se passe dans un corps élastique qui s'allonge sous l'influence d'une force extérieure, ou qui se raccourcit quand cette force cesse d'agir sur lui.

L'élasticité suppose dans les solides, comme dans les liquides et les gaz, une certaine mobilité dans les molécules intégrantes de ces corps; et quand on veut se rendre compte des changements dont ceux-ci sont susceptibles en vertu de cette propriété, il faut admettre aussi que, dans l'état de repos, ces molécules sont maintenues à une certaine distance les unes des autres par l'influence de deux forces contraires qui se font équilibre : la puissance attractive a, qui tend à les rapprocher, et la force expansive r, qui tend à les écarter entre elles et qui est généralement attribuée à la chaleur. Il faut admettre aussi que les effets de cette force attractive varient avec le degré d'écartement des molécules; qu'elle a pour limite de sa sphère d'activité la distance intermoléculaire à laquelle la rupture s'opère, et que la grandeur de cette sphère varie suivant le degré d'élasticité du corps.

Afin de simplifier les phénomènes de mécanique moléculaire dont nous avons à nous occuper ici, imaginons le corps élastique représenté par une série unique de molécules similaires, et fixons notre attention sur deux termes de cette série que j'appellerai m et m'. La distance d comprise entre ces deux molécules sera déterminée par la grandeur relative des deux forces contraires a et r dont je viens de parler. Mais lorsqu'on applique à la molécule m une charge c dont l'influence est opposée à celle de la force d'attraction a, celle-ci se trouve trop petite pour maintenir l'équilibre entre m et m' à la distance d', et la molécule m, obéissant à la sollicitation de cette puissance additionnelle, s'éloigne de m' jusqu'à la distance D, où les effets de a deviennent suffisants pour contre-balancer ceux de $r + c$. Dans l'état d'allongement forcé du corps élastique déterminé par la charge, la distance entre A et A' sera donc plus grande que ne le comporteraient les grandeurs relatives des puissances permanentes a et r ; par conséquent aussi, lorsque la puissance temporaire développée par la charge cessera d'agir, ces deux molécules, obéissant à l'influence de a, qui, à la distance intermoléculaire D, est plus grande que r, devront se rapprocher et retourner à la distance d, distance à laquelle $r = a$. La rétraction est donc la même que si la charge dont dépend l'allongement restant invariable, la puissance attractive a avait grandi d'une quantité égale à c, et j'insiste sur ce point parce que bientôt nous aurons à en tenir compte dans l'explication du mécanisme de la contraction musculaire.

Pour un système élastique composé d'une seule série d'éléments, l'allongement entraînerait une augmentation correspondante dans la grandeur des espaces intermoléculaires, et par conséquent un changement dans la densité du corps ainsi constitué. Mais dans la nature, nous ne voyons jamais ces conditions se réaliser, et nous savons par les expériences des physiciens que le volume du corps élastique n'augmente pas lors de l'allongement de celui-ci par l'action d'une force mécanique extérieure (1). Le phénomène doit donc être plus complexe que nous ne l'avons supposé, et l'augmentation de la distance entre les molécules m et m' doit être compensée par une diminution de la distance comprise entre d'autres molécules adjacentes.

(1) Voyez, à ce sujet, les recherches approfondies de Wertheim et les expériences plus récentes de quelques autres physiologistes (*a*).

(*a*) Wertheim, *Mém. sur l'élasticité et la cohésion des principaux tissus du corps humain*, 1846 (*Ann. de chim.*, t. XXI, 1847).
— Weber, *Ueber die Elasticität der Muskeln* (Müller's *Archiv für Anat.*, 1858, p. 506).
— Volkmann, *Ueber die Elasticität der organischen Gewebe* (*Arch. f. Anat.*, 1859, p. 293). — *Von den Beziehungen der Elasticität zur Muskelthätigkeit* (Pflüger's *Archiv*, 1873, t. VII, p. 1).

Effectivement, c'est ce qui a lieu, et, pour se rendre compte du jeu des parties, il suffit de prendre en considération un système élastique composé de quatre molécules appartenant à trois séries contiguës et groupées par paires crucialement : m et m' dans la direction de l'allongement, n et n' transversalement. Lorsque m et m' s'éloigneront l'une de l'autre, elle n'en continueront pas moins d'attirer n et n' ; ces dernières molécules, pour conserver leurs distances par rapport aux autres, devront alors se rapprocher entre elles, et le système se rétrécira proportionnellement à son allongement, ou *vice versâ* (1).

(1) Pour simplifier l'exposé des faits dont il était utile de tenir compte ici, je n'ai parlé que des cas dans lesquels l'élasticité est parfaite, c'est-à-dire où le corps, après avoir été étendu par l'action d'une certaine force, est susceptible de reprendre exactement sa forme première, dès que la force qui a déterminé son allongement cesse d'agir ; mais au delà d'une certaine limite qui varie suivant la nature des corps, l'élasticité cesse d'être complète, la rétraction n'est pas égale à l'extension, et celle-ci est suivie d'un certain allongement plus ou moins permanent.

La cohésion d'un muscle, c'est-à-dire sa force de résistance à la rupture, et sa puissance de rétraction varient avec la durée de la force extensive, surtout dans le voisinage de la limite de l'élasticité parfaite.

Il importe également de noter que l'élasticité des muscles et des autres corps organisés diffère à certains égards de celle des corps inorganiques. Ainsi, il résulte des expériences de Weber, de Wertheim et de M. Marey, que chez ces derniers l'allongement est proportionnel à la charge, tandis que la soie, les fibres musculaires, etc., s'allongent de moins en moins à mesure qu'elles ont déjà subi une élongation plus grande (*a*). La démonstration de ce fait a été rendue facile par les procédés d'expérimentation graphique employés par M. Marey.

Weber, ayant constaté que l'élongation déterminée par une charge constante est plus grande dans un muscle à l'état de contraction que dans un muscle à l'état de repos, en avait conclu que l'extensibilité de cet organe augmente au moment de la contraction. Mais les expériences de M. Marey prouvent que le résultat observé ne dépend pas de cette dernière cause, et tient seulement à ce que l'allongement total se compose alors de deux quantités : de l'élongation correspondant au retour de la fibre contractée à sa longueur normale pendant le repos, et de l'extension subie dans cette dernière condi-

(*a*) Weber *Ann. v. Poggend.*, t. LIV, p. 1.
— Wertheim, *Op. cit.*
— Marey, *Du mouvement dans les fonctions de la vie*, p. 295.

Vues théoriques relatives à la contraction.

§ 6. — Si nous comparons aux effets de l'élasticité les phénomènes physiques de la contraction musculaire, nous ne pourrons être que frappés de leur ressemblance, et sur ce point je partage l'opinion de M. Rouget, qui appelle la contractilité une élasticité variable sous l'influence de l'action nerveuse (1). Effectivement, la seule différence essentielle que j'y aperçois entre le mécanisme de la rétraction d'une corde élastique préalablement allongée et la contraction d'une fibre charnue, c'est que la première dépend de l'action d'une force attractive constante s'exerçant entre les molécules de cette fibre, tandis que

tion. Il a vu que la longueur absolue du muscle sous une certaine charge est toujours plus grande dans le repos que pendant l'activité (*a*).

Il est aussi à noter que dans des expériences sur les muscles de la Grenouille, M. Chmoulevitch a constaté que l'élasticité de ces organes augmente avec la température (*b*).

(1) Les considérations qui conduisent M. Rouget à cette conclusion ne sont pas du même ordre que celles exposées ici, et je ne saurais partager l'opinion de ce physiologiste sur plusieurs points essentiels de sa théorie de la contraction musculaire ; mais il me paraît avoir pleinement raison lorsqu'il dit : « La contractilité et l'élasticité sont probablement identiques, et ce qu'on désigne sous le nom de contractilité ne paraît pas être autre chose qu'une élasticité variable sous l'influence nerveuse (*c*). »

La théorie de la contraction musculaire a été depuis quelques années l'objet de beaucoup d'autres publications dont il serait trop long de parler ici (*d*).

(*a*) Weber, *Op. cit.*
— Volkmann, *Op. cit.*
— Marey, *Op. cit.*, p. 289.

(*b*) Chmoulevitch, *Études sur la physiologie et la physique des muscles* (Robin, *Journ. d'anat.*, 1868, p. 27).

(*c*) Rouget, *Mém. sur les tissus contractiles et la contractilité* (*Journ. de la physiol. de l'Homme et des Animaux*, 1863, t. VI, p. 697).

(*d*) Wundt, *Die Lehre von der Muskelbewegung nach einigen Untersuchungen bearbeitet*, 1858.
— Valentin, *Die Zuckungsgesetze der lebenden Nerven und Muskeln*, 1863.
— Fick, *Untersuchungen über electrische Nervenreizung*, 1864.
— Beale, *On Contractility* (*Quart. Journ. of Microscop. Science*, 1863, t. XV, p. 182).
— Volkmann, *Zur Theorie der Muskelkräfte*, 1870. — *Versuche über Muskelreizbarkeit* (Müller's *Arch. für Anat. und Physiol.*, 1857, p. 27). — *Versuche und Betrachtungen über Muskelcontractilität* (Müller's *Archiv*, 1858, p. 215).
— Preyer, *Myophysische Untersuchungen* (Pflüger's *Archiv für die gesammte Physiol.*, 1862, t. V, p. 483, et t. VI, p. 567).
— Herrmann, *Ueber die Wirkung galvanischer Ströme auf Muskeln und Nerven* (Pflüger's *Archiv*, 1872, t. V, p. 223, et t. VI, p. 312).
— Bornstein, *Ueber das myophysische Gesetz des H. Preyer* (*Op. cit.*, t. VI, p. 403).
— Engelmann, *Mikroskopische Untersuchungen über die quergestreifte Muskelsubstanz* (*Op. cit.*, 1873, t. VII, p. 33).

la seconde dépendrait de l'exaltation temporaire d'une force analogue sous l'influence de stimulants spéciaux.

En effet, supposons que dans le groupe de molécules dont je viens de parler, la force attractive agissante entre m et m', au lieu d'être constante, soit susceptible d'augmenter de puissance à un moment donné : dès que cette augmentation se manifestera, m et m' se rapprocheront; mais, pour se rapprocher ainsi, devront repousser latéralement n et n', dont le degré d'écartement ne sera plus en harmonie avec les relations entre leur attraction réciproque et la force répulsive qui tend à les éloigner entre elle. Le système se raccourcira et s'élargira donc en même temps, et lorsque la puissance attractive de m sur m' et de m' sur m, cessant d'être grandie, retombera à son degré de puissance initiale, les molécules n et n', en vertu de leur élasticité, repousseront à leur tour m et m', de façon à les replacer dans leur position primitive. Or, les changements que je viens d'indiquer dans les rapports de ces corpuscules me paraissent représenter d'une manière exacte les phénomènes de mécanique moléculaire qui doivent avoir lieu dans une fibre musculaire au moment de sa contraction.

Nous avons vu, dans la dernière Leçon, que la fibre musculaire est constituée par une gaîne élastique membraniforme renfermant deux substances principales qui alternent et affectent l'apparence de disques superposés; que l'une d'elles est une matière plastique plus ou moins fluide, l'autre un tissu solide qui semble se résoudre en corpuscules fibrineux disposés en séries longitudinales et appelés éléments sarceux. Nous avons vu également qu'au moment de la contraction, ces tranches de tissu musculaire se rapprochent et s'élargissent, comme si elles étaient attirées les unes vers les autres et comprimées par le fait de leur rapprochement; mais que cette contraction longitudinale, accompagnée d'une dilatation transversale, pouvait ne pas occuper toute la longueur de la fibre et être limitée à une petite portion de son étendue. Le phénomène essentiel de la contraction semble donc consister dans un rapprochement temporaire d'un certain nombre d'éléments sarceux appartenant à une même série longitudinale et dans le refoulement périphérique des matières adjacentes. La partie de la fibre musculaire qui se contracte, se comporte donc comme le ferait une corde élastique qui, après avoir été allongée par une traction exercée sur ses extrémités, serait abandonnée à elle-même, ou, ce qui revient au même, à une corde élastique dont la force rétractile viendrait à être augmentée tout à coup (1). Pour se rendre compte du mécanisme de la contraction musculaire, il suffirait par conséquent d'admettre, par hypothèse, que la puissance attractive intermoléculaire qui se manifeste dans une rangée d'éléments sarceux, ou entre les atomes dont ces éléments peuvent être composés, et qui donne au tissu musculaire l'élasticité dont il est doué, au lieu d'être une force constante, comme dans les corps simplement élastiques, est une force dont l'intensité augmente sous l'influence, soit de l'électricité, soit de l'action nerveuse ou des autres stimulants susceptibles de provoquer la contraction. Or, on conçoit facilement la possibilité d'un changement de ce genre dans l'état dynamique d'un muscle vivant. Ce changement s'apercevrait si le tissu de cet organe était le siége de courants électriques parallèles circulant dans la même direction, autour de chacun des éléments sarceux, et si les phénomènes dont dépendrait le développement de ces courants étaient activés par les agents

(1) Cette similitude est mise en évidence par divers phénomènes faciles à observer sur les muscles en état de contraction incomplète. Ainsi, lorsqu'un muscle en action fait équilibre à une certaine charge sans avoir atteint la limite de sa contractilité et que l'action de cette charge vient à cesser brusquement, le muscle se raccourcit comme le ferait un corps élastique qui aurait été préalablement allongé par l'effet de cette même charge. On doit à MM. Donders et Van Mansveldt des expériences intéressantes sur ce sujet.

excitateurs de la contractilité. Dans l'état actuel de la science, la vérité de cette hypothèse n'est pas susceptible de démonstration ; mais non-seulement elle n'est en désaccord avec aucun fait connu, elle est en harmonie avec divers phénomènes des plus remarquables dont je n'ai pas encore fait mention ici, et dont elle semble même tirer une nouvelle valeur.

Relations entre la contractilité et les effets de l'électricité.

§ 7. — Les relations qui existent entre la contractilité musculaire et l'électricité en mouvement ne consistent pas seulement dans la puissance stimulante dont est doué cet agent physique. Tout muscle vivant est un producteur d'électricité, et la faculté de développer cette force est liée de la manière la plus intime à l'irritabilité de ses fibres (1).

Pour mettre ce fait en évidence sur un muscle en repos, il suffit de rappeler une expérience très-simple due à Matteucci. Ayant détaché du corps d'une Grenouille que l'on venait de mettre à mort une portion de muscle, et ayant appliqué sur la surface latérale de ce fragment l'un des rhéophores d'un galvanomètre, ce physicien constata qu'en mettant l'autre rhéophore en rapport avec la surface correspondante à l'extrémité des fibres charnues divisées transversalement, ou, pour employer ici les expressions de l'auteur, avec l'intérieur du muscle, on détermine aussitôt une déviation de l'aiguille du galvanomètre, phénomène qui indique l'établissement d'un courant dans l'instrument. Matteucci a montré aussi qu'on pouvait rendre les effets de ce courant électrique musculaire

(1) En 1837, M. Prévost (de Genève) annonça que si l'on enfonce une aiguille non aimantée dans un muscle parallèlement aux fibres de celui-ci, et qu'on mette l'extrémité de cette aiguille en contact avec des particules de limaille de fer, on voit, à l'aide de la loupe, au moment où l'on fait contracter fortement le muscle en blessant la moelle épinière, ces particules se planter à la pointe de l'aiguille, comme elles le font quand celle-ci est aimantée; il ajoute que cette attraction cesse avec la contraction du muscle (*a*) : mais le phénomène ne paraît pas être démontré.

(*a*) Prévost, *Notes sur le développement d'un courant électrique qui accompagne la contraction de la fibre musculaire* (*Ann. des sciences nat.*, 2e série, 1839, t. VIII, p. 319).

beaucoup plus sensibles en disposant des muscles de Grenouille en série, de façon que la face externe de chacun des éléments de cette espèce de pile physiologique soit en contact avec la partie intérieure de l'élément suivant (1).

D'autres expériences ont fait voir que l'intensité de ce courant est en rapport avec la puissance contractile du muscle et avec le degré d'activité vitale que celui-ci possède.

Ainsi, chez un même Animal, les muscles dont la puissance contractile est grande développent des courants plus intenses que ceux dont la puissance contractile est faible. Pour s'en convaincre, il suffit de comparer entre eux, sous ce double rapport, les fibres musculaires du cœur et celles de la tunique charnue de l'intestin. Les effets mécaniques produits par les premières sont beaucoup plus considérables que ceux déterminés par les secondes, et, en observant les déviations que les

(1) Ce ne sont pas seulement des muscles de Grenouilles vivantes ou récemment tuées que Matteucci a employés de la sorte ; ce physicien a formé aussi des piles voltaïques avec des muscles de Bœuf, de Brebis, de Poulet, etc.

Le courant développé de la sorte est d'autant plus intense que le nombre des éléments musculaires est plus considérable, et il se dirige toujours de la partie intérieure du muscle à la surface de cet organe.

M. Dubois-Reymond a obtenu de ses expériences des résultats analogues et les a formulés d'une manière un peu différente. Il appelle coupe longitudinale d'un muscle la surface latérale, soit naturelle, soit artificielle, d'un muscle obtenue par une section pratiquée dans le sens de la direction des fibres, et il nomme coupe transversale la section opérée normalement à la direction de ces mêmes fibres, et correspondante par conséquent à l'extrémité des fibres, ou à ce que Matteucci appelait l'intérieur du muscle. Cela posé, M. Dubois-Reymond dit : « Toutes les fois qu'un arc conducteur est établi entre un point quelconque de la coupe longitudinale, soit naturelle, soit artificielle, d'un même muscle, et un point également arbitraire de la coupe transversale de celui-ci, il existe dans cet arc un courant dirigé de la coupe longitudinale à la coupe transversale du muscle (a). » En effet, cela suppose dans l'autre moitié du circuit représenté par le muscle un courant dirigé en sens inverse.

(a) Matteucci, *Traité des phénomènes électro-physiologiques*, p. 54 et suiv. — Dubois-Reymond, *Op. cit.*

unes et les autres produisent dans l'aiguille aimantée, on constate des différences correspondantes (1).

Nous savons que chez les Animaux à sang froid, le degré d'activité vitale varie beaucoup avec la température ; que, sous l'influence du froid, le travail physiologique se ralentit, et que la chaleur l'active. Or, la température à laquelle l'Animal à sang froid a été soumis pendant un certain temps avant l'expérience influe d'une manière analogue sur l'intensité de ses courants musculaires. Ainsi, dans des expériences faites au Muséum d'histoire naturelle par Matteucci pendant l'hiver, quand la température atmosphérique était au-dessous de zéro depuis plusieurs jours, les Grenouilles qui n'avaient pas été réchauffées ne donnèrent presque aucun signe de ce courant, tandis que celles conservées dans une chambre chaude déviaient l'aiguille aimantée de la manière ordinaire.

Dans les muscles où la vie est éteinte, on ne constate aucun indice de l'existence de ces courants électriques, et après la mort générale de l'individu, l'aptitude à en développer s'affaiblit et se perd d'autant plus vite, que la vitalité propre du tissu musculaire est moins persistante. Ainsi, chez les Animaux inférieurs, où l'irritabilité musculaire dure souvent très-longtemps après la cessation de la vie générale, l'action des muscles sur le galvanomètre persiste de la même façon, tandis que chez les Animaux supérieurs l'un et l'autre de ces modes de manifestation de la puissance vitale cessent rapidement.

(1) M. Dubois-Reymond a démontré ce rapport à l'aide d'expériences très-nombreuses, et il a fait voir que lorsqu'il s'agit de mesurer comparativement l'intensité des courants musculaires, il faut tenir grand compte de la position relative des extrémités du fil galvanométrique. Si l'on représente le muscle par un cylindre à bases parallèles, on trouve que les effets sur l'aiguille aimantée sont nuls quand les deux pointes pénètrent à une distance égale de l'axe du cylindre et sont également éloignées de l'équateur qui diviserait le cylindre en deux parties d'égale hauteur, et que ces effets deviennent d'autant plus grands, que la position occupée par l'extrémité des conducteurs s'éloigne davantage de ces conditions d'égalité.

§ 8. — Ce n'est pas seulement dans la substance des muscles que ces phénomènes électriques se manifestent ; des courants s'établissent d'une manière plus générale dans l'organisme, et l'on peut en constater l'existence au moyen du galvanomètre, toutes les fois que sur une Grenouille convenablement disposée pour cette expérience on met en communication l'extrémité lombaire du nerf sciatique et les muscles de la jambe, soit directement, soit par l'intermédiaire d'un conducteur quelconque. Les physiciens ont distingué sous le nom de *courant propre de la Grenouille* les courants qui se développent ainsi, et les expériences de Nobili ont fait voir qu'ils se dirigent toujours du muscle au nerf, et par conséquent des pieds vers la tête, quand on opère sur les membres, comme je viens de le supposer (1).

C'est ce courant dont les effets physiologiques avaient été

(1) L'existence de ce *courant propre* pouvait être déduite d'une expérience faite vers la fin du siècle dernier par Humboldt, et dans laquelle la contraction des pattes d'une Grenouille préparée galvaniquement fut déterminée en touchant le nerf sur deux points différents avec un morceau de substance musculaire prise sur le même Animal.

L'expérience par laquelle Nobili démontre l'existence de ce courant fut pratiquée de la manière suivante. Une Grenouille ayant été préparée de la manière ordinaire, les nerfs lombaires furent plongés dans une capsule remplie d'eau, et l'extrémité des pattes dans une seconde capsule remplie du même liquide ; puis les deux capsules furent mises en communication au moyen d'une mèche de coton, ce qui détermina des contractions ; puis la mèche de coton ayant été retirée, le circuit fut fermé de nouveau en plongeant dans les capsules les deux extrémités d'un galvanomètre de platine d'une extrême sensibilité, et aussitôt la déviation de l'aiguille aimantée de cet instrument décela l'existence d'un courant électrique dirigé dans l'Animal des pieds à la tête (a). Des expériences analogues, mais variées de diverses manières, ont été faites plus récemment par Matteucci, ainsi que par plusieurs autres physiciens, et ne laissent aucune incertitude quant à l'aptitude des muscles vivants à développer des courants qui se propagent dans les nerfs et se dirigent des premiers vers les centres nerveux (b).

(a) Humboldt, *Expériences sur le galvanisme*, p. 33.
(b) Nobili, *Bibl. univ. de Genève*, 1827.
— Matteucci, *Traité des phénomènes électro-physiologiques*, p. 83 et suiv.

observés par Galvani, lorsque, pour la première fois, cet homme de génie constata la production de contractions au moment de la clôture d'un circuit formé par les nerfs et les muscles d'une Grenouille réunis entre eux par un conducteur métallique (1).

Les relations intimes qui existent entre les phénomènes physiologiques et les phénomènes physiques dont je viens de parler sont aussi mises en évidence par les nombreuses expériences de Matteucci, car ce savant a constaté que toutes les circonstances qui modifient les unes, agissent d'une manière correspondante sur l'autre. Mais cette connexité a été encore mieux démontrée par un fait dont la constatation est due à M. Dubois-Reymond. En expérimentant sur lui-même, ce physicien a reconnu que les contractions musculaires déterminées par la volonté sont accompagnées d'un développement d'électricité. Ainsi, en saisissant dans chaque main l'un des conducteurs d'un galvanomètre très-sensible et convenablement disposé pour cet usage et en laissant ensuite l'aiguille de l'instrument reprendre une position fixe, M. Dubois-Reymond a vu celle-ci

(1) Ainsi que je l'ai déjà dit, Galvani attribua les phénomènes physiologiques dont il était témoin à une *électricité animale*, c'est-à-dire à l'électricité développée par l'organisme et différente de l'électricité ordinaire; mais, bientôt après, Volta expliqua autrement le développement de cette force ; il l'attribua au contact des métaux hétérogènes formant l'arc qui, dans l'expérience de Galvani, réunissait les nerfs aux muscles, et les résultats obtenus par l'emploi de la *pile* firent prévaloir pendant longtemps son opinion d'une manière absolue. L'un et l'autre de ces savants illustres avaient raison en partie, et en partie tort. En effet, il est incontestable que tous ces effets physiologiques dus aux courants électriques peuvent être produits par de l'électricité dont la source est étrangère à l'organisme, et que souvent ces effets sont dus à cet agent, comme le pensait Volta; mais il résulte clairement des expériences de Nobili, de Matteucci et de plusieurs autres physiciens de l'époque actuelle, qu'il y a aussi des courants électriques d'origine organique, et ce sont ces courants développés, suivant toute apparence, par les réactions chimiques dont le travail nutritif est accompagné, qu'on désigne communément sous le nom de *courants propres* de l'Animal.

éprouver une déviation plus ou moins grande chaque fois qu'il contractait d'une manière forte et continue les muscles de l'un de ses bras, pendant que les muscles de l'autre bras restaient en repos (1).

En résumé, il paraît donc bien démontré que tout muscle vivant est le siége de courants électriques ; que l'intensité de ces courants est en rapport avec le degré de contractilité de ces organes ; qu'elle augmente lorsque cette propriété physiologique entre en jeu, et que des courants électriques produits par d'autres agents déterminent dans les muscles des contractions identiques avec les contractions dépendantes de la volonté, lesquelles sont accompagnées d'un développement d'électricité dans la substance de ces organes.

Sources de l'électricité animale.

Une pareille coïncidence semble indiquer quelque relation de cause et d'effet entre les variations de l'intensité des phénomènes électriques qui se produisent dans le muscle vivant et la variation dans la force attractive interatomique dont pourraient dépendre à la fois l'élasticité et la contractilité de la fibre. On est donc conduit à se demander si, dans une contraction volontaire aussi bien que dans une contraction due à une excitation électrique venue du dehors, la cause efficiente de la contraction, la force motrice qui détermine le rapprochement des particules du muscle et le raccourcissement de la série constituée par celles-ci ne seraient pas une augmentation dans l'intensité des courants dont le tissu musculaire est le siége. Cherchons donc si nous pouvons nous rendre compte non-seulement du développement de ces courants dans la substance du muscle, mais aussi des circonstances qui seraient susceptibles de faire varier la grandeur des phénomènes dont ce développement serait une conséquence.

(1) Ce physicien a publié l'ensemble de ses recherches sur la contraction musculaire dans un ouvrage intitulé : *Untersuchungen über thierische Elektricität* (2 vol. in-8, 1848-49).

On sait que toute action chimique est accompagnée de phénomènes électriques et provoque des courants. Or, les muscles vivants sont le siége d'un travail chimique incessant; des combinaisons s'y opèrent, et il est facile d'y constater les effets de la combustion physiologique, non-seulement chez l'Animal plein de vie, mais encore après la mort générale et tant que la vitalité locale du tissu n'est pas éteinte (1). Nous sommes donc conduits à chercher si cette combustion intérieure à laquelle nous avons déjà attribué le développement de la chaleur dans les organismes vivants ne serait pas la cause des courants électriques propres de l'organisme et la source de la force mécanique développée dans l'acte de la contraction musculaire.

Nous avons vu, au commencement de ce cours, que l'exercice musculaire active la respiration, et qu'il existe des rapports très-remarquables entre la puissance mécanique déployée par les divers Animaux et la quantité d'acide carbonique que ceux-ci produisent en un même laps de temps et à poids égaux (2); mais la connexité qui existe entre la combustion physiologique et la contraction musculaire est démontrée d'une manière plus directe par la mesure des quantités de ce gaz fournies par des

(1) M. G. V. Liebig, en expérimentant sur des muscles de Grenouille frais et séparés du reste du corps, a vu : 1° que ces organes conservent leur irritabilité plus longtemps dans l'air que dans l'azote, et plus longtemps dans l'oxygène que dans l'air ; 2° qu'en présence de l'oxygène pur ou mélangé, ils absorbent ce gaz et abandonnent de l'acide carbonique (a).

Du reste, les expériences de Spallanzani, faites vers la fin du siècle dernier, prouvent que les matières combustibles de l'économie peuvent contenir et absorber de l'oxygène, et fournir de l'acide carbonique lorsqu'elles sont privées de vie (b) ; mais, après la mort, cette espèce de combustion lente peut être attribuée parfois au développement des êtres vivants dont dépendent les phénomènes de fermentation putride.

(2) Voyez tome II, pages 350 et suivantes.

(a) G. Liebig, *Ueber die Respir. der Muskeln* (Müller's *Archiv für Anat. und Physiol.*, 1850, p. 393). — *Expériences sur la respiration* (*Ann. des sc. nat.*, 3e sér. 1850, t. XIV, p. 321).
(b) Spallanzani, *Mém. sur la respiration*, 1803.

muscles isolés. Effectivement, Matteucci a constaté expérimentalement que le dégagement d'acide carbonique est beaucoup plus considérable par des muscles en action que par des muscles en repos (1).

Des expériences faites par M. Claude Bernard sur la proportion des gaz libres contenus dans le sang avant et après le passage de ce liquide dans les muscles d'un Animal vivant, tendent également à prouver que la combustion physiologique dans l'intérieur de ces organes est plus intense pendant la contraction que pendant le repos. En effet, ce savant a trouvé que le sang veineux sortant d'un muscle contient moins d'oxygène et plus d'acide carbonique quand ce muscle vient de se contracter violemment que lorsqu'il est resté en repos (2).

La composition chimique du liquide contenu dans les muscles change aussi par l'effet de l'action physiologique de ces organes (3). Ainsi que nous l'avons déjà vu, on y trouve diverses

(1) Matteucci a constaté ce fait en plaçant des pattes de Grenouilles convenablement préparées dans deux vases contenant de l'air, et en laissant à l'état de repos, celles contenues dans l'un de ces récipients, tandis que celles renfermées dans l'autre étaient mises en état de contraction par des excitations électriques (*a*).

(2) Ainsi, dans des expériences faites sur les muscles de la cuisse d'un Chien, une même quantité de sang a fourni : 7^{cc},31 d'oxygène et 0^{cc},81 d'acide carbonique, quand il provenait de l'artère ; 5^{cc},00 d'oxygène et 2^{cc},50 d'acide carbonique, quand il était fourni par la veine et que le muscle qu'il venait de traverser était resté à l'état de repos ; mais ce sang contenait 4^{cc},28 d'oxygène et 4^{cc},20 d'acide carbonique quand cet organe était dans un état de contraction complète. Enfin, après la paralysie du muscle déterminée par la section du nerf, le sang veineux provenant de ce muscle ne différait pas notablement du sang artériel qui s'y rendait (*b*).

(3) Beaucoup de recherches intéressantes ont été faites sur ce sujet depuis quelques années (*c*).

(*a*) Matteucci, *Littere sull' elettrofisiologie*, 1867, p. 36.

(*b*) Cl. Bernard, *Leçons sur les propriétés des tissus vivants*, p. 221.

(*c*) Meissner, *Zur Kenntniss der Stoffmetamorphose im Muskel* (*Nachtr. v. d. Univers zu Göttingen*, 1861 et 1862).

— Borsjczow, *Nachweisung der Milchsäure als normalen Bestandtheils der lebenden Muskelfaser* (*Würzburg naturwissensch. Zeitschr.*, 1861, t. II, p. 65).

— Wittich, *Mittheil. aus der physiol. Instit. in Königsberg*, 1862.

— Sarakow, *Zur Physiol. des Muskelstoffwechsels* (*Arch. für pathol. Physiol.*, 1862, t. XXVIII, p. 544).

substances qui semblent être des produits de la combustion de certaines matières organiques, la créatine, la créatinine et l'acide lactique, par exemple. Or, la proportion de ces matières est moins grande après le repos fonctionnel qu'après un exercice prolongé. Il y a même des raisons de croire que le sentiment de la fatigue, qui est la conséquence d'une certaine prolongation de l'action musculaire, dépend de l'accumulation de ces produits excrémentitiels dans le tissu contractile (1).

Relations entre la combustion physiologique et le développement de la force musculaire.

§ 9. — Si l'attraction intermoléculaire, à l'aide de laquelle j'ai cherché à expliquer le mécanisme de la contraction musculaire, a effectivement sa source dans les phénomènes de combustions physiologiques dont les muscles sont le siége, ou résulte d'autres phénomènes chimiques du même ordre, on comprend facilement que sa puissance puisse varier; car, d'une part, ces réactions varient d'intensité sous l'influence de diverses causes connues, et, d'autre part, la physique nous apprend que ces mêmes réactions sont accompagnées d'un développement de force qui peut se manifester sous la forme de chaleur ou se transformer en une quantité correspondante de travail mécanique. Les idées théoriques nouvelles relatives à l'équivalence mécanique de la chaleur trouvent donc ici une application, et nous nous voyons conduits à reprendre des questions dont nous nous sommes occupés en étudiant la production de la chaleur animale et le travail nutritif en général (2).

(1) M. Ranke a constaté que pour produire artificiellement tous les effets de la fatigue, il suffit d'injecter de l'acide lactique dans le tissu des muscles (a).

(2) Vers le milieu du XVIIe siècle,

— Neubauer, *Ueber quantative Kreatin- und Kreatininbestimmung im Muskelfleisch* (*Zeitschr. für analyt. Chemie*, 1863, t. II, p. 22).
— Hermann, *Untersuch. über den Stoffwechsel der Muskeln*, 1867.
— O. Nasse, *Beiträge zur Physiol. der contractilen Substanz* (Pflüger's *Archiv f. die gesammte Physiol.*, 1869, t. II, p. 97).
— Limpricht, *Ueber einige Bestandtheile der Fleischflüssigkeit* (*Ann. der Chem. und Pharm.*, t. CXXXIII, 1863). — *On the Sugar of Muscle* (*Journ. of Anat. and Physiol.*, 1867, p. 275).
— Macdonnell, *Rech. sur la matière des tissus fœtaux* (*Comptes rendus de l'Acad. des sc.*, 1865, t. LX, p. 963).

(a) Ranke, *Tetanus. eine physiologische Studie*, 1865.

Je rappellerai d'abord que nous avons vu le développement de chaleur augmenter avec l'augmentation de l'action musculaire. Le muscle, ai-je dit, s'échauffe chaque fois qu'il se contracte (1), et chez les Insectes, où le système musculaire constitue la plus grande partie de la masse du corps et où la puissance mécanique déployée par l'appareil locomoteur est extrêmement considérable, nous avons vu la température de l'Animal s'élever rapidement dès que les mouvements deviennent violents, comme cela a lieu pendant le vol (2). Mais l'excès de chaleur sensible dans ces circonstances n'est pas proportionnel à l'excès des combinaisons chimiques effectuées en

l'un des précurseurs de Lavoisier, J. Mayow, dont j'ai déjà eu l'occasion de citer les vues remarquables au sujet de la respiration (*a*), avait deviné plutôt que constaté la source de la force musculaire (*b*) ; mais, pour bien saisir sa pensée, il est nécessaire de reproduire en langage moderne les expressions surannées qu'il employait. Effectivement, il s'est appliqué à établir que la production de cette force est une conséquence du conflit (ou combinaison) entre des parties sulfureuses, c'est-à-dire combustibles du sang, parties qu'il compare à la graisse, et les esprits animaux ou particules d'esprit nitro-aérien, c'est-à-dire de l'élément comburant de l'atmosphère, auquel nous donnons aujourd'hui le nom d'oxygène. Cette conception était obscurcie par une certaine confusion entre l'influence nerveuse et le rôle du principe comburant ; mais il n'en est pas moins vrai que Mayow avait, il y a deux siècles, sur la nature de la force musculaire, des idées fort analogues à celles professées aujourd'hui par la plupart des physiologistes, des chimistes et des physiciens, et fondées sur les découvertes les plus récentes relatives à la théorie mécanique de la chaleur.

(1) Voyez tome VIII, page 69.

(2) Voyez tome VIII, page 71.

Depuis la publication du volume que je viens de citer, de nouvelles recherches sur ce sujet ont été faites par M. Maurice Girard, et à l'aide d'observations thermométriques, ce naturaliste a pu constater que c'est dans la région thoracique (par conséquent là où se trouvent les muscles dont l'action détermine les mouvements des ailes) que l'élévation de température est la plus marquée pendant les mouvements du vol. Chez les Bourdons et les Sphinx, la différence entre le thorax et l'abdomen s'est élevée parfois jusqu'à 8 ou 10 degrés centigrades (*c*).

(*a*) Voyez tome Ier, page 390.

(*b*) J. Mayow, *De motu musculari* (*Tractatus quinque medico-physici*, Oxfordi, 1674).

(*c*) Girard, *Étude sur la chaleur libre dégagée par les Animaux invertébrés, et spécialement les Insectes* (*Ann. des sc. nat.*, 5e série, 1869, t. XI, p. 270).

même temps dans les profondeurs de l'organisme; et des expériences de M. Béclard, dont il a été déjà question dans ce cours (1), ainsi que les observations plus récentes et plus probantes de M. Hirn (de Colmar), tendent à établir que, durant le travail d'un muscle, la chaleur produite par la combustion physiologique se partage en deux parties complémentaires, dont l'une se manifeste comme chaleur sensible et règle la température de l'organe, tandis que l'autre, au lieu de se montrer sous cette forme, devient de la puissance mécanique et communique au muscle la faculté d'exécuter une certaine quantité de travail (2). On a donc pu comparer le muscle à une ma-

(1) Voyez tome VIII, p. 72, note 1.

(2) On doit à M. Gavarret un exposé très-lucide et très-instructif de l'état actuel de nos connaissances sur cette partie de la physique physiologique, et pour donner une idée nette des recherches de M. Hirn (a), je ne saurais mieux faire que de rapporter ici l'analyse que cet auteur en a donnée :

« Quand un Homme monte un escalier ou une rampe, son système musculaire, en se contractant, accomplit un travail mécanique *positif*, égal au produit du poids de son corps par la hauteur de l'ascension. Quand, au contraire, cet Homme descend une rampe ou un escalier, la contraction musculaire est employée à chaque instant à contre-balancer la vitesse que lui communique la pesanteur, elle accomplit en réalité un travail *négatif*, et finalement détruit, par résistances successives, la *force vive* que la pesanteur aurait communiquée à son corps, s'il était tombé verticalement de toute la hauteur de la descente effectuée. Après avoir mesuré la quantité de chaleur sensible que produit chaque gramme d'oxygène consommé par un Homme en repos, M. Hirn a exécuté des déterminations du même genre sur le même Homme, tantôt pendant le travail d'ascension, tantôt pendant le travail de descente. Pendant que l'Homme monte, la quantité d'oxygène consommé augmente, et les combustions sont plus actives ; mais chaque gramme d'oxygène développe une *moins grande* quantité de chaleur sensible que pendant le repos; il disparaît donc une certaine quantité de chaleur qui se transforme réellement en travail mécanique. La quantité d'oxygène consommé et l'activité des combustions internes augmentent aussi pendant la descente; mais les mesures calorimétriques indiquent que, dans ce cas, la chaleur sensible dégagée dans le corps de l'Homme est *supérieure* à celle que peut produire l'oxygène consommé ; la force vive détruite pendant la descente s'est donc transformée en chaleur et a contribué pour sa part à l'élévation de température observée.

» Toutes ces expériences s'accordent

(a) Hirn, *Esquisse élément. de la théorie mécanique de la chaleur*, 2e lecture *Bull. de la Soc. d'Hist. nat. de Colmar*, 1863, p. 16 et suiv.).

chine à vapeur qui utilise la chaleur pour produire du travail, et appeler, avec raison, cet organe un moteur animé.

pour montrer que, dans le système musculaire d'un Animal qui effectue un *travail positif* (soulèvement de poids, traction d'un fardeau, etc.), tout se passe comme dans une machine à feu ordinaire. Pendant que le muscle *travaille*, la chaleur produite par les combustions internes se partage en deux parties complémentaires : l'une apparaît comme chaleur sensible et règle la température du muscle; l'autre *disparaît en tant que chaleur sensible*, et, par l'intermédiaire de la contraction musculaire, *se transforme en travail mécanique*. Le muscle est un *moteur animé* qui, comme la machine à vapeur, utilise la chaleur pour produire du travail : dans l'un et l'autre cas, il y a nécessairement *équivalence* entre la chaleur disparue, consommée et le travail extérieur produit.

» En réalité, dans quelques conditions qu'elle s'effectue, à une contraction musculaire d'intensité déterminée correspondent une combustion interne et une production de chaleur d'intensité également déterminée; c'est aussi une portion déterminée de cette chaleur produite qui disparaît comme agent thermique et est transformée en contractilité. Si le muscle contracté exerce une *simple pression* ou une *pure traction*, sans *soulèvement de poids*, sans *travail extérieur*, toute cette chaleur momentanément transformée en contractilité reparaît à l'état de *chaleur sensible* quand le muscle se relâche. Si, au contraire, le muscle *soulève un poids*, produit un *travail extérieur*, une quantité de chaleur *équivalente* à ce travail extérieur effectué est à jamais perdue comme *chaleur sensible*. Que le muscle *opère une simple pression* ou *soulève un poids*, *la dépense* supportée par l'organisme est donc *la même* ; il n'y a de différence que dans la manière dont cette dépense est utilisée. Dans le premier cas, la combustion intérieure est *tout entière* représentée par de *la chaleur sensible;* dans le second cas, cette combustion a pour *équivalent* une certaine quantité de *chaleur sensible* et un *travail mécanique* effectué. Mais, dans l'un comme dans l'autre cas, la *manifestation extérieure purement calorifique*, ou à la fois *calorifique et mécanique*, est l'*équivalent du travail intérieur de combustion*.

» Au point de vue mécanique, la contractilité joue dans le muscle le même rôle que l'élasticité de la vapeur dans la locomobile; elles sont l'une et l'autre de vrais agents de transformation de la chaleur en travail. De là découle naturellement, fatalement, l'ordre de succession des phénomènes accomplis dans les masses musculaires. L'action productrice de la chose transformée étant nécessairement antérieure à l'intervention de l'agent de transformation, la combustion des matériaux organiques du sang précède nécessairement la mise en jeu de la contractilité. L'action chimique s'effectue la première et produit la chaleur ; puis la contractilité entre en jeu, et la fibre musculaire absorbe, consomme une portion de cette chaleur ; enfin, suivant qu'il produit une *simple pression* ou un *soulèvement de poids*, le muscle rend au monde extérieur,

L'oxygène, que le sang artériel puise dans l'atmosphère pendant l'acte de la respiration, et que ce fluide nourricier porte dans

sous la forme de chaleur *sensible* ou de *travail mécanique*, toute la chaleur qu'au début il a empruntée au foyer de combustion pour entrer en action. Comme l'élasticité de la vapeur, l'activité propre du muscle prend donc en réalité son origine dans une simple combustion, dans l'action de l'oxygène sur les matériaux du sang. La contractilité est nécessairement une activité de même ordre que l'affinité chimique d'où elle dérive et le dégagement de chaleur ou le travail mécanique auquel elle aboutit; ce qu'elle a de *spécial*, elle l'emprunte à la spécialité de nature, de texture et de composition de la fibre musculaire qui lui sert de support. La contractilité nous apparaît en définitive comme une modalité dynamique soumise aux mêmes lois que toutes les autres, et rattachée, par le principe de la *transformation par voie d'équivalence*, aux grands agents du monde extérieur.

» Lorsque l'Animal est à l'état de repos, la chaleur produite par les combustions internes se partage en deux portions distinctes : l'une, la plus considérable, reste à l'état de chaleur sensible ; l'autre est utilisée pour produire les contractions musculaires nécessaires à l'entretien de la circulation, de la respiration et au jeu de toutes les fonctions. Pour se contracter, le cœur consomme une certaine quantité de chaleur; mais son travail est tout entier employé à communiquer au sang une *vitesse* qui est *détruite* par le frottement du liquide contre les parois des vaisseaux ; cette chaleur est donc *rendue en entier* à l'économie. Les mouvements alternatifs et de sens contraires des parois thoraciques pendant la respiration s'accompagnent nécessairement du soulèvement et de l'abaissement alternatifs d'une masse d'air extérieur égale à la masse du gaz introduit dans la cavité pulmonaire pendant l'inspiration et expulsé pendant l'expiration ; ici donc encore il n'y a pas en réalité de travail extérieur produit, et la chaleur *momentanément* consommée par la contraction des muscles respirateurs est en entier rendue à l'économie. Tant que l'Animal est en repos, le travail produit par les contractions musculaires indispensables à l'entretien des fonctions est *tout intérieur*, rien ne peut donc être perdu. Si une portion de la chaleur développée par les combustions respiratoires est consommée par ces contractions, *la transformation n'est que momentanée, et finalement toute l'énergie potentielle des éléments organiques brûlés se trouve utilisée comme chaleur sensible* (a). Il n'en est plus de même lorsque l'Animal soulève un fardeau ou exécute tout autre travail mécanique ; une quantité de chaleur *équivalente* au travail extérieur effectué est nécessairement et définitivement perdue pour l'économie.

» Dans les expériences de M. Hirn,

(a) « Cette chaleur, ajoute M. Gavarret, sert à maintenir *constante* la température propre de l'Animal; elle compense celle que l'économie perd à chaque instant par rayonnement, et celle que lui enlèvent le contact du milieu ambiant, l'air de l'expiration qui s'est échauffé dans la cavité thoracique, et l'évaporation de l'eau à la surface de la peau et de la muqueuse pulmonaire. »

les profondeurs du muscle, est évidemment l'agent qui entretient la combustion physiologique, dont dépendent à la fois la

les Hommes se livraient à un exercice analogue à l'ascension d'une montagne : ils montaient sur une roue tournante dont les échelons fuyaient incessamment sous leurs pieds. De tous les sujets soumis à son observation, celui qui a donné les meilleurs résultats dynamiques a produit en une heure 33 000 unités de travail. Avant cette expérience, cet Homme, en repos, consommait 30 grammes d'oxygène par heure; son pouls était à 80 pulsations par minute, le nombre de ses inspirations était de 18 par minute; le volume d'air inspiré et expiré en une heure était de 700 litres. Après une heure d'ascension sur la roue, pendant laquelle cet Homme avait produit 33 000 unités de travail, le pouls était à 140, et les inspirations à 30 par minute. Pendant l'expérience, l'amplitude des mouvements des parois thoraciques était devenue double, car le volume d'air inspiré et expiré s'était élevé à 2300 litres par heure ; enfin, pendant cette heure d'ascension, cet Homme avait consommé 132 grammes d'oxygène. Les recherches de physiologie les plus exactes nous autorisent à admettre que chez l'Homme les *quatre cinquièmes* de la chaleur développée par les combustions internes sont produits par la transformation du carbone en acide carbonique, *un cinquième* seulement par la combinaison de l'oxygène et de l'hydrogène ; d'où il résulte que chaque gramme d'oxygène consommé développe dans l'économie 3,22 unités de chaleur (*a*). A l'état de repos, l'Homme observé par Hirn produisit donc par heure 97 unités de chaleur, *tout entières* employées à maintenir sa température propre. Nous savons, en effet, que les contractions musculaires nécessaires à l'entretien du jeu de la circulation, de la respiration et des autres fonctions rendent définitivement à l'économie toute la chaleur qu'elles ont momentanément empruntée aux combustions internes. Pendant une heure d'ascension, les combustions intérieures ont fourni 425 unités de chaleur, qui représentent 180 625 unités de *force mécanique disponible*, et l'Homme n'a produit en définitive que 33 000 unités de *travail extérieur utile*. Le *rendement* du système musculaire de l'Homme, employé comme *moteur*, c'est-à-dire le rapport du *travail utile* à la *force disponible*, est donc de *dix-huit centièmes*. Cette estimation du rendement du système musculaire s'accorde avec celle qu'en a donnée M. Helmholtz ; les recherches de cet habile expérimentateur tendent, en effet, à établir que l'Homme ne peut utiliser en travail extérieur qu'un *cinquième* de la chaleur développée dans le corps. Il est d'ailleurs facile de comprendre pourquoi la totalité de la chaleur produite par les combustions internes ne peut jamais être transformée en travail externe utile. En effet, l'Animal ne peut pas tra-

(*a*) « Cette évaluation est notablement inférieure à celle de M. Hirn. Cet habile observateur admet que chaque gramme d'oxygène consommé produit 5 unités de chaleur : ce nombre est évidemment trop fort ; car, en supposant qu'il se combinât tout entier avec l'hydrogène, un gramme d'oxygène ne développerait que 4,31 unités de chaleur. »

chaleur thermométrique de cet organe et sa puissance mécanique (1). Mais le physiologiste doit se demander aussi quelles sont les matières combustibles qui paraissent être brûlées dans l'organisme pour la production de la force communiquée de la

vailler sans que la circulation, la respiration, etc., deviennent plus actives, sans que le jeu des muscles et des articulations détermine des frottements ; cette exagération des fonctions et ces frottements représentent un *travail intérieur* nécessaire à la mise en jeu de la contractilité musculaire, et qui retient dans l'économie une partie de la chaleur développée par les combustions respiratoires. Ce *travail intérieur* inévitable consomme une partie de la force disponible et joue dans la machine animale le même rôle que les frottements et les pertes de toute nature dans les machines ordinaires. Ajoutons encore que chez un Animal qui travaille, les diverses parties du corps éprouvent nécessairement des balancements, des déplacements relatifs qui consomment une certaine quantité de force perdue pour le travail *utile*.

» En résumé, pendant une heure d'ascension, l'Homme qui fait le sujet de cette observation a consommé 132 grammes d'oxygène et produit 425 unités de chaleur, dont 78 *utilisées, transformées*, ont fourni 33 000 unités de *travail utile*. Si, des 347 unités de chaleur nous retranchons les 97 qui étaient nécessaires pour maintenir la température propre et le jeu des fonctions de cet Homme à l'*état de repos*, il reste encore 250 unités de chaleur *disponible*, dont une portion notable, mais fort difficile à mesurer, consommée par les balancements de la tête, du tronc et des bras, est perdue pour le travail *utile*. Enfin, après toutes ces défalcations, il reste une certaine quantité de chaleur ou de force disponible qui a servi à faire face à l'augmentation d'activité de la circulation de la respiration, etc., etc., et aux frottements musculaires et articulaires ; transformée *momentanément* en *travail intérieur*, elle a été définitivement rendue à l'économie en *chaleur sensible*, qui, d'une part, a servi à produire une élévation de la température du corps, et, d'autre part, a été emportée au dehors par le rayonnement, le contact de l'air avec la peau et la muqueuse des voies respiratoires, l'évaporation cutanée et pulmonaire, considérablement augmentées pendant le travail d'ascension (*a*). »

(1) Le sang artériel injecté dans les vaisseaux ramène la contractilité dans les muscles qui viennent de prendre cette propriété; mais ni le sang noir, ni le sang privé de globules, n'agissent de la sorte, et M. Brown-Séquard a constaté que cette faculté révivifiante du sang rouge est d'autant plus prononcée, que ce liquide contient plus d'oxygène libre (*b*).

(*a*) Gavarret, *Phénomènes physiques de la vie*, p. 134 et suiv.

(*b*) Brown-Séquard, *Rech. expérimentales* (*Comptes rendus de l'Acad. des sciences*, 1855, t. XLI, p. 629).

sorte aux muscles. Un chimiste célèbre de l'Allemagne, Liebig, avait supposé que la force mécanique était développée par la destruction des parties vivantes, tandis que le dégagement de chaleur serait la conséquence de la combustion des matières alimentaires dites respiratoires que le travail digestif verse dans le sang, et que le torrent de la circulation transporte dans toutes les parties de l'organisme (1). Cette opinion a prévalu pendant longtemps, et le travail mécanique d'un muscle a été généralement considéré comme étant lié à la destruction de la substance constitutive du tissu contractile et au renouvellement de celui-ci par le travail nutritif. Le combustible employé par l'organisme pour alimenter la combustion vitale dont dépend le développement de la force mécanique serait donc la substance musculaire, c'est-à-dire une matière azotée albuminoïde, et le produit de cette combustion serait principalement de l'urée ou quelque autre composé urinaire de même ordre. Mais l'auteur de la théorie de l'équivalence mécanique de la chaleur, M. Mayer, avait objecté à cette hypothèse que la combustion de toute la masse musculaire du corps humain fournirait à peine la quantité de chaleur nécessaire pour développer la puissance musculaire déployée par un homme en vingt-quatre jours de travail ; et d'ailleurs des expériences faites il y a peu d'années par deux savants suisses, MM. Fick et Wislicenus, ont prouvé que l'oxydation des matières albuminoïdes, quelle qu'en soit la provenance, ne peut contribuer que pour une très-petite part à la production de la force musculaire. En effet, sur des hommes qui ne se sustentaient qu'au moyen d'aliments non azotés, ils ont comparé la quantité de produits azotés éliminés de l'économie par la sécrétion rénale durant le repos et durant la réalisation d'un tra-

(1) Liebig attribue à la métamorphose chimique de la substance des muscles contractés le mouvement effectué par ces organes et le développement de chaleur qui accompagne ce mouvement (*a*).

(*a*) Liebig, *Chimie organique appliquée à la physiol. animale*, 1842, p. 37, etc.

vail extérieur mesurable, et ils ont constaté de la sorte que cette quantité est complétement indépendante de l'action musculaire (1). Ils en ont conclu que le développement de la force

(1) Pour jeter de nouvelles lumières sur la nature et la provenance des matières brûlées dans l'économie animale pendant le fonctionnement du système musculaire, MM. Fick et Wislicenus firent sur eux-mêmes la détermination de la quantité d'urée excrétée : 1° pendant une période de repos qui précéda l'ascension projetée ; 2° pendant l'accomplissement du travail nécessaire pour gravir par une pente rapide une montagne haute de 1956 mètres au-dessus du point de départ ; 3° pendant une période de lassitude d'égale durée qui suivit cette ascension laborieuse ; 4° pendant le repos de la nuit suivante. Ils ne firent usage que d'aliments non azotés pendant toute la durée de l'expérience, et ils constatèrent ainsi que dans des temps égaux, l'élimination de l'azote était d'environ un tiers moins élevée durant les périodes de travail et de lassitude que pendant les deux périodes extrêmes correspondantes à un repos presque absolu. Puis, connaissant approximativement la quantité de chaleur que dégage un poids donné d'albumine, ainsi que la quantité de cette matière contenant l'équivalent de l'azote fourni par l'urée excrétée, ils déduisent de ces données la quantité de chaleur ou de travail qui pouvait avoir sa source dans la combustion de cette quantité d'albumine. Enfin, pour obtenir l'autre terme dont ils avaient besoin, savoir la quantité de travail effectuée, ils calculèrent en kilogrammètres : 1° le travail mécanique nécessaire pour élever à la hauteur de 1956 mètres un poids correspondant à celui du corps de chacun des expérimentateurs ; 2° la dépense de force nécessaire à l'accomplissement des autres mouvements physiologiques effectués pendant le même laps de temps. Or, ils conclurent de la comparaison des résultats obtenus de la sorte, que pendant l'ascension, les actions génératrices de la force dans les muscles avaient été au moins trois fois plus grandes que ne le supposerait la combustion des matières plastiques consommées (*a*).

Lorsque MM. Fick et Wislicenus (*b*) firent ces recherches, on manquait de données précises relativement à la quantité de chaleur dégagée par la transformation des matières albuminoïdes en urée. M. Frankland a comblé cette lacune, et a en même temps discuté de nouveau les résultats constatés par les savants de Zurich dont je viens de rappeler les noms. D'après cet examen, il a été conduit à adopter entièrement leurs vues relatives à la source extra-musculaire des combustibles consommés pour la production de la force contractile, et il résume de la manière suivante ses remarques à ce sujet. Pendant l'ascension du Faulhorn, M. Fick a

(*a*) Playfair, *On the Food of Man in relation to its Useful Work*, 1867.
— Ranke, *Tetanus*. Leipzig, 1865.

(*b*) Fick et Wislicenus, *Rech. sur l'origine de la force musculaire* (*Ann. des sc. nat.*, 5e série, 1868, t. X, p. 257).

communiquée à ces organes doit avoir sa source, non dans l'usure de leur substance constitutive, mais dans l'oxydation des matières combustibles de toutes sortes, et principalement des composés hydrocarbonés, tels que la graisse ou le sucre contenus dans le fluide nourricier. Mais l'influence du

perdu une quantité d'azote correspondante à 37 grammes de substance musculaire, quantité dont la combustion dans l'organisme pouvait produire, comme énergie effectuée, 68 000 kilogrammètres ; le travail externe effectué pendant le même laps de temps était de 129 096 kilogrammètres, et le travail interne (mouvements respiratoires, etc.) de 30 541 : total calculable du travail accompli, 159 637 kilogrammètres. Pour M. Wislicenus, ce dernier total s'élevait à 184 287 kilogrammètres, tandis que la quantité du tissu musculaire représentée par l'azote éliminé ne pouvait, en brûlant, développer qu'une quantité de force égale à 148 656 kilogrammètres. Il donc évident, ajoute M. Frankland, que la force musculaire dépensée par ces deux messieurs dans l'ascension du Faulhorn ne pouvait pas provenir exclusivement de l'oxydation, soit de leurs muscles, soit d'autres constituants azotés de leur corps, puisque le maximum de force pouvant provenir de cette source, dans les circonstances même les plus favorables, est dans les deux cas de moitié moindre que le travail accompli. Mais le déficit devient plus grand, si nous considérons le fait que l'énergie effective, développée par l'oxydation ou la combustion, ne peut pas se transformer entièrement en travail mécanique. Dans les machines à vapeur les mieux construites, on ne peut obtenir, sous forme de force effective mécanique, qu'environ un dixième seulement de l'énergie effective développée par le combustible ; et dans le cas de l'Homme, Helmholtz estime qu'on ne peut faire paraître comme travail externe qu'un cinquième de l'énergie développée dans le corps. Cependant des expériences de Heidenhaie tendent à prouver que, dans les circonstances favorables, un muscle peut produire sous forme d'effet mécanique une moitié de l'énergie développée dans ce muscle, l'autre moitié prenant la forme de chaleur. Si nous adoptons cette haute évaluation du travail mécanique qui peut produire l'énergie effective, il faudra multiplier par 2 les nombres ci-dessus représentant le travail calculable accompli, afin d'exprimer l'énergie effective qui a produit ce travail. Nous obtenons alors la comparaison suivante entre l'énergie effective que peut développer la quantité de muscle consumée et l'énergie effective nécessaire pour accomplir le travail exigé pour l'ascension du Faulhorn :

Énergie effective attribuable à la métamorphose des muscles chez M. Fick.	68,690
Énergie effective dépensée........	319,274
Mêmes évaluations pour M. Wislicenus.	68,376
et...	368,574

Or, en prenant la moyenne des deux expériences, il est évident qu'un cinquième à peine de l'énergie effective nécessaire à l'accomplissement du travail exécuté pouvait provenir de la quantité de muscles consumée. Interprétées de la même façon, les expé-

régime azoté sur la puissance musculaire est si incontestable (1), que les physiologistes ne pouvaient se contenter de ce résultat incomplet, et M. Parkes exécuta une longue série d'expériences du même ordre, instituées de manière à lui permettre de mieux apprécier l'ensemble du phénomène.

Cet auteur trouva ainsi que les *ingesta* de l'azote restant les mêmes, il y a une légère diminution dans l'excrétion de l'azote pendant la période d'exercice ordinaire comparée à la période de repos ; que cette diminution devient plus considérable quand le travail augmente et devient forcé, soit que les *ingesta* contiennent de l'azote, soit qu'ils n'en contiennent pas; enfin qu'il y a un excédant faible, mais de longue durée, dans la quantité d'azote excrété pendant la période de repos qui succède à une période de grande activité ; enfin, que pendant le repos, aussi bien que pendant la période d'activité, l'organisme retient de l'azote, lorsque après la suppression d'éléments azotés, l'usage en est repris, mais que cette fixation d'azote est plus marquée pendant le travail que pendant le repos (2).

riences de M. Smith, du docteur Haughton et de M. Playfair (*a*) prouvent la même chose, mais pas d'une manière aussi concluslve (*b*).

Enfin, plus récemment, M. Gavarret a discuté de nouveau ces faits et en a tiré les mêmes conclusions (*c*).

(1) Voyez tome VIII, p. 177.

(2) Les expériences de M. Parkes furent faites sur deux Hommes dont le mode de vie était très-régulier, et sur lesquels on détermina chaque jour les *ingesta* et la totalité des *excreta*, en dosant dans ces dernières matières l'azote de l'urée, l'azote provenant d'autres substances, le chlorure de sodium, et quelquefois l'acide phosphorique, ainsi que l'acide sulfurique. On opéra d'abord dans les conditions ordinaires de la vie, puis avec un régime non azoté et le repos pendant deux jours. Pendant une troisième période, on revint à la nourriture et aux occupations ordinaires; pendant une quatrième période, les sujets firent des marches forcées et

(*a*) Smith, *On the Elimination of Urea and Urinary Water in relation to the Period of the Day, Exertion*, etc. (*Philos. Trans.*, 1861, p. 864).
— Haughton, *On the Natural Constituents of the Urine of Man* (*Dublin Quart. Journ. of Med. Sciences*, 1860.
— Playfair, *On Food* (*Edinb. New Philos. Journ.*, 1854, t. LXVI, p. 262).

(*b*) Frankland, *Sources chimiques du pouvoir musculaire* (*Revue des cours scientifiques*, 1867, t. IV, p. 87).

(*c*) Gavarret, *Des phénomènes physiques de la vie*, 1869, p. 169 et suiv.

Ces faits, qui paraissent avoir été très-bien établis par M. Parkes, ont conduit ce physiologiste à penser que le muscle en activité s'accroît, au lieu de s'user, et que pendant le repos sa substance constitutive se détruit peu à peu ; hypothèse qui s'accorde très-bien avec tout ce que nous savons relativement

eurent un régime non azoté ; puis, on reprit, en faisant le même exercice, le régime ordinaire. Dans une seconde série d'expériences instituées à peu près de même que les précédentes, on tint compte du poids du corps, et l'auteur constata ainsi les résultats suivants : 1° les *ingesta* d'azote restant les mêmes, il y eut une légère augmentation dans l'excrétion de l'azote pendant la période de repos, comparée à la période d'exercice ordinaire. — 2° Il y eut une diminution dans l'excrétion de l'azote par les urines pendant la période de travail forcé, comparée à la période de repos, et ce phénomène était apparent lorsque les *ingesta* de l'azote avaient été supprimés, aussi bien que dans le cas où l'azote était fourni régulièrement à l'organisme. — 3° Il y eut un excédant faible, mais de longue durée, dans l'excrétion de l'azote après la période de grande activité. — 4° L'organisme retint l'azote, lorsque après la suppression d'aliments azotés, de l'azote y fut fourni de nouveau. Ce phénomène se manifesta dans l'état de repos aussi bien que pendant la période de travail, mais était plus marqué dans cette dernière circonstance. L'auteur ajoute : D'après l'ancienne théorie (celle professée par Liebig), le muscle se détruisait plus ou moins pendant son action et réparait ses pertes pendant le repos, et, dans cette hypothèse, il paraissait logique de supposer que l'action du système musculaire serait mesurable par la quantité d'azote éliminé. Mais le fait de la diminution de l'excrétion azotique pendant le travail, et la faiblesse de l'augmentation de cette excrétion après, augmentation qui n'est aucunement en proportion avec la quantité de tissu musculaire réputée détruite, paraissent être complétement en désaccord avec cette idée. D'après la nouvelle théorie, née des expériences des professeurs Fick et Wislicenus, la substance azotée constituant ce muscle serait seulement l'instrument qui, pendant sa contraction, permettrait la transformation de la matière non azotée de s'effectuer, instrument qui, en agissant ainsi, n'éprouverait lui-même aucun changement. A première vue, cette théorie paraît être en accord avec les faits, mais elle ne satisfait pas à toutes les conditions. En effet, elle ne rend pas compte de l'augmentation de l'excrétion azotée pendant le repos, de la diminution de cette élimination pendant le travail, ni de l'augmentation qui se manifeste consécutivement ; elle n'explique pas mieux la rétention de l'azote par l'organisme qui s'observe après le travail s'effectuant sous l'influence d'un régime non azoté. Il y a dans ces faits quelque chose que ni la désassimilation *per se*, ni la stabilité du tissu azoté pendant l'action musculaire, ne peuvent expliquer d'une manière satisfaisante. Il nous faut donc chercher quelque autre explication, et il me semble qu'on ne peut représenter

à l'influence de l'exercice sur le volume des organes de ce genre et à leur atrophie fréquente dans les cas de paralysie (1).

§ 10. — Je ne pourrais, sans m'écarter trop de l'objet principal de cette Leçon, m'arrêter davantage sur la question délicate et encore fort obscure que je viens de toucher ; mais, quoi qu'il en soit au sujet du mode de rénovation et de résorption du tissu contractile, nous voyons, par les expériences diverses dont il vient d'être question, que, dans l'état actuel de nos connaissances, le muscle semble devoir être considéré comme un appareil apte à convertir en travail mécanique la force développée par l'oxydation des matières combustibles de l'économie animale, force qui, n'étant pas employée de la sorte, se manifeste sous la forme de chaleur sensible.

Inspirés par les vues nouvelles des physiciens sur la théorie mécanique de la chaleur, quelques physiologistes ont cherché à apprécier le degré de perfection de la machine animée, considérée comme appareil susceptible de transformer en travail mécanique utile la force développée par les actions chimiques dépendantes de la respiration, ou, en d'autres termes, de la

les faits qu'en admettant que le muscle en activité s'approprie plus d'azote qu'il n'en abandonne, et que pendant le repos, au contraire, il en abandonne plus qu'il n'en retient. En d'autres termes, l'action du muscle, à en juger par ces expériences, ne saurait être liée à la destruction de sa substance, mais se rattache à la production de celle-ci : le muscle en action s'accroîtrait, et au repos son volume diminuerait (a).

(1) Il est d'observation vulgaire que l'exercice tend à développer les muscles, et comme preuve de ce fait on cite souvent le volume considérable que les muscles des bras acquièrent chez les Hommes qui accomplissent journellement avec ces organes des travaux rudes (les boulangers, par exemple), tandis que chez d'autres où ce sont les muscles du mollet qui travaillent le plus (les danseurs notamment), ce sont ces derniers muscles qui prennent le plus d'accroissement. L'atrophie musculaire et la dégénérescence graisseuse, qui sont souvent des conséquences de la paralysie, s'expliquent aussi dans l'hypothèse dont il vient d'être question.

(a) Parker, *Rech. sur l'élimination de l'azote par les reins et les intestins pendant le repos et pendant l'exercice musculaire sous l'influence d'un régime non azoté*. — *Sur l'élimination de l'azote pendant le repos et l'activité musculaire* (*Ann. des sciences nat.*, 5e série, 1868, t. X, p. 279).

combustion vitale. L'élévation de température que nous avons vue accompagner toujours la contractilité musculaire montre qu'une partie considérable de la force rendue disponible par ces phénomènes chimiques n'est pas utilisée de la sorte ; cependant il résulte des calculs de M. Hirn, que le système musculaire de l'Homme est un moteur dont le rendement est supérieur à celui des machines à vapeur les mieux construites ; celles-ci n'utilisent que 12 centièmes de la force disponible, tandis que le rendement de la machine vivante dont il vient d'être question est évalué par ce savant à 18 centièmes. L'organisme serait donc un moteur plus parfait qu'aucun de ceux exécutés par l'industrie humaine.

En résumé, la puissance musculaire d'un Animal dépend essentiellement de deux choses, de la quantité de combustible qu'il brûle en un temps donné, et de son aptitude à transformer en travail mécanique la force développée par cette action chimique. Nous comprenons donc facilement aujourd'hui comment il se fait que l'activité respiratoire de ces êtres soit toujours en rapport intime avec leur pouvoir de locomotion. Nous avons vu précédemment que la quantité d'oxygène employée de la sorte varie beaucoup suivant les Animaux, et que chez les êtres dont la nature paraît être à peu près la même, elle est, pour un même poids de matière vivante, plus considérable chez les petites espèces que chez les grandes. Il en est encore de même pour la puissance musculaire : des expériences récentes dues à M. Plateau montrent que, pour un poids constant de tissu musculaire, et toutes choses égales d'ailleurs, le travail mécanique effectué est moins grand chez les gros Animaux que chez les petits (1). Mais pour qu'un Animal soit apte à déployer une grande force musculaire, il ne suffit pas qu'il ait une grande puissance respiratoire ; il faut que cette puis-

(1) Je reviendrai sur ce sujet en parlant de la locomotion.

sance soit susceptible de varier beaucoup suivant que l'organisme est en repos ou en action. Effectivement, si la quantité de force disponible restait constante, l'augmentation de la part attribuée au travail amènerait une diminution dans la part qui se manifeste sous la forme de chaleur sensible, et il en résulterait un refroidissement : or, nous savons que la contraction, loin d'être accompagnée d'un abaissement de température, est suivie d'un effet inverse ; par conséquent, il faut qu'au moment où cette contraction se déclare, la source commune de la chaleur et de la force mécanique, c'est-à-dire l'action chimique, ait augmenté d'intensité. Des stimulants qui mettent en jeu l'irritabilité musculaire doivent donc provoquer à la fois une augmentation de la combustion physiologique qui rend la force disponible, et une transformation plus considérable de cette force en travail mécanique. Du reste, cette augmentation dans l'intensité de la combustion respiratoire est mise en évidence par les expériences dont il a été question dans la première partie de ce cours, et, pour montrer combien elle peut être grande, je me bornerai à indiquer ici un résultat constaté récemment par M. E. Smith. Ce physiologiste a vu que, chez l'Homme, la production de l'acide carbonique peut être sextuplée par l'influence de l'exercice musculaire (1).

(1) Dans une Leçon précédente, j'ai fait mention des expériences de Séguin et de M. Smith sur la consommation comparative de l'oxygène par l'Homme à l'état de repos ou effectuant un travail musculaire (*a*). Ici je me bornerai à ajouter que ce dernier physiologiste trouva que la quantité d'acide carbonique excrété pendant une heure de travail musculaire violent est presque six fois plus grande que celle fournie par le même individu pendant qu'il est en repos et qu'il ne prend pas d'aliments. Sous l'influence de l'alimentation, la production de l'acide carbonique augmentée pendant la période de repos, et la différence entre l'activité de la combustion respiratoire évaluée de la sorte pendant le repos et le travail ne sont plus que dans le rapport de 1 à 4,5 (*b*).

(*a*) Voyez tome VIII, page 163.
(*b*) Smith, *Experimental Researches into the Chimical and other Phenomena of Respiration* (*Philos. Trans.*, 1859, p. 713).

Rôle du sang.

Il est également évident que la source de la puissance musculaire étant l'oxydation des matières combustibles contenues dans le tissu musculaire ou en contact avec lui, le développement de la puissance contractile, en même temps qu'il est subordonné à l'arrivée du principe comburant, doit être réglé en partie aussi par la quantité de ces matières dont cet appareil à combustion dispose. Or, nous avons vu que le combustible n'est pas la substance constitutive du muscle ; il faut donc qu'il soit fourni à celui-ci par le sang, soit directement, soit par l'intermédiaire du fluide plasmique provenant de ce liquide et répandu dans les lacunes interorganiques. Quoi qu'il en soit sous ce dernier rapport, c'est donc le sang qui doit entretenir ce phénomène originaire dont la contraction est une conséquence, et l'on conçoit que si la provision de combustible apportée par le sang est insuffisante ou épuisée, l'irritabilité musculaire doive s'affaiblir et s'éteindre (1).

L'influence du sang est en effet très-grande sur les propriétés physiologiques des muscles. Ainsi on sait, par les expé-

(1) On doit à M. Brown-Séquard des expériences très-intéressantes sur le rétablissement de l'irritabilité dans les muscles morts en apparence et dans l'état de rigidité dite cadavérique, fait que M. Kay avait constaté précédemment (*a*). Sur le cadavre d'un Homme décapité depuis plus de treize heures, dans divers muscles dont l'irritabilité avait disparu depuis plus de deux heures, cette propriété a reparu sous l'influence d'injections sanguines faites dans les artères, et a été maintenue ainsi pendant plusieurs heures. Ce physiologiste a constaté aussi que dans les expériences de ce genre, le sang rouge injecté dans les artères revient par les veines à l'état de sang noir ; le liquide a donc perdu de l'oxygène et s'est chargé d'acide carbonique en route (*b*).

M. Brown-Séquard a reconnu aussi que, sous l'influence du sang rouge, les muscles qui se trouvent déjà dans l'état de rigidité cadavérique recouvrent la faculté de produire des courants électriques (*c*).

(*a*) Kay, *Physiological Experiments* (*Edinb. Med. Surg. Journ.*, 1828, t. XXIX, p. 37).

(*b*) Brown-Séquard, *Rech. sur le rétablissement de l'irritabilité musculaire chez un supplicié* (*Comptes rendus de l'Acad. des sc.*, 1851, t. XXXII).

(*c*) Idem, *Rech. sur la faculté que possèdent certains éléments du sang de régénérer les propriétés vitales* (*Comptes rendus de l'Acad. des sc*, 1855, t. XLI, p. 629).

riences de Swammerdam, de Stenon et de plusieurs autres physiologistes du XVIIe et du XVIIIe siècle, que la ligature d'une artère pratiquée de façon à empêcher l'arrivée du sang dans ces organes y détermine la paralysie des mouvements volontaires (1) ; l'irritabilité y persiste plus ou moins longtemps, mais s'y affaiblit de plus en plus, et, lorsque cette propriété vitale a complétement disparu d'un muscle, on peut souvent l'y faire renaître en rétablissant le courant sanguin dans la partie qui paraissait morte. Dans un muscle séparé du corps de l'Animal vivant, l'irritabilité persiste parce que le tissu de cet organe contient une provision de matières combustibles propres à l'entretien du travail chimique dont le développement de la force mécanique est une conséquence, mais on abrége beaucoup la durée de cette faculté si, par le lavage ou autrement, on enlève le liquide plasmique.

Mouvements du sarcode.

§ 11. — La contraction des fibres musculaires, comme nous l'avons déjà vu, a toujours pour résultat le raccourcissement de ces organes et le rapprochement des parties auxquelles leurs extrémités sont fixées. Les mouvements sarcodiques (2) présentent souvent le même caractère général ; mais, d'autres fois, le tissu en action s'allonge sans que cette extension puisse être attribuée à un déplacement de liquides venant d'ailleurs;

(1) Ainsi que nous l'avons vu précédemment, la ligature d'une petite artère n'empêche pas la circulation de continuer en aval de l'obstacle par l'intermédiaire des branches anastomotiques (*a*). Mais lorsqu'on lie le tronc de l'aorte ventrale, le passage du sang vers les muscles des membres inférieurs est interrompu d'une manière presque complète, et les effets indiqués ci-dessus se manifestent. Cette expérience a été souvent pratiquée par des physiologistes dont Longet a donné la liste (*b*).

Matteucci a vu que des muscles de Grenouille se contractaient avec plus d'énergie et produisaient des courants électriques plus intenses, quand ils étaient gorgés de sang que lorsqu'ils étaient dans l'état ordinaire (*c*).

(2) Voyez ci-dessus, page 442.

(*a*) Voyez tome Ier, page 319.
(*b*) Longet, *Traité de physiologie*, t. II (1869), p. 614.
(*c*) Matteucci, *Traité des phénomènes électro-physiol.* 1844, p. 110.

chaque portion de sarcode paraît être susceptible de changer de dimension dans tous les sens alternativement, et je suis disposé à croire que ce phénomène dépend d'attractions moléculaires analogues à celles qui se manifestent entre les éléments de la fibre musculaire, mais agissant dans des directions variables. L'allongement d'une expansion sarcodique résulterait des contractions transversales qui repousseraient en avant et en arrière les molécules adjacentes, à peu près comme les éléments de la fibre repoussent latéralement la substance intermédiaire, et déterminent l'élargissement de l'organe chaque fois qu'il se raccourcit. Supposons un muscle extrêmement court et extrêmement large : les effets apparents de sa contraction seront plus considérables dans la direction normale aux fibres que dans la direction de celles-ci, et si ces fibres sont placées transversalement, le système constitué par leur réunion s'allongera chaque fois qu'elles se raccourciront. On conçoit donc que l'allongement d'une expansion de sarcode puisse être une conséquence directe de sa contraction, si celle-ci s'établit transversalement, tandis que le raccourcissement de cette partie résultera du même phénomène, si les attractions moléculaires se développent dans le sens longitudinal (1). Mais je

(1) Une expérience très-curieuse, faite dernièrement par M. Kühne, professeur de physiologie à Amsterdam, met bien en évidence l'analogie qui existe entre le sarcode et la substance musculaire. Ce savant a construit une sorte de muscle artificiel en remplissant avec un mélange de matière protoplasmique et de poussière organique un tube élastique constitué par une portion d'intestin d'Hydrophile; puis il a soumis à l'action d'un appareil d'induction l'espèce de boudin préparé de la sorte, et, sous l'influence du courant électrique, il y a constaté des mouvements comparables aux contractions d'un muscle vivant (*a*).

J'ajouterai que les observations de M. Engelmann sur les Amibes et les Arcelles tendent à établir que, sous l'influence de l'irritation électrique, le sarcode acquiert temporairement les propriétés mécaniques d'un liquide (*b*).

(*a*) Kühne, *Untersuchungen über das Protoplasma und die Contractilität*, p. 51.

(*b*) Engelmann, *Sur l'irritation électrique des Amibes et des Arcelles* (*Archives néerlandaises*, 1869, t. IV, p. 431).

ne m'arrêterai pas davantage sur ce sujet, car je n'aurais que des hypothèses à présenter, et il suffit de les indiquer brièvement. Je passerai donc à l'examen des phénomènes dus à la contraction volontaire des muscles, dont nous venons d'étudier les propriétés physiologiques, phénomènes dont le plus important est la LOCOMOTION.

FIN DU TOME DIXIÈME.

ERRATA ET ADDENDA

Page 52, note *a*, *ajoutez:* Alix, *Essai sur la forme, la structure et le développement de la plume* (*Bulletin de la Société philomatique*, 1865, p. 213 et suiv.).

Page 73, ligne 5, *au lieu de* Siluriens *lisez* Sélaciens

Page 80, note *b* *lisez* note *c*
note *c* *lisez* note *d*
note *d* *lisez* note *e*
note *e* *lisez* note *f*
note *f* *lisez* note *h*

Page 269, note 2, *ajoutez :* Les conclusions que ces auteurs en ont tirées ont été combattues par M. E. Rose, et, en effet, elles sont très-exagérées (Rose, *Die Mechanik des Hüftgelenkes*, in *Arch. für Anat.*, 1865, p. 521). Mais les résultats fournis par les recherches plus récentes de M. Koster sont en accord avec ce que je viens de dire (*Archives néerlandaises*, 1867, t. II, p. 88).

TABLE SOMMAIRE DES MATIÈRES

DU TOME DIXIÈME.

QUATRE-VINGT-CINQUIÈME LEÇON.

DES FONCTIONS DE LA VIE ANIMALE ET DE SES INSTRUMENTS 1
Système tégumentaire 1
Peau 2
Appareil tégumentaire des MAMMIFÈRES 5
Derme 7
Épiderme 13
Poils ; leur mode de formation ... 22
Structure des poils chez l'Homme. 25
Poils des Quadrupèdes 26
Influence des conditions biologiques sur le développement du système pileux 29
Ongles 35
Écailles, écussons, etc 39
Muscles horripilateurs 40
Glandes sudoripares 41
Glandes sébacées 43
Muscles sous-cutanés 48
Appareil tégumentaire des OISEAUX. 50
Plumes ; leur structure 51
Développement des plumes 54
Coloration des plumes 57
Glandes sous-cutanées 60
Téguments des VERTÉBRÉS à sang froid 61
Peau des REPTILES 61
Écailles 62
Plaques osseuses 62
Coloration de la peau 63
Peau des BATRACIENS 65
Glandes sous-cutanées 60
Peau des POISSONS 69
Écailles 71
Glandes sous-cutanées 77
Canaux sous-cutanés 78

QUATRE-VINGT-SIXIÈME LEÇON.

Appareil tégumentaire des ANIMAUX INVERTÉBRÉS 84
Téguments des Infusoires 85
Téguments des Acalèphes 86
Système tégumentaire des Coralliaires, POLYPIER, etc 87
Téguments des Ciliogrades 100
Charpente solide des Spongiaires. 101
Charpente solide des Rhizopodes.. 108
Charpente solide des Radiolaires.. 110
Charpente solide des Foraminifères 114
Système tégumentaire des ÉCHINODERMES 119
Pédicellaires 122
Test des Échinides 123
Squelette tégumentaire des Astéries 129
Squelette tégumentaire des Encrines, etc 133
Appareil tégumentaire des MOLLUSCOÏDES 135
Téguments des MOLLUSQUES 137
Byssus 140
Epiphragme 141
Coquille 142
Mode d'accroissement 145
Conformation 149
Structure intime 153
Nacre 154
Coquilles chambrées des Nautiles, etc 156
Coquille de l'Argonaute 158
Coquilles internes 160
Os de la Seiche 161
Cartilage crânien des Céphalopodes 162

QUATRE-VINGT-SEPTIÈME LEÇON.

Système tégumentaire des ENTOMOZOAIRES. 164
Peau et appendices vibratiles. . . . 164
Peau des Turbellariés. 165
Rotateurs ou Systolides. 166
Peau des Trématodes. 168
Système tégumentaire des Cestoïdes. 172
Système tégumentaire des Nématoïdes. 173
Système tégumentaire des Annélides. 174
Soies des Chétopodes. 177
Système tégumentaire des ANIMAUX ARTICULÉS. 182
Mues. 183
Composition chimique du squelette extérieur. 184
Structure de cette charpente solide. 188
Système tégumentaire des Larves. 192
Étude morphologique du squelette externe des Animaux articulés en général. 195

QUATRE-VINGT-HUITIÈME LEÇON.

Squelette externe des CRUSTACÉS. 206
Test des Crustacés décapodes. . . . 213
Appareil apodémien. 217
Système appendiculaire. 218
Squelette tégumentaire des MYRIAPODES. 224
Squelette tégumentaire des ARACHNIDES 228
Squelette tégumentaire des INSECTES. 233
Tête. 235
Thorax. 237
Abdomen. 239
Pattes. 241
Ailes, etc. 244

QUATRE-VINGT-NEUVIÈME LEÇON.

SQUELETTE INTÉRIEUR DES ANIMAUX VERTÉBRÉS. 247
Tissus constitutifs de ce squelette. 248
Cartilage. 249
Tissu osseux. 253
Composition chimique. 253
Structure intime. 258
Développement. 260
Articulations. 267
Rapports anatomiques des pièces osseuses du squelette. 271

QUATRE-VINGT-DIXIÈME LEÇON.

Conformation générale du squelette des Animaux vertébrés. 273
Corde dorsale et ses dépendances. 273
Sclérome. 274
Plan général du système. 274
Parties homologues. 275
Charpente intérieure de l'*Amphioxus*. 279
Système vertébral. 280
Constitution de la vertèbre. 281
Colonne vertébrale. 285
Système costal. 287
Charpente des nageoires médianes. 289
Tête. 290
Composition du crâne. 292
Constitution de la face. 297
Système hyoïdien. 299
Pièces labiales. 299
Membres. 300
Résumé. 304

QUATRE-VINGT-ONZIÈME LEÇON.

Squelette des MAMMIFÈRES. 306
Tête. 307
Segment occipital. 310
Segment temporal. 314
Segment frontal. 318
Voûte crânienne. 321
Cavité du crâne. 323
Os de la face. 324
Mâchoire supérieure. 325
Orbites. 328
Fosses nasales. 330
Mâchoire inférieure. 333
Hyoïde. 335
Colonne vertébrale. 337
Vertèbres cervicales. 340
Vertèbres dorso-lombaires. 343
Sacrum. 347
Vertèbres caudales. 349
Côtes. 350
Sternum. 351
Membres. 354
Appareil scapulaire. 354
Bassin. 356
Humérus et fémur. 360
Os du bras et de la jambe. 362
Os de la main et du pied. 365

QUATRE-VINGT-DOUZIÈME LEÇON.

Squelette des OISEAUX. 373
Crâne. 374
Os de la face. 375

Colonne vertébrale............ 377
Côtes dorsales................ 379
Sternum..................... 380
Bassin...................... 382
Pattes...................... 385
Appareil scapulaire........... 387
Ailes....................... 388
Squelette des Reptiles......... 390
Chéloniens.................. 390
Carapace.................... 391
Plastron.................... 393
Cavité splanchnique........... 394
Pattes...................... 395
Tête........................ 396
Squelette des *Sauriens* et des *Ophidiens*................ 398
Colonne vertébrale des Ophidiens. 400
Colonne vertébrale des Sauriens.. 401
Côtes....................... 402
Pièces sternales.............. 403
Appareil scapulaire........... 403
Bassin...................... 404
Membres..................... 404
Squelette des Batraciens....... 405
Squelette de Poissons.......... 410
Système rachidien............. 412
Pièces périphériques médianes... 423
Tête osseuse................. 427
Nageoires latérales............ 434

QUATRE-VINGT-TREIZIÈME LEÇON.

Organes moteurs............. 441
Sarcode..................... 442
Tissu musculaire............ 444
Composition chimique.......... 444
Structure.................... 446
Propriétés physiologiques....... 449
Structure intime.............. 452
Vaisseaux nourriciers, etc....... 458
Tendons, etc................. 459

QUATRE-VINGT-QUATORZIÈME LEÇON.

Contraction musculaire....... 462
Agents excito-moteurs......... 463
Action de l'électricité.......... 465
L'irritabilité est une propriété vitale du tissu musculaire...... 468
Changements de forme dans le muscle qui se contracte...... 471
Différences dans le mode de contraction des fibres musculaires. 472
Procédés d'investigation (myographe, etc.)................ 473
Amplitude et mode de propagation de la contraction........... 476
Étude comparative des phénomènes dus à l'élasticité et à la contractilité.................... 482
Relations entre les phénomènes dus à l'électricité et à la contractilité................. 489
Phénomènes électriques qui accompagnent la contraction musculaire..................... 490
Source de l'électricité musculaire et de la force mécanique développée par la fibre musculaire. 493
Relations entre le travail musculaire et la combustion physiologique.................... 498
Source des matières brûlées pendant le travail musculaire.... 504
Rôle du sang................ 512
Mécanisme des mouvements du sarcode.................. 513

FIN DE LA TABLE DES MATIÈRES.

PARIS. — IMPRIMERIE DE E. MARTINET, RUE MIGNON, 2

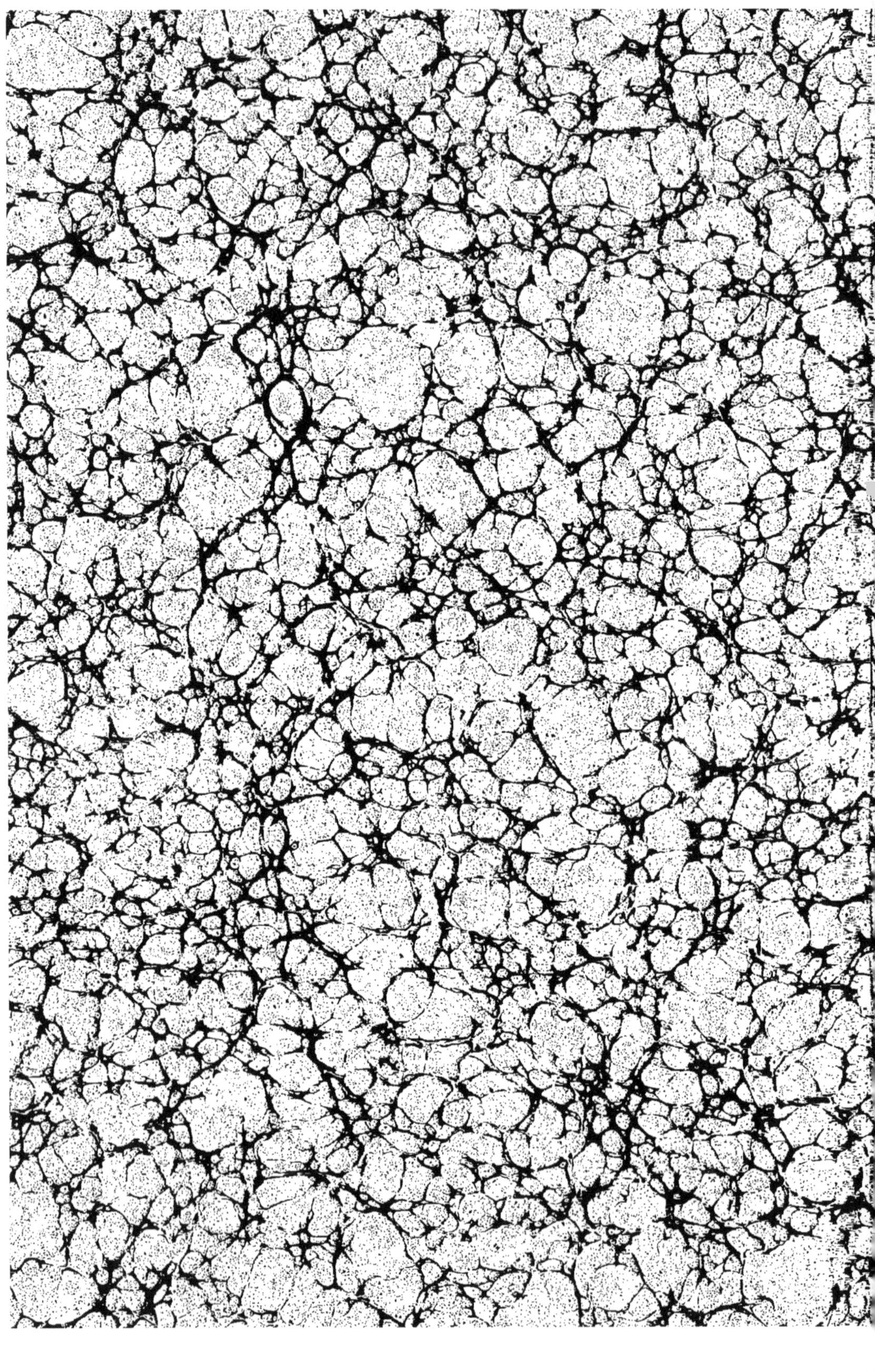

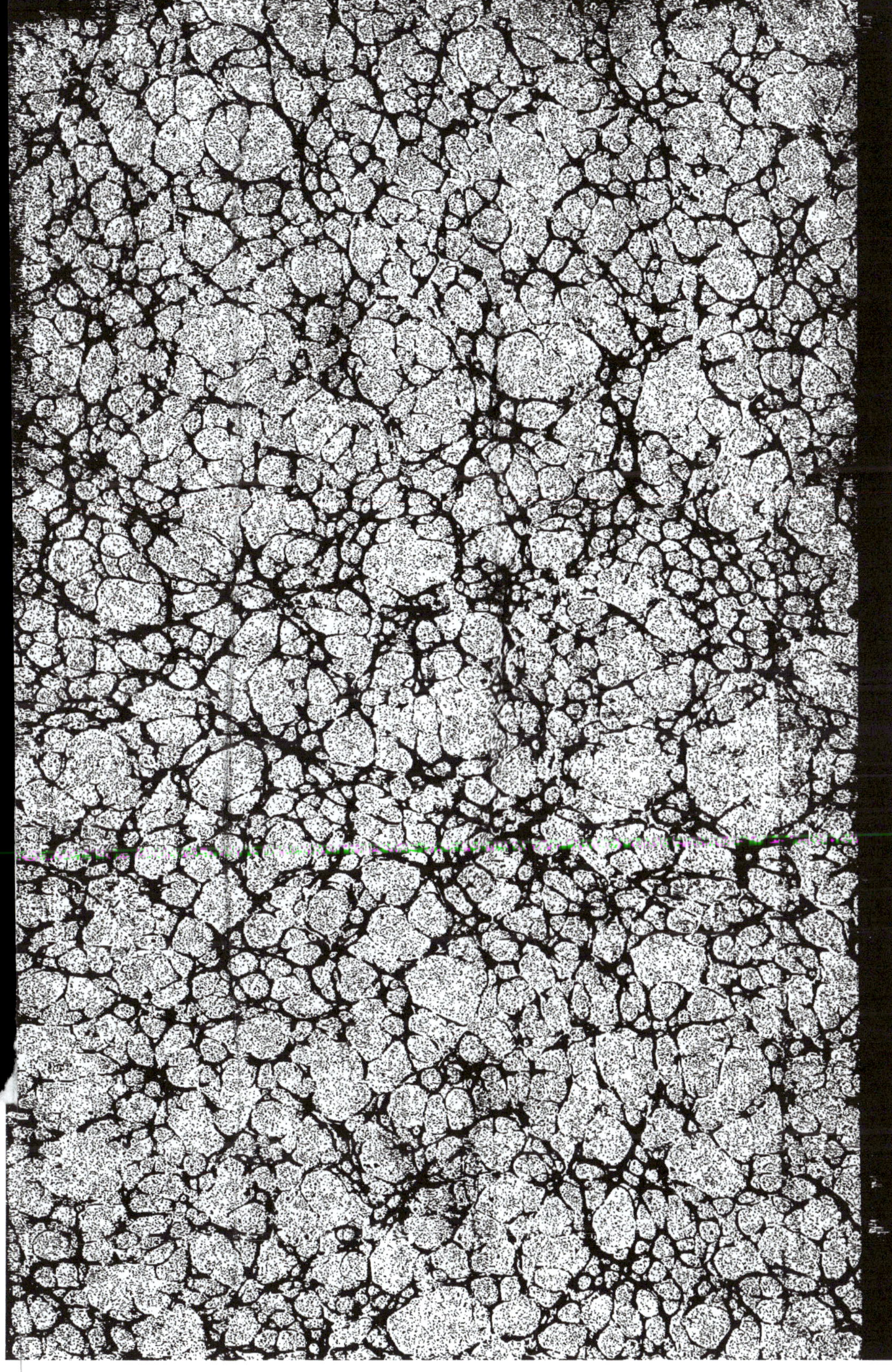

www.ingramcontent.com/pod-product-compliance
Ingram Content Group UK Ltd.
Pitfield, Milton Keynes, MK11 3LW, UK
UKHW020255230726
13925UKWH00001B/64

9 782013 490191